骨科手术精要
Orthopaedic Surgery Essentials

——脊柱
—Spine

（第2版）
（Second Edition）

主　编　（美）克里斯托弗·M. 博诺（Christopher M. Bono）
　　　　（美）安德鲁·J. 肖恩菲尔德（Andrew J. Schoenfeld）

主　译　郑闽前　郜　勇　孟庆兵　任永信
副主译　吴晓东　田海军　吴子祥　于海洋

北方联合出版传媒（集团）股份有限公司
辽宁科学技术出版社
·沈阳·

This is a translation of Orthopaedic Surgery Essentials: Spine, 2e

Author: Christopher M. Bono MD

ISBN: 9781496318541

Published by arrangement with Wolters Kluwer Health Inc., USA

Copyright © 2017 Wolters Kluwer.

图书在版编目（CIP）数据

骨科手术精要. 脊柱：第2版 /（美）克里斯托弗·M. 博诺（Christopher M. Bono），（美）安德鲁·J. 肖恩菲尔德（Andrew J. Schoenfeld）主编；郑闽前等主译. — 沈阳：辽宁科学技术出版社，2022.3

ISBN 978-7-5591-2014-4

Ⅰ.①骨… Ⅱ.①克… ②安… ③郑… Ⅲ.①骨科学—外科手术②脊柱病—外科手术 Ⅳ.①R68②R681.5

中国版本图书馆CIP数据核字（2021）第058594号

出版发行：辽宁科学技术出版社
　　　　　（地址：沈阳市和平区十一纬路25号　邮编：110003）
印 刷 者：辽宁新华印务有限公司
经 销 者：各地新华书店
幅面尺寸：210mm×285mm
印　　张：24.25
插　　页：4
字　　数：550千字
出版时间：2022年3月第1版
印刷时间：2022年3月第1次印刷
责任编辑：吴兰兰
封面设计：顾　娜
版式设计：袁　舒
责任校对：栗　勇

书　　号：ISBN 978-7-5591-2014-4
定　　价：298.00元

投稿热线：024-23284363
邮购热线：024-23284357
E-mail:2145249267@qq.com
http://www.lnkj.com.cn

译者名单

主　　译：郑闽前　郜　勇　孟庆兵　任永信

副 主 译：吴晓东　田海军　吴子祥　于海洋

参译人员（按姓氏拼音排序）：

藏　磊　陈小龙　范伟力　黄大耿　李　静　李　伟　李新锋

李长青　林秋水　刘　安　刘趁心　麻　彬　孟格栋　孙　彤

谢幼专　徐　增　于峥嵘　张爱梁　张剑锋　赵维彪　赵永飞

周　雷　周许辉

这本书献给我已故的父亲 Ernest，是他向我灌输了任何成就都是可以实现的理念，诠释了满足于自己的生活而不嫉妒别人的快乐，并证明了自律和循规蹈矩是力量和成就的支柱。

——CBM

我把这本书献给我出色的妻子 Erin 和我们了不起的孩子们 Roman、Alyssa Lena 和 Leo。

——AJS

前言

一个人有机会编辑一本书的第 2 版，这是很难得的。这包含着荣誉和期望。自第 1 版出版以来，已经过去了 12 年，脊柱外科领域发生了巨大的变化。但是，有些事情并没有改变，那就是我们的目标是为读者提供一个精心设计的平衡新信息和经典信息的教科书。主编们娴熟地撰写了关于广泛脊柱疾病的简洁而完整的章节。其他编者则努力地概述了检查、评价和基础知识的关键要素。与撰写其他书籍不同，这项工作的目标不仅是提供所谓的高产量信息，也是对临床治疗实践的切实理解。我们相信，当您阅读《骨科手术精要——脊柱（第 2 版）》时，你会感谢他们的努力。

第 1 版前言

随着脊柱外科领域的技术进步，骨科医生收集并掌握必要的相关知识变得越来越困难。除此之外，他们还面临着脊柱外科多学科的进一步挑战，除了脊柱外科专业出版物外，各种骨科亚专业和神经外科杂志也报道了相关技术的进步。根据该系列任务，本书的编者们努力收集、编写和提炼这些信息，使之成为一个便于访问和易于阅读的材料。章节的编写始终围绕培训住院医生这一目的。所有章节是由脊柱外科领域的知名专家和后起之秀，以及开拓者们共同撰写的，然而这项工作充满挑战，形象地说就是将百科全书装入公文包，读完本书，你会发现他们做到了！

致谢

正是由于许多人的非凡努力，才使得第 2 版得以完成。首先，我要感谢我的编辑、前同事、脊椎外科合作伙伴 Andrew Schoenfeld，感谢他陪伴我踏上这段旅程。对于 Louise Bierig，我要感谢他对本书制作的出色管理。最后，我还要感谢我的妻子 Terri 和我的孩子们，Alissa、Bella 和 Christopher，感谢他们理解并接受"爸爸的工作"常常会偷走陪伴他们几个小时的时间，而我只能用这些文字来回报他们。

——CMB

我要感谢我的妻子 Erin，在我踏上医学生涯这条路，是她耐心地跟随我走遍了整个美国，给我一个每天一结束就想要立即返回的充满爱的家。我还要感谢我的孩子们 Roman、Alyssa 和 Leo，是他们丰富了我的生活并且总会给我带来惊喜。感谢我父母 Patricia 和 David Schoenfeld 的支持，是他们给我上了人生第一堂课，并且耐心地带我去图书馆，没有他们就没有我的今天。特别感谢密歇根大学的 Robert Wood Johnson 临床学者计划、医疗预后和政策研究中心，以及我在哈佛医学院和附属布里格姆妇女医院骨科、外科与公共卫生中心的导师、同事和朋友们，尤其是 Christopher M. Bono，是他慷慨地允许我参与到这项工作中。同时还要感谢 Athanasios Diakos 和 Franz Josef 的鼓励以及我的患者们，他们每天都在激励我成为更好的临床医生。最后，我要感谢我的祖父母 Abraham 和 Lena Schoenfeld、外祖父母 Eneida 和 Carlos Weber、Laura Ortiz Weber 姨妈、Papito 和总是和我在一起的 Andrew。没有你们，这一切都不可能。

——AJS

编者名单

Marc A. Agulnick, MD
Winthrop University Hospital
Reconstructive Spine Surgery, P.C.
Garden City, New York

D. Greg Anderson, MD
Professor
Department of Orthopaedic Surgery and Neurological Surgery
Thomas Jefferson University
Thomas Jefferson University Hospital
Philadelphia, Pennsylvania

Paul Anderson, MD
Associate Professor
Department of Orthopedic Surgery and Rehabilitation
University of Wisconsin—Madison
Madison, Wisconsin

Amandeep Bhalla, MD
Fellow
Department of Orthopaedic Surgery
Harvard Medical School
Brigham and Women's Hospital
Boston, Massachusetts

Shawn M. Bifano, MS
Department of Orthopaedic Surgery
The Rothman Institute
Thomas Jefferson University Hospital
Philadelphia, Pennsylvania

Mark H. Bilsky, MD
Professor
Department of Neurosurgery
Weill Medical College of Cornell University
Memorial Sloan Kettering Cancer Center
New York, New York

Scott D. Boden, MD
Professor and Vice Chair
Department of Orthopaedic Surgery
Emory University School of Medicine
Atlanta, Georgia

Patrick Boland, MD
Department of Orthopedic Surgery
Memorial Sloan Kettering Cancer Center
New York, New York

Christopher M. Bono, MD
Associate Professor
Department of Orthopedic Surgery
Harvard Medical School
Chief of the Spine Service
Department of Orthopedic Surgery
Brigham and Women's Hospital
Boston, Massachusetts

Barrett S. Boody, MD
Department of Orthopaedic Surgery
Northwestern Memorial Hospital
Chicago, Illinois

Keith H. Bridwell, MD
J. Albert Key Distinguished Professor of Orthopaedic Surgery
Professor of Neurological Surgery
Washington University in St. Louis
St. Louis, Missouri

Camden B. Burns, MD
Department of Orthopaedic Surgery
Stony Brook University Medical Center
Stony Brook, New York

Eugene Carragee, MD
Professor
Department of Orthopaedic Surgery
Stanford University Medical Center
Redwood City, California

Thomas D. Cha, MD, MBA
Instructor
Department of Orthopaedic Surgery
Harvard Medical School
Massachusetts General Hospital
Boston, Massachusetts

Jimmy J. Chan, BS
Department of Orthopaedic Surgery
Albert Einstein College of Medicine
Montefiore Medical Center
Bronx, New York

Woojin Cho, MD, PhD
Assistant Professor
Department of Orthopaedic Surgery
Albert Einstein College of Medicine
Chief of Spine Surgery
Department of Orthopaedic Surgery
Montefiore Medical Center
New York, New York

Danielle S. Chun, BA
Department of Orthopaedic Surgery
Northwestern Memorial Hospital
Chicago, Illinois

Andrew W. Cleveland, III, MD
Department of Orthopaedic Surgery and Rehabilitation
William Beaumont Army Medical Center
Texas Tech University Health Sciences Center
El Paso, Texas

Michael D. Daubs, MD
Professor and Chief
Department of Orthopaedic Surgery
University of Nevada
Las Vegas, Nevada

Jason C. Eck, DO, MS
Center for Sports Medicine and Orthopedics
Chattanooga, Tennessee

Michael A. Finn, MD
Assistant Professor
Department of Neurosurgery
University of Colorado Anschutz Medical Campus
Aurora, Colorado

Jeffrey S. Fischgrund, MD
Chairman
Department of Orthopaedic Surgery
Beaumont Hospital
Professor and Chairman
Department of Orthopaedic Surgery
Oakland University William Beaumont School of Medicine
Royal Oak, Michigan

Charles G. Fisher, MD, MHSc, FRCSC
Professor and Head
Division of Spine Surgery
University of British Columbia
Combined Neurosurgical and Orthopaedic Spine Program
Department of Orthopaedic Surgery
University of British Columbia
Vancouver General Hospital
British Columbia, Canada

George M. Ghobrial, MD
Department of Neurological Surgery
Thomas Jefferson University Hospital
Philadelphia, Pennsylvania

Jordan M. Glaser, MD
OrthoNY
Albany, New York

Michael P. Glotzbecker, MD
Assistant Professor
Department of Orthopaedic Surgery
Harvard Medical School
Boston Children's Hospital
Boston, Massachusetts

Vadim Goz, MD
Department of Orthopaedic Surgery
University of Utah
Salt Lake City, Utah

Jonathan N. Grauer, MD
Professor
Department of Orthopaedics and Rehabilitation
Yale University School of Medicine
New Haven, Connecticut

Mark G. Grossman, MD
Clinical Assistant Professor
Department of Orthopaedic Surgery
State University of New York at Stony Brook
Stony Brook, New York
Chief of Sports Medicine
Department of Orthopedics
Winthrop-University Hospital
Mineola, New York

Clayton Haldeman, MD
Department of Neurological Surgery
University of Wisconsin
Madison, Wisconsin

Mitchel B. Harris, MD
Professor
Department of Orthopaedic Surgery
Harvard Medical School
Chief
Division of Orthopaedic Trauma
Department of Orthopaedic Surgery
Brigham and Women's Hospital
Boston, Massachusetts

Chambliss C. Harrod, MD
Bone and Joint Clinic
Baton Rouge, Louisiana

James S. Harrop, MD, FACS
Professor
Departments of Neurological and Orthopedic Surgery
Director
Division of Spine and Peripheral Nerve Surgery
Neurosurgery Director of Delaware Valley SCI Center
Thomas Jefferson University
Philadelphia, Pennsylvania

Robert F. Heary, MD
Professor
Department of Neurological Surgery
Rutgers, The State University of New Jersey
New Jersey Medical School
University Hospital
Newark, New Jersey

Andrew C. Hecht, MD
Chief of Spine Surgery
Mount Sinai Hospital and Mount Sinai Health System
Associate Professor of Orthopaedic Surgery and Neurosurgery
Mt. Sinai Medical Center and Icahn School of Medicine
New York, New York

Alan S. Hilibrand, MD
The Joseph and Marie Field Professor of Spinal Surgery
Vice Chairman
Academic Affairs and Faculty Development
Co-Chief of Spinal Surgery
Director of Orthopaedic Medical Education
Professor of Neurological Surgery
Thomas Jefferson University
The Rothman Institute
Philadelphia, Pennsylvania

Scott D. Hodges, DO
Center for Sports Medicine and Orthopedics
Chattanooga, Tennessee

Grant D. Hogue, MD
Assistant Professor
Pediatric Orthopaedics and Spinal Deformity
Department of Orthopaedics
The University of Texas Health Science Center at San Antonio
San Antonio, Texas

Wellington K. Hsu, MD
Professor of Orthopaedic Surgery
Northwestern Memorial Hospital
Chicago, Illinois

Amit Jain, MD
Department of Orthopaedic Surgery
The Johns Hopkins University
Baltimore, Maryland

Cyrus Jalai, BA
Department of Orthopaedic Surgery
NYU Hospital for Joint Diseases
New York, New York

Daniel G. Kang, MD
Assistant Professor
Division of Orthopedic Surgery
Madigan Army Medical Center
Tacoma, Washington

Jad G. Khalil, MD
Clinical Assistant Professor
Department of Orthopaedic Surgery
Oakland University
William Beaumont Hospital
Royal Oak, Michigan

Jay A. Khanna, MD, MBA
Professor and Vice Chair of Orthopaedic Surgery
Department of Orthopaedic Surgery
The Johns Hopkins University
Baltimore, Maryland

Jun Sup Kim, MD
Department of Orthopaedic Surgery
Mount Sinai Hospital
New York, New York

Sang Do Kim, MD
Spine Center of Excellence
Cedars Sinai Medical Center
Los Angeles, California

John D. Koerner, MD
Hackensack University Medical Center
Hackensack, New Jersey

Ilya Laufer, MD
Department of Neurosurgery
Memorial Sloan Kettering Cancer Center
New York, New York

Yu-Po Lee, MD
Clinical Professor
Department of Orthopaedic Surgery
University of California, Irvine
Orange, California

Adam M. Lukasiewicz, MSc
Department of Orthopaedic Surgery
Yale University School of Medicine
New Haven, Connecticut

T. Joseph Malbrough, MD
Department of Neurology
Division of Physical Medicine and Rehabilitation
Washington University School of Medicine
St. Louis, Missouri

Steven McAnany, MD
Department of Orthopedic Surgery
Emory University School of Medicine
Atlanta, Georgia

Bradley Moatz, MD
Department of Orthopedic Surgery
Emory University School of Medicine
Atlanta, Georgia

Michael Moghimi, MD
Spine Surgeon
Orthopedic Specialist of Austin
Austin, Texas

Devan Moody, BS
Louisiana State University
Shreveport, Louisiana

Samuel C. Overley, MD
Department of Orthopedic Surgery
Mount Sinai Hospital
New York, New York

Peter G. Passias, MD
Assistant Clinical Professor
Department of Orthopaedic Surgery
Hospital for Joint Diseases
NYU Medical Center
New York, New York

Theresa Pazionis, MD
Department of Orthopedic Surgery
Memorial Sloan Kettering Cancer Center
New York, New York

Adam M. Pearson, MD
Assistant Professor
Department of Orthopaedic Surgery
Geisel School of Medicine at Dartmouth
Dartmouth-Hitchcock Medical Center
Lebanon, New Hampshire

Daniel R. Possley, DO, MS
Associate Professor
Department of Surgery
F. Edward Hébert School of Medicine
Uniformed Services University of the Health Sciences
Department of Orthopedics and Rehabilitation
Carl R. Darnell Army Medical Center
Fort Hood, Texas

Heidi Prather, DO
Professor
Chief of Section, Physical Medicine and Rehabilitation
Department of Orthopaedic Surgery
Washington University School of Medicine
St. Louis, Missouri

John C. Quinn, MD
Department of Neurological Surgery
Rutgers University
Newark, New Jersey

Sheeraz A. Qureshi, MD
Associate Professor
Leni and Peter W. May Department of Orthopaedic Surgery
Mount Sinai Hospital
Chief of Spinal Trauma
Elmhurst Hospital Center
New York, New York

Dipak B. Ramkumar, MD
Department of Orthopaedic Surgery
The Geisel School of Medicine at Dartmouth
Dartmouth-Hitchcock Medical Center
Lebanon, New Hampshire

Niveditta Ramkumar, BA, MPH
The Dartmouth Institute for Health Policy and Clinical Practice
Geisel School of Medicine at Dartmouth
Lebanon, New Hampshire

Ajinkya Rane, MD
Department of Orthopedic Surgery
University of Utah School of Medicine
Salt Lake City, Utah

Raj D. Rao, MD
Professor of Orthopaedic Surgery and Neurosurgery
Department of Orthopaedic Surgery
George Washington University
Washington, DC

Pal S. Randhawa, MD
Department of Neurosurgery
University of Colorado
Aurora, Colorado

Daniel Resnick, MD
Professor and Vice Chairman
Department of Neurosurgery
University of Wisconsin School of Medicine and Public Health
University of Wisconsin Hospital and Clinics
Madison, Wisconsin

John M. Rhee, MD
Associate Professor
Orthopaedic Surgery and Neurosurgery
Emory University
Emory Spine Center
Atlanta, Georgia

Khalid M. I. Salem, MB, Ch.B, FRCS (T&O), DM
Department of Orthopaedics
University of British Columbia
Vancouver General Hospital
British Columbia, Canada

Zeeshan M. Sardar, MD
Spine Center of Excellence
Cedars Sinai Medical Center
Los Angeles, California

Trevor R. Schmitz, MD
Department of Orthopaedic Surgery
Medical College of Wisconsin
Milwaukee, Wisconsin

Andrew J. Schoenfeld, MD, MSc
Assistant Professor
Department of Orthopaedic Surgery
Harvard Medical School
Director of Spine Surgical Research
Brigham and Women's Hospital
Boston, Massachusetts

Gregory D. Schroeder, MD
Department of Orthopaedic Surgery
The Rothman Institute
Thomas Jefferson University
Philadelphia, Pennsylvania

Joseph H. Schwab, MD, MS
Assistant Professor
Department of Orthopedic Surgery
Harvard Medical School
Massachusetts General Hospital
Boston, Massachusetts

Alok D. Sharan, MD, MHCDS
Assistant Professor
Albert Einstein College of Medicine
Distinguished Visiting Research Fellow
Center for Complex Systems and Enterprises
Stevens Institute of Technology
Bronx, New York

Andrea M. Simmonds, MD
Spine Center
Cedars Sinai Medical Center
Los Angeles, California

Lance C. Smith, MD
Clinical Instructor
Department of Orthopaedic Surgery
University of Southern California
Keck School of Medicine
Los Angeles, California

William Ryan Spiker, MD
Department of Orthopaedic Surgery
University of Utah
Salt Lake City, Utah

Uma Srikumaran, MD, MBA
Assistant Professor
Department of Orthopedic Surgery
The Johns Hopkins University
Baltimore, Maryland

Alexander R. Vaccaro, MD, PhD, MBA
Chair
Department of Orthopaedic Surgery
Professor
Departments of Orthopaedic and Neurological Surgery
Thomas Jefferson University Hospital
The Rothman Institute
Philadelphia, Pennsylvania

Matthew J. Viereck, BS
Sidney Kimmel Medical College
Thomas Jefferson University
Philadelphia, Pennsylvania

Shaleen Vira, MD
Department of Orthopaedic Surgery
NYU Hospital for Joint Diseases
New York, New York

Michael J. Vives, MD
Associate Professor
Department of Orthopaedic Surgery
Rutgers University-New Jersey Medical School
Chief of Spine Surgery
Department of Orthopaedic Surgery
University Hospital
Newark, New Jersey

Jeffrey C. Wang, MD
Professor and Chief
Orthopaedic Spine Service
Co-Director USC Spine Center
Departments of Orthopaedic Surgery and Neurosurgery
Keck School of Medicine
University of Southern California
Los Angeles, California

Robert G. Watkins, IV, MD
Co-Director
Marina Spine Center
Chair, Department of Surgery
Marina Del Rey Hospital
Marina Del Rey, CA

F. Todd Wetzel, MD
Professor and Vice Chair
Department of Orthopaedic Surgery & Sports Medicine
Professor of Neurosurgery
Temple University School of Medicine
Philadelphia, Pennsylvania

Nancy Worley, MS
Department of Orthopaedic Surgery
Hospital for Joint Diseases
NYU Medical Center
New York, New York

Jay M. Zampini, MD
Instructor
Department of Orthopaedic Surgery
Harvard Medical School
Brigham and Women's Hospital
Boston, Massachusetts

目录

第六部分　脊柱畸形

第七部分　代谢和炎症性疾病

第八部分　手术方法和技术

第九部分　基础知识

第一部分　检查和诊断

第一章　脊柱的体格检查

DANIEL R. POSSLEY
ANDREW J.SCHOENFELD

前言

全面的病史和体格检查是有效评估脊柱疾患的基础。虽然现代的成像技术，如计算机断层扫描和磁共振成像，可以清晰地显示累及的脊柱骨骼和软组织结构，但正是病史和检查将影像学表现和患者的主诉和功能受限联系起来。对任何一个临床脊柱外科医生来说，详细、高效的病史采集和脊柱检查是至关重要的技能。病史可以提供患者的症状和功能受限的细节，有利于和其他疾病鉴别。有效识别引起疼痛和残疾的因素以及干扰恢复的因素，是体格检查的主要目标。门诊患者的查体过程中进行重点检查可以缩小鉴别诊断的范围，并指导进一步影像学检查。明确的诊断将提供恰当的干预措施或有利于制订全面、个体化的治疗方案。

脊柱外科医生经常需要在门诊或住院部对患者进行评估。在医院内，评估可能发生在急诊或病房。病史和检查应根据外科医生评估患者时所处位置的临床细微差别而定。例如，在门诊，患者往往表现为慢性或亚急性的表现，因此需要更重视能够诱发患者症状并定位或鉴别其脊柱疾病的体格检查。在更紧急的情况下，患者受伤或严重的并发症可能会限制检查方法的有效实施，评估通常是为了损伤筛查或了解已知检查的体征，然而，不论病史和体格检查的临床背景如何，评估都是一样的。本章提出了在门诊和住院环境下对脊柱疾病患者进行全面检查的规范化方法。

门诊体格检查

视诊

门诊体格检查通常是全面的，应该遵循以下几个步骤。在办公室，能够诱发患者症状或主诉的检查应该着重强调。总体目标是将患者的问题定位到脊柱病理学上，缩小鉴别诊断范围，包括轴性和机械性腰痛、神经根型病变、脊髓型病变、骨折或其他一些病理性病变。

问候患者时，就开始观察患者的姿势、举止和性格。观察站立位躯干和力线，包括评估正常颈腰椎前凸和胸椎后凸的肌肉痉挛和改变（图1.1）。评估头、肩、盆腔高度和倾斜，并观察有无瘢痕、挛缩、皮肤改变、萎缩和／或肥大。步态评估可以在患者进入房间时完成，或者更正式地作为检查的一部分。特定的步态可以提示某些神经功能障碍。提示神经功能障碍的步态包括随机步态或相关的足下垂。宽大步态可能提示脊髓病的进程（表1.1）。痛性步态通常与下肢病变有关，但也可能存在于腰背痛或根性痛相关的症状。

接着应评估颈、胸、腰椎节段的脊柱活动度，记录屈曲、伸展、侧屈、旋转，以及髋、膝、肩关节和肩胛骨的活动范围。脊柱弯曲检查可采用前屈动作（如腰骶关节屈曲），注意肋骨隆起或椎旁肌突出的差异。运动范围的检查可能再现症状，同时也应评估运动、平衡和运动控制的对称性。被动髋、膝和／或肩部运动引起疼痛，可将注意力转移到这些关节上，这些关节是脊柱的主要疼痛源。

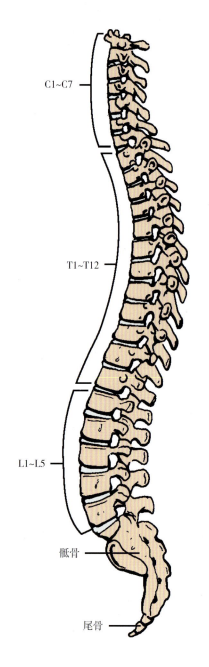

C1~C7

T1~T12

L1~L5

骶骨

尾骨

图1.1 成人脊柱序列侧面观。颈椎和腰椎前凸是正常的

表1.1	异常步态模式与脊柱病理学的共同关系
宽大步态	脊髓病
膝关节步态	股四头肌无力（L2~L4病变）
脚踏板/踏板	胫前肌或跛趾背伸肌无力导致踝关节背屈丧失（L4~L5）
扁平足	腓肠肌/比目鱼肌无力导致小腿足底屈曲丧失（S1~S2）
外展肌痉挛	臀中肌病理性外展肌无力（L5）

触诊

应触诊整个脊柱，寻找压痛区域。前方评估甲状腺及周围软组织的压痛、肿块和肌肉痉挛。锁骨、锁骨上窝和肩胛骨应评估疼痛、肿块或颈肋压痛。后方应分别对中线和椎旁软组织进行触诊，注意压痛区和棘突区的增宽，或从枕骨向尾骨仔细检查也包括骶髂关节。颈椎和腰椎区域的关节突关节可以是独立的疼痛发生器，可再现牵涉痛的分布。利用触诊识别出的可能造成疼痛的关节突关节，可以通过在疼痛部位施加抗伸展的动作来进一步鉴别。应区分局部压痛和广泛压痛及肌肉痉挛的区域。

从前凸型颈椎到后凸型胸椎的转变发生在第一个大的棘突或椎体突起处，见于C7。这是颈胸交界处的标志性结构。触诊必须延伸到胸廓水平的肋椎交界处和肋骨角。肩胛棘与T3水平一致，肩胛骨下缘平对T7。远端，髂嵴、骶髂关节、骶骨、大转子和坐骨结节也应触诊。髂嵴上缘与L4~L5椎间盘平行。

神经血管

根据31对脊神经识别皮节分布及其对应体表解剖标志是非常必要的（图1.2）。双侧轻触觉检查可以用棉签尖端的指尖样轻触觉或回形针尖锐末端的针刺觉来完成，它可以描绘神经根病变的皮肤分布。累及重叠皮节或多发性分布的感觉减退（如袜套感觉异常）通常提示椎管外病变，也可能是周围神经卡压、糖尿病神经病变或梨状肌综合征所致。如果关注中枢神经系统情况，或者帮助定位受累区域，可以完成包括本体感觉、振动和温度觉的进一步测试。脊神经根在体表皮节支配上有一定程度的重叠。

脊柱的神经根位于对应的胸椎、腰椎、骶骨区域的椎弓根下方（L5神经位于L5椎弓根下方）。颈神经根则位于其对应的椎体上方，包括C7椎体下方发出的C8神经根。颈神经根的走行方向也是独特的，神经根的走行更加水平，而腰神经根的走行则更垂直一些。在腰椎，一个旁中央的腰椎间盘突出会影响行走根，而椎间孔型的腰椎间盘

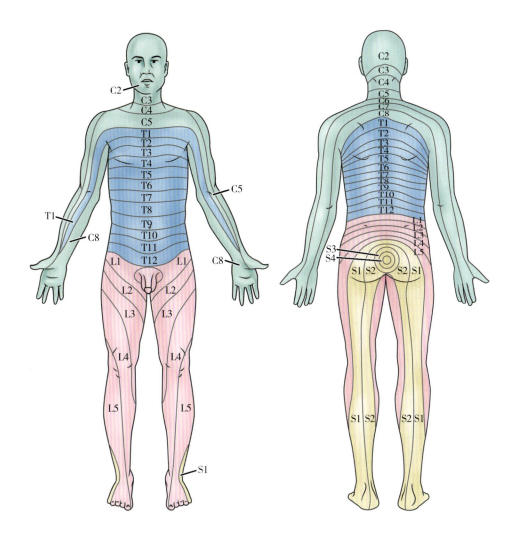

图 1.2　躯体前面和后面皮肤感觉分布

突出会影响出口根。在四肢检查外周动脉的搏动情况。检查足背动脉搏动、皮肤颜色和毛发生长情况，对评估可能的周围血管疾病是必要的，特别是在有跛行症状的患者中。营养不良性皮肤改变、弥漫性脱发和减少或摸不到脉搏可能提示潜在的血管疾病。

感觉

　　双侧感觉检查通常在上肢的 C5~T1 皮节、胸段的 T2~T12、腰骶段的 L1~S1 内进行（图 1.2）。皮肤神经支配可能重叠，患者可能有独特的感觉分布。C2 皮节通常覆盖颅底枕骨突起外侧 1cm 的区域。C3 皮节覆盖锁骨中段的锁骨上窝。C4 皮节位于肩锁关节上方。T4 皮节支配平乳头水平的胸

壁皮肤。T7 皮节支配剑突和胸骨下缘的胸壁皮肤。T10 皮节支配平脐水平的腹壁皮肤。S3、S4 和 S5 支配肛门周围皮肤，形成同心圆环，其中 S5 位于中心，S3 位于臀部褶皱处（图 1.3）。

运动

　　运动检查从评估肌肉的形状、大小和对称性开始。对肌节的了解使检查者能够评估特定分布的肌力，并识别可能与病理过程相关的疾病（图 1.4 和图 1.5）。一般脊柱检查通常评估的肌节包括上肢 C5~T1 和下肢 L2~S1。可以使用以下检查有效地评估这些肌节：

　　C5：检查三角肌和肩外展。

　　C6：检查腕伸肌。

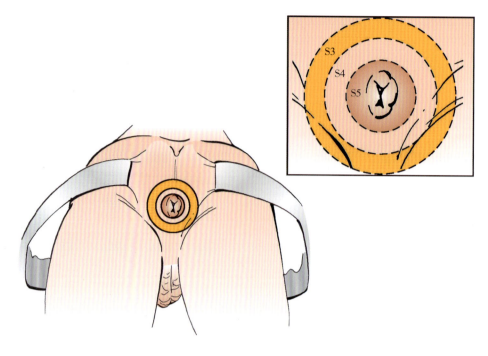

图1.3 累及会阴和肛周的骶部皮肤分布

C7：检查肱三头肌、腕屈肌和指伸肌（让患者用伸出的手臂做如图1.7所示动作）。

C8：检查指屈肌。

T1：检查手指外展和内收（手内在肌）。

L2：检查髋关节屈曲。

L3：检查膝关节伸展。

L4：检查踝关节背屈。

L5：检查蹈趾背伸。

S1：检查踝关节跖屈。

如果患者完成了全部的体格检查并无功能障碍，那么肌群肌力是正常强度（5/5）等级，并且不需要对该肌群进行进一步的强度测试。这个等级与最大检查强度有关，并不代表持续的强度。因此，无论出于何种原因，检查结果显示为"放弃"的患者，应该在"放弃"之前提供相对最大强度等级检查。

肌力分级使用以下标准：

5级：肢体能够完全抵抗阻力。

4级：肢体能抵抗部分阻力，但不完全。

3级：肢体能抵抗重力离开床面，但不能抵抗阻力。

2级：肢体能在床面上移动，但不能抵抗自身重力，即不能抬起。

1级：出现肌肉收缩，但不能产生动作。

0级：没有任何肢体运动。

通过重复性检查比较双侧肌节和肌群来发现损伤或无力并辅助肌力分级。进一步评估肌肉张力、协调性和不自主动作完成运动检查。肌肉可以是低肌张力或高肌张力，通过被动运动来检测。张力降低（低肌张力）见于下运动神经元病变、脊髓休克和一些小脑病变。张力增高（高肌张力）表现为痉挛或强直。下运动神经元损伤的特征是肌张力降低/肌肉弛缓，而肌张力增高/肌肉痉挛与上运动神经元疾病相关。单纯神经根病变，只累及同侧肢体的肌节。当出现脊髓型或脊髓神经根型（混合型）病变，可累及双侧肢体。表1.2描述了在检查中区分神经根病变和脊髓病变的其他临床特征。

协调性检查包括指鼻试验或快速交替的手部运动（轮替运动）。协调性异常往往与小脑疾病、遗传性疾病（Friedreich共济失调），或其他代谢紊乱疾病有关。不自主运动与上运动神经元受累有

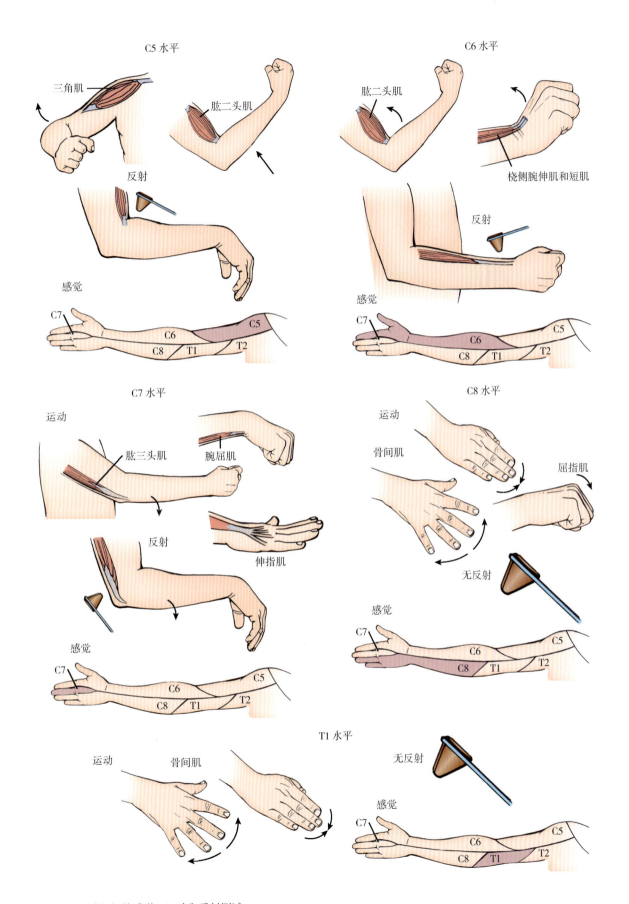

C5 水平

三角肌
肱二头肌
反射
感觉
C7
C6
C5
C8 T1 T2

C6 水平

肱二头肌
桡侧腕伸肌和短肌
反射
感觉
C7
C6
C5
C8 T1 T2

C7 水平

运动
肱三头肌
腕屈肌
反射
伸指肌
感觉
C7
C6
C5
C8 T1 T2

C8 水平

运动
骨间肌
屈指肌
无反射
感觉
C7
C6
C5
C8 T1 T2

T1 水平

运动
骨间肌
无反射
感觉
C7
C6
C5
C8 T1 T2

图 1.4 C5~T1 神经根的感觉、运动和反射测试

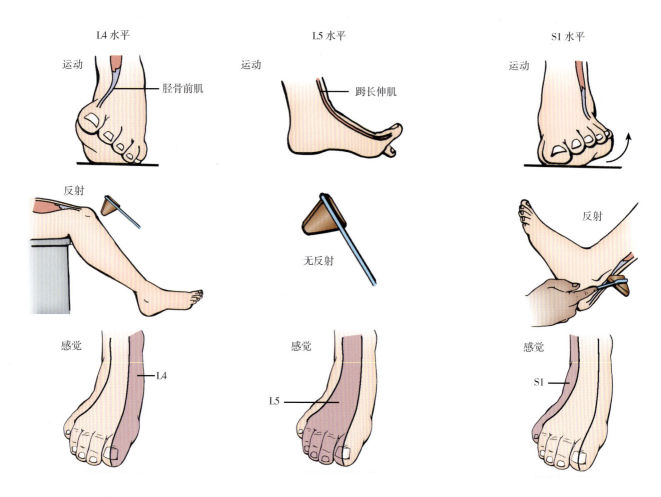

图 1.5　L4~S1 神经根的感觉、运动和反射测试

表 1.2	脊髓型颈椎病与神经根型颈椎病临床表现的比较	
	脊髓型	**神经根型**
受累神经根水平	＞1	通常为1
双侧症状	常见	少见
感觉	皮节分布较多	皮肤分布减少
运动	肌力减退、费用性萎缩	神经肌肉明显萎缩、肌力减退
肌张力	痉挛	松弛
反射	亢进	减退
步态	宽大步态，平衡性差	取决于受影响的神经系统水平（更与特定的肌肉无力有关，例如，来自L5 HNP 的脚下垂）
共同特点	Babinski 征、阵挛反射异常	皮肤分布的疼痛或感觉障碍

HNP. 髓核突出

关，最典型的病例就是帕金森病。

反射

反射检查整合了对感觉和运动通路的交通和功能的评估。用叩诊锤叩击肌腱会在伸展感受器内产生冲动，通过感觉神经传递到脊髓。这种冲动随后通过突触传递到与其相关的下运动神经元。然后信号沿着下运动神经元传到肌肉，导致收缩和运动。反射检查成为确定上、下运动神经元疾病的重要工具。下运动神经元病表现为腱反射减弱，上运动神经元病表现为腱反射增强，混合型表现可见于肌萎缩侧索硬化症及其他同时损害上、下运动神经元的疾病。

腱反射可以分为0~4级：

0级——腱反射消失。

1级——腱反射减弱。

2级——腱反射正常。

3级——腱反射亢进。

4级——腱反射亢进伴阵挛。

通常双侧上肢及下肢反射的检查与完整的脊柱神经检查相结合是有用的（图1.4和图1.5）。反射随年龄的变化而变化，儿童可能反射亢进，而老年人反射减弱。对于同侧不同水平的反射（如L4 2+ 和S1 1+）或对侧相同水平的反射（如左L4 2+ 和右L4 0/4+）不对称，应引起注意。

上肢的病理反射

提示上运动神经元疾病的病理反射可在评估上、下肢C5、C6、C7、L4和S1的标准反射后评估。肩胛肱骨反射检查与上运动神经元疾病有关，如果叩击肩胛骨棘或肩峰尖端导致肩胛骨抬高或肱骨外展，则该测试为阳性。然而，它可能只存在于上运动神经元疾病的晚期。

Hoffmann 征阳性和 / 或桡骨膜反射亢进提示脊髓型颈椎病。Hoffmann 征是通过快速轻弹中指至伸直位，如出现拇指和 / 或其他手指不由自主地屈曲动作即为阳性。在肱桡肌反射检查过程中出现拇指和手指屈曲及腕部尺偏时，出现桡骨膜反射阳性。小指和无名指在尝试伸展时出现尺偏或

外展，称为"手指逃逸征"，或反复抓握和松开时出现无力和痉挛也可能提示脊髓型颈椎病。

下肢的病理反射

上肢运动神经元受累的下肢表现可以通过 Babinski 征来检查。从足跟向脚趾轻划足底外侧，出现踇趾背伸和其余足趾呈扇形展开则为 Babinski 征阳性。足趾的跖屈是一种正常的反应。足部快速背伸导致 4 次以上阵挛则是另一个提示上运动神经元疾病的异常表现。

腹部反射可以用来评估 T7~L1 水平的功能异常。轻划腹部 4 个象限中的任一象限，肚脐会向被划过的象限收缩运动。向哪个象限运动减少提示可能存在上运动神经元损伤。如果患者进行仰卧起坐，脐部向头侧移动，则提示 T10~L1 区域存在病变。同样的动作，脐部向尾侧移动则提示 T7~T10 的病变。这种无论向哪个方向的不对称运动，都被称为 Beevor 征。

提睾反射是存在于男性的上运动神经元反射。轻划大腿上部内侧会引起阴囊抬高。这种反射的双侧丢失提示 T12 或以上的上运动神经元损伤，而单侧丢失提示 L1 和 L2 之间的运动神经元损伤。Oppenheim 征阳性也提示脊髓病变或其他脊髓损伤，阳性表现为一根手指沿着胫骨嵴向下引起异常的大足趾背伸伴其余足趾扇形张开（类似于上面讨论的 Babinski 征）。重要的是要记住，相对应神经根的反射弧必须具有充分的功能才能引出反射。因此，上、下运动神经元病变的组合可以有效地抑制上运动神经元反射，或者减弱原本可能出现的过度反射。

特殊检查和诱发试验

一般体格检查结束后，应进行特殊检查和诱发试验，尤其是在预计会引起明显疼痛的情况下。如果基于对患者的评估，担心某种诱发试验可能会加重患者病情或在某种程度上损害患者，则应推迟试验。根据患者最初的病史和检查结果，特殊检查和诱发试验是进一步缩小脊柱疾病鉴别诊

断范围的理想方法。

抗屈曲、伸展、侧弯和旋转试验可用于评估颈部、躯干和腰部的肌无力。原发性颈部屈肌是胸锁乳突、斜角肌和椎前肌。原发性颈部伸肌是颈夹肌、半棘肌、头夹肌和斜方肌。原发性控制旋转的肌肉是胸锁乳突肌和颈部内在肌。颈椎原发性侧向弯曲可评估前、中、后斜角肌。

肩胛骨抬高的抵抗性试验评估 C2~C4 和副神经功能。

轴向压迫和牵开可诱发或缓解颈神经根受压。

在神经根炎的情况下，用轴向负荷直接压迫头部可诱发皮节分布区的症状。这也可能产生与特定颈椎水平的椎间盘退变或关节突关节病变相一致的支配区疼痛（图 1.6）。

静态或动态 Romberg 测试可用于评估本体感受障碍。静态测试包括患者站立位，双臂伸直，前平举并保持手掌向上。当患者闭上眼睛时，肢体本体感觉控制不良（如手臂抬高或向后跌倒）即提示脊髓病变或小脑功能障碍。趾踵步态即脚跟至脚趾的直线行走也可以用来评估本体感觉障碍。

椎间孔牵拉试验或椎间孔挤压试验评估颈神经根压迫或刺激状态。将头部向一侧伸展、旋转或侧屈出现患侧肢体的根性疼痛，称为 Spurling 征阳性。这是由于椎间孔或侧隐窝间隙不足造成的神经根受压。同样的结果也可能在目光转移测试中得到，即受影响的手臂伸展肩膀、肘部和手腕，然后指示患者把头从患肢移开，随后出现根性症状即被认为是目光转移试验阳性。

Lhermitte 现象是指颈部前屈或躯干屈曲产生沿脊柱向下或进入上肢或下肢的电击式感觉。这可能与脊髓压迫有关，通常被认为是脊髓型颈椎病的一种体征。脊髓型症状也可通过开放闭合性手试验（Open and Closed Hand Testing）和三角形台阶（Triangle Step）试验进行评估。在开放和闭合手测试中，指导患者肩部外展、肘部弯曲，双手举过头顶，尽可能快地张开和握紧他们的手，持续 20s。三角形台阶试验是让患者在 20s 内用一只脚的脚趾在检查室地板上尽可能快地触摸一个假想三角形的 3 个点。在这些检查中患者缺乏协调和 / 或不能在同样的时间内完成 20 次良好的重复动作，就要怀疑是否有脊髓病。

Valsalva 动作可用于提示椎管内占位性病变。这是通过让患者屏住呼吸并用力实现的。如果发现是皮节性的或根性的，复制或增加已经存在的疼痛则被认为是阳性表现。阳性结果可能提示存在椎管内压力增加的占位性病变或神经根刺激。

发生胸廓出口综合征时，可用 Adson 试验评估锁骨下动脉或附件神经血管结构的压迫。当检查者被动地外展、伸展和旋转患者的手臂时，评估患者的桡动脉搏动。在上肢完全抬高时，要求患者将头部转向被测肢体。如果出现桡动脉搏动减弱或消失则说明 Adson 测试阳性。臂丛或锁骨下动脉的压迫可能与颈肋、第一胸肋或斜角肌压迫有关。患者症状的再现，也可以通过 Roo 测试进行评估，在 Roo 测试中，要求患者反复张开和握紧双手，同时主动握住肘部弯曲的外展肩膀。

Adam 前屈试验用于判断脊柱旋转或脊柱侧凸。患者向前弯腰屈曲，从后面检查脊柱背侧轮廓的不对称胸或腰部突起。硬脑膜张力征用于评估腰椎病变的存在。直腿抬高试验检查时，患者取仰卧位，伸直膝关节并抬高患肢。检查者根据复制出的患肢疼痛，评估下腰椎和 / 或上骶神经根（L4~S1）受到压迫。阳性检查结果还包括患者髋关节从中立位屈曲到 30°~70° 发生的根性疼痛。

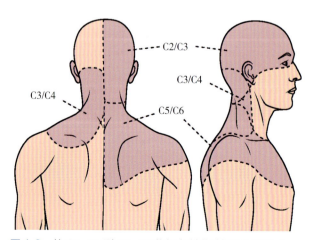

图 1.6　从 C2~C3 到 C6~C7 椎间盘刺激引起的疼痛模式

这个敏感的检查可以通过更特殊的对侧直腿抬高试验来验证，该检查与此类似，但对对侧的腿进行，然而，阳性发现仍应出现在患肢。L4~S1 分布的硬膜张力可以通过 Lasegue 征和 Slump 试验的直腿抬高进一步评估。Lasegue 征与直腿抬高试验相似，但随着被动踝关节背伸的增加，将进一步增加患者的根性症状。Slump 试验时患者取坐位，颈部前屈，双手置于背后，躯干弯曲，然后用直腿抬高法评估患肢。复制出患肢的根性症状代表该试验阳性。Slump 试验被认为是 3 种直腿抬高检查中最敏感的一种。所有 3 种检查不必在同一个患者身上进行，特别是当标准的直腿抬高呈阳性时。但是，一个神经根病变直腿抬高阳性的患者也应该有阳性的 Lasegue 和 Slump 试验结果。如果检查结果不一致，则应考虑其他引起疼痛的因素。

股神经牵拉试验用于评估累及上腰丛（L2~L3）的硬膜张力。它相当于在腰椎近端水平进行直腿抬高试验。检查时患者取俯卧位，膝关节被动弯曲，髋关节伸展导致大腿前部出现根性症状。

如果对患者主动参与检查的水平有顾虑，特别是当有疼痛抑制的主观证据时，那么就应该进行 Hoover 测试。此检查患者取仰卧位，检查者托起患者双足后跟，并要求患者主动做单侧肢体的直腿抬高动作。一般来说，当患者试图进行主动直腿抬高时，检查者应感受到对侧肢体向下的压力。如果检查者没有感受到这种压力，那么检查结果被认为是阳性。阳性结果提示患者参与不完全。其他临床发现，包括下面讨论的 Waddell、Hoover 检查阳性，可能提示患者非器质性疼痛的存在。

每个完整的检查应该包括对每个肢体的诱发性检查以及与四肢相关神经压迫综合征（梨状肌综合征、肘管综合征、腕管综合征）的评估。肩关节和髋关节的病变常与脊柱疾病相似或可能加重伴随症状。骶髂关节（SI）也应在评估腰骶部区域时进行检查。手压髂翼可诱发骶髂关节症状。下肢屈曲、外展、外旋 4 字体位评估由骶髂关节

不稳定或炎症引起的疼痛。此外，Gaenslen 征可诱发骶髂关节病变相关的疼痛。患者取仰卧位，双腿屈曲至胸部（类似于胎儿体位），一个臀部和腿悬空于桌缘，当腿下垂，髋关节伸到桌面边缘时，引起骶髂关节疼痛表明该部位存在病变。

有时，患者的病史、症状和影像学表现不一致，对非器质性体征的评估变得更加重要。Waddell 定义了 5 项提示非器质性疼痛的体格检查结果（表 1.3）。其中包括与正常的体格检查或仅进行表面测试不相称的疼痛，不同于患者体格检查结果的多元性疼痛，区域化疼痛，过度疼痛反应，以及模拟脊柱测试性疼痛（图 1.7）。模拟包括执行患者认为涉及脊柱但不真正询问脊柱结构的测试。它们可以包括：

腰椎：检查者轻轻触诊斜肌周围松弛的皮肤。这应该不会再现任何背部或腿部疼痛相关症状。

感知腰椎旋转：检查者通过腰骶关节操作患者肩部模拟旋转。然而，所有的运动都是通过膝盖和臀部发生的。这不应产生腰背痛。

轴向压力试验：在头部、肩部或脚跟施加大约 5 磅（1 磅 ≈ 0.45kg）的压力。这种重量不足以影响腰椎结构造成疼痛或不稳定。在此检查中引起疼痛或再现患者症状不能归因于脊柱结构异常。

如一名患者出现 5 种 Waddell 征中的 3 种，意味着对包括手术和非手术在内的治疗措施都不敏感和较差的功能预后。虽然这些发现的确定并不一定意味着没有脊柱疾病，但这样的检查结果应该引起对用已确定的脊柱疾病来解释患者所有症状能力的关注。

表 1.3　Waddell 征
1. 浅表性或非自然性皮肤触痛
2. 模拟——非自然运动和（或）感觉障碍
3. 夸张的疼痛反应
4. 区域性疼痛——顶轴向负荷引发的下腰痛
5. 分心——不同的体位（例如，坐位和仰卧位）或在谈话中只进行细微的测试时得出不一致的疼痛报告

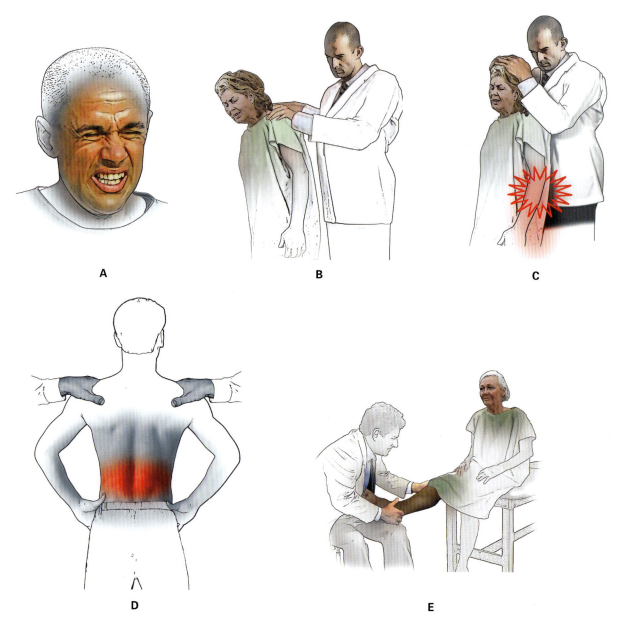

图 1.7 Waddell 的非器质性背痛的临床案例。A. 夸张的疼痛反应；B. 浅表检查的疼痛；C. 模拟脊柱测试疼痛；D. 区域化；E. 分心状态不一致的检查结果

住院患者检查

住院病史和体格检查遵循与门诊相同的结构和步骤。唯一的例外是，在住院病房，检查可能更侧重于患者的现有问题，而对诱发性检查的重视程度较低。根据患者的主诉、伴随的症状或合并症以及检查的环境（例如创伤室或私人病房），一些典型的门诊检查操作可能无法进行或必须推迟，特别是当这些检查可能恶化患者的临床状况时。尽管如此，患者仰卧在病床或担架上，可以进行完整的病史询问和体格检查。然而，有些检查方法可能需要改善。例如，对于一个被限制在病床或轮椅上的患者，下肢的反射检查可能具有挑战性。在这种情况下，让患者待检查的肢体弯曲以便于"图 1.4"的检查，由对侧肢体支撑的小腿可以进行双侧 L4 和 S1 反射评估。

对于创伤患者，只有遵循美国外科医师协会的高级创伤生命支持方案进行充分的稳定和复苏后才进行脊柱检查。即使在确认脊柱损伤为初始损伤的情况下，也要保持完整的脊柱预防措施直到整个脊柱评估结束。检查者应当牢记，创伤患者存在不连续脊柱损伤的发生率为 10%~15%。

进行检查的目的是确定脊髓损伤的部位以及神经结构的损伤。神经损伤可表现为神经根损伤或脊髓损伤。脊髓损伤可进一步描述为完全性损伤，即损伤水平以下没有神经功能；不完全损伤，即某些神经功能得以保留（通常在骶骨区域）。脊髓损伤程度采用美国脊髓损伤协会（ASIA）损伤量表进行描述，并在完整脊柱评估结束时计算得分（表 1.4）。不完全性脊髓损伤可分为四种典型的损伤模式，尽管这些损伤模式不是独立的或详尽的（表 1.5）。不完全性损伤的混合型也是可以存在的。

对创伤患者的全面评估包括直肠检查。最好结合骶神经根的感觉 / 运动检查来评估直肠张力。指诊时，直肠张力评估表现为正常、减弱或缺失。适当的直肠张力和肛周感觉表明骶神经根的功能和骶神经丛、脊髓和大脑皮质之间的传导通路是完整的。肛门括约肌或肛门收缩是通过肛门周围皮肤的触诊来评估的。肛周皮肤向肛门轻微收缩被认为是正常反应。其缺失可能提示脊髓或孤立的骶神经根损伤（如孤立的骶骨骨折也可能发生）。在最初的创伤评估中，骶部保留可能是脊髓不完全损伤的唯一指征。

疑有脊髓损伤的患者也应采用球海绵体反射联合直肠指诊进行检查。方法是通过挤压男性阴茎头，或叩击女性阴蒂或阴阜来进行。或者，如果留置 Foley 导尿管，轻轻牵引导尿管也可以作为适当的刺激。刺激操作通常会引起肛门括约肌的反射性收缩。无反射性肛门收缩提示脊髓休克或脊髓损伤。脊髓休克是一种在严重脊髓损伤后立即发生的弛缓性瘫痪、肌张力降低和反射消失的状态。大多数人在 24~48h 后反射恢复，这意味着脊髓休克的结束。然而，脊髓圆锥的损伤会导致球海绵体反射的永久性丧失。当患者处于脊髓休克时，不能对脊髓损伤的完整性做出判定。如果脊髓休克期后没有证据显示骶部保留或损伤节段远侧脊髓功能的存在，则认为患者存在完全的脊髓损伤。

直肠指检也是评估孤立性马尾综合征或脊髓

表 1.4　美国脊髓损伤协会（ASIA）损伤量表

ASIA 损伤分级

A	完全	损伤平面以下无运动或感觉功能
B	不完全	损伤平面以下感觉功能存在，运动功能丧失
C	不完全	损伤平面以下运动功能存在，但损伤平面以下的关键肌肉超过一半的肌力等级 < 3 级
D	不完全	损伤平面以下运动功能存在，但损伤平面以下的关键肌肉超过一半的肌力等级 ≥ 3 级
E	正常	运动和感觉功能正常

表 1.5　不完全性脊髓损伤模式

症状	病理	频率	特征	预后
脊髓中央管周围综合征	年龄 > 50 岁伸展性损伤	最常见 UE 受累大于 LE	运动和感觉消失	一般
脊髓前索综合征	屈曲 / 压缩	常见	运动消失，部分感觉消失；深感觉、本体感觉保留	差
脊髓半切征	穿透伤	少见	同侧运动消失，对侧痛温觉消失	好
神经根损伤	椎间孔受压椎间盘突出关节骨折	常见	损伤平面以下运动感觉消失	好

UE. 上肢；LE. 下肢

表 1.6　脊髓圆锥综合征与马尾综合征的临床表现比较

	脊髓圆锥综合征	马尾综合征
常见于	L1/ 胸腰椎交界处肿瘤	多处
反射	L4 反射保留，S1 反射受损	取决于损伤程度（如果 L3~L4 两个反射都受损，如果 L4~L5 只有 S1 反射受损）
神经根痛	L1 支配皮节	典型累及双侧 L4~S1 支配皮节，非常严重
下腰痛	典型	非典型
感觉症状和体征	鞍区麻木或感觉异常，可能只有肛周受累	鞍区麻木与下肢皮肤感觉异常
运动	下肢分布一般不受影响，除了 L1~L2	L4~S1 分布区的严重损伤
括约肌功能障碍	在病程早期出现尿潴留失禁、伴充盈性尿失禁、大便失禁	尿潴留、伴充盈性尿大便失禁，通常发生在病程后期

圆锥综合征患者必不可少的。马尾综合征在本质上是下运动神经元损伤，而脊髓圆锥综合征则可能代表上、下运动神经元均有损伤的表现。发病史、症状持续时间以及其他相关特征的存在有助于这两个临床疾病的鉴别（表 1.6）。

结论

结合全面的病史、体格检查和影像学评估，可以正确诊断和制定有针对性的治疗计划。这里不妨带着已故脊柱显微外科之父之一约翰·麦卡洛赫博士为经典文本《背痛》所做的体检章节的结论性陈述结束本章。近 30 年前所写的这句话，对于今天的脊柱工作者来说，同样适用。

"当（检查结束后离开房间时，检查者可以说）：……。现在我准备回顾一下（脊柱影像学），并确认基于病史和体格检查而怀疑的结构性病变确实存在……，我将看（影像），并承诺在临床评估中怀疑的与我在（影像学）上看到的完美结合。如果我不仅没有与结构性病变完美结合，而且也没有与解剖层面的完美结合，那么我就犯了一个错误……现在是时候回到医学的画板，患者的床边了……"

免责声明：一名作者（DRP）为美国陆军雇员。本著作中所表达的意见仅属于作者本人，不应被视为官方意见或代表美国联邦政府、国防部或美国陆军的意见。

参考文献

[1] Macnab I, McCulloch J. Examination of the back. In: Backache. 2nd ed. Baltimore, MD: Williams and Wilkins, 1990:169.
[2] Grubb SA, Kelly CK. Cervical discography: clinical implications from 12 years of experience. Spine (Phila Pa 1976) 2000;25:1382–1389.
[3] Hoppenfeld S. Physical Examination of the Spine and Extremities. New York, NY: Prentice Hall, 1976.
[4] Macnab I, McCulloch J. Backache. 2nd ed. Baltimore, MD: Williams and Wilkins, 1990.
[5] Majlesi J, Togay H, Unalan H, et al. The sensitivity and specificity of the slump and the straight leg raising tests in patients with lumbar disc herniation. J Clin Rheumatol 2008;14:87–91.
[6] Mihara H, Kondo S, Murata A, et al. A new performance test for cervical myelopathy: the triangle step test. Spine (Phila Pa 1976) 2010;35:32– 35.
[7] Rao RD, Currier BL, Albert TJ, et al. Degenerative cervical spondylosis: clinical syndromes, pathogenesis, and management. J Bone Joint Surg Am 2007;89:1360–1378.
[8] Schoenfeld AJ, Weiner BK. Treatment of lumbar disc herniation: Evidencebased practice. Int J Gen Med 2010;3:209–214.
[9] Waddell G, McCulloch JA, Kummel E, et al. Nonorganic physical signs in low-back pain. Spine (Phila Pa 1976) 1980;5:117–125

第二章　脊柱影像学

Amit Jain
Jay A . Khanna
Uma Srikumaran

前言

　　除了完整的病史与体格检查之外，影像学检查也是评估已知或疑似脊椎病变患者重要的一环。影像学检查包括常规 X 线摄片、计算机断层扫描（CT）、X 线透视、脊髓造影、磁共振成像（MRI）与核素显像。了解各种影像学检查的差异及其适用范围是非常重要的，因为这在对有关患者健康的决策过程中有着重要的指导意义。本章主要概述各种常见影像检查方法，并分别讨论其在各种临床场合中的益处。

影像学检查方法概述

常规 X 线摄片

　　从 Wilhelm Roentgen 在 1895 年发现 X 线之后，常规 X 线摄片在医疗上的应用已经较为普遍。常规 X 线摄片的原理是电离辐射在人体各组织中穿透力不同，所使用的电离辐射位于电磁波频谱的 X 线波段上。例如，骨质等富含高原子量的钙组织会相对有效地吸收 X 射线辐射，并减少穿透到探测器上的辐射量，从而产生高信号；而软组织和椎间盘含有相对较多的水分，吸收 X 射线较少，故而在探测器上产生低信号。

　　传统上，X 线探测器使用感应电离辐射后能产生光化学变化的感光材料，如卤化银。射线穿过软组织后形成暴露区域，使区域中感光晶体变暗，从而产生对比度。现代的 X 线探测器通常是基于半导体制造的，并可用于采集数字图像。

　　初步评估脊柱时常规 X 线摄片是极佳的选择。评估时通常先进行正位（AP）和侧位 X 线摄片，而进一步的摄片可以采用斜位、屈伸位，甚至如颈椎的游泳者视图之类的特殊摄片。在下列场合进行 X 线摄片均是经济快捷的：

- 评估创伤。
- 冠状面和矢状面畸形的量化。
- 识别脊柱关节强直、峡部裂和脊椎滑脱（图 2.1）。
- 发现骨性病变，如原发性肿瘤和转移性病变。

　　此外，由于 X 线摄片容易获取，且患者受到辐射相对较少，所以在术前评估、术中透视、术后随访中均是一线的影像检查方式。

　　尽管常规 X 线摄片在辨别骨骼的力线和解剖上十分有用，但在显示脊椎软组织成分（如椎间盘、脊髓、神经根和骨髓）的能力有限。一般来说，在骨小梁结构丢失超过 30% ~50% 时，X 线摄片中才会显示出骨质的减少。尽管如此，了解常规 X 线摄片的作用，并能对其图像做出合理解读，对于专业医生评估脊柱状况是至关重要的。

计算机断层扫描

　　自从 20 世纪 70 年代推出以来，计算机断层扫描（CT）已成为评估各种疾病的重要工具。CT 扫描也被广泛用于脊柱的检查，以了解骨骼解剖和评估各种病理变化。

　　CT 技术利用环形检测器在同一时间内捕获的各个方向的 X 线来实现。现代 CT 检测器通过光电二极管和现代闪烁材料，可以在很短的时间内捕

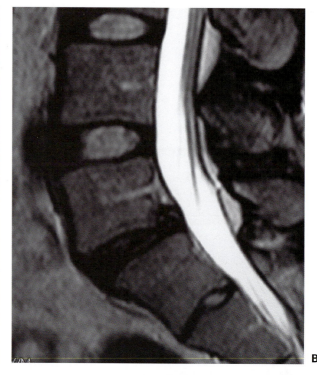

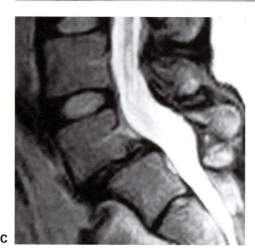

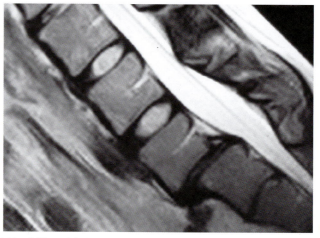

图 2.1   峡部裂型腰椎滑脱。A. 侧位 X 线片显示 L5 滑脱合并双侧椎弓峡部裂（箭头所指），Meyerding 分级Ⅱ度；B. 同一患者仰卧位，通过封闭式 MRI 系统获得矢状位 T2 加权 MRI 图像，显示有Ⅰ度脊椎滑脱；C. 患者站立位，通过开放式 MRI 系统获得矢状位 T2 加权 MRI 图像，显示脊椎滑脱进展到Ⅱ度；D. 患者屈曲位，通过开放式 MRI 系统获得矢状位 T2 加权 MRI 图像，与中立位（C）和仰卧位（B）的图像相比，显示脊椎滑脱进展到Ⅱ度

获大量的 X 线数据。CT 扫描输出的投射数据，是经过数学上反转并通过计算机重建的原始密度数据，这一过程称为 Radon 变换。通过组织的 X 线的平均衰减，在 CT 扫描中表示为 Hounsfield 量表上的像素。而将扫描断层中具有的厚度加入计算，得到的单位就是体素。Hounsfield 量表则将去离子水的放射密度定为 0Hounsfield 单位（HU），并以此为标准将原始线性衰减数据进行线性转换。不同组织的 HU 范围各异，骨通常为 700~3000HU，脑

脊液约为 15HU，血液为 30~45HU。

通过 CT 扫描获得的大量数据可提供精细的空间解剖细节，这是常规 X 线摄片做不到的。数据获得后通过图像后处理算法可获得轴位、矢状位和冠状位的重建图像。体素数据也可用于进行三维重建。数据的采集过程通常很快，并可以很好地显示解剖细节。最近的 Meta 分析结论指出：CT 具有显著更高的敏感性，优于常规 X 线摄片，并且对于有极高颈椎损伤风险的患者可作为筛查试

验。因此，对于失去意识的患者，较常规 X 线摄片，CT 应作为首选。

CT 在辨别枕颈交界区（图 2.2）、骶骨和尾骨等常规 X 线摄片不能清晰显示的部位的骨性病变时尤为有效。通过 CT 创建轴向平面视图和三维重建的功能，外科医生能更好地将复杂的解剖区域进行可视化（图 2.3），用以评估复杂的畸形、骨折（图 2.4）和赘生物。此外，某些类型的手术，如脊髓造影和活检也常常需要 CT 进行辅助导航。较新的根据图像引导的外科导航系统也是根据 CT 生成的数据建立的。

尽管 CT 具有很多优点，但同时也存在一些缺点，包括软组织对比度较差（与 MRI 相比），患者会更多地暴露于电离辐射（与常规 X 线摄片相比），以及对运动和金属伪影过于敏感。而正在开发的新一代 CT 算法将把运动和金属伪影带来影响降至最小。由于电离辐射对胎儿有潜在的危险，孕妇通常应避免进行 CT 扫描。

X 线透视

常规 X 线透视使用连续的低能 X 射线，穿透目标区域来提供一个实时的、二维的解剖图像。

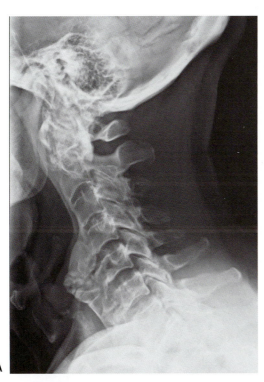

A

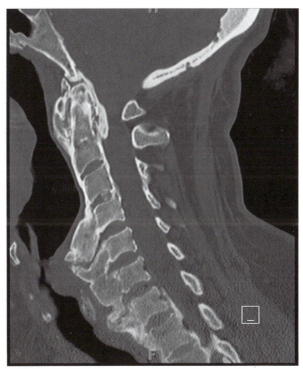

B

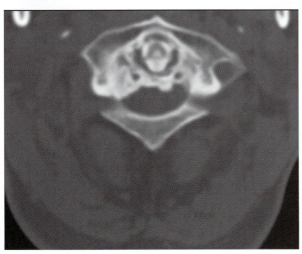

C

图 2.2　63 岁女性，具有弥漫性特发性骨肥厚症，A. 侧位 X 线片；B. 矢状位颈椎 CT 图像；C. 轴向 CT 图像显示齿状突后方后纵韧带的骨化

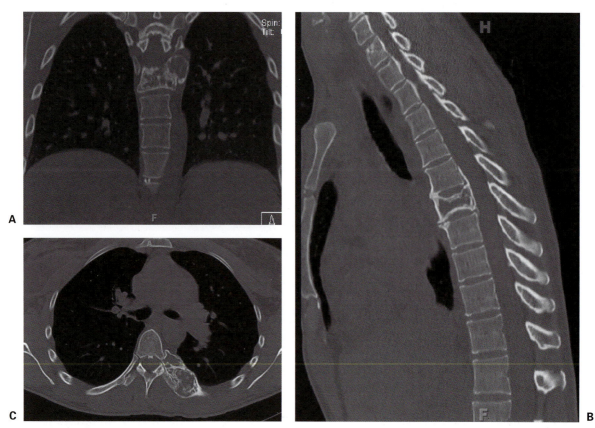

图2.3 45岁女性，骨纤维结构不良累及T7椎体和T7左肋的冠状位（A）、矢状位（B）和轴位（C）CT图像

而X线透视的可视化图像具有实时性和连续性，使其可用于各种场合，包括脊柱病变的动态评估，小关节和硬膜外注射等介入手术以及脊柱术中植入内植物。由于微创脊柱外科手术的切口大小有限，并且需要经皮植入内植物，X线透视检查是至关重要的。X线透视设备有许多种配置用于适应不同的临床运用。在术中，通常使用可移动的C臂机来植入脊柱内植物并确认位置。

虽然X线透视成像对患者的辐射暴露通常是间断的和有限的，但是频繁使用X线透视仍可能会导致外科医生或相关医护工作人员受到超出辐射剂量限值的暴露。此外，虽然X线透视装置使用低能量X射线，但是频繁地使用X线透视其总辐射暴露也可以超过常规X线摄片。所以在使用X线透视时应与其他电离辐射影像检查方式一样，医护人员应佩戴个人防护装备。

脊髓造影

脊髓造影需要将造影剂注入椎管，以实时检测脊髓、神经根和各种占位性病变的病理改变。脊髓造影通常结合X线透视或CT使用，并需要给患者注射由非离子型水溶性试剂如碘海醇或碘葡酰胺构成的不透射线的显影剂。而如碘酞葡胺等离子型水溶性试剂有不良风险的报道，故也不适合用于脊髓造影。脊髓造影需要通过腰椎穿刺或者颈椎穿刺将造影剂注入蛛网膜下腔。一旦造影剂在蛛网膜下腔中完成分布，通常就能得到高分辨率CT扫描影像。

近年来，随着高分辨率多层CT与先进磁共振成像（MRI）技术的广泛应用，利用脊髓造影来评估脊柱的情况已经减少。尽管如此，脊髓造影仍存在一些适应证，例如患者安装了起搏器或除颤器，或者患者有严重幽闭恐惧症等无法进行MRI检查时可以采用。通过脊髓造影获得的图像可用于评估脊髓或神经根的受压情况，尤其是评估那些脊柱内固定或金属植入物附近的狭窄（图2.5），因为在这种情况下MRI检查会因为伪影的产生无法进行准确的评估，如椎间孔狭窄的评估。

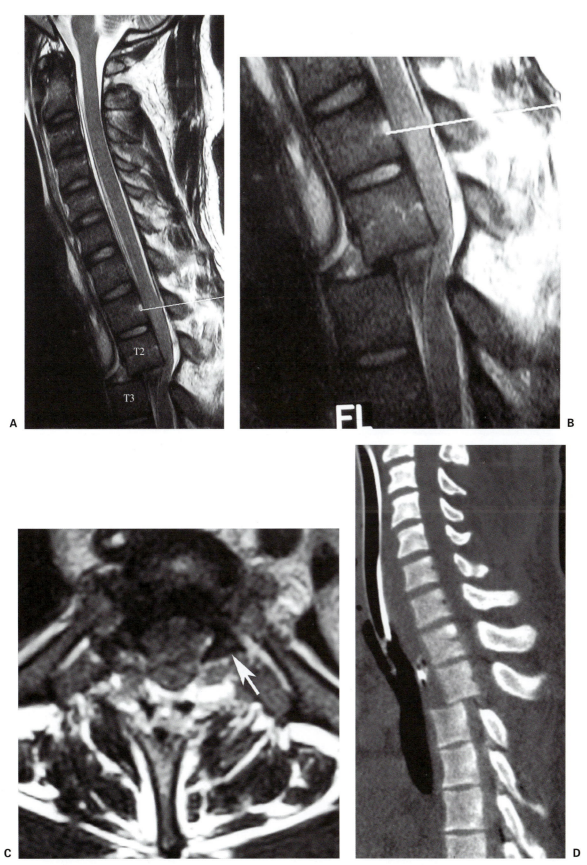

图 2.4　T2~T3 脱位。A. 矢状位 T2 加权图像；B. 放大图像显示 T3 相对于 T2 发生前脱位但无骨折，进而导致严重的脊髓受压、畸形和急性脊髓信号变化；2 条线均指向 T1 椎体；C. 轴向 T2 加权图像显示小关节"裸露"或分离，从左侧看（箭头所指）更清楚；D. 矢状位 CT 重建图像也显示有脱位且确认没有骨折

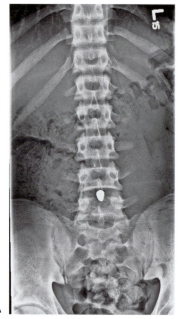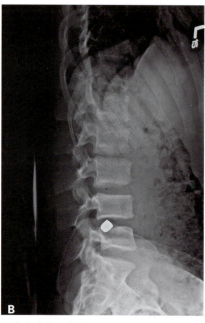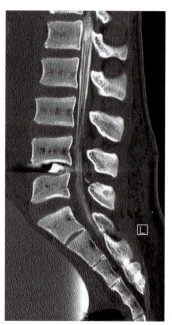

图2.5   14岁男孩，L4~L5椎间盘中残留有子弹碎片的正位（A）和侧位（B）X线片以及CT脊髓造影图（C）

脊髓造影的缺点包括：侵袭性检查带来感染和脑膜炎的风险，造影剂可能产生过敏反应，以及患者造影后常有头痛和恶心。此外，癫痫发作或者服用抗凝药物而有出血倾向的患者，应避免进行脊髓造影。脊髓造影因为需要使用电离辐射故也会带来辐射风险。

磁共振成像（MRI）

MRI自从1971年被Paul Lauterbur发明以来，由于其能够根据组织成分和类型来显示和区分软组织，已被证明对脊柱的评估具有非常重要的价值。MRI的原理是：当在强均匀磁场下施加振荡射频信号时，不同组织由于水分子的含量不同，在被激发后具有不同的恢复平衡速率。而体内组织质子密度的差异可以转化为高分辨率图像。如肌肉和韧带等具有大量质子的组织在磁场下表现出高程度的衰减，并在MRI上产生高强度信号。而如骨膜和皮质骨等通常含水量低的组织则会在MRI上产生低强度信号。

由于所用脉冲序列的不同类型，磁共振图像可出现各种变化。传统的自旋回波成像应用射频脉冲，使平行于外部磁场的水分子中的质子旋进90°。当激发脉冲被去除时，质子将自行平行于外部磁场重新排列。在射频终止之后，63%的核回复到磁场中原来的排列状态，这一过程所需的时间即T1弛豫时间。T1弛豫时间随着组织的质子含量而变化。例如，脂肪的T1弛豫时间比水短，是因为水具有较高的质子密度。

T1加权图像通常用于评估解剖细节。空气、软组织和快速流动的血液通常表现为非常低强度的信号。例如，脑脊液、软骨和肌肉等具有高含水量的组织也表现为低强度信号。T1加权图像上，低含水量的组织表现为高强度信号，例如脂肪、黄骨髓、慢速血流和造影剂。

T2衰减时间是指射频脉冲终止后横向磁化矢量损失的时间。因为如脂肪等乏质子组织中维持横向磁化矢量的质子较少，所以比水具有更快的T2衰变。而病变组织通常含水量较高，所以T2加权图像通常可用于辨别病灶。在T2加权图像中，脂肪、骨髓和肌肉一般具有低至中等强度的信号，而脑脊液和软骨具有高强度信号。在T1加权和T2加权像中，皮质骨、肌腱和韧带通常产生低至中等强度的信号。临床上经常使用诸如短时间反转恢复序列（STIR）和流体衰减反转恢复序列（FLAIR）的进阶技术来抑制脂肪信号，以便和水信号区别。

MRI 可以利用顺磁性造影剂进行增强，其中最常见的是钆类造影剂。对比剂有助于评估退行性变（图 2.6）、炎症和肿瘤形成过程，以及辨别血管病变和血运重建。对比剂常用于采集 T1 加权图像，并且往往能缩短附近质子的 T1 弛像时间，从而增强图像对比度。造影剂静脉注射的推荐剂量为 0.1mmol/kg 体重。钆会通过肾脏排出，故应避免患有肾脏疾病的患者使用钆类造影剂，以免发生肾源性系统性纤维化的风险。MRI 的优点有

患者不受电离辐射，并能显示各种疾病过程（如感染、脊髓肿瘤、脊柱退变、椎管狭窄和脊髓病变）的高分辨率图像。MRI 的缺点则有数据采集的时间较长（与 CT 相比）；使用磁场（如颅内夹、眼内植入物和起搏器等金属内植物的患者无法检查）时，脊柱内植物会产生伪影；相对的成本较高（与常规 X 线摄片和 CT 相比）。虽然 MRI 不存在暴露于电离辐射的问题，但如同 CT 和脊髓造影一样，怀孕期的患者暴露于磁场是否有潜在风险

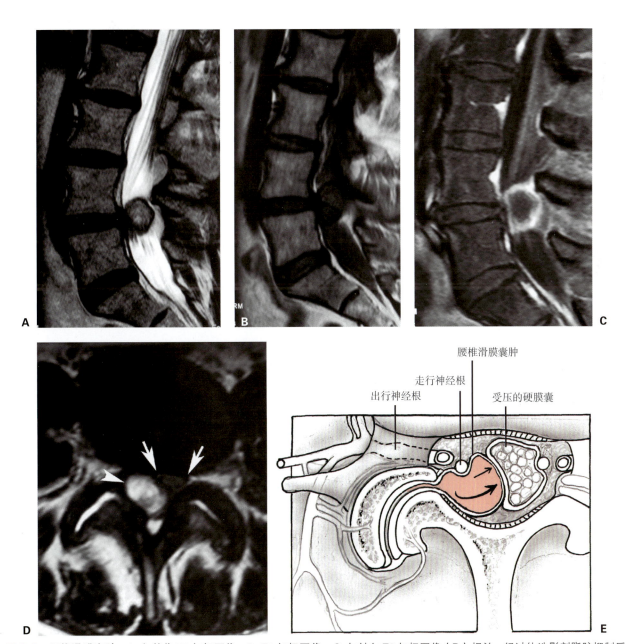

图 2.6　腰椎滑膜囊肿。A. 矢状位 T2 加权图像；B. T1 加权图像；C. 与轴向 T2 加权图像（D）相关，经过钆造影剂脂肪抑制后 T1 加权图像显示与小关节囊肿相关的 L4~L5 水平大范围的病变；D. 轴向 T2 加权图像显示囊肿（箭头所指）可能源于右侧 L4~L5 小关节，并且硬脊膜（箭头之间）严重受缩并左移；E. 线条图显示了前面几幅 MRI 图像所见

尚未确定。

核素显像

核素显像通常称为"放射性核素骨扫描"，是一种需使用静脉内或口服放射性药物的成像方式。放射性药物发出的辐射可被外部探测器（通常是伽马照相机）所捕获。与 CT 扫描使用的技术类似，捕获的辐射可用于解剖结构的二维和三维重建。核素显像最常用试剂是锝 –99m 标记的膦酸盐，其可以发射 140kV 的 γ 射线，并容易被成骨细胞吸收。因此，在例如代谢性骨病、应力性骨折、骨肿瘤的骨反应（图 2.7）和感染等成骨细胞活性增加的情况下，核素显像检查十分敏感。

核素显像的主要优点是能够在一次检查中检测全骨骼的活动性骨重建过程，这使得它成为观察和评估如峡部裂等具有大量骨重建相关病变过程的理想方式。此外，在检测如骨软化、原发性甲状旁腺功能亢进和肾性骨营养不良等有代谢过程的病变时，核素显像比常规 X 线摄片更敏感。然而，无法激活成骨细胞的某些血液恶性疾病如多发性骨髓瘤和淋巴瘤，使用放射性核素骨扫描可能会漏诊。当高度怀疑有这些病变时，建议采用常规 X 线摄片进行骨骼检测。

脊柱疾病举例

在本节中，我们将集中讨论一些脊柱疾病所使用的影像检查方式。虽然不可能对从业医生可能遇到的每种情况都进行详尽的讨论，但我们将着重讨论最常遇到的各种病症中各种影像检查的优点。

脊柱退行性疾病

评估脊柱退变情况是脊柱医生工作中重要的组成部分。患者往往诉说有颈痛、背痛和神经根性疼痛的症状，或有脊髓病和神经源性跛行的体征和症状。70%~90% 的颈部或背部疼痛患者，都有初次发作后一个月内症状出现好转的经历。除非患者症状持续超过 6 周，或者存在其他高危表现比如有神经损害或有发烧、发冷、体重减轻、夜间疼痛或恶性肿瘤的病史，否则进行常规 X 线检查可能收效甚微。

要评估有持续性症状患者的退行性病变，如椎管狭窄、椎间盘突出或退行性脊柱侧凸等，需先对其颈椎或腰椎进行正位和侧位的常规 X 线摄片。额外进行屈伸位的 X 线检查，有助于评估脊柱是否稳定以及运动后椎管空间是否变化。在需要时，CT 可用于评估骨骼的解剖细节。然而，CT 无法提供关于神经根受压状态或椎间盘状态的直接信息。在评估如椎间盘（图 2.8）、小关节和关节囊、棘突韧带等软组织时，MRI 则是强有力的影像检查方法。

椎间孔狭窄通常是因小关节肥大或椎间盘病变导致的。椎间盘突出的病理过程可分为几个阶段，依次是膨出、突出、脱出和游离。MRI 上的轴向图像特别有助于描述椎间盘突出的病理特征。并且，MRI 有助于区分患者是中央受压（脊髓受压）、后外侧受压（脊髓和神经根均受压）还是侧向受压（仅神经根受压）。在所有的腰椎间盘突出症中，90% 为中央型或旁中央型，约 5% 为椎间孔型，约 5% 为外侧型。

颈椎或腰椎的椎管狭窄通常由下列病理过程的共同作用而致：椎间盘病变、小关节肥大或关节病、黄韧带肥大以及后纵韧带病变（钙化或骨化）。在我们的经验中，轴向 T2 加权图像特别适合对中央椎管、侧隐窝和神经孔的狭窄进行测量。大多数临床医生主观上倾向于将狭窄分类为轻度、中度和重度，而腰椎狭窄的放射学定义是在 CT 或 MRI 轴向图像上腰椎横截面积小于 $100mm^2$。对于颈椎狭窄，放射学定义是侧位 X 线片上椎管前后径小于 13mm；而对于颈椎绝对狭窄，定义则是侧位 X 线片上椎管前后径小于 10mm。

也可以选择用 MRI 来评估椎间盘相关疾病的情况，因为它能够显示椎间盘形态的微小变化。尽管如此，有研究表明，腰背痛患者的症状与其 MRI 发现不相关；且对于无症状的患者，腰椎 MRI 也并不能预测其腰背痛的发展状况。但由于可以显示椎间盘突出髓核的情况，MRI 仍然是

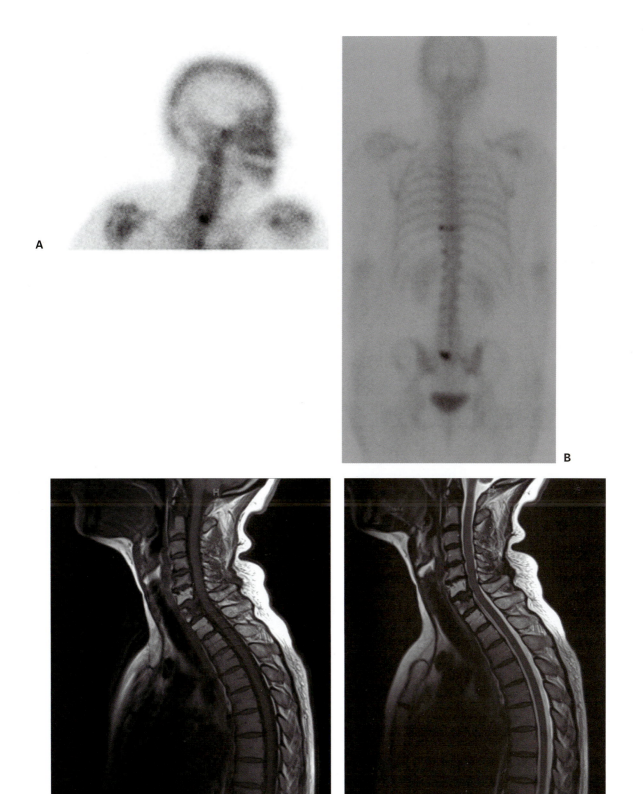

图 2.7 55 岁女性，转移性乳腺癌。颈椎（A）和脊柱（B）全长的骨扫描，以及 T1 加权矢状位 MRI（C）和 T2 型加权矢状位 MRI（D）图像显示，其 C7 和 T9 椎体受累

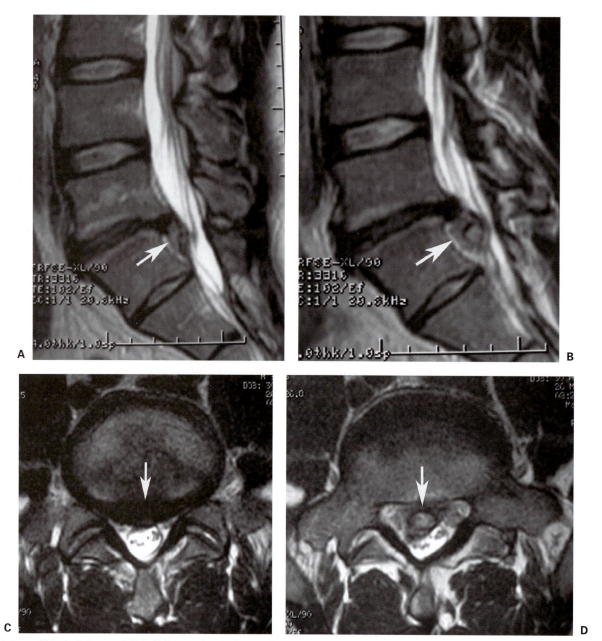

图 2.8　腰椎间盘突出。A. 中线矢状位；B. 旁矢状位 T2 加权图像显示在 L4~L5 水平大块椎间盘突出且髓核碎片向远端游离（每个箭头所指）到 L5 椎体后面，该患者有骶椎腰化解剖畸形。值得注意的是这往往提示椎间盘退变的晚期；C. L4~L5 椎间盘水平轴向 T2 加权图像显示椎间盘中央膨出（箭头所指）；D. 然而，在 L5 椎体水平轴向 T2 加权图像显示椎间盘脱出（箭头所指）

"金标准"。椎间盘突出会随着时间的推移而自然演变，表现为在 MRI 上的大小将逐渐减小。

　　MRI 是评估椎体终板变化的最好选择。1988 年的 Modic 分型就是根据椎体终板的变化提出的。Modic Ⅰ 型终板的特征是骨髓水肿，在 T1 加权序列上变现为低信号而在 T2 加权序列上为高信号。Modic Ⅱ 型终板的特征是骨髓缺血并将正常造血红骨髓转化为黄骨髓，它在 T1 加权序列上表现为高信号，并在 T2 加权序列上表现为同等的高信号。

Modic Ⅲ 型终板的特征是软骨下骨硬化，并且在 T1 加权和 T2 加权序列上均表现为低信号。

脊柱畸形

　　进行脊柱畸形的评估前先要获得 0.9m（3ft）长的脊柱正位和侧位片。这些全长 X 线片可用于测量脊柱整体和局部的重要影像参数。重要的整体参数包括矢状位位移（根据 C7 矢状位垂线测量）、冠状位位移（根据经骶骨中央垂线测量）、骨盆入射角、骨盆倾斜角和骶骨倾斜角。在成年人中，正向矢状位位移超过 5cm 和冠状位位移超过 4cm 的脊柱畸形，已被证明与功能不良结果相关。重要的局部参数包括颈椎、胸椎、腰椎各自的矢状位和冠状位 Cobb 角。脊柱侧弯的定义为胸椎 Cobb 角超过 10° 而形成冠状面的侧弯。胸椎后凸被定义为 Cobb 角大于 45°。

对于有青少年特发性脊柱侧弯的儿童，通常不需要进行先进的横断面影像学检查（MRI 和 CT）。特发性脊柱畸形的儿童进行 MRI 检查的适应证是：有神经症状、不对称的腹壁反射、左侧胸椎侧弯、侧弯快速进展、脊柱过度后凸，以及其他如足部畸形等相关的先天性异常。Scheuermann 后凸畸形通常需要额外的影像检查，它的定义是：脊柱有超过 45° 的僵硬后凸，并且至少连续 3 节椎体楔形变超过 5°。这些儿童常常需要进行 MRI 检查，以评估椎间盘突出症、脊髓异常和椎管狭窄。先天性脊柱侧弯患者（图 2.9）或诊断为与后凸症状相关如 Rett 综合征等患者，都通常推荐进行术前 MRI 检查。患病儿童很少需要进行 CT 检查，除非侧弯的复杂程度需要进行术前规划，或者是

与类骨瘤相关的脊柱侧弯病例。

在疑似峡部裂的患者中，80% 的病例的侧位 X 线片可能会显示有峡部缺损。也可以考虑拍摄斜位 X 线片，但几乎无法提供超过侧位 X 线片的额外信息。放射性核素骨扫描是检测骨重塑最敏感的方式，可用于诊断疑似峡部裂的患儿。虽然如此，CT 仍是诊断峡部缺损和了解其解剖结构的最佳方式。

对于脊椎滑脱患者来说，行侧位 X 线片特别有帮助。Meyerding 分度根据滑脱的程度不同分为以下 4 度：Ⅰ 度：滑移 ≤ 25%；Ⅱ 度：滑移 26% ~ 50%；Ⅲ 度：滑移 51% ~75%；Ⅳ 度：滑移 76% ~ 100%。脊柱脱位是指滑移 > 100% 并完全脱位的。无论是成人的还是儿童的脊椎滑脱，CT 都有助于了解其骨骼解剖。

有手术适应证的成年脊椎畸形患者通常需要使用三柱截骨术来进行复杂的重建。对这些病例进行 CT 的三维重建（无须造影剂）是很重要的，因为这有助于了解其复杂的解剖结构并进行术前规划。在术前也可以进行 MRI（无须造影剂）来评估神经结构的狭窄，这种狭窄可能与脊柱畸形同时出现，并需要手术干预。

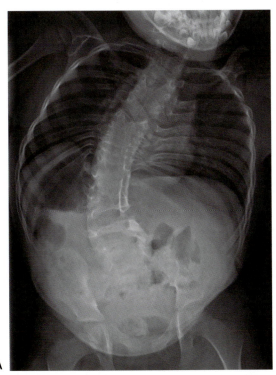
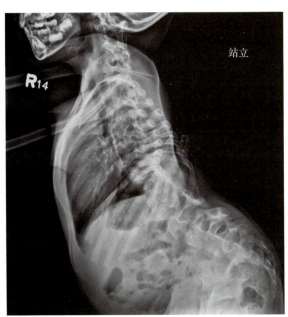

图 2.9　具有先天性脊柱侧弯的 3 岁儿童的正位（A）和侧位（B）X 线片。X 线片显示多个椎体先天性融合

脊柱损伤

颈椎损伤

所有外伤患者在有证据排除颈椎损伤之前，都应该高度怀疑颈椎损伤的可能。漏诊颈椎损伤可能会造成灾难性后果，导致患者永久性残疾。一般认为，非连续性脊柱损伤的发生率高达 20%，因此对颈椎损伤患者也应进行全脊椎的仔细检查。

满足下列条件的患者可以不进行 X 线检查并停止佩戴颈托：

- 清醒状态。
- 未酗酒。
- 没有牵张性损伤。
- 没有颈部疼痛或压痛。
- 没有神经症状。

在所有其他情况下，创伤患者都需进行正位、侧位以及齿状突开口位 X 线检查，以评估颈椎状况。对于存在脊柱不稳定风险较低的患者，行屈伸位 X 线摄片有助于排除颈椎损伤。对于无法进行常规 X 线摄片或者摄片质量欠佳的患者，可进行下至第一胸椎的 CT 扫描来进行筛查。虽然与常规 X 线摄片相比，CT 在检测损伤方面可能更加敏感，但是也更昂贵，并会使患者暴露于更多的电离辐射中。尽管如此，CT 仍是意识不清患者的首选检查方法。

对于疑似发生颈椎骨损伤患者的诊断，CT 扫描是"金标准"。CT 可用于诊断和评估各种颈部创伤性疾病，包括枕骨髁骨折、枕骨不稳定、寰枢椎不稳定、寰椎骨折、齿状突骨折、创伤性颈椎滑脱、颈椎小关节脱位、侧块骨折和下颈椎骨折。

颈椎 MRI 可用于评估韧带损伤（特别是后方韧带复合体），包括无放射学异常的脊髓损伤等疾病（SCIWoRA）和椎间盘突出症。对于疑似椎动脉损伤的患者可以考虑进行 CT 或磁共振血管造影。

胸椎、胸腰段和腰椎损伤

骨质疏松性椎体压缩骨折是常见病，年龄在 85 岁以上的女性中，每年 1000 人中就有 29.6 人发病。进行椎体压缩骨折的评估应拍摄包括全脊柱的正位和侧位 X 线片。需要全脊柱影像的原因是有大约 20% 的病例存在不连续的伴发骨折。CT 和 MRI 检查通常不是进行诊断所必需的，但有助于提供骨折的严重程度、后韧带复合体的相关损伤以及脊髓病理改变的证据（图 2.10）。

压缩性椎体骨折影响前柱，而胸腰段的爆裂性骨折影响前柱和中柱，并且通常由于脊柱处于屈曲状态下受到轴向负荷。除了常规 X 线拍摄的脊柱全长片可以用来评估不连续骨折之外，也可以使用 CT 和 MRI 来评估爆裂性骨折。CT 可以观察任何骨块突出进入椎管的情况，而 MRI 可以用于评估韧带和脊髓的病变。

Chance 骨折是屈曲 - 牵张性损伤，过程为前柱在压缩应力下发生塌陷，而张应力致使中后柱塌陷。这种骨折经常与安全带损伤有关。屈伸位 X 线动力位片有助于排除腰椎 Chance 骨折是否存在不稳。此外，除了脊柱正位和侧位的全长片之外，由于骨块后移及后纵韧带复合体是常见伴发的损伤，所以，分别使用 CT 和 MRI 扫描对两种损伤进行评估是必不可少的。

感染

脊椎感染常常表现为椎间盘炎，在罕见的情况下可以表现为硬脊膜外脓肿。椎间盘炎通常累及腰椎和胸椎，发病的危险因素包括使用静脉注射药物、全身感染病史、糖尿病、恶性肿瘤或免疫缺陷。椎间盘炎的放射学检查结果通常是延迟性的。传统的放射学表现包括椎间盘狭窄或破坏、终板硬化和椎旁软组织征。除了拍摄正位和侧位的脊柱全长片之外，要进行椎间盘炎的评估还需要行钆造影剂强化的 MRI（图 2.11）。CT 可用于了解骨结构，但 MRI 用于诊断脊椎骨髓炎具有 90% 以上的灵敏度和特异度。在无法进行 MRI 检查的情况下，可以考虑行锝 -99m 骨扫描，它对脊椎感染具有 90% 以上的灵敏度，但特异度低。

硬脊膜外脓肿是一种需要紧急手术的疾病，可发生在高危患者（如静脉注射药物、有免疫缺陷病史和最近有行脊柱手术病史）中，往往表现

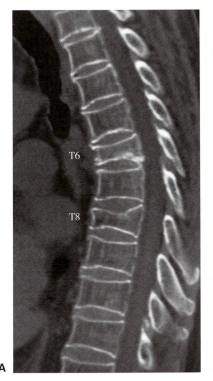
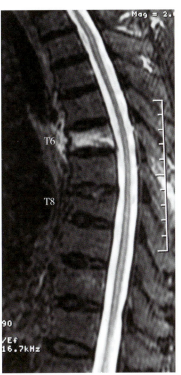

图 2.10　椎体压缩性骨折。A. 矢状位重建 CT 图像显示 T6 和 T8 水平的椎体压缩性骨折；B. 矢状位 STIR 图像显示，T6 椎体压缩性骨折由于水肿导致信号增强，是急性或亚急性骨折的表现。T8 椎体压缩性骨折显示信号没有增强，这是陈旧性椎体压缩性骨折的表现

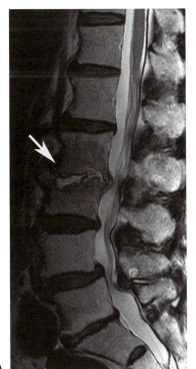
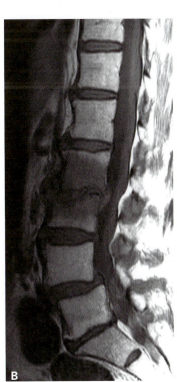
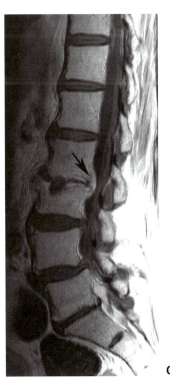

图 2.11　椎间盘炎。矢状位 T2 加权（A）、T1 加权（B）和钆造影后 T1 加权（C）图像显示了在 L2~L3 水平（图 A 和 C 上箭头所指）椎间盘炎的典型表现。注意 T2 加权图像上的椎间盘信号增强，T1 加权图像上信号减弱，以及钆造影后硬膜外小范围组织增强（图 C，箭头所指）

为顽固性背痛。对于硬脊膜外脓肿，选择常规 X 线片和 CT 扫描成像效果较差，而使用钆强化的 MRI 可以清楚地显示脓肿的范围（图 2.12）。在无法行 MRI 时，可以考虑 CT 脊髓造影。及时的治疗包括手术减压和稳定性手术。

脊柱炎性和全身性疾病

颈椎类风湿性关节炎是常见的炎症性疾病，超过 90% 的类风湿关节炎患者伴发此病。不稳的类型有寰枢椎半脱位、颅底凹陷和下颈椎半脱位。对此病的常规检查是正位、侧位和屈伸位的颈椎 X 线片。如果需要更好地了解骨结构并进行术前规划，可以考虑行 CT 检查；如果怀疑患者有寰枢椎不稳定（图 2.13）引起的脊髓受压，那么 MRI 是理想的选择。

寰枢椎不稳定的定义为屈伸位中的寰齿间距

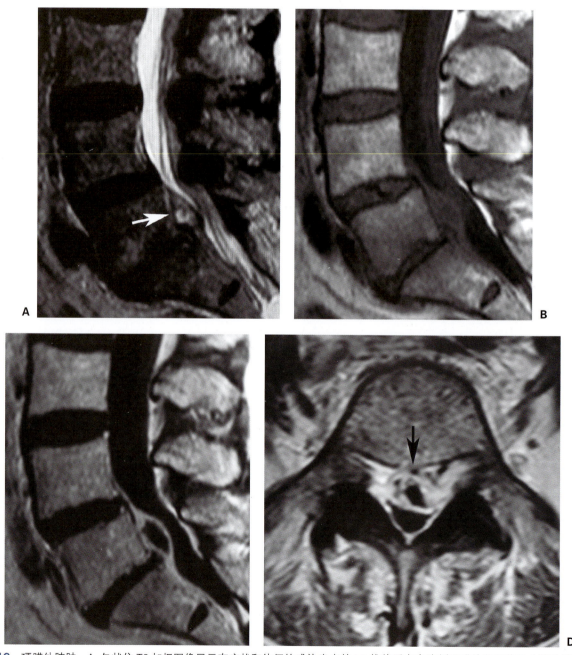

图 2.12　硬膜外脓肿。A. 矢状位 T2 加权图像显示有症状和体征的感染患者的 L5 椎体后方有腹侧硬膜外积聚信号（箭头所指）；B. 矢状位 T1 加权图像显示相同积聚信号；C. 矢状位钆造影后 T1 加权图像显示周围信号增强；D. 轴向钆造影后 T1 加权图像显示腹侧硬膜外积聚信号（箭头所指）伴周围信号增强，脓肿引起了中度到重度狭窄

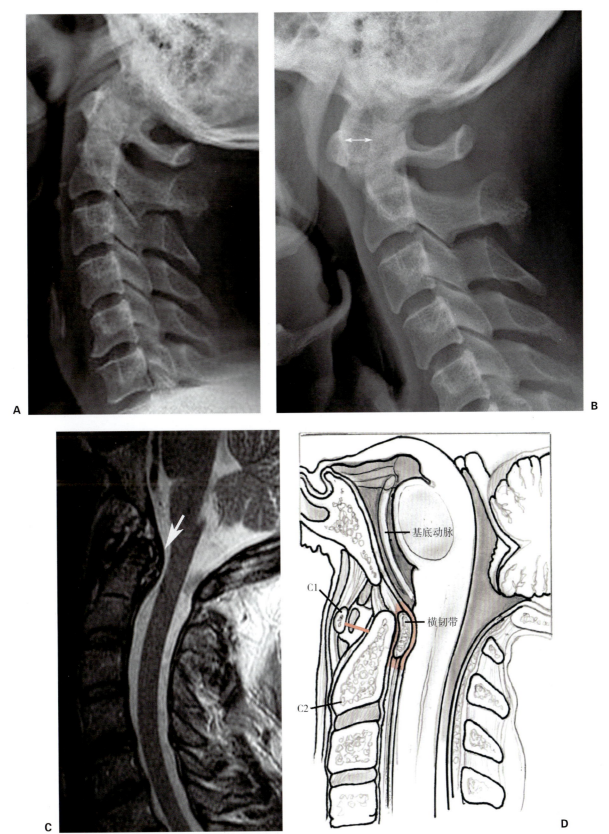

图 2.13　寰枢椎不稳定。侧位的仰伸（A）和屈曲（B）X 线片显示 C1~C2 水平的不稳定，屈曲 X 线片（图 B，箭头）相对于仰伸 X 线片的寰齿间距增加；矢状位 T2 加权图像（C）和相应的示意图（D）显示横韧带（箭头所指）的隆起

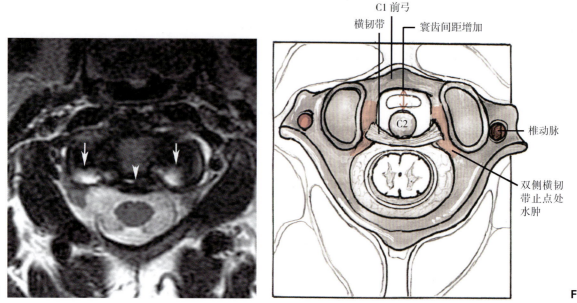

图 2.13（续） 轴向 T2 加权图像（E）和相应的示意图（F）也显示横韧带在 C1 侧块（箭头）上的止点上有隆起（箭头）及水肿

相差大于 3.5mm。移动的寰齿间距大于 10mm 则具有手术干预的指征。此外，在侧位片中超过 4mm 或超过 20％ 幅度的下颈椎半脱位提示有颈髓受压的可能，也有手术的指征。

对于弥漫性特发性骨肥厚症或强直性脊柱炎的患者，需要患者行站立时的正位和侧位脊柱全长 X 线片来评估脊柱。强直性脊柱炎患者的侧位 X 线片可能会显示出边缘有骨赘的"方形椎"，而相邻椎体扇状相连形成特征的"竹节样脊柱"。而弥漫性特发性骨肥厚症患者的 X 线片表现为连续节段的非边缘性骨赘。这些患者也可能在脊柱以外的区域患有肌腱末端病，包括肩部、肘部或膝盖。

肿瘤性疾病

常规 X 线片是评估脊柱肿瘤病变的首选检查。而转移性肿瘤可能导致脊柱上的非连续损害，所以推荐进行正位和侧位的脊柱全长片检查。但常规 X 线片有一定局限性，体现在从疾病开始进展到能够在 X 线片上发现损害的时间常常存在滞后。一般来说，在骨骼被侵蚀的程度达到 30％~40％，常规 X 线片才能检测出来。

CT 扫描也有助于在怀疑有肿瘤病变时评估脊柱的解剖变化（图 2.14）。CT 扫描对于有成骨性骨病变，例如，成骨性骨转移、骨岛和骨肉瘤等特别有用。如果是骨样骨瘤病变，其产生的异位骨样组织很容易被 CT 所识别。即使是溶骨性病变，CT 也能准确识别。肿瘤性病变常常伴有骨质的侵蚀性改变，这些改变可能无法在常规 X 线片上发现，但却很容易通过 CT 扫描发现。

使用钆造影剂的增强 MRI 是研究脊柱肿瘤病变的"金标准"。进行 MRI 检查时，应对患者全脊柱进行成像以评估所有不连续的病变。脊柱病变可分类为硬膜外、硬膜内髓外或髓内。具体的病变部位和病变的局部解剖特征有助于缩小鉴别诊断的范围。比如脊索瘤等病变可能经常牵涉上颈椎或骶骨。独特的影像学特征，例如 MRI 上的液 – 液平面可能表明有动脉瘤性骨囊肿或毛细血管扩张性骨肉瘤。转移性肿瘤通常在 T1 加权图像上显示为低信号区域。根据肿瘤在骨骼中的反应不同，T2 加权图像上的转移性疾病的信号可能有多种表现。

结论

影像学检查是脊椎综合评估的重要组成部分。各种影像均可用于评估脊椎状况，包括常规 X 线

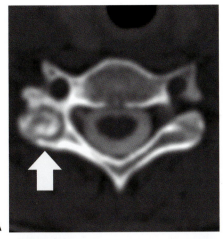
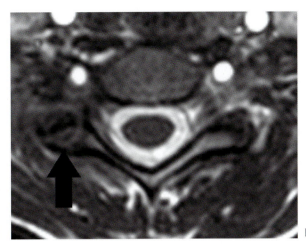

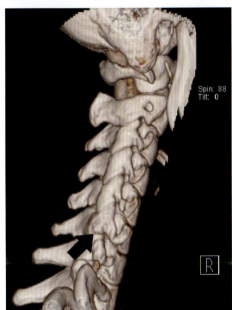

图 2.14 右侧颈椎骨样骨瘤。A. 轴向 CT 脊髓造影图像显示其特征性表现：中心为高密度、边缘硬化（箭头所指）；B. 轴向 T2 加权图像显示中心硬化骨表现为低信号（箭头所指），而硬化骨周围包绕的高信号强度区域为反应性水肿的表现；C. 在三维 CT 重建上，可见骨瘤（箭头所指）表现为向外生长

摄片、计算机断层扫描、X 线透视、脊髓造影、磁共振成像与核素显像。了解不同影像检查之间的差异，及其在不同临床场合的相对优缺点，是至关重要的。

参考文献

[1] Aebi M. The adult scoliosis. Eur Spine J 2005;14:925–948.
[2] Beckmann EC. CT scanning the early days. Br J Radiol 2006;79:5–8.
[3] Bell GR, Ross JS. Diagnosis of nerve root compression. Myelography, com-puted tomography, and MRI. Orthop Clin North Am 1992;23:405–419.
[4] Boese CK, oppermann J, Siewe J, et al. Spinal cord injury without radio-logic abnormality in children: a systematic review and meta-analysis. J Trauma Acute Care Surg 2015;78:874–882.
[5] Borenstein DG, o'Mara JW Jr, Boden SD, et al. The value of magnetic resonance imaging of the lumbar spine to predict low-back pain in asymptomatic subjects: a seven-year follow-up study. J Bone Joint Surg Am 2001;83:1306–1311.
[6] Bozzao A, Gallucci M, Masciocchi C, et al. Lumbar disk herniation: MR imaging assessment of natural history in patients treated without sur-gery. Radiology 1992;185:135–141.
[7] Bransford RJ, Alton TB, Patel AR, et al. Upper cervical spine trauma. J Am Acad Orthop Surg 2014;22:718–729.
[8] Brenner DJ, Hall EJ. Computed tomography—an increasing source of radi-ation exposure. N Engl J Med 2007;357:2277–2284.
[9] Bridwell KH. Surgical treatment of high-grade spondylolisthesis. Neurosurg Clin N Am 2006;17:331–338, vii.
[10] Bundschuh C, Modic MT, Kearney F, et al. Rheumatoid arthritis of the cervical spine: surface-coil MR imaging. AJR Am J Roentgenol 1988;151:181–187.
[11] Coste J, Delecoeuillerie G, Cohen de Lara A, et al. Clinical course and prognostic factors in acute low back pain: an inception cohort study in primary care practice. BMJ 1994;308:577–580.
[12] Cousins JP, Haughton VM. Magnetic resonance imaging of the spine. J Am Acad Orthop Surg 2009;17:22–30.
[13] Daniels AH, Sobel AD, Eberson CP. Pediatric thoracolumbar spine trauma. J Am Acad Orthop Surg 2013;21:707–716.
[14] De Wilde JP, Rivers AW, Price DL. A review of the current use of magnetic resonance imaging in pregnancy and safety implications for the fetus. Prog Biophys Mol Biol 2005;87:335–353.

[15] Emery SE, Pathria MN, Wilber RG, et al. Magnetic resonance imaging of posttraumatic spinal ligament injury . J Spinal Disord 1989;2:229–233.

[16] Fayad LM, Bluemke DA, Fishman EK. Musculoskeletal imaging with computed tomography and magnetic resonance imaging: when is computed tomography the study of choice? Curr Probl Diagn Radiol 2005;34:220–237.

[17] Flemming DJ, Murphey MD, Carmichael BB, et al. Primary tumors of the spine. Semin Musculoskelet Radiol 2000;4:299–320.

[18] Fogelman I, Carr D. A comparison of bone scanning and radiology in the evaluation of patients with metabolic bone disease. Clin Radiol 1980;31:321–326.

[19] Freeman TG. The Mathematics of Medical Imaging: A Beginner's Guide. New York, NY: Springer-Verlag, 2010.

[20] Friedman DP , Hills JR. Cervical epidural spinal infection: MR imaging characteristics. AJR Am J Roentgenol 1994;163:699–704.

[21] Glassman SD, Berven S, Bridwell K, et al. Correlation of radiographic parameters and clinical symptoms in adult scoliosis. Spine (Phila Pa 1976) 2005;30:682–688.

[22] Glassman SD, Bridwell K, Dimar JR, et al. The impact of positive sagittal balance in adult spinal deformity . Spine (Phila Pa 1976) 2005;30:2024–2029.

[23] Gouliouris T, Aliyu SH, Brown NM. Spondylodiscitis: update on diagnosis

[24] and management. J Antimicrob Chemother 2010;65 Suppl 3:iii11–24.Grotle M, Brox JI, Veierod MB, et al. Clinical course and prognostic factors in acute low back pain: patients consulting primary care for the first time. Spine (Phila Pa 1976) 2005;30:976–982.

[25] Guinto FC Jr, Hashim H, Stumer M. CT demonstration of disk regression after conservative therapy . AJNR Am J Neuroradiol 1984;5:632–633.

[26] Ha AS, Petscavage-Thomas JM. Imaging of current spinal hardware: lum-bar spine. AJR Am J Roentgenol 2014;203(3):573–581.

[27] Harvey CJ, Richenberg JL, Saifuddin A, et al. The radiological investigation of lumbar spondylolysis. Clin Radiol 1998;53:723–728.

[28] Hassanzadeh H, Jain A, El Dafrawy MH, et al. Clinical results and func-tional outcomes of primary and revision spinal deformity surgery in adults. J Bone Joint Surg Am 2013;95:1413–1419.

[29] Herman GT. Fundamentals of Computerized Tomography: Image Reconstruction from Projections. London: Springer-Verlag, 2009.

[30] Holly LT, Foley KT. Intraoperative spinal navigation. Spine (Phila Pa 1976) 2003;28:S54–61.

[31] Holmes JF , Akkinepalli R. Computed tomography versus plain radiog-raphy to screen for cervical spine injury: a meta-analysis. J Trauma 2005;58:902–905.

[32] Kaewlai R, Abujudeh H. Nephrogenic systemic fibrosis. AJR Am J Roentgenol 2012;199:W17–23.

[33] Kak AC, Slaney M. Principles of Computerized Tomographic Imaging. New York, NY: The Institute of Electrical and Electronics Engineers, Inc, 1988.

[34] Kamholtz R, Sze G. Current imaging in spinal metastatic disease. Semin Oncol 1991;18:158–169.

[35] Khanna AJ, ed. MRI Essentials for the Spine Specialist. New York, NY: Thieme, 2014.

[36] Khanna AJ, ed. MRI for Orthopaedic Surgeons. New York, NY: Thieme, 2010.

[37] Khanna AJ, Wasserman BA, Sponseller PD. Magnetic resonance imaging of the pediatric spine. J Am Acad Orthop Surg 2003;11:248–259.

[38] Kim DH, Hilibrand AS. Rheumatoid arthritis in the cervical spine. J Am Acad Orthop Surg 2005;13:463–474.

[39] Kim CW , Lee YP , Taylor W , et al. Use of navigation-assisted fluoroscopy to decrease radiation exposure during minimally invasive spine surgery . Spine J 2008;8:584–590.

[40] Klufas RA, Hsu L, Barnes PD, et al. Dissection of the carotid and vertebral arteries: imaging with MR angiography . AJR Am J Roentgenol 1995;164: 673–677.

[41] Komori H, Shinomiya K, Nakai o, et al. The natural history of herniated nucleus pulposus with radiculopathy. Spine (Phila Pa 1976) 1996;21: 225–229.

[42] Lauterbur PC. Image formation by induced local interactions. employing nuclear magnetic resonance. 1973. Clin Orthop Relat Res 1989:3–6.Leone A, Cianfoni A, Cerase A, et al. Lumbar spondylolysis: a review. Skeletal Radiol 2011;40:683–700.

[43] Li Y , Hresko MT. Radiographic analysis of spondylolisthesis and sagittal

[44] spinopelvic deformity . J Am Acad Orthop Surg 2012;20:194–205.Magid D, Fishman EK. Imaging of musculoskeletal trauma in three dimen-sions. An integrated two-dimensional/three-dimensional approach with computed tomography . Radiol Clin North Am 1989;27:945–956.

[45] Malfair D, Beall DP . Imaging the degenerative diseases of the lumbar spine. Magn Reson Imaging Clin N Am 2007;15:221–238, vi.

[46] Mason A, Paulsen R, Babuska JM, et al. The accuracy of pedicle screw placement using intraoperative image guidance systems. J Neurosurg Spine 2014;20:196–203.

[47] McAfee JG. Radionuclide imaging in metabolic and systemic skeletal diseases. Semin Nucl Med 1987;17:334–349.

[48] Melton LJ 3rd, Kan SH, Frye MA, et al. Epidemiology of vertebral fractures in women. Am J Epidemiol 1989;129:1000–1011.

[49] Mesfin A, Buchowski JM, Gokaslan ZL, et al. Management of Metastatic Cervical Spine Tumors. J Am Acad Orthop Surg 2015;23:38–46.

[50] Milette PC, Fontaine S, Lepanto L, et al. Differentiating lumbar disc protrusions, disc bulges, and discs with normal contour but abnormal signal intensity . Magnetic resonance imaging with discographic correla-tions. Spine (Phila Pa 1976) 1999;24:44–53.

[51] Modic MT, Steinberg PM, Ross JS, et al. Degenerative disk disease: assessment of changes in vertebral body marrow with MR imaging. Radiology 1988; 166:193–199.

[52] Mroz TE, Abdullah KG, Steinmetz MP , et al. Radiation exposure to the surgeon during percutaneous pedicle screw placement. J Spinal Disord Tech 2011;24:264–267.

[53] Nelson DW , Martin MJ, Martin ND, et al. Evaluation of the risk of non-contiguous fractures of the spine in blunt trauma. J Trauma Acute Care Surg 2013;75:135–139.

[54] Palestro CJ, Torres MA. Radionuclide imaging in orthopedic infections. Semin Nucl Med 1997;27:334–345.

[55] Peterman SB. Postmyelography headache: a review. Radiology 1996; 200:765–770.

[56] Praestholm J. Experimental evaluation of watersoluble contrast media for myelography . Neuroradiology 1977;13:25–35.

[57] Rodallec MH, Feydy A, Larousserie F , et al. Diagnostic imaging of solitary tumors of the spine: what to do and say . Radiographics 2008;28:1019–1041.

[58] Rose PS, Buchowski JM. Metastatic disease in the thoracic and lumbar spine: evaluation and management. J Am Acad Orthop Surg 2011;19:37–48.

[59] Russell EJ. Computed tomography and myelography in the evaluation of cer-vical degenerative disease. Neuroimaging Clin N Am 1995;5:329–348.Salvesen S. Experimental investigations with metrizamide with relevance to the myelographic use. Acta Radiol Suppl 1977;355:9–13.

[60] Sapico FL, Montgomerie JZ. Vertebral osteomyelitis. Infect Dis Clin North Am 1990;4:539–550.

[61] Scott WW , Sharp S, Figueroa SA, et al. Clinical and radiological outcomes following traumatic Grade 3 and 4 vertebral artery injuries: a 10-year ret-rospective analysis from a Level I trauma center. The Parkland 62.Carotid and Vertebral Artery Injury Survey . J Neurosurg 2015;122:1202–1207

第三章 辅助诊断——Ⅰ 检查和诊断

EUGENE CARRAGEE
HEIDI PRATHER
T. JOSEPH MALBROUG

脊柱疾患的诊断多是基于患者的临床表现。脊柱骨折、脱位、椎间盘突出、感染、恶性肿瘤等脊柱疾病，医生通常是根据患者临床表现提出疑问，最后通过影像学确诊。如果临床症状不典型、影像学也没有确凿证据，可以用一些特别的方法辅助诊断。肌电图（Electromyography，EMG）和神经传导监测（Nerve Conduction Studies，NCS）是客观测试，且已证实这两项监测方式科学有效。而另外的测试，如激发性椎间盘造影，都存在一些争议，目前还没有非常科学的证据予以支持。

神经电生理监测（肌电图、神经传导检测、体感诱发电位）

当患者发现神经症状、怀疑为脊柱疾患所致，可行神经电生理监测。如果患者的症状、体征和影像学表现相符，则没有必要行神经电生理监测。如果患者症状体征和影像学检查不是很相符，则需行肌电图、神经传导监测。另外，对于怀疑合并有其他疾病（如多发性神经病变）的患者，明确神经功能状况，有助于判断患者行手术等治疗的预后情况。肌萎缩型脊髓侧索硬化症、脊髓病变合并脊柱疾患者，临床症状不典型。肌电图和神经传导监测可以辨别相关疾患，指导治疗。

神经监测的适应证包括：

- 对病因不明确的患者进行神经状况评估。
- 明确病变节段，判断和影像学检查结果是否相符。
- 辨别根性受损和外周神经病变或卡压。

- 辨别脊髓受损和神经根损害。
- 辨别神经丛病变和根性病变。
- 判断患者是神经根炎性改变，还是结构性损伤。
- 评估预后，判断是急性神经受损还是慢性病变。
- 如果患者存在和影像学不符的肌力下降，评估患者是神经肌肉接头病变、神经病变，还是肌肉病变。

出现神经症状的原因

脊柱疾患导致的神经损伤可发生于多节段，有时容易和髓外神经病变混淆。

- 脊柱疾患导致神经症状最常见的原因是神经根受刺激或卡压。
- 脊髓受损往往有中枢神经损伤的表现，表现为痉挛，而不是疼痛或无力。然而，脊髓和神经根同时受损，则表现出混合症状。
- 腰背痛患者往往合并有精神问题。有时，很难判断患者到底是因为确实存在的病理性损伤，还是精神因素导致肌无力。

表3.1列举了常见的神经症状和相关诊断。该表虽然不能涵盖所有问题，但是对常见的疾病和鉴别诊断进行了总结。

神经受损的肌电图表现和神经传导监测

轴突损伤和髓鞘病变会导致轴突断伤或轴突中断：

- 多数伴有肌电图异常。

- 会有不同程度的运动异常。
- 出现肌萎缩。
- 预后差。

脱髓鞘改变但无轴突损伤者（神经失用症）：

表 3.1 脊柱疾病中神经损伤症状的临床鉴别诊断

伴有疼痛的肌力减退
神经根损伤/压迫
周围神经损伤/压迫（机械性损伤，糖尿病，或者中毒性神经病变）
固有神经病变（带状疱疹、神经肿瘤）
脊髓损伤（不常见）
情感性/心理性功能紊乱（非神经性肌力减弱）
用力困难（因疼痛或者二次获得）

无痛性肌力减退
脊髓损伤或者脊髓病变
肌病
运动神经元疾病
颅脑损伤（如运动皮质，内囊）
固有神经病变（小儿麻痹症、多发性硬化症、肌萎缩性脊髓侧索硬化症）
情感性功能障碍（癔症性麻痹，受伤恐惧综合征）
神经根或者周围神经损伤（不常见）

共济失调
脑损伤（小脑、基底节）
脊髓损伤
轻度（不明显）无力
前庭疾病
心理障碍（观察时出现夸张的失稳或情绪崩溃）

不伴有肌力减退的无痛性感觉障碍
周围神经病变
精神性功能障碍（转换反应）
神经根损伤（不常见）
脊髓损伤或病变（如脊髓后索病变，维生素 B_{12} 缺乏症）
颅脑损伤

- 仅有轻微的肌无力或肌力正常。
- 少有肌萎缩。
- 经外科手术等治疗预后良好。
- 通常，肌电图正常，伤后 7~10 天，损伤部位远端神经传导监测会出现复合运动电位。

即使存在去适应作用、患者不配合、精神心理因素等，也不会影响肌电图和神经传导监测的结果。

- 如果患者神经根受损，并有相关肌无力的表现，则肌电图肯定会有异常发现。
- 若肌电图和神经传导监测的数据是经过严密操作和仔细分析所得的，可以客观准确地反映患者神经受损的状况，且不以患者的意志转移。影响结果的最主要因素是医生的水平和技能。

肌电监测诊断

表 3.2 对肌电图、神经传导监测、H- 反射和体感诱发电位进行了对比。

肌电图

- 肌电图对于诊断神经根病变和脱髓鞘病变最有意义。
- 如果肌电图结果为阳性，可明确哪条或哪些神经根受累，但不能明确病变部位，特别是马尾综合征患者。
- 通过四肢肌肉的神经支配来判断受损节段。
- 会出现神经支配的交错和解剖变异。
- 最好对病变部位 1~2 个节段的神经进行评估。
- 如果 2 块或者更多的肌肉是由同一神经根、

表 3.2 电生理诊断性检测中的不同特征

	肌电图	神经传导	踝反射	体感诱发电位
不同神经根水平特异性	中度（1~2）	无	仅对骶 1 根	无
神经损伤后即刻反应	无	有	有	有
脊髓损伤后出现	无	无	无	有
中度放射痛时出现异常	有	无	有	无
多个神经根损伤后出现异常	有	有/无	有	有/无
周围神经病变时出现异常	无	有	有	有/无
神经急/慢性损伤时表现不同	有	无	无	无

不同的外周神经支配的，肌电图显示异常，则可诊断神经根病变。

■ 阳性监测结果有一定的滞后性，近端肌肉伤后1周，远端肌肉伤后6周可监测到阳性结果，所以早期监测可能会出现假阴性。自发性电位是休息状态下出现的异常电位，包括纤维性颤动、正向尖锐波幅和自发性收缩，这些均是所监测肌肉急性失神经支配的表现。

■ 急性损伤：纤维性颤动、自发性收缩电位和正向尖锐波幅。

■ 慢性损伤：长间期的巨大单元电位，超过30%的运动单元是多相的。

收缩活动是指和正常肌肉单元相比，神经传导的形状、波幅、持续时间，以及各电位时相的数量。

■ 巨大波幅提示神经再支配。

■ 可评估某些神经损伤的严重程度（非急性损伤）。

H–反射

■ H–反射是特指对S1神经的单突触反射。

■ 损伤后即可出现H–反射异常。

■ 如果出现S1神经根病变，H–反射异常，体格检查也可发现患者跟腱反射异常。

■ 老年患者、胫神经或坐骨神经损伤、糖尿病外周神经损伤等外周神经病变者，也会出现H–反射异常。

■ H–反射不能辨别急性和慢性损伤。

神经传导监测

■ 神经传导监测是监测外周神经传导信号的波幅和速度。

■ 神经根病变患者，背侧神经节近端的传导速度可以正常。

■ 除非存在广泛的多节段轴突损伤，否则神经根病变者波幅应该正常。

■ 如果存在异常，通常为外周多神经病变，此时经常会出现腓肠神经传导监测缺失。

体感诱发电位

■ 监测外周神经和脊髓、大脑皮质之间的传导。

■ 对神经根病变受损的诊断性较差。

■ 对脊髓损伤、肿瘤、脊髓受压、多发性硬化等疾病导致的脊髓传导通路受损很敏感。

■ 无法监测运动通路损伤。

总之，肌电图对于神经根受损有较高的特异性（96%~100%），很少出现假阳性。但是，如果患者的临床表现高度怀疑神经根病变，即使肌电图结果为阴性，也应该行MRI检查。临床证据显示，肌电图阳性的患者，术后疗效更佳。这可能是因为此部分患者不仅有主观感受和抱怨，而且有明确神经受损的证据，所以疗效更为确切。

诊断性封闭注射

若行精确的诊断性封闭注射，患者症状缓解，则注射部位就是病变所在。目前常用的注射部位包括关节突关节、骶髂关节、腰椎峡部裂处以及椎间孔处选择性神经根封闭。目前，仅将内侧支封闭关节突关节和双侧骶髂关节注射用于病因学诊断。尽管很多医生行神经根封闭和硬膜外注射，但是目前不能用于精确定位病变节段。因为麻醉剂在硬膜外或神经根周围会有流动，无法控制，所以此方法进行精确诊断有一定局限性。阳性结果的诊断标准不是很明确，仅用患者对疼痛变化的主观感受进行评估，例如缓解50%、75%或100%。因为没有客观的金标准明确封闭结果的意义，所以大多数情况下，其指导性不强。

理论上，局部麻醉药注射封闭的诊断性意义不强，主要原因：

■ 近端注射可以阻断远端传入通路，比如腓总神经卡压患者，行选择性L5神经根封闭可予以缓解。

■ 病变部位远端封闭，也能在一定程度上缓解疼痛，但是其机制不明。另外，背侧神经节上往往有多节段的神经产生交叉。而且，单一的传入神经纤维可能汇聚2个或更多节段的神经。对一个无痛性部位进行麻醉药注射，可能会模仿远端传入疼痛，提供误导信息。

■ 安慰剂有效率可达到30%，单侧骶髂关节注射的假阳性结果也经常出现。

腰椎硬膜外激素注射

目前，很多学者在研究硬膜外激素注射（ESI）的有效性。很难对相关研究进行分析，因为注射的方法差异很大，有经椎间孔注射（TFESI）、椎板间注射（ILESI）和尾端注射（骶管注射）。另外，仅有的少数几项随机对照研究，也未设置安慰剂组。经过 Rho 和 Tang 对文献的分析，对腰椎硬膜外激素注射的有效性总结如下：

■ 腰椎硬膜外激素注射对于缓解椎间盘突出和椎管狭窄引起的急性或亚急性单侧神经根疼痛有效。

■ 不建议行硬膜外激素注射治疗椎间盘源性轴性疼痛。

■ 硬膜外激素注射对下肢疼痛的缓解效果最好。

■ 经椎间孔硬膜外注射应该是神经根病变保守治疗的一部分，有的患者可因此避免手术。

■ 行硬膜外激素注射无效、接受手术治疗的患者，和不接受硬膜外激素注射、直接行手术治疗的患者相比，其手术效果无差异。

■ 与椎板间注射和骶管注射相比，经椎间孔注射的效果更好、使用的药量最少，这可能与其更容易到达腹侧硬膜外隙有关。

■ 中央管狭窄引起的假性间歇性跛行患者，行椎板间注射和双侧经椎间孔注射，均改善不佳或无改善。

尽管此类注射有效性的证据等级不高，很多医生仍对椎间盘突出、椎管狭窄或腰椎滑脱引起的根性疼痛或神经源性跛行的患者予以硬膜外激素注射，这是因为硬膜外激素注射的风险较低。所以，只要患者有神经源性跛行，该方法只要对患者症状有所改善，就有可能使其避免手术，整体权衡对患者有利。

关节突关节注射

根据之前诊断性封闭的结果，下腰痛患者中，15%~40%为关节突关节疼痛。对正常个体行关节突刺激试验，可以诱发疼痛，而且有可重复性。但是，有症状的患者不能诱发此疼痛。试验性关节突诱发疼痛，可以在激发疼痛的关节突关节上下的背侧神经内侧支注射麻醉药予以阻断。但是，需要明确的是，在美国很多州的保险公司不再支付关节内注射的治疗费用。

患者的症状、体征、影像学表现和其行关节突封闭的相关性很差，其原因可能为：

■ 局部封闭的疼痛性损伤没有通过影像学发现，而且此种疼痛有另外的临床表现。

■ 该试验不能确定任何类型的真实临床实体，且反应与继发性疼痛途径或感觉有关。

不同的麻醉药物封闭

有的学者建议行浅层注射或注射不同半衰期的麻醉药以增加诊断性注射的特异性。通过此方法，一组学者发现射频消融有效。然而，他们发现，无论使用长效或短效麻醉药，患者疼痛缓解的时间无差异。这些发现提示，目前我们在对诊断性封闭的药物学作用和神经生理学机制，还没有彻底了解。

骶髂关节注射

创伤、感染和炎性疾病导致的骶髂关节疼痛明确，不需要行诊断性封闭，部分患者甚至是诊断性封闭的禁忌。下腰痛和骨盆后纤维束疼痛往往需要排他性诊断。若行3次以上的骶髂关节疼痛诱发试验均重复诱发相似疼痛，保险公司才同意行骶髂关节注射。在一组小数量病例研究中，20%~30%的慢性下腰痛患者行封闭治疗有效。由于缺乏客观的金标准，骶髂关节封闭注射的疗效很难评估。

总之，

■ 如果患者行至少3次激发试验均为阳性，骶髂关节封闭注射效果良好。

■ 目前，尚不能证实患者行骶髂关节封闭效果良好，病因就一定来自骶髂关节，疼痛有可能是局部混合性多因素所致。

■ 影像学阳性改变并不是仅仅存在于骶髂关节封闭有效的患者。

激发性椎间盘造影

椎间盘造影最初是用来诊断椎间盘突出的。操作中偶然发现，将造影剂注射入椎间盘后，会诱发出患者平常的下肢疼痛症状。随着相关操作的增多，发现椎间盘造影也可诱发患者原有的腰背痛症状。正是由于这些发现，将椎间盘造影用于慢性下腰痛的病因学诊断。

操作技术

这些年，椎间盘造影技术有些革新和变化。和以前相比，现在椎间盘造影使用的造影剂较少，局部产生的压力也较小。在影像学导航下，将水溶性、不透X线的染色剂注入椎间盘中。

■ 通常，后外侧入路经皮穿刺，将套管针穿至椎间盘中央。在L4~L5和L5~S1，将穿刺针稍作弯曲，然后再进行穿刺。

■ 尽量少用麻醉药。患者应处于比较舒服的状态，但也要保持清醒，能够正确判断疼痛改变。

■ 缓慢地向不同的椎间盘内注射造影剂，患者不清楚注射造影剂的节段和时间，仅对疼痛变化做出反应。

■ 有时会出现造影剂外漏，患者也会表现出相关症状。

■ 行椎间盘造影时主要记录患者疼痛反应的两个特点：①疼痛的程度，要问患者是否出现疼痛及疼痛的严重程度；②疼痛的一致性，即激发出的疼痛和患者平时的疼痛是否一致。

椎间盘造影阳性的标准

1. 基本标准：患者出现明显疼痛，且疼痛性质和平时疼痛一致。

2. Walsh标准：根据1990年Walsh等的研究，他们认为阳性结果是指患者的疼痛增加3/5，而且能观察到患者有明显疼痛加剧的反应。

3. 其他标准：以下标准用于减少假阳性。

■ 对照性椎间盘注射：很多学者认为至少有一个邻近节段的椎间盘造影阴性，才能认为"阳性"的椎间盘造影是真正的"阳性"。一般会将病变椎间盘的上下邻近间盘作为对照注射节段。

■ 明确的疼痛再现：有些学者认为只有复制出完全一致的疼痛才是阳性结果。之前研究表明，有的患者仅有局部性疼痛，而非椎间盘源性疼痛，这两者容易混淆，而且椎间盘造影能诱发相似疼痛。

■ 纤维环破裂：有的学者认为造影剂需到达外层纤维环，但是如果采用此标准，那么形态学上没有裂隙至外层纤维环的椎间盘是不会出现阳性结果的。

■ 压力控制性注射：一些学者提出，椎间盘注射的压力应控制在551.6~620.5kPa，并将低压注射（<137.9kPa）阳性和高压注射阳性进行鉴别。这一标准是基于对一部分低压注射阳性患者进行观察得来的，这部分患者为化学敏感阳性，而不是机械敏感阳性。没有下腰痛的患者行低压性椎间盘造影，假阳性的发生率较低，但是仍有10%~30%。

椎间盘造影的特异性

现在仍存在这样的疑问——椎间盘造影明确为阳性者，就能断定相应的椎间盘就是慢性下腰痛的原因吗？客观上来说，疼痛强度和疼痛性质是通过疼痛传导通路进行传导的，但是椎间盘造影的结果却完全靠患者对疼痛的主观判断。

疼痛信号产生于局部组织结构（如椎间盘、肌肉、韧带等），然后向上沿外周神经、自主神经传至背侧神经节，在传至脊髓后脚，经脊髓丘脑束至丘脑，再传至大脑皮质的相应区域对疼痛信号进行分析和处理（图3.1~图3.3）。

无症状患者的椎间盘造影

Walsh等对10例仅有轻微椎间盘退变的青年进行椎间盘造影（这10例受试者均没有精神问题和慢性疼痛病史），有1例患者（10%）出现6分的疼痛（疼痛最高评分为10分）。Carragee对10

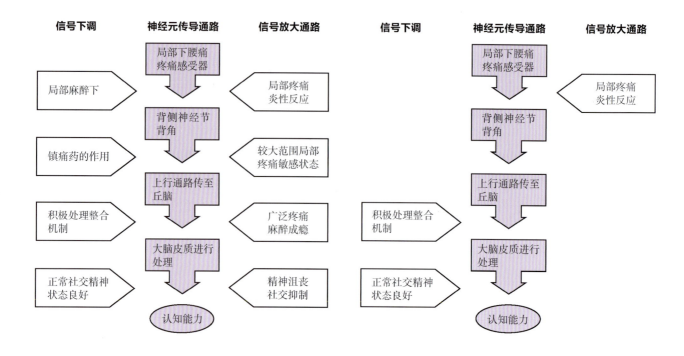

图 3.1 图解说明的是通过信号的放大机制和下调机制阐述下腰痛的信号通路的调节

图 3.3 关于信号下调通路的图解。一个积极具有良好素养的军人因负重训练导致的下腰痛

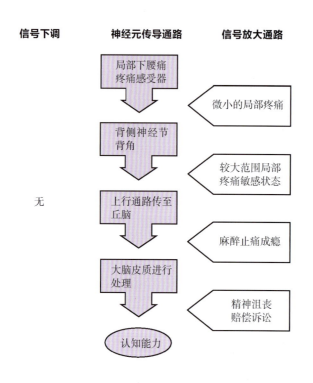

图 3.2 图示为疼痛信号放大的传导通路：患有多处疼痛综合征、慢性麻醉止痛药成瘾、抑郁以及有工伤赔偿诉求（社交抑制）的患者由于轻微退变导致的下腰痛

例有椎间盘退变但是无下腰痛或慢性腰痛的受试者进行研究发现，10% 椎间盘造影后疼痛明显加重（图 3.4）。Carragee 另外对 16 例无下腰痛但是有远端部位慢性疼痛和精神问题的患者行椎间盘造影，56%（9 例）出现疼痛明显增加。

另有研究显示，没有椎间盘源性腰痛或仅有很轻微的椎间盘源性腰痛的人群，以下因素会导致椎间盘造影后疼痛加剧：

- 增加的心理痛苦。
- 合并其他的非腰椎来源的慢性疼痛。
- 存在有争议的赔偿诉讼等。
- 椎间盘造影节段之前行椎间盘切除术。
- 有长期的背痛病史。

以上因素都会增加下腰痛患者椎间盘造影假阳性的发生率，即使此类患者的椎间盘造影结果为阳性，也不能明确相应节段的椎间盘是慢性下腰痛的根本原因。

椎间盘造影对临床治疗结果的预测性

Calhoun 等对两组行脊柱融合术的患者进行对

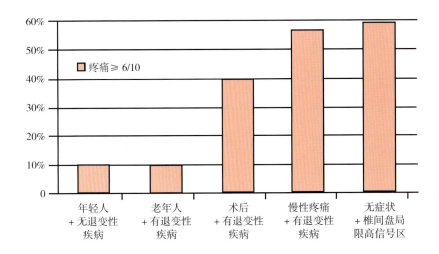

图 3.4 在疼痛（≥6/10）的患者中行椎间盘造影出现无症状患者的比例。可以看到造影结果假阳性的危险因素

比分析，一组通过椎间盘造影和影像学检查明确手术节段，另一组单纯靠影像学检查明确手术节段，前者的手术效果稍有增加。最近一项研究显示，术前行激发性椎间盘造影并不增加手术效果。相反，行相应的封闭试验可以对手术成功提供更好的指导意义。Ohtori 将 30 例患者随机分为两组，行腰椎融合术前，一组行椎间盘造影，另一组行封闭试验，发现封闭试验阳性患者的手术效果要优于椎间盘造影阳性者。

结论

激发性椎间盘造影是通过侵入性操作向怀疑病变的椎间盘内注入造影剂增加椎间盘压力以诱发疼痛，该方法诊断椎间盘源性下腰痛的特异性尚不明确。如果患者存在精神心理因素、慢性疼痛病史、损伤赔付问题、椎间盘形态改变等，会导致出现假阳性结果。椎间盘造影能否指导后续治疗、优化治疗效果，还存在一定争议（表 3.3）。目前，普遍认为，不能将椎间盘造影作为制订下腰痛治疗策略的单独检测方式。另外，Carragee 等研究发现，椎间盘造影会加快椎间盘退变，需向患者交代这种风险。

表 3.3　椎间盘造影的临床指南

最佳适应证

椎间盘造影阴性决定畸形或者其他诊断明确疾病患者的最终融合方案

单节段、椎间盘造影阳性且可致假阴性的危险因素（如正常生理状态，无慢性疼痛表现和病史，无赔偿诉求等）

效果不明的应用

双节段椎间盘阳性，无危险因素

围手术期椎间盘，其他无危险因素

危险的精神状态，单节段椎间盘

效果不佳的应用

多节段病变的脊柱

异常或很长时间的慢行疼痛

异常的心理状态

存在有争议的赔偿诉讼

参考文献

[1] Barr Karen. Electrodiagnosis of lumbar radiculopathy . Phys Med Rehabil Clin N AM 2013;24:79–91.

[2] Dillingham TR. Electrodiagnostic approach to patients with suspected radiculopathy . Phys Med Rehabil Clin N Am 2002;13:567–588.

[3] Eck jC, Sharan A, Resnick dK, et al. Guideline update for the performance of fusion procedures for degenerative disease of the lumbar spine. Part 6: discography for patient selection. J Neurosurg Spine 2014;21: 37–41.

[4] Kreiner dS, Hwang SW , Easa jE, et al. An evidence-based clinical guide-line for the diagnosis and treatment of lumbar disc herniation with radiculopathy . The Spine Journal 2014;14:180–191.

[5] Rho ME, Tang CT. The efficacy of lumbar epidural injections: transforam-inal, interlaminar, and caudal approaches. Phys Med Rehabil Clin N Am 2011;22:139–148.

第二部分　创伤

第四章　颈椎创伤

Khalid M. i. SaleM
CharleS G. FiSher

前言

颈椎损伤很常见。在人群中呈双峰分布，其中一个峰值为 15~24 岁的年轻人，多为高能量损伤；另一个峰值为 55 岁以上的人群，多为低能量损伤。诊断及稳定性评价的挑战在于：为避免灾难性的后果，医生应对相关的解剖知识及损伤分类的应用知识有所了解。院前急救的进步已大大地提高了重伤者的存活率，也因此增加了健康专业人士在处理这类患者时的责任负担。

解剖学知识

从创伤学的角度考虑，颈椎在解剖学上可分为上颈椎（颅底至 C2）和下颈椎（C3~C7）。上颈椎具有独特的解剖学特点，其提供约 60% 的颈椎旋转功能（约 80°）、40% 的屈伸活动（约 40°）和 45% 的颈椎整体活动度。此相对的活动度主要得益于韧带结构，与固有的骨性稳定性关系不大。

上颈椎的韧带稳定装置包括 2 条翼状韧带。翼状韧带起自枕骨髁和寰椎侧块的内面，止于齿突的侧面。翼状韧带是旋转活动的主要节制韧带，当旋转至一侧时，对侧韧带会绷紧。此外，该韧带还是屈颈活动和侧屈活动的次要节制韧带，但与伸颈活动无关。其他韧带稳定装置还有齿突尖韧带和后纵韧带。齿突尖韧带连接齿突尖和枕骨大孔前缘。后纵韧带向上延伸为覆膜（图 4.1）。覆膜附着于颅底，与前纵韧带的头侧延伸部（定义为寰枕膜）一起将翼状韧带和齿突尖韧带夹于中间，有效地限制了枕颈关节的分离、屈伸。

寰枢椎活动节段的主要稳定装置为十字韧带复合体。该结构包含寰椎横韧带。寰椎横韧带经过齿突腰部，有效地限制了屈颈时寰枢椎的平移，从而保护脊髓免受压迫。韧带的这种排列方式使得寰椎可以如同一个嵌入节段允许多维的耦合运动。

下颈椎负责颈部矢状面上的主要活动（约 15° / 节段）。这个部位冠状面上的活动为 5° ~10° / 节段。棘突呈典型的短而二分叉状。因此，一些浅层肌肉（如斜方肌和头夹肌）附着于项韧带，而不是直接附着于骨头。C7 的棘突非常长，近乎呈水平向后，且不分叉，末端为一小结节，项韧带附着于该结节上。需要强调的是，有 30% 的人 T1 或 C6 的棘突比 C7 更明显，因此不能单纯靠触摸棘突来确定脊椎的节段。由前纵韧带和纤维环组成的前方张力带，由棘上韧带、棘间韧带及黄韧带组成的后方张力带分别起到限制颈椎过伸、过屈的作用。

值得一提的是，椎管的横截面在 C2 水平最宽，而在 C7 水平最窄。因此，脊髓损伤在下颈椎创伤中更为常见。

颈椎的评估

应该依据标准化的高级创伤生命支持规范来处理创伤患者。小儿患者的头 - 躯干比比成人的要高，在制动时应据实际情况调整。对于这类患者，头部的位置应使用枕凹垫实或者用填充物将

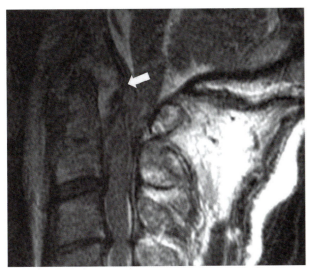

图 4.1 一位创伤性枕颈分离患者的矢状位 T2 加权 MR 图像证实覆膜断裂（箭头）

躯干部抬高。对于合并有脊柱强直的患者（如合并强脊炎、弥漫性特发性骨质增生症或后纵韧带广泛骨化者），进行颈椎制动时应将伤前的颈椎畸形（通常是后凸畸形）考虑在内。

神经检查应重复做，并系统地记录以便对基线情况充分了解和及早发现神经功能的恶化。美国脊柱损伤学会（ASIA）评分是监测神经功能状况的良好工具，我们强烈推荐使用该评分系统对神经功能进行评定。对于遭受高能量损伤者，应排除颅颈损伤的可能，因而对该类患者应进行颅神经的检查（尤其是外展神经和舌下神经）。接下来应对颈椎损伤的患者进行全面的检查，因为，通常该类患者中有约 50% 会合并有脊柱以外的损伤，有约 15% 合并有脊柱其他部位的损伤。

文献中对脊髓不完全损伤的多种临床表现已有描述（表 4.1）。脑干与脊髓连接部脊髓束的独特解剖使得脊髓不完全损伤有额外的不同寻常的几种表现，这些表现被称为颈髓 – 延髓综合征，包括 Bell 交叉性瘫痪和 Wallenberg 交叉性偏瘫。Bell 交叉性瘫痪的表现与脊髓中央损伤综合征相似，但对上肢近端的影响重于远端。Wallenberg 交叉性偏瘫（延髓外侧综合征或 Wallenberg 综合征）由小脑后下动脉阻塞导致外侧髓质和下小脑缺血而引起。该综合征可引起多种症状，包括吞咽困难、同侧面部麻木伴对侧躯干和肢体麻木、同侧小脑症状、眩晕以及同侧 Horner 综合征。

影像学

CT 是颈椎创伤的首选检查。它能很好地对骨性解剖、系列、椎前软组织水肿进行评估。CT 可清楚地显示颈椎交界区域（枕颈交界区和颈胸交界区），使得其在对多发创伤的患者的评估中比平片更敏感、更有效、性价比更高。

标准的平片包括前 – 后位片、侧位片和张口位片。如果颈胸交界区显示不清的话，应当加摄游泳者位片。美国国家急诊 X 线摄影研究（NEXUS）标准和加拿大颈椎准则都是敏感度很高的工具，对该类患者的评估很有帮助。

合适的侧位片可发现 85% 的损伤。在侧位片上，损伤的直接征象包括椎前软组织影增宽（C1 水平的正常值为 < 10mm，C3 水平正常值为 <

表 4.1　脊髓不完全损伤的类型

综合征	典型机制	表现
中央脊髓综合征	椎管狭窄合并过伸损伤	上肢无力重于下肢
Brown-Sequard 综合征	脊髓半切，贯穿伤（枪击、刺伤）	损伤平面以下同侧本体感觉、感应、运动功能消失；对侧痛温觉消失
前脊髓综合征	脊髓前 2/3 缺血	损伤平面以下运动功能、痛温觉消失；轻触觉及关节位置觉保留
脊髓圆锥综合征	胸腰椎爆裂性骨折合并椎管损害	上运动神经元（圆锥损伤所致）和下运动神经元（神经根损伤所致）的混合症状。骶段的反射（球海绵体和肛门反射）偶尔会有所存留

7mm，C6 水平正常值为 < 20mm）。Power 比率 > 1 提示存在枕颈连接处损伤（Power 比率由颅底点和寰椎后弓之间的距离除以寰椎前弓和枕后点之间的距离计算得来）（图 4.2）。在成人中寰齿前间隙（ADI）> 3mm 和在儿童中 > 5mm 提示横韧带破裂。对于下颈椎，屈曲损伤伴节段成角 > 11° 或相对于相邻节段平移超过 3.5mm 提示力学上存在不稳。此外，椎前软组织显著水肿也有可能是不稳定损伤的唯一征象。此外，文献还描述了许多基于平片的测量参数（尤其是与枕颈连接处相关的），但这些参数很大程度上已经被 CT、MRI 评估所替代了。

　　MRI 对发现软组织损伤（椎间盘和韧带）和神经损伤很敏感，且对神经损伤还有推测预后的价值。MRI 被推荐用于有神经功能损害或神经功能恶化的患者，以及怀疑有椎间盘和韧带撕裂的患者。MRI 在发现后方韧带复合体损伤方面具有中度特异性。一项 Meta 分析纳入 1550 例遭受钝性创伤后进行常规颈部 CT 检查的患者，其中 6% 患者，MRI 发现有临床意义的明显损伤，使得治疗方案发生改变（5% 需要持续的颈围制动，1% 需要手术）。

　　对于所有颈椎创伤患者既进行 CT 检查又进行 MRI 对排查损伤是有价值的。主张者认为，由于应用颈围制动后脱位有可能会自动复位，因而如果不进行 MRI 检查，则有可能会漏诊某些严重的

损伤。但是也要考虑到 MRI 检查导致的额外费用、患者的搬运以及 CT 检查对严重损伤的低漏诊率。根据我们的经验，对于 CT 显示正常的神经功能完好的创伤患者，我们会让患者在去掉颈围后接受颈椎直立位 X 线检查。如果 X 线片显示正常，则没必要继续佩戴颈围了。

枕颈部及下颈椎的损伤及其治疗

枕骨髁骨折

　　随着 CT 应用于创伤患者的筛查，枕骨髁骨折被发现得更多了。该骨折通常系由高能量损伤引起的，约 30% 合并脊柱其他部位的骨折，约 85% 合并脊柱外的损伤。因为舌下神经从颅底出来穿过身下神经管，因而其有被损伤的风险。Anderson 和 Montesano 基于损伤的机制将枕骨髁骨折分为 3 型：Ⅰ型为轴向负荷损伤所致，包括枕骨髁压缩骨折；Ⅱ型为合并颅底骨折的枕骨髁骨折；Ⅲ型是旋转或侧屈力所致的，表现为翼状韧带的撕脱骨折。

　　稳定性决定了治疗的方案。序列不齐或 MRI 显示有明显的韧带撕裂是进行手术稳定的指征。对于没有以上征象的损伤，可采用坚强的颈部支具制动 6~8 周。

枕颈不稳 / 脱位

　　枕颈关节的损伤会导致严重的并发症和死亡率。这类损伤通常由高能量创伤所致。根据枕骨与 C1 之间移位的方向，枕颈不稳分为：

　　■ Ⅰ型，向前移位。在儿童中更常见，因为儿童头部所占的比例更大。

　　■ Ⅱa 型，纵向移位。Ⅱb 型，C1/C2 纵向移位。

　　■ Ⅲ型，向后移位。

　　早期发现对于预后很重要。Power 比率是有价值的影像学参数，但其他的几个参数更有预测作用。颅底 – 齿突间隙（BDI）或颅底 – 枢椎后缘间隙（BAI，最好是在 CT 正中矢状位重建图像上测量）> 12mm 提示枕颈分离（此又被称为 Harris 准则）（图 4.3）。MRI 可以发现 CT 测量参数正常的隐匿性韧带损伤。

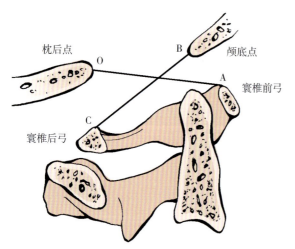

图 4.2 Power 比率。BC/AO 正常情况下为 1。如果大于 1，则提示可能有寰枕关节脱位

（图中标注：枕后点　O　B　颅底点　A　寰椎前弓　C　寰椎后弓）

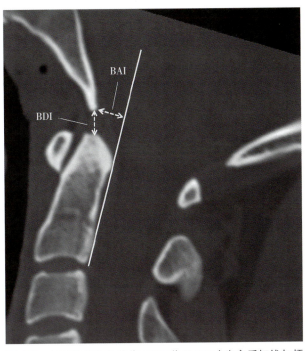

图 4.3　枕颈连接处矢状位 CT 图像示 BAI（齿突后切线与颅底点距离）和 BDI（颅底与齿突尖的距离）的测量

对于在静态影像学检查（平片和 CT）上系列正常，但 MRI 信号异常者，可采用刺激性牵引以发现隐匿性的不稳。但这样的操作一定要非常小心。牵引下分离超过 2mm 提示存在不稳。

枕颈关节不稳一旦诊断，应采取严格的预防措施直到进行手术固定。对于计划进行确定性治疗但由于身体条件无法马上接受手术者，可采用 Halo 架制动来提供暂时性的稳定。

寰椎骨折

急性寰椎骨折占脊柱骨折的 1%~2%，颈椎骨折的 2%~13%。这类骨折可分为 3 种主要的类型：

- Landell Ⅰ 型：前弓骨折或后弓骨折；
- Landell Ⅱ 型：爆裂骨折（Jefferson 骨折）；
- Landell Ⅲ 型：侧块骨折。

Ⅰ 型和 Ⅲ 型骨折被认为是稳定骨折，可采用颈椎支具治疗。横韧带的完整性是决定 Ⅱ 型骨折治疗方案的关键性因素。横韧带的完整性可根据被广泛采用的 Spence 准则进行推断（C1 侧块相对于 C2 移位的总和 > 6.9mm 提示横韧带断裂）。但是，在对横韧带的评估方面，MRI 更敏感。如果横韧带完整（稳定型 Ⅱ 型骨折），可采用颈椎支具

治疗。横韧带断裂意味着是不稳定的损伤，最好采用 Halo 背心治疗或手术治疗。生存质量方面的证据提示不稳定骨折患者的预后较稳定骨折患者差。

寰枢椎不稳

寰枢椎不稳可分为 3 种主要类型：

- A 型：在轴位上的旋转不稳；
- B 型：在矢状位上的平移不稳；
- C 型：纵向不稳（枕颈分离的一种变异）。

A 型通常为非创伤性的，虽然也曾有创伤性案例的报道。Fielding 分类是有用的。该分类将 A 型又分为 5 型：Ⅰ 型指无前移位的以齿突为轴心的单纯性旋转移位，横韧带是完整的；Ⅱ 型指合并 3.5mm 前移位的以对侧小关节为轴心的旋转移位；Ⅲ 型指前移位 > 5mm，双侧小关节均向前半脱位，横韧带和翼状韧带无功能；Ⅳ 型指双侧小关节均向后半脱位；Ⅴ 型指完全脱位者。手术复位 + 后路固定融合或牵引 + 外固定都被报道用于 A 型不稳的治疗。

B 型寰枢椎损伤是最常见的，又可分为 2 型：Ⅰ 型是单纯韧带性的，Ⅱ 型是合并有撕脱骨折者。尽管这 2 型都是手术治疗的指征，但在对于某些 Ⅱ 型损伤，如果撕脱的骨折块较大使得撕脱的骨块可以与侧块有效愈合，则采用 Halo 背心治疗也可获得成功。

C 型损伤本质上是发生于 C1~C2 连接处而不是枕颈连接处的枕颈分离，应采用 C1~C2 融合或 C0~C2 融合。

齿状突骨折

齿状突骨折占颈椎骨折的 9%~18%。该类骨折呈年龄双峰分布，年轻患者（16~34 岁）主要为高能量损伤所致，年龄大于 55 岁的患者主要为低能量损伤所致。对超过 65 岁的 Ⅱ 型齿突骨折患者的观察发现，1 年死亡率高达 31%，与治疗方法无关。这死亡率堪比在老年髋关节骨折中观察到的死亡率。

Anderson-D'Alonzo 分型可从解剖上描述齿状突骨折。该分型将齿状突骨折分为 3 型：

■ Ⅰ型：齿状突尖部翼状韧带附着点的撕脱骨折。系由于旋转或侧屈暴力所致。如果不合并枕颈分离，该型骨折可通过颈椎支具治疗。

■ Ⅱ型：齿状突根部的骨折。该部位位于横韧带与C2椎体之间，此处的皮质骨/松质骨比率不甚理想，血供较差。这通常被认为是骨折不愈合率高达11%~100%的原因。Ⅱ型齿状突骨折不愈合的危险因素包括：①年龄＞60岁；②移位＞5mm；③成角＞9°；④吸烟。外固定和手术治疗该型骨折均有文献报道。

■ Ⅲ型：累及C2椎体的齿状突骨折。由于骨折块之间接触面积大、骨折部位血供丰富，该型骨折的愈合率可接近100%。该型骨折可通过坚强的颈椎支具制动获得良好的疗效。

老年人Ⅱ型齿状突骨折的最佳治疗方案仍存在争议。关于Ⅱ型齿状突骨折手术治疗和保守治疗对比的文献的证据等级比较低，主要从骨折稳定性（通过动力位平片判断）、骨折愈合（大多数是通过X线片判断的）及患者报告的结果这3方面进行比较。手术固定可获得更高的愈合率（66%：28%），更好的稳定性（95%：77%），但在患者报告的结果方面仅是较保守治疗稍好一些。以上结果提示，虽然对于有神经受累的患者推荐采用手术固定，但齿突骨折纤维愈合也能获得可接受的临床效果。目前尚不清楚已获得稳定纤维愈合的患者中神经功能后遗症和继发性疼痛的发生率。对于80岁以上的患者，采用颈椎支具制动6~8周以获得稳定的纤维愈合是比手术更好的选择。但需要说的是，这个年龄段的患者通常难以耐受Halo背心制动。

应知道同时患有多种疾病的患者可能难以耐受手术。另外，虽然非手术治疗可能有效，但相对年轻的患者，老年人（65~75岁）可能难以耐受非手术治疗的痛苦。对于这个特殊年龄段的患者，手术治疗可能会更有优势。

临时固定技术包括使用单枚或双枚齿状突螺钉固定术和后路固定术（C1~C2经关节螺钉或C1侧块螺钉+C2椎弓根螺钉）。齿状突螺钉固定术适用于急性的、可复位的、非粉碎骨折的、骨折线

呈前上向后下使得钉道可与之垂直的齿状突骨折。此外，齿状突螺杆固定技术还要求患者的骨质良好，颈部形态对理想的植钉无阻碍。该技术可保留C1~C2的活动度，但与后路固定+融合比，其愈合率较低，尤其是在老年患者更明显。

前路手术与后路手术治疗齿状突骨折的并发症发生率相近，但二者的并发症种类有区别。前路手术的常见并发症为螺钉误植、螺钉移位而复位丢失、吞咽困难和吸入性肺炎。后路手术的常见并发症则为更多的出血量、C2神经根损伤、椎动脉损伤、更高的术后疼痛率和术后感染率。手术入路的选择仍然主要取决于医生的习惯和患者的考量。

创伤性枢椎脱位（Hangman骨折）

枢椎是上颈椎与下颈椎的过度椎体，这使得该椎体的解剖颇为特殊。C2小关节的上关节面位于枢椎中心部的前方，与C1侧块相关节；而下关节面则位于中央椎管的后方，与下颈椎的小关节相关节。这样的排列使得枢椎峡部承受很高的应力，可导致骨折并不同程度的移位。椎管在该水平是最宽大的，而且该骨折通常因前方骨折块向前移位、后方骨折块向后移位而使得椎管增宽，因而该骨折很少伴有神经损伤。

Effendi对该类骨折提出了一个分型标准，之后Levine和Edwards以及Starr基于C2、C3之间的移位及成角程度改良了该分型标准。该分型标准将创伤性枢椎脱位分为以下几种类型（图4.4）：

■ Ⅰ型：双侧峡部均为轻微移位的骨折（移位＜3mm，无成角）。C2/C3椎间盘、后纵韧带、相邻的C3椎体均无损伤。Ⅰ型为稳定骨折。

■ ⅠA型：是Ⅰ型骨折的一种变异，表现为斜行的骨折线由一侧峡部延伸至C2椎体。如果脊柱的中轴向前脱位，C2椎体后部可嵌入椎管损伤脊髓。ⅠA型和Ⅰ型均可通过颈椎支具进行治疗。

■ Ⅱ型：移位＞3mm且有成角的骨折，提示C2/C3椎间盘破裂。

■ ⅡA型：是Ⅱ型骨折的一种屈曲牵张的变异，骨折移位很小，骨折线呈更水平方向，但成

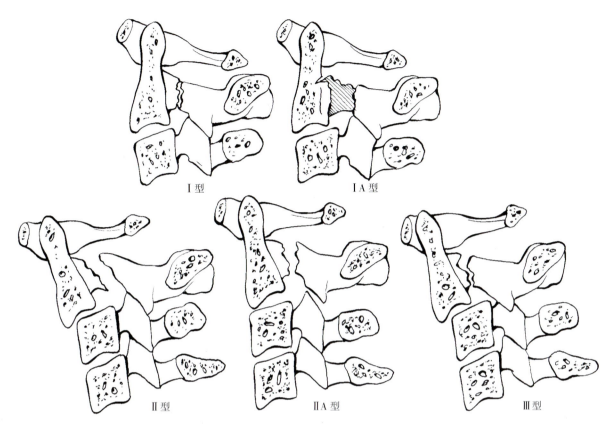

图4.4 Hangman 骨折的分型。Ⅰ型：骨折块之间分离轻微，无成角和移位。ⅠA型：斜行骨折经过椎体后部，在侧位 X 线片上很难发现。可表现为椎体和峡部的明显延长。Ⅱ型：相对垂直的骨折，骨折块分离，有成角，C2 相对于 C3 有移位。ⅡA型：峡部无法承受拉力所致的斜行骨折线，无移位，但 C2~C3 成角明显。Ⅲ型：Ⅰ型损伤合并 C2~C3 小关节脱位。

角很明显，提示后纵韧带也有断裂。

■ Ⅲ型：指合并有单侧或双侧 C2~C3 小关节脱位的骨折。

牵引后外固定是治疗Ⅱ型骨折的可靠方法。但应注意，对于ⅡA型骨折，牵引重量不能超过4.54kg。一般而言，Ⅲ型骨折单纯靠牵引是无法复位的。手术固定适用于所有的Ⅲ型骨折和有严重 C2/C3 椎间盘破裂者。前路减压 +C2/C3 融合或后路 C1~C3 融合已被证明是行之有效的手术方式。为了尽可能地保留活动度，有学者报道对于间盘损伤轻微的患者可采用拉力螺钉直接修复峡部骨折。此外，C2~C3 固定也是一种选择。

下颈椎损伤

已有多个分型系统被用于下颈椎损伤。较新的 3 个分型系统已被证明有较高的观察者间和观察者内信度和效度。第 1 个是颈椎损伤严重程度评分（CSISS）。该分型基于 4 柱模型（前柱包括

椎体、椎间盘和纤维环、前纵韧带、后纵韧带；两个侧柱包括椎弓根、侧块、小关节及关节囊；后柱为后方骨 – 韧带复合体，包括椎板、黄韧带、棘突及项韧带）旨在量化创伤性不稳的严重程度。每一柱的损伤记分为 0~5 分（无损伤为 0 分，最严重的损伤为 5 分）。总分达到或超过 7 分提示为不稳定损伤，需要手术固定。

2007 年，美国脊柱创伤研究组为使颈椎创伤的描述和处理标准化，提出了 SLIC 评分系统。该评分系统主要关注损伤的 3 个方面：

■ 损伤形态。

■ 间盘韧带复合体的完整性（包括前后方韧带结构、椎间盘、小关节囊）。

■ 神经功能状态。

损伤形态描述的是椎体间的关系（压缩、牵张、平移 / 旋转）。间盘韧带复合体的完整性与脊柱的稳定性呈正相关。小关节囊是后方张力带最强大的组成部分，而前纵韧带则是前方张力带最

强大的部分。间盘韧带复合体失去功能的间接征象包括：棘突间距增大、小关节半脱位（关节对位＜50% 或分离＞2mm）或脱位、椎体移位及椎间隙非正常增宽。如果平片和 CT 均无后方结构损伤的征象，但 MRI 上有 T2 高信号或 STIR 信号时，提示有可疑的间盘韧带复合体损伤。将 3 个方面的分值相加可得总分（表 4.2），总分＜4 分者推荐非手术治疗；总分达到或超过 5 分者推荐手术治疗；总分为 4 分者需结合患者的具体情况及医生的倾向来决定是否需要手术。对于有颈椎多个节段损伤者，应对各个损伤节段分别进行评估。

不管 SLIC 评分系统的整体可信度是多少，已有一些使用者反馈在损伤形态方面的评估难以达成一致。这使得 AO Spine 在 2015 年提出了一个简化的评分系统，称为"AO Spine 下颈椎损伤分型系统"。该分型系统基于形态学进行分型，与胸腰椎分型相似，包含 4 个方面：①损伤形态；②小关节损伤；③神经功能状态；④特殊案例。

损伤形态有 3 个基本的亚型：A 型，张力带完整的椎体压缩性损伤；B 型，提示有下颈椎的牵张分离所致的前张力带或后张力带损伤，但脊柱轴线仍连续、无平移或脱位者；C 型，椎体相对于其他椎体的平移损伤。该分型系统允许对反应迟钝的患者（如合并头颅损伤或中毒者）标记为神经功能状态待定。弥漫性特发性骨质增生症、强直性脊柱炎、后纵韧带骨化、黄韧带骨化被归类于特殊案例（M3）（表 4.3）。

不管采用何种分型系统，脊柱创伤手术的目的均是实现及时的神经减压和维持脊柱序列及稳定性。损伤的多变性意味着包含所有变异情况的路径是很难被验证的。尽管如此，基于一个 SLIC 评分系统的循证路径已经被推荐用于帮助选择常见下颈椎损伤的手术入路（前路、后路或前后路联合）。

该路径对有神经功能损伤的爆裂骨折或屈曲泪滴样骨折推荐进行椎体次全切 + 钢板固定（图 4.5）。过屈性损伤（如单侧或双侧小关节高位或半脱位）可采用前路或后路手术治疗，如果并发椎间盘突出，则更倾向于采用前路手术。过伸性损伤很多系累及间盘韧带的损伤，推荐采用前路减压 + 固定。

表 4.2 SLIC 评分	
形态	
无异常	0
压缩	1
爆裂	+1=2
牵张（如小关节高位、过伸）	3
旋转 / 平移	4
间盘韧带复合体	
完整	0
可疑（如单纯的棘突间距增宽、MRI 信号改变）	1
断裂（如：椎间隙增宽、小关节高位或脱位）	2
神经功能状态	
完整	0
神经根损伤	1
脊髓完全损伤	2
脊髓不完全损伤	3
神经功能受损情况下的脊髓持续受压	+1

脊柱僵硬者是一个挑战，尽管前路手术可以实施，但研究表明后路器械固定更具生物力学优越性。此外，根据我们的经验，这类患者如果采用前路手术，则有可能发生吞咽困难，并因此需要采用较长时间的鼻饲。

小关节损伤的专门论述

小关节脱位占合并严重脊髓损伤的颈椎创伤的 5%~10%。其中，35% 系单侧脱位，90% 系双侧脱位。单侧小关节损伤通常被认为是旋转损伤，椎体以对侧小关节为轴旋转。可表现为单侧小关节囊损伤到同侧小关节骨折和（或）脱位。对侧小关节囊的损伤和间盘韧带复合体的损伤则可能出现在平移程度更大的患者。一个椎体相对于另一个椎体的前移程度（通过椎体后切线测量）可用于辨别是单侧小关节脱位还是双侧小关节脱位。前移 ≤ 25% 提示为单侧脱位，前移 ≥ 50% 提示为双侧脱位。

迄今为止，关于单侧小关节损伤治疗的最大病例数研究为一个基于 90 例病例的回顾性研究。该研究得出结论在超过 18 个月的随访后，手术治疗的患者比非手术治疗的患者生活质量更高。而

表 4.3 AO Spine 下颈椎损伤分型系统

损伤形态

A 型

A0	无或仅有轻微的骨性损伤,如单纯椎板或棘突的骨折
A1	累及单个终板的压缩骨折
A2	累及 2 个终板的冠状劈裂骨折或钳夹骨折,但不累及椎体后壁
A3	累及单个终板的爆裂骨折
A4	累及 2 个终板的爆裂骨折或矢状劈裂骨折

B 型

B1	后方张力带损伤(仅限骨性)
B2	后方张力带损伤(骨 – 韧带、关节囊 – 韧带、韧带)
B3	前方张力带损伤

C 型 任何轴向上的平移

小关节损伤

F1	无移位的小关节稳定骨折(上部或下部)
F2	无移位的小关节稳定骨折(上部或下部)
F3	单侧椎弓根与椎板间的中断所致的侧块漂浮
F4	半脱位或小关节高位或脱位

神经功能

N0	神经功能完整
N1	临床查体时(通常是伤后 24h 内)已完全恢复的短暂性神经功能损害
N2	神经根损伤
N3	脊髓不完全损伤
N4	脊髓完全损伤
NX	神经功能状态待确定

特殊案例

M1	MRI 发现的单纯后方关节囊 – 韧带复合体的不完全破裂
M2	有意义的椎间盘突出
M3	僵硬性或代谢性骨病

对于神经功能完整的、无移位或仅有轻微移位的小关节骨折,采用外固定支具制动 6~8 周仍是合理的选择。非手术治疗失败的危险因素包括:小关节骨折高度 > 1cm 或小关节骨折累及侧块达 40% 及以上。

对于小关节脱位者,复位前 MRI 扫描的价值、牵引下闭合复位的价值以及何种手术入路为首选(前路比后路)仍存在争议。这些很大限度上受患者的意识水平、神经损伤程度以及进行 MRI 扫描的便利程度影响。

大多数人同意早期复位可使椎管得到有效的间接减压。持续牵引闭合复位对于能配合的患者是有效和安全的。但是,闭合复位可并发创伤性椎间盘后突出,导致神经功能下降。MRI 扫描可以通过指导医生在复位前进行前路间盘切除来降低风险(尤其是对于无神经功能损害的患者)。对于脊髓不全损伤的患者,MRI 检查有助于手术规划(图 4.6)。但如果术前无法进行 MRI 检查,则

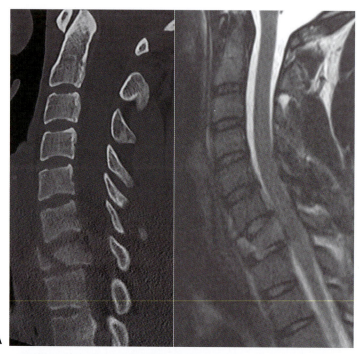

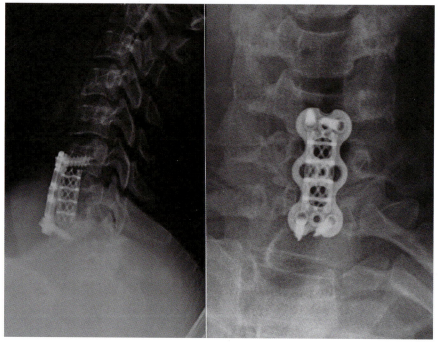

图 4.5 A. 矢状位 CT 图像（左）和矢状位 MR 图像（右）证实为一例屈曲型的 C7 泪滴骨折。患者表现为 C6 水平的完全脊髓损伤；B. 采用前路椎体次全切，钛笼植骨重建，前路钢板固定术治疗

在复位前没有 MRI 的情况下直接对受累节段进行前路间盘切除、复位、融合也是合理的。

　　后路复位固定是可以接受的，但入路的选择因人而异。与后路相比，前路手术感染率更低、颈椎后凸的风险更低、术后康复更快、融合率更高，且对于合并有创伤性椎间盘突出的患者还可以经椎间隙在复位前进行直接减压。前路手术的缺点在于其对小关节的复位是间接的，系通过外

部牵引、使小关节分离再通过调整椎体进行复位，但这样的复位比较难完成，尤其是对于有小关节骨折的患者。此外，我们所熟知的前路手术的并发症还有声音嘶哑和吞咽困难。

创伤性椎动脉损伤

　　椎动脉起自锁骨下动脉，从 C6~C1 的横突孔穿过。在 5% 的人群中，椎动脉还穿过 C7 的横

突孔。因此，创伤后颈椎的骨折或错位会使椎动脉有受损的风险。在不同类型的颈椎骨折和脱位中，椎动脉损伤的发生率为 13%~39%。双侧椎动脉同时损伤的发生率很高，在有的报道中可占到所有椎动脉损伤 25%。后循环卒中的发生率则为 0~24%。

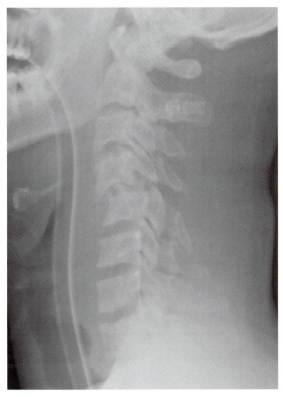

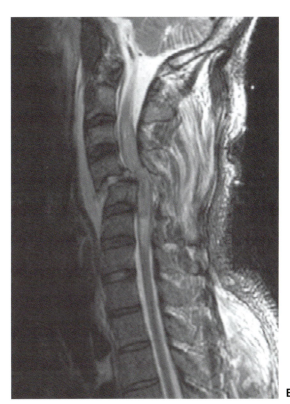

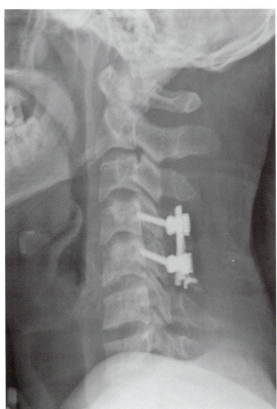

图 4.6 A. 一例 C4~C5 屈曲牵张型损伤患者的侧位平片；B. 因患者同时伴有头部损伤和意识障碍，于复位前对其进行了 MRI 检查；C. 后路融合术后的侧位 X 线片

创伤性椎动脉损伤可从内膜损伤至动脉完全横断。

椎动脉损伤的后果各不相同。大多数单侧损伤是无症状的。有症状者其表现可从椎 – 基底动脉缺血的症状（头晕、视觉改变、失平衡、共济失调、意识水平低下）到灾难性的后循环卒中，甚至是死亡。对椎动脉损伤进行筛查的目的是预防后期缺血以及作为手术规划的一部分发现椎动脉的异常。然而，目前文献对于何种椎动脉损伤需要治疗并没有共识。对于椎动脉损伤的处理包括观察、抗凝治疗和血管内介入治疗。选择抗凝治疗时，必须把抗凝的益处和其对颈椎创伤患者硬膜外出血风险的影响进行权衡考量。

参考文献

[1] Dvorak mF, Fisher CG, Aarabi B, et al. Clinical outcomes of 90 isolated unilateral facet fractures, subluxations, and dislocations treated surgically and nonoperatively. Spine (Phila Pa 1976) 2007;32(26):3007–3013.

[2] Fassett Dr, Dailey AT, vaccaro Ar. vertebral artery injuries associated with cervical spine injuries: a review of the literature. J Spinal Disord Tech 2008;21(4):252–258.

[3] Fehlings mG, vaccaro A, Wilson Jr, et al. early versus delayed decompression for traumatic cervical spinal cord injury: results of the Surgical Timing in Acute Spinal Cord Injury Study (STASCIS). PloS one 2012;7(2):e32037.

[4] Hoffman Jr, mower Wr, Wolfson AB. validity of a set of clinical criteria to rule out injury to the cervical spine in patients with blunt trauma. National emergency X-radiography utilization Study Group. N Engl J Med 2000;343(2):94–99.

[5] Huybregts JG, Jacobs WC, vleggeert-Lankamp CL. The optimal treatment of type II and III odontoid fractures in the elderly: a systematic review. Eur Spine J 2013;22(1):1–13.

[6] Kirshblum SC, Burns SP, Biering-Sorensen F, et al. International standards for neurological classification of spinal cord injury (revised 2011). J Spinal Cord Med 2011;34(6):535–546.

[7] Maserati MB, Stephens B, Zohny Z, et al. Occipital condyle fractures: clinical decision rule and surgical management. J Neurosurg Spine 2009;11(4):388–395.

[8] Patel AA, Lindsey r, Bessey JT, et al. Surgical treatment of unstable type II odontoid fractures in skeletally mature individuals. Spine (Phila Pa 1976) 2010;35(21 suppl):S209–218.

[9] Schoenfeld AJ, Bono Cm, mcGuire KJ, et al. Computed tomography alone versus computed tomography and magnetic resonance imaging in the identification of occult injuries to the cervical spine: a meta-analysis. J Trauma 2010;68(1):109–113; discussion 113–114.

[10] Vaccaro Ar, Hulbert rJ, Patel AA, et al. The subaxial cervical spine injury classification system: a novel approach to recognize the importance of morphology, neurology, and integrity of the disco-ligamentous complex. Spine (Phila Pa 1976) 2007;32(21):2365–2374.

[11] Vaccaro Ar, Koerner JD, radcliff Ke, et al. AOSpine subaxial cervical spine injury classification system. Eur Spine J 2015.

第五章　胸腰椎创伤

Chambliss C. harrod
Devan moody
GreGory d. sChroeder
alexander r. vaCCaro

胸腰椎骨折是较常见的损伤，每年影响 70 多万人。骨折的范围可以从低能量骨质疏松压缩骨折到高能量骨折脱位。美国每年大约有 15 000 例胸腰椎骨折患者，其中大约 1/3 合并严重的神经损伤。虽然术语"胸腰椎"在文献中使用的含义不同，在本章节中，它可以在解剖学上可以分为以下几个解剖学区域：

- 上段（T1~T9）。
- 胸腰椎连接部（T10~L2）。
- 下腰椎（L3~L5）。

16% 的胸腰椎骨折发生在 T1~T10 水平，52% 发生在 T11~L1 水平，32% 发生在 L1 以下。X 线片通常是用于诊断骨折的首选影像学手段。然而，计算机断层扫描（CT）最常用于多发伤患者以确定骨折形态。磁共振成像（MRI）提供关于椎间盘韧带完整性、神经结构和血肿等更进一步的信息。

非手术治疗是主要用于的神经功能完好的骨折稳定型患者。然而，较新的分类系统同时有助于不稳定性损伤患者的外科决策和入路选择，从而实现足够的稳定、神经减压和保护以及畸形矫正或维护。但仍然存在争议，例如手术与非手术选择、手术时机、最佳入路的选择、固定的长度、并发症处理、骨质疏松性椎体压缩性骨折的处理以及不断发展的外科技术（如微创手术和骨水泥强化）。

胸腰椎的解剖

胸椎的正常后凸由椎体的楔形结构形成

（例如，它们椎体的后柱比前柱高），其范围为 20°~50°。相比之下，腰椎的前凸角度为 40°~70°（平均 50°），主要由于椎间盘前部比后部更高。胸椎的独特之处在于它与肋骨和胸骨的解剖连续性，提供了显著的附加稳定性。这种刚度与更具活动性的腰椎相反，因此在胸腰交界处（T10~L2）产生了过渡区。该区域以肋骨缺失为标志，并且由小直径的胸椎椎管向较大直径的腰椎椎管过渡。同时，小关节方向从冠状位（胸）向矢状位（腰）转变。从 T10~T11 到 L1~L2，脊柱的这部分明显是"直的"。

脊柱骨折占全身所有骨折 6%，其中 90% 累及胸腰段。大多发生在 T10~L2 胸腰椎移行区域。在高能量损伤下，完全与不完全神经损伤的比例为 6:1。脊髓通常在 L1~L2 终止。因此，胸腰椎不仅是骨质结构性移行区，也是一个神经结构移行区。脊髓圆锥和马尾水平的损伤的预后要好于脊髓区域的损伤。这是因为具有周围神经结构的神经根通常比脊髓（中枢神经系统的一部分）更有弹性，恢复能力更强。由于这些因素，神经损伤程度和椎管受压程度之间存在很小的相关性。

初始体格检查和治疗

初始评估应从高级创伤生命支持（ATLS）方案之后的 ABC（呼吸道、呼吸、循环）开始，尽早注意危及生命的呼吸道疾病、通气功能（胸腔积液等）和心血管损伤，随后找到其他部位的损伤（特别是不连续的脊柱损伤）。当气道被固定时，应该放置颈托，用支具固定损伤的四肢。

重点询问病史，特别关注创伤机制、疼痛部位、尿失禁、脊柱关节病［如弥漫性特发性骨质增生症（DISH）或强直性脊柱炎（AS）］、脊柱手术史，以及是否有心脏起搏器或其他金属异物的禁忌证（当需要行 MRI 检查时）。一些非脊柱损伤，如跟骨骨折、常伴随胸腰椎爆裂骨折，因此应怀疑是否有脊柱的损伤。通过佩戴安全带增强的弯曲力矩除了引起脊柱损伤（例如，Chance 型骨折）之外，还可能损伤腹部脏器。脊柱强直的患者（例如，DISH 或 AS 患者）由于伸展牵张机制引起的微小的或无移位的骨折，可能是不稳定的损伤。这些骨折在最初的临床和影像学评估中经常被遗漏，同时可能由于不稳定性、神经学压迫和症状性硬膜外血肿而导致神经功能下降，其在具有凝血功能障碍患者中发生率更高。

做体格检查时，患者需要充分暴露，并检查脊柱背部表面有无瘀斑、硬结或其他的脊柱不稳定迹象。完整的神经系统检查，包括：运动、感觉和反射，仔细的直肠功能评估（自主直肠音、球海绵体反射、肛门反射等）以确定骶神经根功能，并根据美国脊髓损伤协会（ASIA）等级进行评估（图 5.1）。损伤水平以下的运动功能（Frankel 分级 0~5 级）和感觉功能缺失表示完全神经损伤，而不完全损伤（表 5.1）是指在损伤解剖水平以下还保留有部分脊髓或神经根功能。ASIA 制定了基于运动和感觉水平并结合是否存在骶神经功能来描述脊髓损伤的标准。完全躯干和四肢的神经功能受损导致脊髓损伤后的弛缓性瘫痪，通常称为脊髓休克。海绵体反射恢复提示脊髓休

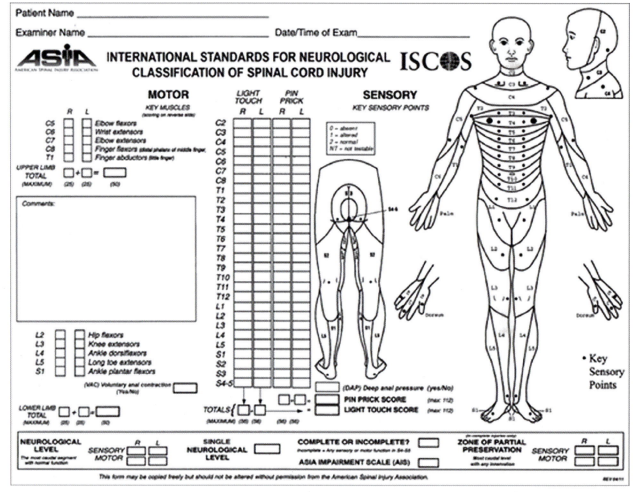

图 5.1 ASIA 等级

MUSCLE GRADING

0 total paralysis

1 palpable or visible contraction

2 active movement, full range of motion, gravity eliminated

3 active movement, full range of motion, against gravity

4 active movement, full range of motion, against gravity and provides some resistance

5 active movement, full range of motion, against gravity and provides normal resistance

5* muscle able to exert, in examiner's judgement, sufficient resistance to be considered normal if identifiable inhibiting factors were not present

NT not testable. Patient unable to reliably exert effort or muscle unavailable for testing due to factors such as immobilization, pain on effort or contracture.

ASIA IMPAIRMENT SCALE

☐ **A = Complete**: No motor or sensory function is preserved in the sacral segments S4-S5.

☐ **B = Incomplete**: Sensory but not motor function is preserved below the neurological level and includes the sacral segments S4-S5.

☐ **C = Incomplete**: Motor function is preserved below the neurological level, and more than half of key muscles below the neurological level have a muscle grade less than 3.

☐ **D = Incomplete**: Motor function is preserved below the neurological level, and at least half of key muscles below the neurological level have a muscle grade of 3 or more.

☐ **E = Normal**: Motor and sensory function are normal.

CLINICAL SYNDROMES (OPTIONAL)

☐ Central Cord
☐ Brown-Sequard
☐ Anterior Cord
☐ Conus Medullaris
☐ Cauda Equina

STEPS IN CLASSIFICATION

The following order is recommended in determining the classification of individuals with SCI.

1. Determine sensory levels for right and left sides.

2. Determine motor levels for right and left sides.
   Note: in regions where there is no myotome to test, the motor level is presumed to be the same as the sensory level.

3. Determine the single neurological level.
   This is the lowest segment where motor and sensory function is normal on both sides, and is the most cephalad of the sensory and motor levels determined in steps 1 and 2.

4. Determine whether the injury is Complete or Incomplete (sacral sparing).
   If voluntary anal contraction = No AND all S4-5 sensory scores = 0 AND any anal sensation = No, then injury is COMPLETE. Otherwise injury is incomplete.

5. Determine ASIA Impairment Scale (AIS) Grade:
   Is injury **Complete?**　If YES, AIS=A Record ZPP
   (For ZPP record lowest dermatome or myotome on each side with some (non-zero score) preservation)
   　NO ↓
   Is injury motor **incomplete?**　If NO, AIS=B
   　　　　　　　　　(Yes=voluntary anal contraction OR motor function more than three levels below the motor level on a given side.)
   　YES ↓
   Are **at least** half of the key muscles below the (single) **neurological level** graded 3 or better?
   　NO ↓　　　　YES ↓
   　AIS=C　　　AIS=D

   If sensation and motor function is normal in all segments, AIS=E
   Note: AIS E is used in follow up testing when an individual with a documented SCI has recovered normal function. If at initial testing no deficits are found, the individual is neurologically intact; the ASIA Impairment Scale does not apply.

图 5.1（续）

表 5.1　不完全脊髓损伤综合征

综合征	特征	预后
中央	最常见，上肢重于下肢运动和感觉丧失	可
前角	运动功能丧失，可能伴随本体感觉和压力觉部分丧失	差
后角	非常少见，本体感觉及压力觉消失无运动丧失	好
半切综合征	同侧运动丧失，对侧疼痛和温度觉丧失	最好

克终止，这表明骨盆神经传入神经和骶部马尾传出神经之间的反射弧再次完整。应仔细评估血流动力学状态，来评估是神经源性休克还是低血容量性休克，以便根据需要使用血管加压药和变时性药物进行适当的治疗，治疗神经源性休克并保持平均动脉压超过 85mmHg 是非常必要的。

完全性脊髓损伤患者神经功能恢复的预后比不完全损伤的患者要差。最近的一项研究报道，44%的完全性神经损伤患者和 73% 的不完全性损伤患者至少恢复了一个运动等级。一个最重要的推测神经损伤预后因素是在受伤后 72h 至 1 周保留骶神经（S4~S5）感觉。具有完整的针刺感觉的骶神经功能存在提示膀胱功能恢复的预后较好，而阴茎异常症则提示完全的脊髓损伤，通过不受调节的副交感神经传入替代已经丧失的交感神经张力。

深静脉血栓预防是至关重要的。使用间歇式外部气动压缩装置、静态压力性长袜，并在某些患者中皮下（每 12h 皮下注射 5000U）或静脉注射低分子量肝素有助于减少可能致命的肺栓塞。

影像学评估

虽然普通的 X 线片不再是许多大型医疗中心

急性创伤患者的初始影像检查手段，但它仍然是一个重要的检查工具。普通的 X 线片评估始于前后位（AP），侧位结合斜位的视野来显示颈胸交界处帮助识别椎体解剖结构。侧位 X 线片可以评估椎体、关节突关节、棘突和椎间孔的序列。椎体高度的丢失和皮质边缘的损失提示压缩性脊髓损伤模式。侧位 X 线片还可以测量矢状面后凸畸形、向前或向后移位（> 2.5mm）。应特别注意后部椎体连线或角度，因为这可以区分压缩性骨折还是爆裂性骨折。正位 X 线片可以显示椎体冠状位压缩、相邻棘突间距和相邻椎弓根间距的变大。密切关注正位 X 线片的终板的变化也可以帮助识别侧位遗漏的微小损伤。如上所述，由于灵敏度较低以及 CT 扫描应用于检查胸部、腹部和骨盆疾病，平片使用率变得越来越小。无论采用何种检查手段，X 线片在评估使用矫形器非手术治疗稳定性骨折方面仍然具有重要作用。

CT 为椎体骨折类型提供了最佳的影像学特征包括矢状面、冠状面和三维重建。在多发伤评估中，CT 扫描对于内脏和骨骼损伤都很敏感。Inaba 及其同事证实，与单纯 X 线检查相比，改良的 CT 扫描在用于定位、分类和描述胸腰椎骨折类型（单纯 X 线片检查患者中，有 25% 的损伤被漏诊，同时爆裂性骨折椎管的侵占程度也被低估），其敏感性及组间变异性优于单纯 X 线片。怀疑由屈曲-牵张损伤（FDI）导致腹部脏器损伤时，建议使用腹部 CT 检查。CT 检查的最大的缺点是在显示特定的连续的软组织损伤（椎间盘突出、硬膜外血肿、韧带断裂或脊髓损伤）方面灵敏度有限。

MRI 对前方椎间韧带结构和后方韧带复合体（PLC）、硬膜外血肿、病理性骨折或椎旁软组织结构的损伤高度敏感。MRI 对棘上棘和棘间韧带损伤的诊断敏感性及特异性均超过 90%（图 5.2）。一旦发现脊髓损伤，必须扫描整个脊柱以识别不连续的损伤。最近的一项研究表明，与初次评估时相比，漏诊的胸腰椎骨折的神经损伤发生率比之前高 10 倍。DISH 或 AS 患者的过伸分离骨折脱位对诊断和预防由于明显的不稳定性或迟发性硬膜外血肿的发展而导致的灾难性神经功能减退尤为重要。通

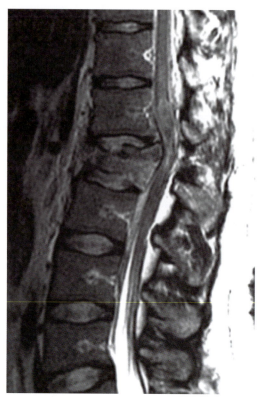

图 5.2　中位矢状位核磁共振 T2 加权图像显示 T12 椎体爆裂性骨折伴有骨折向后移位、远端脊髓水肿和血肿

常认为脊髓水肿在 T2 加权图像上是高信号。血肿的特征是在 T2 加权图像上的信号强度明显下降，并且常常被邻近水肿的 T2 加权增强图像形成的晕环围绕。水肿延伸超过两个椎体水平、脊髓内出现血肿被认为是潜在的功能性运动恢复不良的预兆。

分型

历史上，胸腰椎损伤首先通过损伤机制和损伤严重程度分类。大多数早期分类系统集中于骨折机制和（或）形态，而不考虑韧带或神经损伤。Holdsworth 认为 PLC 最终决定了每个节段的稳定性，并且概念性地提出脊柱由（前 / 后）两柱组成。所有的后柱损伤都是不稳定的。

Ferguson 和 Allen 提出了胸腰椎损失的机械分类共 6 种：压缩-屈曲、屈曲-牵张、侧屈、平移、垂直压缩和牵张过伸损伤（表 5.2）。Denis 分类侧重脊椎中柱（椎体中部到椎体后部皮质）对整体脊柱稳定性的重要性，4 种类型是：

表 5.2　Ferguson 和 Allen 分型

骨折类型

柱体	前柱	中柱	后柱
压缩屈曲型			
Ⅰ 型骨折	压缩	无	无
Ⅱ 型骨折	压缩	无	牵张
Ⅲ 型骨折	压缩	爆裂性 [a]	牵张
分离屈曲型	牵张	牵张	牵张
侧方屈曲型			
Ⅰ 型	单侧压缩	单侧压缩	无
Ⅱ 型	单侧压缩	单侧压缩	同侧压缩 / 对侧牵张
水平移位型	剪切	剪切	剪切
旋转屈曲型	压缩 / 旋转	中断	牵张 / 旋转
垂直压缩型	压缩	骨质压缩	骨质受累
分离伸展型	牵张		压缩

a：中柱骨折骨块旋转进入两椎弓根之间的神经根管

- 压缩性骨折。
- 爆裂性骨折。
- 安全带骨折［Chance（屈曲 - 牵张）损伤］。
- 骨折脱位。

McAfee 的分类（楔形压缩、稳定和不稳定的爆裂性骨折、Chance、屈曲分离及移位）是在批判 Denis 分型基础上有针对性地提出的分型，他利用 CT 来描述中柱骨折分类的缺陷。因此，分类强调 PLC 的重要性来区分各种损伤的稳定 / 不稳定。"稳定的爆裂骨折"由 McAfee 提出，骨折累及前柱和中柱，但具有完整的 PLC，而不稳定的爆裂骨折涉及 PLC 的中断。Chance 骨折包括一个水平的脊柱撕脱损伤，伴有典型的前纵韧带前方的轴向旋转（尽管这可以改变）。其他两种模式包括屈曲 - 牵张和移位性损伤。

Magerl 分类是基于作用于脊柱的 3 种主要力量：A 型损伤是由压缩载荷引起的，B 型损伤是牵张性损伤，C 型损伤是旋转移位。每种骨折类型根据所受负荷的严重程度和受损的结构（骨与软组织）分为 3 个亚型。该分类为决定治疗和预后提供了依据，但由于其复杂的分型产生的较低的组间可靠性而受到限制。

胸腰椎损伤分类系统（TLICS）根据形态（而不是损伤机制）、后方韧带损伤（图 5.3）和神经系统损伤进行分类，发现其具有较高的组间可信度（表 5.3）。每个类别都赋予分值。骨折形态学（主要基于 CT 轴向和重建影像）包括压缩（1 分）、爆裂（附加 1 分）、移位旋转（3 分）和牵张损伤（屈曲或过伸，4 分）。神经损伤方面：无神经损伤为 0 分（完整）、2 分（完全损伤）或 3 分（不完全，马尾损伤）；后方韧带复合体（PLC）损伤方面：无损伤 0 分（无）、2 分（不确定）或 3 分（确定）。小于 4 分的患者通常不建议手术治疗（除外：AS、DISH、神经功能受损），而 5 分以上的患者则需要进行手术治疗。

TLICS 也可用于提示手术入路（前路、后路或联合），主要取决于神经功能受损程度（前路减压）和 PLC 破坏（后路张力带重建）。最近的回顾性研究为 TLICS 系统提供了外在有效性，这是试验是在创始机构之外进行的。TLICS 正确地指导了那段时间 98% 患者的合适治疗（实际治疗）。这使人相信 TLICS 评分可以作为评估胸腰椎创伤患者的简单有用的量表。未来更多的努力应致力于开发这样的分类系统，既能反映以患者为中心，在接受非手术治疗和手术治疗后的长期预后评估，同时也能反映主治医生及患者的文化

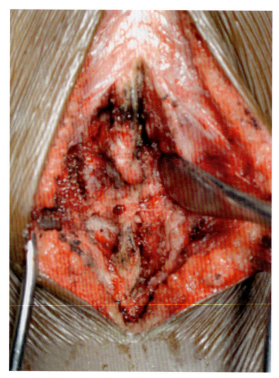

图 5.3 术中患者脊柱背侧照片显示图 5.2 患者其后方韧带复合体的损伤

表 5.3 胸腰椎骨折的分型和评分

指数	评分
骨折形态	
压缩性	1
爆裂性	2
水平分离移位 / 旋转	3
牵张性	4
神经损伤情况	
完整	0
神经根损伤	2
脊髓 / 圆锥损伤	
完全	2
不完全	3
马尾神经	3
后方韧带复合体	
完整	0
不能确定	2
断裂	3

治疗建议

总分	治疗
≤ 3	保守治疗
4	可以手术也可以保守
≥ 5	手术治疗

敏感性。

最新的分类是 AO Spine 胸腰椎损伤分类系统。该系统将 Magerl 系统与 TLICS 系统的优势结合起来，发展成为全球认可的治疗评分系统。它将骨折分为 3 种类型：

- A 型压缩型损伤。
- B 型张力带损伤。
- C 型移位损伤。

A 型损伤进一步细分为 5 个亚型：A0 临床上不明显的骨折，如横突骨折；A1 型压缩性骨折涉及一个终板，但不包括椎体后壁；A2 型压缩性骨折或冠状位劈裂性骨折，累及两个终板，但不包括椎体后壁；A3 型不完全爆裂骨折，涉及一个终板和椎体后壁；A4 型完全爆裂骨折，包括两个终板和椎体后壁。B 型损伤进一步分为 3 个亚型：B1 型张力带骨损伤（骨的 Chance 骨折），B2 型包括韧带结构的后部张力带损伤，B3 型前张力带损伤。此外，患者的神经功能也进行分级评分，并结合患者特异性调节评分（表 5.4）。在进行了近 10 项研究以帮助理解新分类中有争议的部分之后，发展了胸腰段 AO Spine 损伤评分（TL AOSIS）（表 5.5）以及手术评分算法。TL AOSIS 为损伤的每个组成分配一个整数值。3 分以下的损伤应该进行非手术治疗，而超过 5 分的损伤应该接受手术治疗。对于 4 分或 5 分的损伤，理想的治疗方法尚不明确，因此这取决于外科医生和患者的个人倾向。

手术时机和决策

胸腰椎损伤的治疗是为了防止畸形、不稳定或疼痛，同时缩短住院时间，最大限度地发挥功能，便于护理和康复。White 和 Panjabi 将临床不稳定定义为"在生理负荷下脊柱丧失保持脊柱之间关系的能力，使得脊髓或神经根既没有损伤也没有相关刺激，此外，没有发展为失能性畸形或疼痛"。不稳定型骨折患者伴有进行性后凸畸形或移位，不完全性神经功能缺损伴持续性脊髓压缩或 PLC 受损，这样的患者通常受益于手术治疗。

手术与非手术干预取决于多种因素，包括骨折

表 5.4　AO 评分系统：神经功能状态和患者特异性修正指数

神经功能状态

N0	无神经损伤
N1	一过性神经损伤
N2	持续性神经根损伤
N3	不完全性脊髓损伤
N4	完全性脊髓损伤
Nx	无法评估患者

患者特异性修正指数

M1	不确定的后方韧带复合体损伤
M2	患者个体疾病如多发伤会促成手术，整个躯体烧伤会使手术变得困难

表 5.5　胸腰椎骨折 AO 评分系统

分型	胸腰椎 AO 得分
损伤形态	
A 型：压缩型损伤	
A0	0
A1	1
A2	2
A3	3
A4	5
B 型：张力复合体损伤	
B1	5
B2	6
B3	7
C 型：移位型损伤	
神经功能	
N0	0
N1	1
N2	2
N3	4
N4	4
NX	3
患者特异性修正指数	
M1	1
M2	0

的机械稳定性 / 骨折的力线序列、神经系统状态和一般身体情况。肥胖患者（不能耐受支具）和多发伤患者通常从手术治疗中受益，以便于早期活动及康复。特殊的手术目标重点是恢复脊柱的序列，稳定不稳定的骨折，并在神经损伤的情况下减压神经结构。TLICS 不仅在分类和指导手术或非手术选择方面有益，而且还提出如上所述的手术入路。

胸腰椎骨折手术干预的最佳时机尚未明确。有明显的脊髓压迫的不稳定骨折的同时伴有进行性神经损伤是急诊手术干预的指征。回顾性分析 361 例接受脊柱外伤手术的患者，伤后 24h 内接受手术的死亡率高于伤后 24h 以上（分别为 7.6％或 2％）。大部分死亡是伴有颈椎骨折的患者。胸椎骨折患者在 24h 内进行手术，发现神经功能恢复率较高。最后，一项前瞻性多中心试验连续招募了 83 例均无神经功能损伤脊柱骨折患者（其中 65％为胸腰椎骨折），并比较了损伤后接受手术小于 24h 手术和大于 24h 的并发症发生率。另外一组患者分为 3 个时间段：24~72h、3~7 天、损伤后＞ 7 天。受伤后 24h 以上接受手术固定的患者与在 24h 以内接受手术内固定的患者相比，发生长期卧床相关并发症的危险性增加近 8 倍（7.7），发生中度或重度并发症的风险增加 2.8 倍。一般来说，建议患者在生命体征稳定后应立即进行手术。

治疗

保守治疗和支具固定

非手术治疗的主要适应证包括没有神经功能受损或不稳定的骨折患者。压缩性骨折、稳定的爆裂性骨折（神经和韧带复合体完整）和选择性骨结构 Chance（屈曲 – 牵张）骨折的患者往往可以采用非手术治疗。非手术治疗的禁忌证包括韧带损伤严重的 FDIs、骨折脱位和伴有神经功能受损的骨折。此外，强直性脊柱疾病（AS 或 DISH）伴有轻微的伸展牵张性（最常见）骨折的患者实际上可能具有明显的三柱损伤，需要行手术固定。住院后晚期神经功能下降并不罕见，硬膜外血肿合并不稳定可以引起神经损伤。

最近的数据没有发现支具固定是有利于神经系统完好的胸腰椎爆裂骨折恢复的强有力证据。一项前瞻性随机对照研究比较支具治疗6周结合物理治疗与体位教育或石膏固定，显示支具有更好的预后。一般来说，支具固定12周，非手术患者应随访观察是否存在进行性的畸形、骨不连、晚期神经压迫和慢性疼痛，这些可能需要晚期的手术治疗。在矫形器安装后，建议采用站立侧位片来诊断生理不稳定，这可能表明骨折需要手术稳定，建议使用站立位、侧位X线片。Jewett矫形器（超伸张矫正器）可抵抗屈曲，但在抵抗旋转或侧弯方面效果较差。胸腰骶矫形器（TLSO）对T6或其以下平面的骨折有效，它可由多种不同的材料制成。"Clamshell"预制（定制）TLSO能够在多个平面上减少运动，并且有增加腿部伸展的功能（当需要L5~S1固定时）或颈椎/颈胸部（CTO）的矫形器应用于T5以上的骨折。

骨折的亚分型

微小损伤

由于直接创伤或严重肌肉收缩而导致的横突、棘突和关节突骨折的治疗可能根据舒适程度的需要使用或不使用支具。如果认为有必要，可通过屈伸位平片评估初始固定期后脊柱的稳定性，其重要性再怎么强调也不为过。必须小心避免治疗不足和遗漏潜在的不稳定性脊髓损伤。如果骨折低于L3，单侧大腿伸展检查应该考虑。

压缩性骨折

历史上，为使孤立性胸腰椎压缩性骨折（VCF）患者舒适采用医疗管理和支具治疗。应排除非骨质疏松性病理性骨折（由转移引起的浸润性病变或原发性肿瘤疾病导致低能量的椎体压缩性骨折）。CT或MRI往往可以显示骨质溶解（通常涉及椎弓根）、相关的椎旁软组织肿块，或累及椎体边缘，但与非病理性骨折不连续。与患者的初级医疗提供者或医院医生的医疗咨询应包括额外的诊断性

研究，随后制订适当的治疗方案，并对良性骨质疏松性压缩性骨折的骨质疏松症进行系列评估。

为了减轻疼痛，促进早期下床活动和减少住院周期，已经提倡使用或不使用球囊辅助终板复位［后凸成形术（KP）］的椎体增强术［椎体成形术（VP）］。当爆裂性骨折存在时，水泥强化技术（开放或闭合）FDA是不认可的。最近的双盲前瞻性随机对照试验（RCT）比较了VP和虚假的手术治疗并进行了至少6个月的随访，在干预后的任何时间间隔内，疼痛水平无显著差异。因此，AAOS发表了一个临床实践指南，提出反对使用VP作为VCF的唯一治疗方法。最近的一项Meta分析包括8项研究（1项随机对照试验、3项临床对照、4项队列研究），比较VP与KP治疗骨质疏松性椎体压缩性骨折的疗效：疼痛（VAS评分）、功能（Oswestry功能障碍评分）并发症（水泥泄漏或复发性压缩性骨折）。研究表明，VP在缓解急性期疼痛方面稍好，而KP的中期功能改善略好。在长期疼痛缓解或功能方面，两者均无明显优势，并发症发生率相似。有趣的是，由于KP的成本较高，且其结果相似，作者提倡VP优于KP。目前仍然缺乏比较KP与医疗管理的RCT证据。

爆裂性骨折

当伴有神经功能缺损时，胸腰椎爆裂性骨折可能会是一个非常严重的损伤。管理目标包括神经结构的保护或减压、固定允许早期的活动，以及骨折愈合防止后期的畸形。历史上，高度丧失50%以上，后凸畸形20°或神经功能缺损的爆裂性骨折被归类为不稳定型，因此需要手术治疗。

关于椎体高度丢失和后凸畸形对于骨折稳定性的意义仍然存在争议。PLC的损伤与晚期后凸和不稳定有关。椎体后方撕脱性骨折导致的椎管受压常伴有神经损伤，特别是在胸椎骨折患者中。尽管如此，骨折愈合过程确实也存在骨吸收和清除，单独来说，椎管受压治疗与脊柱后凸无直接相关性，也不是手术治疗的主要驱动因素。

大多数外科医生认为胸腰椎爆裂骨折手术治疗的绝对适应证为：

- 进行性神经功能损伤。
- 不完全的脊髓损伤或马尾综合征伴有冠状位劈裂性骨折。
- 支具固定脊柱明显不稳。

椎间盘的 MRI 评估是重要的，因为椎间盘疝入爆裂性骨折端会增加骨不连的概率。伴有胸腰椎爆裂性骨折的多发伤患者可以手术治疗，因为，全身性损伤会使支具固定变得困难，而且胸腰椎爆裂性骨折的也是手术的相对适应证。Wood 等最近做了一项长期（15 年随访）的前瞻性随机对照试验，比较手术与支具治疗神经系统完整的胸腰椎爆裂性骨折患者。他们发现与手术治疗的患者相比，非手术治疗具有更好的临床结果，影像学测量上也没有差异。包括骨折稳定性在内的局限性尚不清楚，因为，普遍接受的评估 PLC 完整性的分类系统尚未被利用。

仔细评估椎间盘韧带结构被认为是最重要的，因为头侧椎间盘的破坏可能会增加迟发性脊柱后凸的风险。一些作者认为这是手术治疗的相对适应证，但是缺乏非手术治疗这种特殊损伤的长期随访结果。胸腰椎爆裂性骨折后可以接受的后凸畸形范围有很大争议。有研究报道了评估胸腰椎骨折后后凸畸形的影响和以患者为中心的结果并不一致的结果。建议采用全长 X 线片评估脊柱骨盆参数，可以确定通过增加腰椎前凸代偿胸腰段脊柱后凸来保持全身矢状位的平衡。脊柱骨盆参数、脊柱后凸进展和胸腰椎爆裂性骨折的治疗结果之间的相关性已被证实。据报道，无法通过调整腰椎前凸或胸椎后凸（骨盆投射角允许的代偿范围）来完全代偿骨折后凸畸形的患者，预后比较差。

非手术治疗

胸腰椎爆裂性骨折的非手术治疗包括使用或不使用外部矫形器（例如，过伸石膏或胸腰骶矫形器）10~12 周（类似于 VCF 的治疗）的治疗方案。如前所述，非手术治疗对于神经功能完好的后方韧带复合体、完整的胸腰椎爆裂性骨折患者可能更有优越性。另外的一些研究也显示对于稳定性胸腰椎爆裂性骨折，使用或不使用矫形器的治疗结果没有差异。

手术治疗

是否进行手术治疗的决定取决于骨折的机械稳定性 / 力线、神经系统状态以及患者总体医疗状况。胸腰椎骨折治疗的总体原则是最大限度地发挥功能，缩短住院时间，提高护理水平，防止骨折相关的畸形、不稳、神经功能减退和长期的疼痛。手术目标重点应在恢复脊柱的力线和稳定性，以及存在神经功能缺损情况下的神经结构的减压。TLICS 分型不仅有助于分类并指导手术与非手术的治疗方案，而且还指导了手术入路的选择。选择后路、前路或前后联入路取决于外科医生的经验（表 5.6）。最近，一项前瞻性研究纳入了 36 例接受慢性胸腰段骨折手术的患者（大多数为 T12 和 L1），并比较了前外侧腹膜后入路椎体次全切除、减压和钛网重建、与后路经椎弓根入路、椎体部分切除、骨折部位的上下各两个节段的固定两种手术方式的结果。两组在神经功能改善方面无差异，后路手术改善了后凸角度，术后并发症发生率也低。

胸腰椎后路经后方入路治疗爆裂性骨折的优点包括胸腔内、腹膜后内脏和血管损伤风险较低，外科医生熟悉，易于骨折复位，畸形矫正，减压卡压在后方骨结构中神经根，背侧硬膜外血肿清除和生物力学优越（增加了轴向、旋转和拔出的强度）的可有多点固定的内固定系统（图 5.4）。PLC 的中断需要通过后路重建来恢复后方的张力带。与椎板骨折相关的神经根损伤和创伤性硬脊膜损伤可能需要后路手术治疗。骨质疏松症患者往往需要较长节段固定、前柱支撑、辅助椎弓根螺钉骨水泥强化和积极的抗骨质疏松症治疗来尽量减少固定的失败率，同时提高融合率。

轴向的牵张应力可能形成间接椎管减压，通过 Sharpies 纤维在止点的张力增加促使向后撕脱的骨折碎片复位。它可以通过恢复力线和纵向牵张来达到骨折的复位。对于严重的向椎管后方移位的骨折，可以通过后路经椎弓根椎体切除术进行直接减压。对于术后神经症状改善不佳的患者，可以使用术后 CT 影像评估间接或直接减压的效

表5.6　手术入路

入路	优点	点评
前路	容易到达椎体后缘骨折块和椎间盘组织 可以直视受压的神经组织 对脊髓的干扰最小	前外侧入路——T4~T9经胸腔入路，T10~L1经胸腹入路，T12~L5腹膜后入路 T10以上采用右侧卧位入路避免大血管损伤
后路	便于使用牵张性器械复位椎体后缘骨折块	如果在受伤2~3天内经后路通过韧带复合体间接复位，效率更高
后外侧入路	可以进行器械固定无须二期前路手术 对下腰椎骨折和神经根侧方卡压有效	可通过椎弓根入路进入椎管 重建椎体前柱困难 牵拉神经增加了神经损伤的风险

果。随后的前路减压已被证明与神经功能受损患者的长期神经功能改善有关。

后路手术和内固定器械的优点包括与早期钩棒和椎板下钢丝技术相比，后路椎弓根螺钉内固定系统可产生显著的复位作用力利于改善力线。当代的椎弓根器械组成通常涉及骨折节段以上和以下的多个固定点。McCormack载荷分享评分（LSS）设计用于评估仅需后路手术治疗的不稳定爆裂性骨折的成功可能性。该系统给椎体的

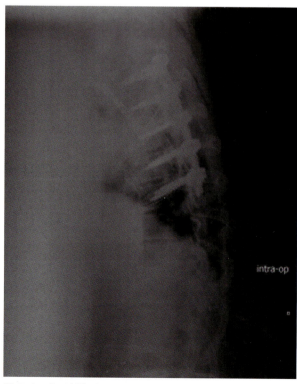

图5.4　术后侧位片显示图5.5所示过伸牵张损伤患者行后路复位多节段胸椎椎弓根螺钉固定

碎裂程度、碎片的移位的程度和需要矫正后凸的角度赋予分值，以预测哪种损伤可以用短节段后路经椎弓根入路进行治疗，或者可能需要额外的前柱支撑或较长的后部固定来预防早期重建的失败。历史上，不可接受的高内固定失败率和力线的丢失率，一直与伤椎上下各一个节段这种短节段固定有关。最近的植入物设计与冶金学的改进已经减少了植入物相关的并发症。许多外科医生赞成以下情况不适合短节段固定，包括下腰椎（L3~L5）爆裂性骨折和FDI（Chance骨折），这些骨折限制了所涉椎体的粉碎程度。最后，可以采用短节段或长节段固定伤椎来增加稳定性。

非融合技术包括闭合复位或开放复位的微创内固定，一部分人提倡而另一部分人则认为其畸形复发率及内固定并发症高。反对者指出，美国的大量肥胖患者增加了非融合手术的内固定失败风险。相反，在一些创伤中心多发伤患者经皮后路固定非融合技术来达到早期稳定，通过尽量少的周围组织损伤，并且与胸部爆裂性骨折的开放性治疗相比，失血更少、伤口并发症更少。

回顾性研究显示，球囊辅助聚甲基丙烯酸甲酯（PMMA）水泥增强（椎体后凸成形术）结合短节段经皮椎弓根螺钉固定治疗椎体压缩或爆裂性骨折，在2年随访期间基本能保持后凸畸形和高度丢失的矫正率。多项研究结果已经报道，用磷酸钙骨水泥或经椎弓根植骨作为后路开放短节段复位和固定的辅助手段，来防止晚期后凸畸形并促进椎体愈合。长期的风险评估，如骨不连、内固定失败、水泥渗漏移位等尚未有研究结果。使

用 rhBMP-2 作为融合增强剂似乎为时过早，因为，动物研究显示脊髓损伤后瘢痕和神经胶质细胞增生深入椎管内。从后路实现前路椎体切除术和重建可以采用经过肋骨横突切除入路、经椎弓根入路或经外侧腔外入路（这取决于脊柱节段）并植入椎间融合器。

前路手术： 前路椎体切除结合椎体重建固定术被认为是最为有效的神经减压和椎间植骨支撑方法。开放性腹膜后（L1 以下）、胸膜后（T11~L1）或经胸膜后（T11 以上）的入路，即使对于慢性骨折和持续的脊髓压迫的晚期减压，也能改善神经功能。尽管如此，对于 PLC 损伤的患者应该考虑辅助后路固定，因为，单纯的前路减压和融合的确不能满足所有患者的需要。前路手术的缺点包括需要入路相关的外科医生的帮助、急性骨折时失血量多，以及担心骨质疏松症患者发生假体沉降。生物力学研究比较单纯前路或后路治疗胸腰椎爆裂性骨折的模型，其结果也没有定论。

前后联合入路手术： 前后联合入路仅仅在所有运动平面（屈曲、伸展、旋转和侧屈）生物力学稳定性中优于单纯前路或单纯后路固定。前路联合入路特别适合应用于脊髓圆锥体水平损伤的患者：

- 神经功能障碍、严重的椎管压迫和 PLC 结构的损伤。
- 后路手术后神经功能障碍伴有持续、显著的脊髓前方受压。

尽管不被普遍接受，但前后联合手术重建固定手术可能是获得后凸矫正远期满意的最佳选择。前后联合入路还可通过减少融合节段来保持更多水平的运动节段。

移位旋转损伤

由于伤后脊柱力线的欠佳，治疗由旋转移位导致的胸腰椎骨折脱位的患者首选后路。它们通常伴有完全或不完全的脊髓损伤。最佳治疗方法包括开放性后路减压和固定融合，有条件的辅以椎间融合来获得较高的融合率。当残留的椎管前后直径小于 10mm 时，单纯胸腰椎关节突关节脱位的治疗效果更差。很少有关于如何复位无关节突关节骨折的椎体骨折脱位，并在复位中努力去挽救完整的关节突关节，很少有关于这样技术的描述。一种提倡的后路技术包括在移位节段的头尾两端分别放置一枚或者两枚椎弓根螺钉，并辅以临时横向连接杆固定。用两把复位钳固定至两根横连，通过轻微的牵开解锁关节突关节，随后给予下位椎体轻微的向腹侧的压力，使下位椎体的上关节突滑至上位椎体的下关节突，然后取下横连，放置纵向连接杆。这种技术优点在于保持关节突关节的完整性。

牵张损伤

由于椎体骨结构或韧带破坏造成的椎体组成结构的物理分离称为牵张损伤。FDI（也称为 Chance 骨折或安全带损伤）通常发生在屈曲时伴轴向旋转作用于脊柱前方，产生一个从后向前牵张拉力作用于整个脊柱，导致脊柱后方结构损伤裂（韧带、骨性结构或两者兼而有之）。力量传导往往会在前方破坏椎间盘、椎体终板/椎体，或两者同时破坏。如果这些损伤只累及骨结构（Chance 骨折），TLICS 评分为 4 分，可以手术治疗也可以保守治疗（如能密切随访）。如果损伤累及可预见的修复不良的软组织时，建议手术治疗。关于 FDI 胸腰椎损伤回顾性研究发现有 25% 的神经功能障碍发生率和 30% 的相关腹部损伤发生率。当椎体前部的载荷能力没有被破坏时，后路短节段的手术通常就足够了。

伸展牵张损伤（常与 DISH 或 AS 有关）通常涉及前方韧带牵张损伤和后方压缩力致后方结构（椎板、关节突关节、棘突）骨折，常伴随上位椎体相对下位椎体向前移位形成逆向滑脱及前方的椎间盘破坏（由于张力）形成成角畸形（图 5.5）。如果没有高度的怀疑和使用磁共振成像，这些骨折很容易被漏诊。这种损伤有很高的脊髓硬膜外血肿和神经系统损伤的发生率，尤其在被延误诊断的病例中。治疗包括良好的体位摆放于 Wilson 床（或能让身体屈曲的手术床），同时利用后路多节段固定以便于前方韧带复合体的复位和闭合，

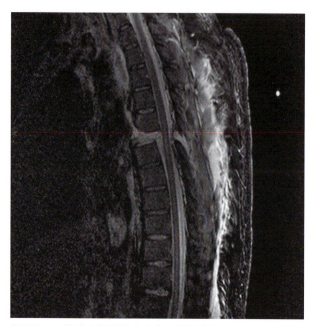

图 5.5 一位强直性脊柱炎患者矢状位胸椎核磁共振 STIR 序列显示第 5、6 胸椎过伸牵张性骨折脱位，椎间盘韧带结构断裂、脊髓水肿和损伤

可以利用或不利用前方残端韧带的移植重建前方张力带结构。

结论

尽管在脊柱内植物和影像学方面取得了进展，关于治疗胸腰椎骨折的手术干预的最佳适应证、手术时机和入路选择仍然存在争议。必须遵循 ATLS 原则，一旦生命体征稳定，详细的神经系统检查和仔细的影像学评估应该同时进行。大多数胸腰椎损伤，在没有神经功能受损的情况下，都是稳定的，非手术治疗可以取得比较好的疗效。对于不稳定的胸腰椎骨折，无论有无神经功能受损，手术治疗通常有利于患者的早期活动和功能恢复，尽早回到社会工作。提高对胸腰椎生物力学、损伤机制和分类以及后路经椎弓根内植物的认识，可以提高手术治疗的疗效。治疗胸腰椎损伤的最终目标是最大限度地提高神经系统恢复的能力，并尽早稳定脊柱有利于早期功能锻炼，早日回归到丰富多彩的生活中去。

参考文献

[1] Abudou M, Chen X, Kong X, et al. Surgical versus non-surgical treatment for thoracolumbar burst fractures without neurological deficit. Cochrane Database Syst Rev 2013;6:CD005079.

[2] Alcala-Cerra G, Paternina-Caicedo AJ, Diaz-Becerra C, et al. Orthosis for thoracolumbar burst fractures without neurologic deficit: A systematic review of prospective randomized controlled trials. J Craniovertebr Junction Spine 2014;5:25–32.

[3] Bailey CS, Dvorak MF , Thomas KC, et al. Comparison of thoracolum-bosacral orthosis and no orthosis for the treatment of thoracolumbar burst fractures: interim analysis of a multicenter randomized clinical equivalence trial. J Neurosurg Spine 2009;11(3):295–303.

[4] Bailey CS, Urquhart JC, Dvorak MF , et al. Orthosis versus no orthosis for the treatment of thoracolumbar burst fractures without neurologic injury: a multicenter prospective randomized equivalence trial. Spine J 2014;14:2557–2564.

[5] Bohlman HH, Kirkpatrick JS, Delamater RB, et al. Anterior decompression for late pain and paralysis after fractures of the thoracolumbar spine. Clin Orthop Relat Res 1994;(300):24–29.

[6] Buchbinder R, Osborne RH, Ebeling PR, et al. A randomized trial of ver-tebroplasty for painful osteoporotic vertebral fractures. N Engl J Med 2009;361(6):557–568.

[7] Chang V , Holly LT. Bracing for thoracolumbar fractures. Neurosurg Focus 2014;37:E3.

[8] Chen ZW , Ding ZQ, Zhai WL, et al. Anterior versus posterior approach in the treatment of chronic thoracolumbar fractures. Orthopedics 2012; 35:e219–224.

[9] Cheng JS, Arnold PM, Anderson PA, et al. Anticoagulation risk in spine surgery . Spine(Phila Pa 1976) 2010;35:S117–124.

[10] Chou PH Ma HL Wang ST, et al. Fusion may not be a necessary procedure for surgically treated burst fractures of the thoracolumbar and lumbar spines: a follow-up of at least ten years. J Bone Joint Surg Am 2014;96 (20):1724–1731.

[11] Court-Brown CM, Caesar B. Epidemiology of adult fractures: A review. Injury 2006;37:691–697.Dai LY , Jiang LS, Jiang SD. Posterior short-segment fixation with or without fusion for thoracolumbar burst fractures: a five to seven-year prospec-tive randomized study . J Bone Joint Surg Am 2009;91(5):1033–1041.

[12] Denis F . The three column spine and its significance in the classification of acute thoracolumbar spinal injuries. Spine (Phila Pa 1976) 1983;8: 817–831.

[13] Dmitriev AE, Farhang S, Lehman RA Jr, et al. Bone morphogenetic protein-2 used in spinal fusion with spinal cord injury penetrates intrathecally and elicits a functional signaling cascade. Spine J 2010;10(1):16–25.

[14] Dodwad SN, Dodwad SJ, Wisneski R, et al. Retrospective analysis of tho-racolumbar junction injuries using the thoracolumbar injury severity and classification score, american spinal injury association class, injury severity score, age, sex, and length of hospitalization. J Spinal Disord T ech 2015;28:E410–E416.

[15] El-Sharkawi MM, Koptan WM, El-Miligui YH, et al. Comparison between pedicle subtraction osteotomy and anterior corpectomy and plating for correcting post-traumatic kyphosis: a multicenter study . Eur Spine J 2011;20(9):1434–1440.

[16] Fehlings MG, Vaccaro A, Wilson JR, et al. Early versus delayed decompres-sion for traumatic cervical spinal cord injury: results of the Surgical Timing in Acute Spinal Cord Injury Study (STASCIS). PLoS One 2012; 7:e32037.

[17] Ferguson RL, Allen BL, Jr. A mechanistic classification of thoracolumbar spine fractures. Clin Orthop Relat Res 1984:77–88.

[18] Fineberg SJ, Oglesby M, Patel AA, et al. The incidence and mortality of thrombocmbolic events in lumbar spine surgery . Spine (Phila Pa 1976) 2013;38:1154–1159.

[19] Fuentes S, Blondel B, Metellus P , et al. Percutaneous kyphoplasty and pedicle screw fixation for the management of thoraco-lumbar burst fractures. Eur Spine J 2010;19:1281–1287.

[20] Gamanagatti S, Rathinam D, Rangarajan K, et al. Imaging evaluation of traumatic thoracolumbar spine injuries: Radiological review. World J Radiol 2015;7:253–265.

[21] Gnanenthiran SR, Adie S, Harris IA. Nonoperative versus

operative treat-ment for thoracolumbar burst fractures without neurologic deficit: a meta-analysis. Clin Orthop Relat Res 2012;470:567–577.

[22] Holdsworth F. Fractures, dislocations, and fracture-dislocations of the spine. J Bone Joint Surg Am 1970;52:1534–1551.

[23] Jansson KA, Blomqvist P, Svedmark P, et al. Thoracolumbar vertebral frac-tures in Sweden: an analysis of 13,496 patients admitted to hospital. EurJ Epidemiol 2010;25:431–437.

[24] Kallmes DF, Comstock BA, Heagerty PJ, et al. Arandomized trial of vertebro-plasty for osteoporotic spinal fractures. N Engl J Med 2009;361:569–579.

[25] Kepler CK, Vaccaro AR, Koerner JD, et al. Reliability analysis of the AOSpine thoracolumbar spine injury classification system by a world-wide group of naive spinal surgeons. Eur Spine J 2015.

[26] Kerwin AJ, Frykberg ER, Schinco MA, et al. The effect of early surgical treatment of traumatic spine injuries on patient mortality. J Trauma 2007;63:1308–1313.

[27] Khurana B, Sheehan SE, Sodickson A, et al. Traumatic thoracolumbar spine injuries: what the spine surgeon wants to know. Radiographics 2013;33:2031–2046.

[28] Koreckij T, Park DK, Fischgrund J. Minimally invasive spine surgery in the treatment of thoracolumbar and lumbar spine trauma. Neurosurg Focus 2014;37:E11.

[29] Li QL, Li XZ, Liu Y, et al. Treatment of thoracolumbar fracture with pedicle screws at injury level: a biomechanical study based on three-dimensional finite element analysis. Eur J Orthop SurgTraumatol 2013;23:775–780.

[30] Lopez AJ, Scheer JK, Smith ZA, et al. Management of flexion distraction injuries to the thoracolumbar spine. J Clin Neurosci 2015;22:1853–1856.

[31] Magerl F, Aebi M, Gertzbein SD, et al. A comprehensive classification of thoracic and lumbar injuries. Eur Spine J 1994;3:184–201.

[32] McAfee PC, Yuan HA, Fredrickson BE, et al. The value of computed tomography in thoracolumbar fractures. An analysis of one hundred consecutive cases and a new classification. J Bone Joint Surg Am 1983;65:461–473.

[33] McCormack T, Karaikovic E, Gaines RW. The load sharing classification of spine fractures. Spine (Phila Pa 1976) 1994;19:1741–1744.

[34] Moore TA, Steinmetz MP, Anderson PA. Novel reduction technique for thoracolumbar fracture-dislocations. J Neurosurg Spine 2011;15(6):675–677.

[35] Mumford J, Weinstein JN, Spratt KF, et al. Thoracolumbar burst fractures. The clinical efficacy and outcome of nonoperative management. Spine (Phila Pa 1976) 1993;18:955–970.

[36] Munting E. Surgical treatment of post-traumatic kyphosis in the thoraco-lumbar spine: indications and technical aspects. Eur Spine J 2010;19 Suppl 1:S69–73.

[37] Nayak NR, Pisapia JM, Abdullah KG, et al. Minimally invasive surgery for traumatic fractures in ankylosing spinal diseases. Global Spine J 2015;5:266–273.

[38] Oglesby M, Fineberg SJ, Patel AA, et al. The incidence and mortality of thromboembolic events in cervical spine surgery. Spine (Phila Pa 1976) 2013;38:E521–E527.

[39] Pakzad H, Roffey DM, Knight H, et al. Delay in operative stabilization of spine fractures in multitrauma patients without neurologic injuries: effects on outcomes. Can J Surg 2011;54:270–276.

[40] Rahamimov N, Mulla H, Shani A, et al. Percutaneous augmented instru-mentation of unstable thoracolumbar burst fractures. Eur Spine J 2012;21:850–854.

[41] Reinhold M, Knop C, Beisse R, et al. Operative treatment of 733 patients with acute thoracolumbar spinal injuries: comprehensive results from the second, prospective, Internet-based multicenter study of the Spine Study Group of the German Association of Trauma Surgery. Eur Spine J 2010;19:1657–1676.

[42] Sadiqi S, Oner FC, Dvorak MF, et al. The influence of spine surgeons' experience on the classification and intraobserver reliability of the novel AOSpine Thoracolumbar Spine Injury Classification System—an international study. Spine (Phila Pa 1976) 2015;40:E1250–E1256.

[43] Savage JW, Schroeder GD, Anderson PA. Vertebroplasty and kyphoplasty for the treatment of osteoporotic vertebral compression fractures. J Am Acad Orthop Surg 2014;22:653–664.

[44] Schnake KJ. Expert's comment concerning Grand Rounds

case enti-tled "progressive kyphotic deformity in comminuted burst fractures treated non-operatively: the Achilles tendon of the Thoracolumbar Injury Classification and Severity Score (TLICS)" (T.A. Mattei, J. Hanovnikian, D. Dinh). Eur Spine J 2014;23:2263–2264.

[45] Schnake KJ, Stavridis SI, Kandziora F. Five-year clinical and radiological results of combined anteroposterior stabilization of thoracolumbar frac-tures. J Neurosurg Spine 2014;20:497–504.

[46] Schroeder GD, Kepler CK, Koerner JD, et al. Can a thoracolumbar injury severity score be uniformly applied from T1 to L5 or are modifications necessary? Global Spine J 2015;5:339–345.

[47] Schroeder GD, Kepler CK, Koerner JD, et al. A worldwide analysis of the reliability and perceived importance of an injury to the posterior ligamen-tous complex in AO Type A Fractures. Global Spine J 2015;5:378–382.

[48] Schroeder GD, Kepler CK, Koerner JD, et al. Is there a regional difference in morphology interpretation of A3 and A4 fractures among different cultures? J Neurosurg Spine 2015;1–8.

[49] Schroeder GD, Vaccaro AR, Kepler CK, et al. Establishing the injury sever-ity of thoracolumbar trauma: confirmation of the hierarchical structure of the AOSpine thoracolumbar spine injury classification system. Spine (Phila Pa 1976) 2015;40:E498–E503.

[50] Shamji MF, Roffey DM, Young DK, et al. A pilot evaluation of the role of bracing in stable thoracolumbar burst fractures without neurological deficit. J Spinal Disord Tech 2014;27:370–375.

[51] Sims JK. Advanced trauma life support laboratory: pilot implementation and evaluation. JACEP 1979;8:150–153.

[52] Singh K, Vaccaro AR, Eichenbaum MD, et al. The surgical management of thoracolumbar injuries. J Spinal Cord Med 2004;27:95–101.

[53] Stadhouder A, Buskens E, Vergroesen DA, et al. Nonoperative treatment of thoracic and lumbar spine fractures: a prospective randomized study of different treatment options. J Orthop Trauma 2009;23(8): 588–594.

[54] Vaccaro AR, Oner C, Kepler CK, et al. AOSpine thoracolumbar spine injury classification system: fracture description, neurological status, and key modifiers. Spine (Phila Pa 1976) 2013;38(23):2028–2037.

[55] Vaccaro AR, Lehman RA Jr, Hurlbert RJ, et al. A new classification of tho-racolumbar injuries: the importance of injury morphology, the integ-rity of the posterior ligamentous complex, and neurologic status. Spine (Phila Pa 1976) 2005;30(20):2325–2333.

[56] Vaccaro AR, Schroeder GD, Kepler CK, et al. The surgical algorithm for the AOSpine thoracolumbar spine injury classification system. Eur Spine J 2015.

[57] Vale FL, Burns J, Jackson AB, et al. Combined medical and surgical treat-ment after acute spinal cord injury: results of a prospective pilot study to assess the merits of aggressive medical resuscitation and blood pres-sure management. J Neurosurg 1997;87:239–246.

[58] Weinstein JN, Collalto P, Lehmann TR. Thoracolumbar "burst" fractures treated conservatively: a long-term follow-up. Spine (Phila Pa 1976) 1988;13:33–38.

[59] Whang PG, Goldberg G, Lawrence JP, et al. The management of spinal injuries in patients with ankylosing spondylitis or diffuse idiopathic skeletal hyperostosis: a comparison of treatment methods and clinical outcomes. J Spinal Disord Tech 2009;22:77–85.

[60] Whang PG, Vaccaro AR. Thoracolumbar fracture: posterior instrumenta-tion using distraction and ligamentotaxis reduction. J Am Acad Orthop Surg 2007;15:695–701.

[61] Whang PG, Vaccaro AR. Thoracolumbar fractures: anterior decompression and interbody fusion. J Am Acad Orthop Surg 2008;16:424–431.

[62] White AA, Panjabi MM. Clinical biomechanics of the spineed. Philadelphia, PA: Lippincott, 1978.Wood KB, Bohn D, Mehbod A. Anterior versus posterior treatment of stable thoracolumbar burst fractures without neurologic deficit: a prospective, randomized study. J Spinal Disord Tech 2005;18(suppl):S15–S23.

[63] Wood KB, Buttermann GR, Phukan R, et al. Operative compared with nonoperative treatment of a thoracolumbar burst fracture without neu-rological deficit. a prospective, randomized study with follow-up at six-teen to twenty-two years. J Bone Joint Surg Am 2015;97(1):3–9.

第六章　脊髓损伤

JAY M. ZAMPINI
MITCHEL B. HARRIS

前言

脊髓的创伤性损伤可以导致神经功能严重的损害和丧失。根据损害的程度不同，患者可有轻微的但却显而易见的功能丧失，也可是完全性的神经麻痹状态而需依靠呼吸机维持生命体征。这就需要专门的个人护理进行看护，而不能参与到有意义的日常活动中，从而导致生活质量下降。如果将司法鉴定认可的院前死亡率也包含在内，那么脊髓损伤（SCI）所导致的死亡可超过全部外伤性患者的75%。即便是在近千年的历史长河中，这一严重程度仍无太大的改变，查阅古代希腊、19世纪的军事战争以及20世纪70年代美国的一些相关医学文献，可以看到脊髓损伤的死亡率非常相似。庆幸的是，对于脊髓损伤（SCI）的流行病学、病理生理学，以及治疗的认识和理解目前已经达到了一定的程度，院前护理、药物治疗和外科干预的进步，以及神经再生药物的应用使得外伤幸存者更为普遍。即便不是每一病例都成为现实，但也为神经功能的恢复提供了可能。

流行病学

在整个美国以及世界上的发达国家，脊髓损伤的鉴别和报道已经更趋于标准化。美国国立脊髓损伤数据库常规收集来自脊髓损伤模型系统的信息，该模型系统代表了全美各创伤中心的样本。美国报道其每年脊髓损伤的发病率最高，每百万人中就有40例损伤患者。这就意味

着每年将会有大约12 000的新发病例。这一数字在美国军事人员中甚至更高，估计在每百万人中就有400例左右的发病率。全球的脊髓损伤患者的患病率美国也是最高的，达到906人/百万人，或者273 000人次。脊髓损伤的平均发病年龄从1979年的大约29岁到目前的大约42岁。超过80%的脊髓损伤患者为男性并且大约67%的患者为白种人。社会经济地位较低的人群有更高的脊髓损伤发生的风险，这是由于他们这一群体酗酒、滥用药物、参与危险工作的比例更高。这些患者最主要的受伤机制为高能损伤，如摩托车车祸等，占全美脊髓损伤的36%，全球范围可高达60%。坠落伤、暴力以及运动相关的损伤在脊髓损伤致病因素中排在第二位。而颈椎的损伤则占全部病例的60%。不完全性四肢瘫是最为常见的神经系统表现，在超过40%的患者中都可以观察到这一体征。

老年患者是脊髓损伤排在第二位的群体，受伤机制通常为低能量的坠落伤。这些患者常常伴有潜在的颈椎管狭窄或者也许合并轻微的颈椎病，伴有这些疾病意味着脊髓损伤的程度会比那些没有潜在脊髓功能不良的更加严重。

流行病学的特点在脊髓损伤群体中会因地区差异而有所不同，并且会根据时间的改变而改变。例如加拿大，报道的源于暴力所致的脊髓损伤要明显少于运动相关的脊髓损伤。而在过去的30年中，脊髓损伤的非洲裔美籍患者在美国的人口比例中增加了，白种人的患者比例却下降了。并且，非洲裔美籍患者在发生脊髓损伤后在接下

来的 10 年中更容易再次入院治疗。这些患者在脊髓损伤发生的时候，仅有超过一半的人群是上班族，仅有一半的患者是已婚状态。需要考虑的是，脊髓损伤常常会妨碍患者今后的工作以及其他社会活动，而且造成其一生的平均花费超过 500 万美元（1 美元 ≈ 6.53 人民币）。值得争论的是，脊髓损伤发生在那些"高危"人群中，并在发生之后会使患者更加的困难和不便。未来必须要在心理和经济预防方面开展各项研究以改善这些不利方面。

解剖学和病理生理学

脊髓在解剖学结构上是由轴突束、细胞体、支撑的神经胶质细胞以及脉管系统组成的。对于这些关键组成成分的理解是对脊髓损伤病理生理学以及其治疗策略至关重要的。脊髓束根据特定的传导功能进行分区，这种传导要么从脊髓传到大脑，要么从大脑皮质向远处传导。背侧柱主要传导本体感觉和震动觉。这些传导束在脑干交叉，因此背侧束传导的感觉来源于同侧的肢体。脊髓丘脑束传导轻触觉、疼痛觉和温度觉并向前外走行至脊髓前角的灰质细胞体。脊髓丘脑束在椎体下方的脊髓内交叉从而提供源于对侧肢体的感觉传导。外侧的皮质脊髓束在脑干交叉，向外侧走行而止于背侧角的灰质。单侧损伤外侧皮质脊髓束将会导致同侧肢体运动功能丧失。皮质脊髓束的结构是依据躯体皮层定位的，轴突在颈椎区域分布得偏内侧，而在胸椎、腰椎以及骶椎则分布得更偏外。脊髓的灰质含有神经元细胞体。而支撑作用、免疫功能以及髓鞘是分别由星形胶质细胞、小神经胶质细胞以及少突细胞提供的。脊髓的血供主要源自脊髓前动脉、成对的脊髓后动脉以及根动脉。虽然脊髓前动脉通常被描绘为单一的连续的结构，但是有相当一部分人群存在解剖学变异，一些个体会有多段的非连续性的脊髓前动脉或者各种各样的脊髓附属血管结构提供血供。横向的髓内小动脉是一种分支结构，容易受到损伤，损伤一旦发生则可导致脊髓

的缺血。

脊髓损伤的发生是一种双重效应，包括最初的直接损伤以及继发的生理性损伤。直接损伤源自移位骨折碎块、脱位、椎间盘突出以及外部物体贯穿等影响，也可源自继发于顿挫伤时对脊髓的牵拉。只有极少数的直接脊髓横断是由外伤造成的（图 6.1）。脊髓的直接损伤扰乱了细胞体、轴突、髓鞘以及内部的脊髓脉管系统。继发损伤来自受损组织的生理反应。在损伤的最初几个小时，血 – 脊髓屏障被打破了，允许了促炎性细胞的侵入从而诱导了白介素、前列腺素以及自由基的形成。作为结果，毛细血管的通透性增加了，导致了脊髓的水肿。炎性反应和水肿进一步压迫血管结构造成血栓形成和缺血。神经组织的刺激则导致了超过生理水平的神经递质和内源性的阿片类物质的释放，从而导致了超过生理水平的钙的释放。这一过程叫作兴奋性毒性，通过特定的信号传导通路诱发了神经坏死和程序化的细胞凋亡。在损伤的最初几天，巨噬细胞和再生细胞的介入可以清除细胞及髓鞘的废物，导致脊髓的空化和胶质增多或者瘢痕现象。这些继发损伤全部效果都是最初直接损伤不断放大蔓延的结果，并且妨碍了有意义的神经再生过程。

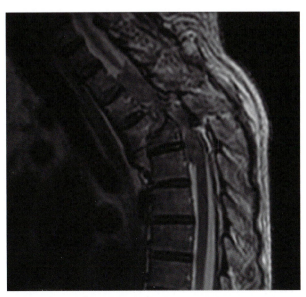

图 6.1 从马上摔下致脊柱骨折脱位、脊髓损伤的旁中央矢状位颈胸交界处核磁共振影像

脊髓损伤的鉴别

　　将脊髓损伤的直接损伤以及继发性损伤的危害降到最低就需要对损伤进行迅速的鉴别并立即启动治疗措施。采用先进的创伤生命支持（Advanced Trauma Life Support）系统以及地区性的紧急事件响应协调系统可以对在受伤现场被考虑合并有神经损伤的患者提供合理化的、先进的鉴别方法，并可迅速转运到合适的创伤中心进行救治。院前急救措施的不断提高进步会显著改善枕颈部损伤以及其他部位损伤患者的生存率，这些损伤在几十年前都曾被认为是致命性的。

　　在到达创伤中心并对患者进行气道、呼吸和循环的监测之后，患者应当接受必要的、客观的神经系统功能评估。体格检查的发现应当与相应的脊柱影像学检查相结合来辨别损伤或者造成明显阳性体征的各种损伤。无论是椎间盘突出还是完全性的脊柱结构的破坏，均可以导致脊髓的创伤（图 6.2）。一旦脊髓损伤的诊断得以确定，那么则应当进行从枕骨到骶骨的全脊柱影像学检查。

　　美国脊柱损伤协会（ASIA）对于神经系统的检查制定了指南以评估脊髓损伤，这样可确保检

查的完整性和可复制性。C2~S4 的 28 个皮肤分区均应当进行轻触觉以及针刺觉得检查，并将感觉缺失定为 0 分、2 分为正常、1 分为受损。由颈椎和腰骶神经根支配的主要肌肉群也应当给予评估。按照惯例，最为尾端的正常神经功能区即为脊髓损伤的"损伤水平"。有 3 个原因使用 ASIA 评分系统来记录神经受损的严重性：早期预测长期的预后，与以后的评估进行对比以判定功能的恢复情况，各级医疗机构提供必要的信息资料。ASIA A 级的脊髓损伤是在损伤水平以下丧失全部的感觉以及运动功能；ASIA E 级是正常的神经功能；ASIA B 级是没有运动功能但却保留了一定程度的感觉功能；ASIA C 级意味着存在感觉功能并且损伤水平尾端超过一半的肌群肌力 < 3 级；ASIA D 级则意味着损伤水平尾端超过一半的肌群肌力 ≥ 3 级。

　　虽然神经系统功能的检查应当在患者到达创伤中心后立马进行，但是 ASIA 的分级评估尚不能完成，除非脊髓休克的症状不存在。对比一下其他类型的生理性"休克"——源自多种因素之一的血流动力学不稳定。其实脊髓休克是一种用词不当，它并不是指失稳的血流动力学状态。脊髓休克是一种短暂的弥散性的脊髓功能丧失，发生于脊髓损伤之后，这就如同在脑外伤之后大脑功能短暂弥散的丧失一样（脑震荡、意识丧失）。体内固有的脊髓反射弧，其最远端的球海绵体反射的恢复，则预示着脊髓休克的结束。

　　脊髓损伤患者神经系统功能的检查，正如上面所阐述的，应当非常充分并足以判断该损伤是否完全破坏了全部的感觉以及运动功能，或者保留着何种功能。损伤节段水平以远的感觉功能和运动功能的保留，特别是低位骶神经根支配区的功能保留，或者是"马鞍回避"，被定义为不完全性的脊髓损伤。不完全性的脊髓损伤在某些情况下可以表现为几种综合征中的其中之一：中央管型、前索型、Brown-Sequard、后索型以及圆锥综合征等。每一种综合征的临床表现以及预后都与所受累的脊髓受伤区域和受伤机制相关。

　　中央型脊髓损伤综合征是不完全性脊髓损伤

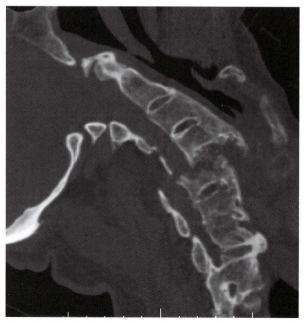

图 6.2 强直性脊柱炎患者 C5 椎体三柱骨折的旁中央 CT 影像。这个骨折导致完全性脊髓损伤

最为常见的类型。脊髓受压而致伤，并且脊髓的中央区域所受到的压力最大，导致的典型的临床表现是上肢比下肢肌力下降更为明显。而对灼烧的感觉迟钝则是源自背侧角感觉神经元的兴奋毒性作用。中央型脊髓损伤的患者常常预后较好，神经功能得以恢复、活动的能力保留，并且对膀胱括约肌有很好的控制力。对于中央型的脊髓损伤患者手术的介入常常需要延缓几日进行，这是需要观察神经功能有可能自行恢复。对在影像学检查中如果发现存在有严重的脊髓受压，或者进行性神经功能损害的表现，则应当考虑早期手术治疗。

脊髓前索综合征主要发生于脊髓前动脉的损伤。这会影响脊髓前 2/3 的灌注，并可以导致双侧的运动和感觉功能丧失。而脊髓背侧柱则得以保留。由于这一类型的脊髓损伤病因是缺血，脊髓前动脉综合征的患者预后较差，损伤以远端的任何功能恢复可能性都比较低。Brown-Sequard 综合征最初是描述脊髓贯穿伤的，其导致了脊髓的半切征。运动功能、本体感觉，以及震动觉在脊髓损伤的同侧丧失，而触觉定位、疼痛觉以及温度觉则在对侧消失。事实上，这些损伤很少源自脊髓的贯穿伤，而常常是较大的、单侧的椎间盘突出以及发生在椎体中央部分的垂直型骨折合并骨

折脱位所造成的（图 6.3）。这一综合征同侧肢体的表现特征使得运动功能以及膀胱括约肌控制功能保留的可能性大为提高，即便是脊髓损伤之后的其他功能没有得到恢复。

后索综合征是不完全性脊髓损伤中最不常见的类型。脊髓后方结构的破坏要么单独损伤脊髓后侧柱，要么同时损伤皮质脊髓束。损伤的范围决定了其严重性以及预后。孤立性的背侧柱损伤将会损伤本体感觉和震动觉。如果损伤累及了皮质脊髓束，则损伤远端的运动功能将会丧失。

不完全性的脊髓损伤最后一个需要考虑的是圆锥综合征。胸腰段的爆裂性骨折是这种类型的典型病例。低位骶神经根功能以及膀胱括约肌控制功能的丧失，而全部的腰神经根功能得以保留，这一表现即为圆锥综合征。腰神经根功能得以保留的原因是，马尾是由外周神经组成的，相比较中央神经系统组织来说，它本身就不太容易受到挤压和损伤。

脊髓损伤的治疗

在脊髓损伤的诊断明确之后，应该给予患者必要的机械性以及生理性介入措施以防止额外的

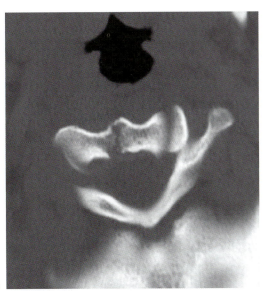
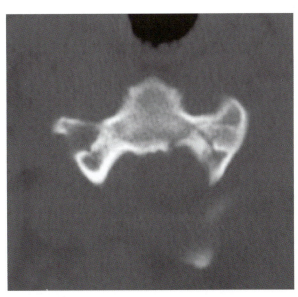

图 6.3　A. 骨折起自左侧关节突关节。B. 通过 C2 椎体的中部。这种类型骨折的移位部分可以造成脊髓的单侧受压，可以导致脊髓半切综合征

损伤发生。脊柱全部的骨与韧带损伤应当制动并加以保护，以防止进一步的骨折移位或者脱位。这些方法包括对颈脊髓损伤的患者佩戴颈托，对胸椎和腰椎损伤的患者无论何时都采取面部向上的仰卧位。最新的证据表明传统的"滚木头"方法（轴向翻身）实际上在搬运的时候会将患者置于一种骨折移位的危险境地，因此建议医院的床铺应该为脊髓损伤的患者特别定制，并且在何时需要都应可以移动。影像学检查应迅速完成以评估损伤结构的形态学改变，并制订特定的护理计划。由于枕颈部的特定骨折会因为牵引而发生进一步的移位，因此除非这样的损伤被排出，否则不应当进行牵引治疗。任何的脱位在最初的影像学检查中一旦确立，则应迅速将其复位至正常静息状态下的解剖关系，特别是那种脱位造成的神经结构的持续性压迫。

值得关注的是，脊髓损伤的手术减压时机和稳定方法。在过去的20年里，关于早期手术安全性和有效性的报道导致了手术计划的争议。最近的急性脊髓损伤研究的外科手术时机（STASCIS）报道在脊髓损伤的24h之内接受手术治疗的患者较延迟接受手术的患者，神经功能会有更大程度的改善。虽然在研究中存在方法学上的差异，但是研究发现确实提供了其他证据支持早期手术可以对患者带来益处，这些包括减少ICU和住院的天数，减少并发症，加速患者运动康复以及神经功能的恢复。

生理状态的稳定

先前讨论的快速制动以及减压归纳了机械性介入措施的最根本要素。而脊髓损伤的生理性方面与机械性方面同等重要，因此，几种生理性介入措施应当得以实施以减少脊髓的进一步损害。脊髓损伤的第一期包括了脊髓灌注的受损。脊髓的直接损伤以及随后发生的水肿均可破坏脊髓的灌注。神经休克可以进一步影响其灌注。神经休克——低血压伴有反射性的心动过速，是发生在颈椎和胸椎脊髓损伤之后交感神经性血管节律丧失的结果。对于脊髓受到创伤的患者，为了防止

脊髓损伤的蔓延，应将患者的平均动脉压维持在85mmHg以上。

在过去的30年里，推荐使用了几种候选治疗方案，并评估了脊髓损伤几乎每一种的二级中介物，从而努力地控制脊髓损伤并促进神经功能的恢复。虽然其种类已经完全掌握，知晓了那些研究最多的药物制剂对今后理解脊髓损伤的护理极为有用，但对每一种治疗方案的全面讨论却超出了这个章节的范畴。考虑到脊髓损伤存在二次受伤的机制——炎性反应、自由基生成、兴奋毒性、细胞凋亡、髓鞘破坏以及神经错误再生——两种关键的治疗类型出现了。

首先，使用分子制剂减少炎性反应。在这些药物中，皮质醇甲羟泼尼松龙琥珀酸钠（MPSS）研究得最为充分。根据北美脊髓损伤研究协会（NASCIS Ⅰ~Ⅲ）的初步研究报道，在患者受伤8h之内诊断有脊髓损伤的推荐使用MPSS。如果脊髓损伤发生在3h之内，则最初的使用剂量是第一个小时按照30mg/kg，接下来的23h则按照每小时5.4mg/kg，如果脊髓损伤发生在8h之内，则第一个小时的用量不变，接下来每小时5.4mg/kg维持至48h。对于小儿患者MPSS的使用是禁忌的，发生贯穿性脊柱伤的脊髓损伤，那些伴随疾病会因激素的摄入而加重。

在NASCIS研究中观察到的临床疗效是非常有限的，但却具有统计学意义。在绝大多数情况下，神经功能的恢复在损伤水平以下不会超过一个水平，或者运动功能提高一个分值（例如，最初的评估功能评分为2/5，到治疗后的功能评分3/5）。这些功能的改善，在治疗组中也将以更危险的并发症为代价，如危及生命的败血症、胰腺炎甚至死亡。批评者则坚持认为，在绝大多数的情况下，即便没有激素的使用也能观察到神经功能的改善，并且进一步的关注焦点应为NASCIS研究人员的行为学，这些研究人员对他们的研究资料没有进行极为公正的评估。总而言之，少数的潜在神经功能改善与严重的并发症之间的不平衡性使得在脊髓损伤的治疗中不建议使用MPSS，而其在许多家医疗机构中已停止使用该药物。

其他可考虑使用的抵消脊髓损伤炎性反应的分子治疗药物包括有非甾体类的抗炎止痛药、白介素 -10，以及米诺环素。所有的这些药物在脊髓损伤的临床前期以及动物实验模型中都表现出良好的效果，但是在临床实验中却未获成功。其他的分子治疗手段包括靶向的谷氨酸兴奋毒性（利鲁唑，镁）、信号传导（塞生灵），以及轴突的发展和靶向治疗（红细胞生成素、软骨素酶、Nogo蛋白拮抗剂）。在这些全部药物制剂中，目前最具希望的是 Nogo-A，它是在髓鞘中的一种糖蛋白，可以抑制轴突的生长。通过抗 Nogo 抗体对 Nogo-A 的抑制可以增加轴突的出芽以及远距离的靶向作用。对 Nogo 受体拮抗剂的应用报道有类似的效果。目前，这些药物制剂的控制性人群实验正在有序进行。

脊髓损伤的第二类生理治疗手段则为细胞治疗，其进一步可分为受纳治疗和再生治疗。脊髓神经元的损伤可以导致细胞的坏死和凋亡。神经功能恢复主要依靠新细胞的产生和增殖。在这方面，神经干细胞、间充质干细胞、胚胎干细胞以及诱导性多功能干细胞已得到全面研究。假如不考虑神经干细胞生长培植的流程以及胚胎干细胞的伦理学，将产生的细胞系移植到受损的脊髓中并分化出神经细胞，在操作中也存在着实际的困难。上述提及的每一种细胞系，除去那些未发生改变的，都更容易分化成神经胶质细胞而非神经细胞。这使得研究人员考虑在移植细胞之前应提前将细胞系分化为神经系。对于自体多能细胞，需要将培植细胞首先去分化回到多能细胞系，然后再将细胞分化成为神经系细胞。

在脊髓损伤中最具前景的细胞治疗之一是嗅鞘细胞（OEC）。这些细胞桥接着外周神经系统嗅觉受体的轴突与中枢神经系统的嗅觉神经。嗅鞘细胞会产生一种"受纳"环境，在这种环境下轴突会趋向在中枢神经系统内的靶点。考虑到像 Schwann 细胞，它是一种外周神经系统典型的髓鞘生成细胞，其在移植到受损的脊髓后常常并不能帮助轴突的生长，而嗅鞘细胞对于如何帮助受损

脊髓轴索再生的问题提供了合理的解答。几个临床前和一系列的临床研究目前正在有序地进行。

结论

脊髓损伤对于患者及其家属，以及社会都是灾难性的事件。院前评估的改善以及创伤中心配置的标准化，对于那些先前曾经是高致命伤的患者，可显著提高生存率。我们对脊髓损伤机械性以及生理性方面的理解使得几种临床治疗措施成为可能，但早期的应用热忱随着各种并发症以及争论性的研究结论的出现而退却。即便是手术减压和脊柱稳定的时机也成了争论的问题，可能需要最高等级的证据才能得到解决。从现在来看，脊髓损伤的研究将进一步描述损伤后继发性损伤的每一个要素的特征，以及这些要素之间在化学方面的相互影响和暂时的关系。虽然对于脊髓损伤患者的"治愈"——感觉功能和运动功能的完全性恢复，是不太可能的，但是对该病理解的每一点额外增加都有希望在未来使得更多的患者更加接近至少某些有意义的功能得以康复。

参考文献

[1] Bracken MB, Shepard MJ, Holford TR, et al. Administration of methylprednisolone for 24 or 48 hours or tirilazad mesylate for 48 hours in the treatment of acute spinal cord injury. Results of the Third National Acute Spinal Cord Injury Randomized Controlled Trial. National Acute Spinal Cord Injury Study. JAMA 1997;277(20):1597–1604.

[2] Fehlings MG, Vaccaro A, Wilson JR, et al. Early versus delayed decompression for traumatic cervical spinal cord injury: results of the Surgical Timing in Acute Spinal Cord Injury Study (STASCIS). PLoS ONE 2012;7(2):e32037.

[3] Hadley MN, Walters BC, Grabb PA, et al. Guidelines for the management of acute cervical spine and spinal cord injuries. Clin Neurosurg 2002;49:407–498.

[4] Lee JY, Vaccaro AR, Lim MR, et al. Thoracolumbar injury classification and severity score: a new paradigm for the treatment of thoracolumbar spine trauma. J Orthop Sci 2005;10(6):671–675.

[5] Schoenfeld AJ, McCriskin B, Hsiao M, et al. Incidence and epidemiology of spinal cord injury within a closed American population: the United States military (2000–2009). Spinal Cord 2011;49:874–879.

[6] Singh A, Tetreault L, Kalsi-Ryan S, et al. Global prevalence and incidence of traumatic spinal cord injury. Clin Epidemiol 2014;6:309–331.

[7] Vaccaro AR, Hulbert RJ, Patel AA, et al. The subaxial cervical spine injury classification system: a novel approach to recognize the importance of morphology, neurology, and integrity of the discoligamentous complex. Spine (Phila Pa 1976) 2007;32:2365–2374.

第七章　脊柱的枪击损伤

ROBERT F. HEARY
JOHN C. QUINN

前言

枪击伤目前在美国已经达到了流行病的比例。

每年，大约有 100 000 的美国人成了枪械暴力的牺牲品，这一发生率远超其他的工业国家。在许多城市地区中，脊柱的枪击伤（GSWS）是脊髓损伤排在第二位的最为常见的原因。在每年 11 000 例的脊髓损伤新发病例中，大约 1200 例（11%）是由于脊柱的枪击伤，在城市地区脊柱枪击伤的迅猛增加主要是源于与黑帮或者毒品相关的暴力事件。

胸部区域的枪击伤最常见，然后是胸腰段和颈部。在这些枪击伤中，绝大多数都不会造成脊髓的损伤；而实际上，相比较脊髓的钝挫伤，一旦发生脊髓损伤则更有可能出现完全性的感觉运动麻痹。

对源自枪击伤而致的脊髓损伤患者的治疗在医疗上以及经济上是极具挑战的。与非暴力性的损伤相比较，枪击伤所致的脊髓损伤更容易出现完全性的损伤，伤者更加年轻，并且他们不太有可能是工作中的雇员或者享有医疗保险以帮助他们支付一生中 150 万 ~450 万美元（1 美元 ≈ 6.53 人民币）的医疗花费。

弹道学

枪击伤所造成的组织损伤的程度和量是与子弹冲击时能量转移的量相关的。当子弹以抛体运动前进时，子弹对被冲击组织的能量转移量，是依子弹的速率以指数方式增加的。对枪械损伤模式以及不同口径速率的大小的理解是治疗合并枪击伤患者极为重要的。绝大多数的平民枪械伤，典型的如手枪，其口径速率小于 350m/s（2000ft/s）并且被认为是"低能量"损伤。军用的突击步枪以及猎枪的口径速率超过 600m/s，被认为属于"高能量"损伤。散弹枪由于其弹丸质量的多样性而属于低速率、高能量的损伤。距离枪击的范围越近，在能量传递的过程中能量丢失得越少；因此，更多的能量将转移到距离枪击范围近的受害人身上。对于高能量的枪击伤，其趋势是损伤半径更大，在弹道周围失活的组织更多。

除了子弹的速率，其损伤的潜能也是由于子弹的组成成分、设计以及尺寸等多种因素决定的。子弹可以包覆有一层薄薄的铜、黄铜或者镍。完全金属包覆的子弹在射击的时候不会有很大的变形，其设计更有助于精准地打击远距离的目标。作为非金属包裹或者局部金属包裹的中空弹在冲击时产生的子弹碎片会导致多重碎片弹道，并以指数方式损伤着周围组织。而且，包裹的金属可以导致延迟的局部和系统毒性反应。

损伤机制

脊柱枪击伤的脊髓损伤可由于直接损伤（横断 / 撕裂 / 钝挫）、源自震荡性的 / 爆裂效果的，和（或）造成脊髓缺血的血管损伤性的间接损伤。而且，继发性的血肿形成与子弹的质量效应，或者骨碎片能导致持续的脊髓压迫和继发损伤。发生在平民群体的枪击损伤主要是低速手枪伤。实际上，随着频率的增加，市中心正在出现并收治着更多的来自军用级别攻击性武器的高速损伤。脊髓损伤的情况根据弹道速度的差异而不同。高速子弹在子弹穿过周围组织而未通过椎管时产生的震荡效应而致脊髓损伤。这些类型的损伤较低速的平民武器而致的脊髓损伤有稍好的预后，后者的神经损伤由于枪击对脊髓的直接创伤会更加常见。这一现象就解释了大百分比的平民枪击伤患者表现出完全性的脊髓损伤。

初步治疗

枪击伤受害者的初步处理，最为重要的是首先应维持气道、呼吸和循环畅通。评估气道状态并确保血流动力学的稳定。合并的内脏损伤的发生率可高达 25%。这些损伤的早期鉴别包括气胸、气道或者血管的损伤，其重要性等同于治疗，并且要优先于任何合并的脊柱椎管或者脊髓的损伤。脊柱枪击伤患者的初步处理也许会因为急性失血性低血压或者源自交感神经血管舒缩节律的丧失所致的神经休克性低血压，或者两者兼有使得处置难度增加。在紧急情况下，辨别神经性休克和低血容量性休克是十分困难的。对于持续性低血压的初步处理包括容量的恢复和血管升压药物的应用。在神经性休克时，多巴胺和去氧肾上腺素是血管升压药物的选择，其有助于恢复外周血管的节律。并且，神经性休克通常可首先给予 1.5~2L 液体，然后再使用血管升压药物进行容量复苏；而失血性的低血容量休克常常需要静脉输注 5~10L 的液体。

一旦患者从低血容量状态和心肺功能方面稳定下来，焦点问题就转向了脊柱损伤和辨别合并损伤。患者的病史以及完全的体格检查都应该完成。对所有的枪击伤患者应当尽早常规注射破伤风。当条件允许时，患者的损伤周围情况，包括武器的类型、受害者受枪击的距离，这些重要信息都应该记录在案。对于清醒状态的、可以配合的患者，需要进行全面的神经系统检查并使用美国脊柱损伤协会

（ASIA）评分系统评分和记录。昏睡和趋于镇静状态的患者可通过其对上下肢疼痛刺激的反应进行评估。由于脊髓休克，合并完全性神经功能损害的患者，在损伤平面以下，深部的腱反射通常会消失。对于直肠括约肌节律和球海绵体反射存在的患者应特别关注，这些体征可以判定患者是完全性的，还是非完全性的损伤。

除了完全的神经系统评估，应在创伤外科医生的协助下对患者进行全面的非神经系统损伤的评估。枪击伤的出口和入口应仔细辨别并检查是否有异物或脑脊液的存留。根据伤口入口和出口的位置，可以推断出子弹的弹道，并进行合适的相关诊断检查。对于非神经系统损伤的治疗是首要的，颈部、胸部以及腹部的检查和处理要优先于脊柱损伤的治疗。

合并损伤的鉴别

颈椎 / 颈部

颈部主要血管损伤产生的出血导致血流动力学的崩塌，造成的气道损伤是导致患者死亡最重要的原因。当枪击伤患者有颈部的伤口时，第一步处理是紧急的气管插管或者气管切开以保证气道的通畅。颈部重要血管的损伤也许会导致大出血并且通常需要立即进行外科手术探查和直接的修补以防止出血、维持充足的脑部血流。对于那些没有神经损害征象的患者，虽然脊柱枪击伤很少是不稳定的状态，但这些紧急的干预措施不应该因需要获得清晰的颈椎影像学检查而受到耽误。患者的影像学检查应在确保气道通畅、血流动力学稳定之后再进行。一旦患者状况稳定了，最重要的检查就是颈部 CT 血管造影。除了可以提供椎管和神经损伤的必要信息外，还可以提供已有血管损伤的重要信息，而血管损伤是优先需要外科手术干预的（图 7.1）。

胸椎 / 胸腔

当枪击伤伤及胸椎时，首先应当考虑心脏、肺以及主要血管的损伤。胸部的枪击伤可能会合并肺

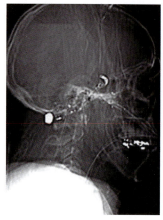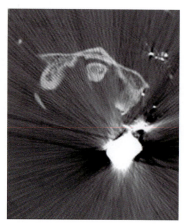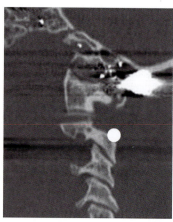

图 7.1　计算机断层扫描（CT）图像显示颅颈交界处枪伤致同侧椎动脉和颈动脉横断。该患者因血管损伤而发生致命的缺血性脑卒中

的损伤［血胸和（或）气胸］或者心血管系统的损伤（心脏穿孔、心脏填塞、主动脉破裂）。除了全面的体格检查以发现不对称性的心音之外，对于胸部或者腹部贯穿伤的患者进行胸部、腹部以及盆腔的 CT 检查和静脉造影是标准流程，这些检查将有助于辨别其他胸部损伤或纵隔损伤。

腰椎／腹腔

　　腰椎以及骶部的枪击伤经常合并腹部和骨盆的损伤。腹部检查应主要关注内脏和（或）血管结构的损伤。应特别关注是否有结肠穿孔，如果没有合适、足量的抗生素积极治疗，其感染风险极高。

影像学评估

　　最初的影像学检查主要包括累及部位的普通平片、前后位像和侧位像。即便患者没有神经损害的症状，也需要进行所含脊柱区域标准的影像学检查。对那些考虑存在脊柱不稳定损伤的患者，即便没有表现神经损害的症状，如果患者清醒并可以配合，应进行被动的过屈／过伸位影像学检查以评估脊柱的节段性不稳定。Klein 等回顾性地分析了 244 例继发枪击伤合并脊髓损伤的患者，发现 13% 的患者没有神经损害的症状。他们认为即便患者没有表现出神经损害的症状，一旦发生面部、颈部和躯干的枪击伤，一定要进行全面的脊柱影像学检查。

　　CT 在许多医疗中心的普遍使用，使得这一检查成了脊柱枪击伤患者的首选。薄层 CT 影像可以评估损伤的范围，以及精确定位骨折和子弹碎片的位置。也可以识别骨块／子弹碎片压迫神经所造成的压迫伤。冠状位和矢状位的重建能进一步评估脊柱三维结构的完整性，并有助于鉴别椎管内的分散的子弹或者骨折碎片。脊髓 CT 造影可有助于评估或者证实神经压迫的存在，并协助鉴别脑脊液（CSF）瘘。CT 血管造影已成为识别相关血管或内脏损伤的重要诊断工具和大多数创伤医疗中心枪伤评估的标准手段。而且在许多创伤医疗中心已经变成标准的评估枪击伤手段。

　　磁共振成像（MRI）可以提供包括硬膜外血肿、椎间盘突出，或脊髓挫伤等非常重要的信息，也可以评估周围软组织完整性。因为在磁场环境下有发生子弹碎片移位的风险，MRI 不能作为在紧急情况下常用的检查方法，虽然有几篇报道认为 MRI 在枪击伤患者中使用是安全的，但理论上可诱发子弹碎片移位和加重神经损害的风险限制了它的广泛使用。脊髓 CT 造影作为 MRI 的替代检查方法，可用来评估神经系统，并识别存在进行性神经损害但不能接受 MRI 检查患者的压迫性病变。

手术适应证

　　总体来说，外科手术治疗脊柱枪击伤的作用

是有限的。相比较钝挫伤，脊柱的枪械损伤更加容易产生完全性的损伤，而且通常合并的是不需要外科手术干预稳定型骨折。目前，基于有限的证据和专家的意见，除少数情况外，脊柱枪击伤应当进行非手术的保守治疗。有限的外科手术指征包括：

- 由于脊柱椎管内占位而出现进行性神经损害的症状（例如，子弹/骨碎片、血肿扩大）。
- 持续性的脑脊液瘘。
- 感染。
- 椎管内子弹碎片造成的不完全马尾损伤。

在极少数情况下需要考虑外科手术的干预，包括创伤性的椎间盘突出、迁移的子弹碎片造成脊髓或者神经根的压迫，或者存留的金属碎片产生系统毒性反应等（图7.2）。

椎管减压的作用

当大量的研究报道证实，在脊柱钝挫伤之后早期的神经减压会有良好的效果。但是，枪击伤的椎管减压疗效并不明确。与钝挫伤早期减压有效所获得的证据恰恰相反，Ⅱ级和Ⅲ级证据表明，除非在特定情况下，特别是对颈部和胸部枪伤进行手术减压，不利于神经功能的恢复。在一项185例脊柱枪击伤患者的回顾性分析中，Stauffer等发现，相比较保守治疗的患者，接受手术椎板减压的患者并没有明显的功能改善。对于完全性损伤的患者，作者认为无论是手术治疗还是非手术治疗都没有显著的神经功能改善；而那些非完全性损伤的患者无论是手术减压（71%）还是非手术治疗（76%）神经功能的改善率相似。Robertson

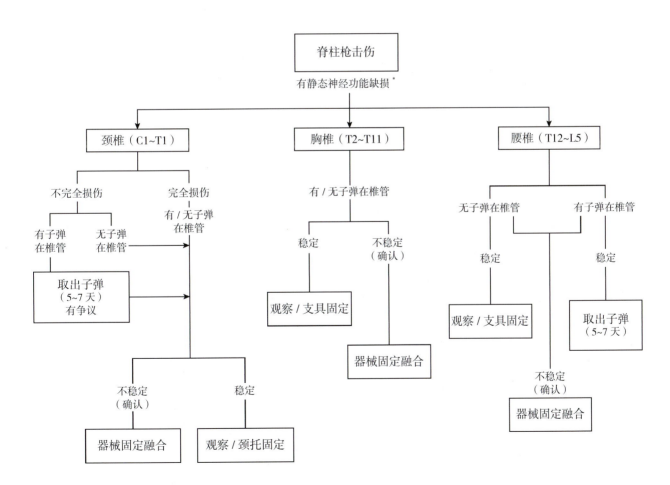

*：任何具放射学可识别原因（如子弹碎片、骨碎片、压迫性硬膜外血肿）的进行性神经功能损害，无论损伤程度如何，都可能需要急诊减压

图7.2　脊柱枪伤的处置流程

等在一项 33 例患者的研究中发现，对于非完全性脊髓损伤，接受脊柱椎板减压和非手术治疗的患者在马尾水平的神经功能恢复没有显著差异。实际上，他们确实注意到在接受手术的患者群体中并发症发生率显著增高。在一项前瞻性研究中，Waters 等证实胸腰段或腰椎子弹枪击伤患者选择外科手术减压比非手术患者有更好的运动功能恢复（图 7.3）。他们同时发现，对胸椎和颈椎枪击伤患者进行手术减压并没有改善神经系统的恢复能力。虽然取出颈椎椎管内的子弹通常不会改善或逆转脊髓损伤，但有些学者认为，这可能会改善某些特殊患者相邻节段神经根的功能（图 7.4）。

延迟神经功能受损

脊柱的枪击伤所致的神经功能受损也许是完全性的、不完全性的，抑或是进展性的。虽然外科手术干预对绝大多数的完全性损伤不能改变其最终结果，但是在脊柱枪击伤后的延迟或者进展性的神经功能损害，无论其损伤节段，都是急诊外科手术干预的指征。脊柱枪击伤后的进展性神经功能损害的原因包括子弹的质量效应、骨折块碎片、硬膜外或硬膜下的血肿正在扩大。在脊柱枪击伤后，患者应当接受一系列的神经功能检查，并且医生应高度怀疑任何神经功能恶化的征象。这些恶化的神经功能征象包括在不完全性的

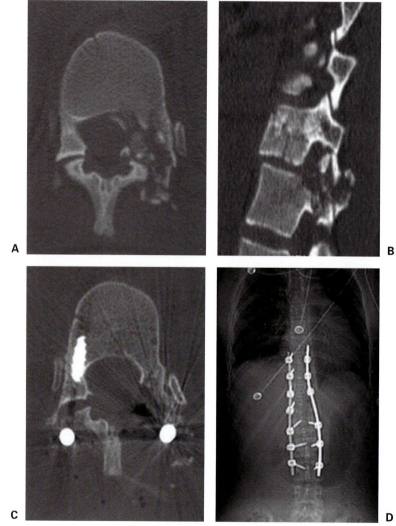

图 7.3 计算机断层扫描（CT）图像显示 T11~T12 水平的枪伤，致关节突关节骨折，碎骨块和椎间盘组织侵入椎管压迫脊髓（A，B）。患者出现不完全脊髓损伤（T10 ASIA B 级）。患者在行广泛的减压、单侧小关节切除和多节段的固定融合后神经功能改善（C，D）

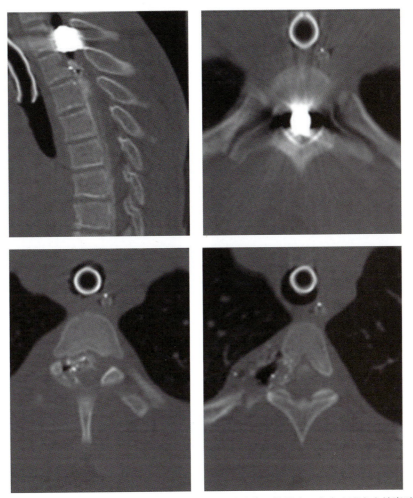

图7.4　计算机断层扫描（CT）图像显示上胸椎枪伤伴有子弹和骨头碎片位于椎管内。患者出现完全性脊髓损伤行保守治疗

损伤中远端的功能恶化或者在完全性的损伤中症状正在加重，因而需要进行紧急的影像学检查以评估压迫存在的病理性可能。由于硬膜下或者硬膜外血肿的扩大所致的持续性脊髓压迫并伴有神经功能损害的加重是急诊外科手术探查和减压的指征。

椎间盘突出在脊柱枪击伤后较为少见，但是却有潜在的导致神经功能明显受损的可能而同样需要早期外科手术干预。子弹进入椎间盘也许会造成椎间盘组织被射入椎管内或者椎间孔，压迫了脊髓或者神经根。治疗建议如同那些急性椎间盘突出和急性神经功能损害的方法，在椎间盘切除之后功能也许会有改善。

延迟的神经功能恶化病例较为少见，有报道在最初的脊柱枪击伤后数月或者数年需要外科手术探查。Kuijlen等报道了1例在腹部枪击伤之后11年子弹碎片迁移至椎管内导致了神经源性跛行

的病例。Conway等描述了1例患者9年前枪击伤后子弹存留在椎间盘中，然后发生了子弹移位而导致了马尾综合征。在这样的病例中，手术椎板减压并取出子弹是有效果的。虽然无数的案例记载了子弹在椎管内发生了位置移动，但是这种迁移所造成的神经功能损害却是非常少见的。因此，对没有症状的患者手术取出子弹不应当考虑是标准的治疗方案。

当存留的子弹浸泡在脑脊液中时，铅会从子弹中渗出而使患者发生延迟的系统铅毒性反应（铅中毒）。诊断是基于贫血和其他造血功能改变的征象，并且需要判断血铅水平。治疗方法包括取出子弹并给予铅螯合剂拮抗。铅水平的显著升高以及骨髓活检发现造血特征的改变被认定是外科手术取出子弹的适应证。虽然子弹存留在椎间盘中所致的铅毒性已有描述和报道，但是很少有

需要从脊柱取出子弹以治疗或防止铅毒性反应。

外科手术固定的作用

总体来说，绝大多数民用枪击伤造成的脊柱骨折都是无须外科手术进行固定的稳定型骨折。源自创伤性钝挫伤的脊柱骨折常常包含明显的加速或减速伤以及分散力，创伤严重时可导致大范围的组织破坏和明显的脊柱不稳定。相比钝挫伤，由于周围软组织 / 支撑结构保留的相对完整，脊柱枪击伤造成的两柱结构破坏很少引发脊柱的不稳定。低能量平民枪伤的通道相对较窄，其子弹动能迅速消散，弹道外的支撑结构完好无损。这种狭窄的组织破坏路径不会出现 Denis 分型中多柱破坏的不稳定骨折，使得当前基于脊柱不稳定的骨折分型（例如，TLICS）在区分稳定与不稳定骨折时作用有限。当前的证据表明脊柱枪击伤造成的绝大多数的脊柱骨折都是稳定的，与骨性结构破坏的数量并无太大关系。而实际上，在脊柱枪击伤之后脊柱不稳定最常见的原因则是在广泛的手术减压后的医源性不稳定。

Kupcha 等报道了 28 例患者在脊柱枪击伤后接受非手术治疗没有发生脊柱的不稳定。仅有 1 例患者在椎板减压后后期不稳定。Bumpass 等报道了 11 例 Denis 分型均为 3 柱损伤患者的研究。他们发现，尽管 3 柱受到损伤但仅有 2 例患者需要外科手术治疗（1 例因为感染），而绝大多数的患者无须外科干预，保守治疗有效。

虽然现阶段还没有任何指南可以清楚地预测脊柱枪击伤后脊柱骨折的远期稳定性，但是多数临床医生认为如果稳定性可疑，应对清醒的、可以配合的、神经功能完好的患者行脊柱过伸 / 过屈位片检查，这可以发现是否存在相邻脊柱节段的病理活动。多数临床医生都同意，累及前柱和后柱的粉碎性骨折患者，特别是合并异常局灶成角或者半脱位时，应高度怀疑脊柱的不稳定，数周或者数月的成角进行性加重也同样考虑不稳定。对于神经功能不完全损伤的患者，脊柱外科医生可能会选择治疗潜在的不稳定骨折，如不进行手术固定，

神经功能可能会恶化。对于神经功能完全损伤的患者，手术目的是提供充分的脊柱稳定性以允许患者能够接受艰苦的康复训练。对于神经功能完全性损害的患者，手术的目的是为了提供充分的脊柱稳定性以允许患者即将接受艰苦的康复训练。

手术的方法主要依据骨折的特殊构型而选择内固定。枪击伤的不稳定性骨折主要累及的是椎体，可通过椎体次全切和固定治疗。而那些主要侵犯后方结构的骨折，治疗则用后方的多节段支撑、减压或者不减压的方法。在偶尔情况下，对于严重的粉碎性骨折应选用 360° 固定。对于接受脊柱减压操作的患者，大范围的椎板减压和去除关节突关节以及后方的结构会使脊柱不稳定。在这些广泛减压的病例中，应考虑内固定支撑和融合的治疗方案（图 7.5）。

外固定支具

民用枪的脊柱枪击伤很少造成明显的脊柱不稳定而需要内固定器械支撑和融合。绝大多数的损伤处理方法可用外固定支具治疗或者根本无须佩戴支具。对于颈椎的损伤，制动的方式要根据骨性韧带结构破坏的程度而定。颈椎损伤没有骨性结构破坏的无须制动。在椎体前方有骨折或者损伤累及后方结构的，应建议使用坚固的颈托。那些前方和后方结构均累及的患者，也建议佩戴颈托或者围领。对于胸椎 / 腰椎损伤的患者，制动的方法也同样是依据骨性结构和韧带结构破坏的程度而定的。对于孤立性前方或者后方骨结构破坏的患者无须制动。实际上，假如前方和后方的骨韧带结构都被破坏，则患者起床以后应佩戴 TLSO 支具保护。在制动 6~8 周之后，病患区域进行传统的过屈和过伸位检查以评估其愈合程度。

脑脊液瘘

脊柱枪击伤也许会导致硬脊膜撕裂并发生脑脊液的流出。早期的鉴别与常规的伤口的管理都是极为关键的，持续的脑脊液流出会产生脑膜炎

或者皮肤的脑脊液瘘形成。一旦脑脊液瘘形成，由于从伤口的进口和出口处引流出清亮的液体而非常容易进行诊断。对于隐匿性的脑脊液漏，将收集到的液体样本进行 β-2 转铁蛋白的测定来明确诊断。在出现大量脑脊液漏出的时候，患者也许会发生颅内压减低的症状包括精神状态的改变以及第Ⅵ颅神经的麻痹。

一旦脑脊液漏诊断明确，一线的治疗方案是腰池引流。将脑脊液引流控制为 10~15mL/h，维持 5~7 天，以减少跨硬膜缺损部位的压力令其愈合。在腰椎引流之后仍出现持续性的脑脊液漏，是手术探查和硬膜修补的指征。在切开修补之后，仍可在术后进行腰椎引流以促进硬膜破损的修复和愈合。

在脊柱枪击伤后脑脊液漏的发生率尚不清楚。较少的临床数据表明其发生率相对较低，并且很少需要外科手术的干预，大部分都可以有效地用腰椎引流的方法处理治疗。Robertosn 等报道回顾了 33 例合并马尾贯穿伤的患者，2 例出现脑脊液瘘和 1 例的假性脑脊膜膨出。值得注意的是，这些并发症仅仅发生在手术干预的病例中。同样，Stauffer 等在手术治疗枪伤组中记录到了 6% 的脑脊液瘘发生率，但是在保守治疗患者组中没有见到这样的发生率。

经结肠的脊柱枪击伤的外科清创

在过去，由于考虑到晚期感染和（或）产生骨

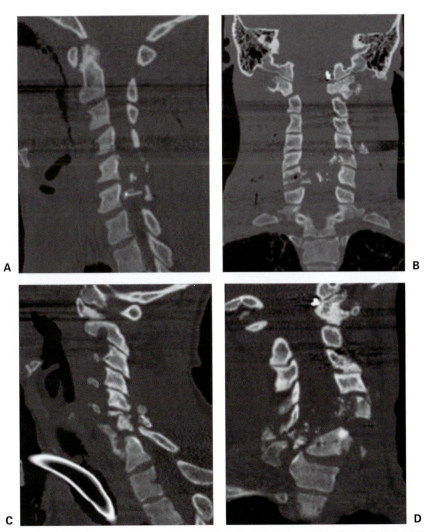

图 7.5　计算机断层扫描（CT）图像显示颈椎枪伤，伴有单侧小关节破坏和前 / 后骨韧带复合体结构受累（A，B）。随访影像（C，D）显示进行性半脱位（C）和新的冠状面畸形（D）

髓炎的可能，对于经结肠的脊柱枪击伤患者是支持外科手术清创的。但是，最近的更多证据表明这些损伤可有效地通过使用足够疗程的广谱抗炎药进行非手术治疗，即便是存留的子弹碎片进到椎管中。Roffi 等回顾分析了 42 例脊柱枪击伤子弹穿过胃、小肠，或者结肠的患者。这些患者接受了 2 周的广谱抗炎药治疗后仅仅有 3 例发生了感染，没有发生 1 例骨髓炎。Kihtir 等和 Lin 等的研究结果提供了进一步的证据证实这些损伤可通过足够疗程的抗炎药物有效地治疗而不需要外科手术清创。

预防性抗菌药物

对于所有的脊柱枪击伤患者都应当考虑给予破伤风。如果对最近的免疫接种不存在任何的问题，破伤风应当在对患者做最初评估时候的急诊室内给予。对于脊柱枪击伤患者应使用广谱抗炎药。抗炎药的使用方案应当包括选择的药物必须能覆盖革兰阳性菌、革兰阴性菌以及厌氧菌。对没有发生肠道穿孔的枪击伤患者，建议给予 48~72h 的抗炎药物治疗。对于经结肠的枪击伤患者，1~2 周疗程的广谱抗炎药的治疗可有效地减少晚期感染的发生率以及骨髓炎的发生。

激素治疗

对脊柱枪击伤患者使用激素的研究表明，急诊输注激素并不能改善患者的神经功能，反而会增加并发症的发生率。因此，在枪击伤之后的脊髓损伤治疗中使用皮质类固醇激素没有任何用处。Levy 等报道了他们回顾性分析的 252 例包含了脊柱枪击伤后的完全性和不完全性脊髓损伤的患者。在他们的研究中，根据 NASCIS-Ⅱ 的方案给予甲强龙治疗并没有对神经功能的恢复表现出任何的益处。在一项相似的研究中，Heary 等证实，相比较那些没有接受激素治疗的患者，使用甲强龙和地塞米松治疗都不能明显促进完全性或不完全性损伤患者的神经功能恢复。实际上，他们确实发现在使用激素治疗的患者中并发症发生率更高。

晚期并发症

神经性疼痛综合征是脊柱枪击伤脊髓损伤患者最为常见的长期的后遗症状。各种研究报道脊髓损伤后的神经性疼痛的发生率为 30%~90%。特别是脊髓圆锥和马尾的损伤常合并有更高的神经性疼痛发生率。神经性疼痛是由背角神经元的自发放电介导的，并且对多数的口服镇痛药都没有反应。一线治疗方案包括口服神经安定类药物，例如阿米替林或者加巴喷丁等。对于那些治疗后没有效果的疼痛，除了采用非破坏性的神经调节术（例如，脊髓刺激），还可以考虑神经核毁损术，例如，神经根切断术等。

结论

随着横跨美国城市地区的黑帮及毒品相关的暴力事件持续增长，脊柱枪击伤现已成为在大都市中脊髓损伤的第二大最为常见的病因。受害者常年轻化，而且损伤常常导致截瘫或者四肢瘫。这些对患者、医务工作者以及社会都造成了非常沉重的医疗和经济负担。总的来说，外科手术在处理脊柱枪击伤中所扮演的角色非常有限。对脊柱枪击伤的病理生理学、紧急情况处理、诊断性评估以及各种手术和非手术治疗方法的全面理解是成功治疗该病最为重要的。

参考文献

[1] Bono CM, Heary RF. Gunshot wounds to the spine. Spine J 2004;4:230–240.
[2] Bumpass DB, Buchowski JM, Park A, et al. An update on civilian spinal gunshot wounds: treatment, neurological recovery, and complications. Spine (Phila Pa 1976) 2015;40(7):450–461.
[3] Heary RF, Vaccaro AR, Mesa JJ, et al. Steroids and gunshot wounds to the spine. Neurosurgery 1997;41:576–583; discussion 583–584.
[4] Kupcha PC, An HS, Cotler JM. Gunshot wounds to the cervical spine. Spine (Phila Pa 1976) 1990;15(10):1058–1063.
[5] Levy ML, Gans W, Wijesinghe HS, et al. Use of methylprednisolone as an adjunct in the management of patients with penetrating spinal cord injury: outcome analysis. Neurosurgery 1996;39(6):1141–1148; discussion 1148–1149.
[6] Roffi RP, Waters RL, Adkins RH. Gunshot wounds to the spine associated with a perforated viscus. Spine (Phila Pa 1976) 1989;14(8):808–811.
[7] Waters RL, Adkins RH. The effects of removal of bullet fragments retained in the spinal canal. A collaborative study by the National Spinal Cord Injury Model Systems. Spine (Phila Pa 1976) 1991;16:934–939.

第八章　颈椎损伤和运动

Marc A. Agulnick
Camden B. Burns
Robert G. Watkins, IV
Mark G. Grossman

在运动损伤中，颈椎损伤值得重视。大多数颈椎急性损伤都与参加诸如足球、摔跤、橄榄球和曲棍球等对抗性运动有关。如胸廓出口综合征、疲劳性血栓形成、腋动脉闭塞和周围神经损伤等疾病虽然并不常见，但其临床表现与颈椎疾病类似，应注意鉴别诊断。

臂丛神经及神经根损伤

解剖及损伤机制

臂丛由 C5~T1 神经根组成，并分为根、干、股、束和分支（图 8.1）。常见的损伤机制是神经受到挤压和牵拉。臂丛牵拉伤发生于暴力作用下头颈部的侧屈偏移。臂丛损伤的具体部位通常取决于损伤时上肢所处的位置。如果上肢处于内收位置，则上方神经根将遭受较大的牵拉力。而如果上肢处于外展位置，则下方神经根将更易于损伤。

神经挤压伤通常是直接外伤暴力造成的（如头颈部向损伤侧的强力屈曲），或外力对臂丛区域持续性压迫，如锁骨上窝的压迫。臂丛神经的损伤常常伴有锁骨骨折的发生。在对抗运动中，颈椎经常遭受过伸位下的轴向位撞击，从而导致颈椎间孔部位的神经根受压和损伤。

诊断

急性臂丛损伤在临床工作中很常见。专科检查应包括四肢的运动、感觉及反射检查。此外，还需进行全面的血管检查。全面的肩关节查体可以排除引起相同临床表现的肩关节固有疾病。

通过颈椎、肩关节及胸部的 X 线检查可排除横突、锁骨和肋骨的骨折。一侧膈肌升高也可能与颈神经根损伤有关（如膈神经的 C3~C5 神经根）。计算机断层扫描（CT）可用于评估神经根水平的损伤，而磁共振成像（MRI）在臂丛损伤的诊断中更有价值。电生理诊断研究也有助于诊断。在鉴别诊断中，其他的诊断也需要考虑，如：

- "死臂"综合征（由肩关节前向不稳定引起）。
- 颈椎隐匿性骨折或发育异常。
- 颈椎间盘突出。
- 一过性四肢麻痹。
- 急性臂丛神经病（Parsonage–Turner 综合征）。

诱发试验

由颈部活动或轴向压迫所诱发的疼痛可提示颈椎骨折。Spurling 试验可复制因颈椎间盘突出或颈椎间孔狭窄相关的放射性痛（图 8.2）。肩胛骨的检查应该包括上肢伸直上举和推墙动作，以鉴别是否存在由于前锯肌麻痹引起的内侧翼状肩（C5~C7 神经根、胸长神经）。而斜方肌、肩胛提肌和菱形肌功能障碍（C5 神经根、肩胛背神经）则可引起外侧翼状肩。

如果可以排除颈椎不稳，就可以进行臂丛神经牵拉试验，即保持运动员头部与肩部分离（图8.3）。臂丛神经牵拉试验就是通过牵拉臂丛损伤的上干或下干而再次诱发症状。在锁骨上窝的 Tinel 叩击试验可产生向远端放射的电击样的症状或疼痛。

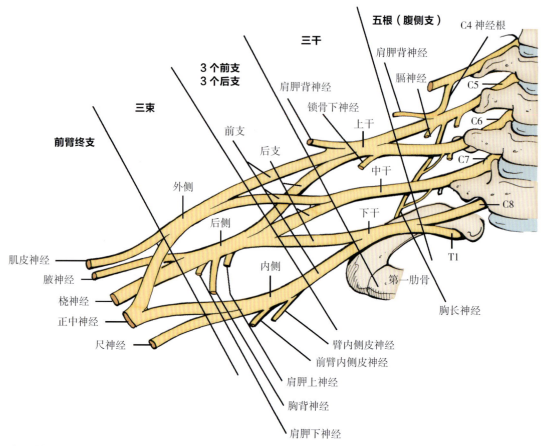

图8.1 臂丛的解剖结构决定神经损伤发生部位并影响预后

治疗

对运动员的颈神经根和臂丛损伤的治疗常需借用一系列神经检查进行观察。对于在运动损伤中出现由于骨折的碎片或血管损伤诱发的血肿对神经产生直接压迫，致使神经出现进行性损伤的情况时，则需进行手术治疗。这些情况将会在其他章节进行讨论。

Burner/Stinger

Burner（也称为Stinger）是一种特殊类型的颈神经根/臂丛神经损伤，常在运动过程中发生。当运动员的头部与其他运动员、墙壁或者垫子相撞后出现短暂臂丛神经麻痹，表现为上肢的疼痛、刺痛和灼烧痛，Burner征或Stringer征因此而被命名。

流行病学

据报道，在参与接触或碰撞运动的运动员中，

有多达50%的运动员存在Stringer征。出现这种情况的运动员会感觉突发的从颈部放射至肩、上臂、前臂和手部的疼痛、烧灼感甚至刺痛感。上述症状并不遵从感觉神经支配的皮区分布模式。而且通常会出现冈上肌、冈下肌、三角肌和二头肌的肌力减弱。症状通常很快就会消退（10~15min），但在某些情况下可能会持续很长一段时间。

发病机制

正如在前一节所述的，Burner征可因臂丛神经的牵拉伤或椎间孔处神经根的挤压而产生。之前也报道过锁骨上窝损伤可导致臂丛神经的直接损伤。颈神经牵引伤可发生于运动员的拦截过程中。这种情况会导致头部突然侧向偏离患侧，伴有同侧肩部受压（图8.4）。这种损伤多见于高中运动员，可能是因为不发达的颈部肌肉组织不能提供足够支撑。

颈神经根受压多发生于颈椎间孔位置。在颈

椎背伸、轴向挤压和向症状侧旋转的活动中，椎间孔可出现动态性狭窄。这种损伤在大学生或职业运动员中更常见。与牵拉伤患者相比，这类患者多表现为颈部疼痛和运动范围减小。对锁骨上窝的 Erb 点（位于胸锁乳突肌的后方、锁骨上方 2~3cm）的直接损伤可导致臂丛上干支配区受损，表现为该区域的烧灼痛。Spurling 试验可用于评估挤压型神经损伤，而臂丛神经牵拉试验可再次诱发牵拉型神经损伤的症状。

有报道认为颈椎管和颈椎间孔狭窄是 Burner 征复发的危险因素。这种相关性理论上被认为是挤压型和伸展型损伤，而非牵拉型损伤机制。Burner 征或 Stringer 征的运动员再次出现症状的概率将明显增加。因此，有复发性 Burner 征病史、患有椎间盘退行性疾病或先天性颈椎管狭窄的运动员，应考虑避免参加对抗运动。

临床医生必须明确上述症状是来自颈脊髓还是神经根病变。运动场上着两种疾病经常需要辨别。根据定义，Burner 征患者表现为单侧上肢的症状。出现双侧上肢或任一下肢症状的运动员更有可能患有脊髓损伤，如短暂性神经麻痹。颈部出现局限性压痛或活动时疼痛加剧应高度怀疑颈椎骨折或韧带损伤。在这种情况下，颈椎应借用

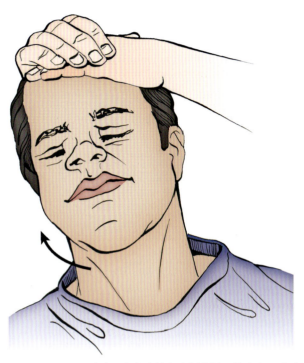

图 8.2 Spurling 试验：患者头转向患侧上肢，检查者双手对头顶施加压力。压力传导至颈椎，当出现患侧上肢的放射痛则为阳性。应当注意，这是一项非特异性检查，应综合考虑患者的病史及物理检查

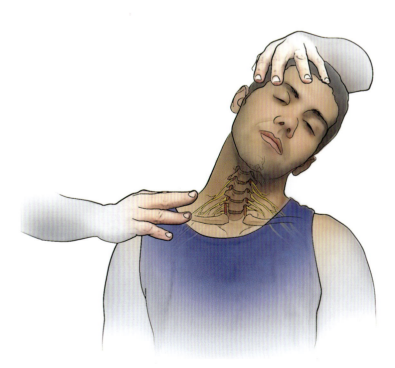

图 8.3 排除颈椎不稳后，臂丛牵拉试验可用于诊断臂丛损伤

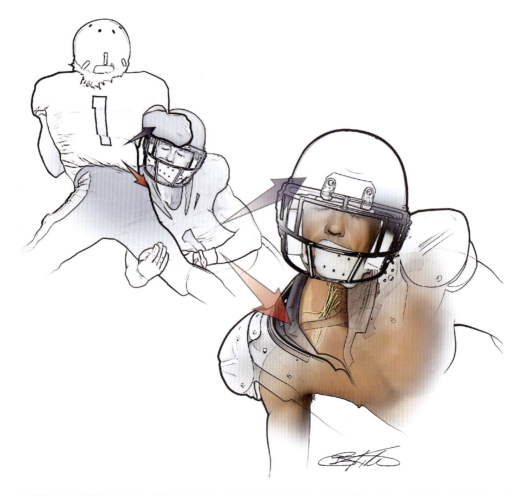

图8.4   Burner征往往是由于突然的暴力造成患者头部侧向偏离患侧的同时伴有患侧肩膀向反方向偏移所造成的神经牵拉型损伤

颈托或背板进行制动，并尽快将患者送至医院做影像学检查。

Burner/Stinger征通常是一种自限性症状，不会造成永久性后遗症。尽管该症预后良好，但是也应该限制患有该损伤运动员的活动以防止后期出现严重的问题。运动员必须符合特定的标准才能重新参加比赛（表8.1）。

如果症状3周仍不恢复，患者则需要进行肌电图检查。肌电图检查可以明确定位受损的神经根和损伤程度，但肌电图的结果可能滞后于运动员的恢复情况。运动员如果出现上肢无力并且肌电图显示纤颤电位，将不能参加比赛，应该休息直到患肢症状改善。在此期间，运动员可以进行物理治疗，比如开始进行斜方肌强化训练项目。理论上，强化颈部肌肉系统可以增加颈椎缓冲外界冲击的能力。

患有Burner征的运动员可以应用一些特殊的设备以防止损伤。常用的设备主要有加厚的肩关节衬垫、颈椎枕、支具和牛仔围领（图8.5）。这些设备必须非常合体并且辅以合适的肩关节衬垫以使其发挥作用。对运动者进行专业的运动技术培训非常重要，学习橄榄球的年轻运动员应该学会专业的防守、拦截技巧以避免被撞伤。

表8.1   患Burner征后恢复比赛标准

1. 感觉异常消失

2. 活动无受限、无疼痛

3. 椎间孔挤压试验（－）、臂丛牵拉试验（－）

4. 轴向叩击试验（－）、压颈试验（－）

5. 肌力正常

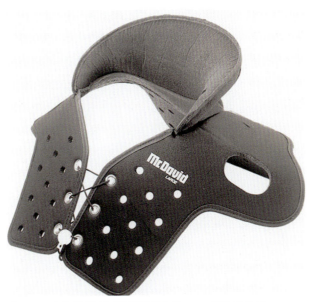

图 8.5　牛仔围领可以被用于患有 Burner 征的运动员

颈椎损伤：回顾

流行病学

在运动造成的脊柱损伤中，颈椎损伤占了很大比例。颈椎损伤轻者包括颈椎扭伤，严重者包括灾难性的脊髓完全损伤。10%~15% 的橄榄球运动员都曾有过颈椎损伤史。脊髓损伤在高校的发生率大约为 1/100 000，其中大部分为不完全损伤，保留了一定程度的神经功能。

发病机制

颈椎的损伤可能是由于过度屈伸、旋转、轴向压力和剪切力造成的。Torg 等发表在 *the National Football Head and Neck Injury Registry* 的数据显示：头部和颈椎轻度屈曲体位下受到的轴向外力造成损伤是颈椎损伤最常见的发病机制。这种轻度屈曲的体位抵消了颈椎的生理性前凸，从而使轴向负荷在没有缓冲的情况下直接传递到颈椎。在这种损伤机制下，已患有颈椎管狭窄的患者更加容易发生脊髓损伤，所以，运动员即使在没有骨和韧带损伤的情况下也可能出现脊髓损伤。Penning 描述过这样一种现象：在颈椎过伸位时，颈髓可以被上位椎体的后下缘与下位椎体椎板的前上缘卡压，同时后纵韧带和黄韧带也可以造成中央椎

管狭窄。即使在创伤能量不足以造成韧带损伤、椎体骨折的情况下，也会出现脊髓的瞬间压迫和损伤。没有不稳定因素的颈椎损伤也可发生颈髓损伤。一部分运动员会经历颈髓损伤的多个症状阶段。

橄榄球、摔跤等对抗性运动是造成颈椎损伤的高危运动。在颈椎损伤的橄榄球运动员中，大部分的损伤机制为过屈型损伤，之前也有报道过其他损伤机制，如过伸型损伤、旋转型损伤、侧屈型损伤。体操运动员在动作失误跌落时也可能造成颈椎损伤。摔跤手的常规姿势为颈椎过屈位，但是旋转和水平的剪切力在这种姿势下会导致颈椎间盘、椎间小关节、颈椎韧带承受巨大的应力。颈髓损伤也可发生在非对抗性运动中，比如潜水和冲浪，通常是因为运动员的头部撞击到海底或者浪墙上而造成颈椎过屈型损伤。

预后：颈椎损伤后比赛

2014 年，Schroeder 等学者研究了 2003—2011 年美国橄榄球联盟运动员的医疗评估情况。研究将其中患有颈椎疾病运动员的职业相关数据和对照组进行配对比较。研究显示已经患有颈椎疾病的运动员参与调查的积极性不高。参与调查的已经患有颈椎疾病的运动员与对照组相比，其职业生涯明显较短，但在比赛的表现上并没有差别。研究中很少部分运动员的颈椎 MRI 显示颈椎管狭窄或者有颈椎手术史，该组与对照组相比在职业生涯长度和比赛表现方面没有明显差异。研究中的运动员没有严重的神经性损伤。

特异性损伤

颈椎扭伤和拉伤

颈部疼痛，即所谓的僵硬颈，是运动员中尤其是橄榄球运动员最常主诉的病痛。患者有可能遭受肌肉肌腱的扭伤或椎旁肌肉的拉伤：患者不是扭伤肌腱就是拉伤肌肉。典型的表现是颈部特定位置的疼痛而没有上肢放射性疼痛。运动员减少颈椎的活动度以减少疼痛。疼痛有时固定在颈椎

某一个节段。这种损伤并没有发生神经功能障碍。

在激烈的对抗性运动后出现急性颈部疼痛的运动员需要戴上颈椎围领保护，以便进行下一步的检查和治疗。CT用来评估创伤性损伤，MRI主要用来评估韧带、软组织的损伤。如果患者出现慢性、持续性的症状和上肢放射痛，建议行MRI检查明确神经的压迫性损伤。

颈椎扭伤和拉伤的治疗主要根据其严重程度及病因情况来决定。总之，颈椎围领与止痛药物的治疗应该持续应用到疼痛和痉挛缓解。颈椎围领去掉后，可以开始颈椎活动度的锻炼。运动员在达到颈椎最大限度活动度并且没有疼痛的情况下才能重新参加比赛。对于颈椎不稳定的患者，有必要进行外科手术重建颈椎的稳定性以预防神经损伤。

颈椎管狭窄

颈椎管狭窄的运动员更容易发生颈髓损伤。上面已经解释了在运动员中的两种类型的颈椎管狭窄：发育性颈椎管狭窄和继发性颈椎管狭窄。

■ 发育性颈椎管狭窄：同时也称为先天性颈椎管狭窄，在患者出生时已经存在，主要特点是因为椎弓根比较短小而造成的椎管异常性狭窄，有时也被称为漏斗形椎管。

■ 继发性颈椎管狭窄：主要是因为长期比赛中反复碰撞引起的骨质反应性增生和韧带肥厚而引起的椎管狭窄。另外也包括椎间盘突出和骨化等因素。

确定颈椎管狭窄的诊断和量化方法很有必要。矢状位颈椎管直径是在标准的颈椎侧位X线平片上椎体后缘到椎板间关节连线的最近距离。Wolf等建立了正常人群的颈椎管直径数据。C1、C2和C3~C7的椎管直径分别是22mm、20mm和17mm。颈椎管矢状径＞15mm被认为是正常大小椎管，矢状径＜13mm被定义为颈椎管狭窄。在颈椎侧位片上评估颈椎管的矢状径的准确性受到了影像放大、成像技术和测量差异等误差的限制。

Torg等考虑到椎体尺寸的大小不一，提出了椎管直径和椎体直径比值这一概念，比值＜0.8被定义为颈椎管狭窄（图8.6）。Herzog等对Torg比值的可靠性产生了质疑，他们发现该比值有较高的灵敏性，但是对于临床上发现颈椎管狭窄症的参考价值不大。研究显示没有临床症状的专业橄榄球运动员中只有33%~49%的Torg比值在正常范围内。之所以有很大部分运动员的Torg比值异常低，是因为他们的椎体尺寸比较大，并且他们的颈椎管的绝对尺寸能够很好地适应脊髓所需要的充足空间。上述运动员的MRI评估显示他们的椎管空间能够很好适应脊髓，并没有真正的狭窄。另外，运动员中永久性四肢瘫痪的发生和Torg比值没有必然关系。该比值不是一个决定运动员能否参加对抗性运动的指标，也不应该把它作为诊断运动员颈椎管狭窄的唯一标准。

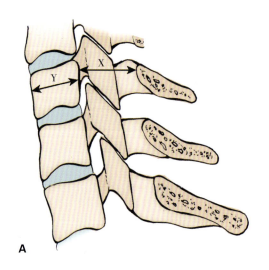
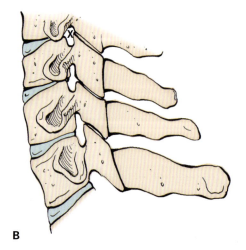

图8.6 Torg比值的计算方法是椎管直径（X）除以椎体的直径（Y）

目前，应用 MRI 或者 CT 脊髓造影来评估功能性椎管狭窄是一种新的标准。功能性颈椎管狭窄定义为颈髓周围的脑脊液缓冲带消失。很多运动员队医应用这种评估方法来决定运动员能否重返比赛，同时决定着是否进行治疗和锻炼方案的更换。

直冲撞击是指在颈部处于屈曲位时撞击头顶的受伤机制。在这种姿势下，生理性颈椎前凸消失使颈椎更加容易受伤。这种受伤机制已经在橄榄球、潜水和曲棍球运动中描述过。"撞击阻截者型颈椎"是发育性椎管狭窄、继发性椎管狭窄相结合伴有生理前凸消失的颈椎病类型，并且有明确颈椎直冲撞伤史，这是恢复比赛的禁忌证。诊断标准包括：

- 继发性颈椎椎管狭窄。
- 颈椎侧位片上发现颈椎生理前凸消失或出现颈椎后凸。
- 颈椎 X 线片上的颈椎外伤后的影像学改变。
- 在运动中应用过拦截摔人战术的既往史。

颈椎椎间盘突出

对抗运动中的急性椎间盘突出症是罕见的。头顶撞击或其他运动出现的头部轴向负荷可以使椎间盘压力增加。如果压力够大，脊髓压缩可以表现为暂时性或永久性四肢瘫痪。患者可能会出现急性四肢瘫痪、丧失疼痛和温度感觉。患者也可能伴有脊髓前索综合征。急性根性症状可以单独发生，MRI 是研究椎间盘突出的很好的选择。

值得关注的是，无症状橄榄球运动员的颈椎影像学评估可以显示椎间盘存在不同的病变。在一项研究中，7% 的新生大学生橄榄球运动员的椎间盘间隙异常狭窄，因为早期的退行性变化是由多年的重复性负荷造成的。椎间盘关节和椎间盘间隙的退变可能导致椎间孔（所谓的严重椎间盘突出）和中央椎管的狭窄。

手术适用于保守治疗无效的椎间盘突出和（或）椎间孔狭窄的运动员。手术的必要性和紧迫性取决于神经功能损伤程度、运动及不运动时的疼痛程度、病理程度、功能障碍程度、赛季进行时间、运动生涯状况、手术的风险和效果等诸多

因素。神经功能障碍可以表现为对运动员的场上表现及职业生涯、日常生活的影响，以及对时间和非手术护理的反应。一般来说，如果神经功能障碍每周都在改善，那么可能就不需要手术。

椎间盘突出和（或）椎间孔狭窄的手术干预可以包括融合、人工椎间盘置换和后路椎间孔成形 / 椎间盘切除术。颈椎融合术是最常见的手术方式。它通过最小的神经骚扰来减压神经撑开椎间孔，阻止融合节段的运动，并消除融合节段的症状复发。运动员颈椎融合的缺点包括骨骼愈合所需的时间较长和邻近节段的病变，可能导致长期颈部疼痛或邻近节段神经根压迫。后路椎间孔成形 / 椎间盘切除术不需融合，但有症状不能完全缓解及复发的风险。如果运动员有功能性神经功能障碍，并且其邻近节段正常，则融合是最好的手术方式，并且风险较低（图 8.7）。如果运动员多节段脊椎都有病变，那么融合的风险增加，因此后路椎间孔成形 / 椎间盘切除术可能是更理想的治疗方法（图 8.8）。目前，对于在头部对抗运动中的人工椎间盘置换术的稳定性尚未达成共识。

颈椎手术后能否返回赛场取决于术后的愈合速度、神经恢复程度和康复训练。因椎间孔狭窄进行后路椎间孔成形术最易恢复，颈部肌肉和小关节囊可在 6 周内痊愈。融合手术通常需要 3~6 个月才能痊愈。手术愈合后不等于可以马上重新回到赛场。运动员在返回赛场之前必须完成一个计划周密的康复和体育运动计划。当术后疼痛消退（通常 4~6 周）时，运动员开始物理治疗和康复训练。在进行平衡和协调练习之前，必须确保运动员脊柱稳定性。如果运动员一直没有症状，可以逐渐引入运动专项练习。

暂时性四肢瘫痪

在对抗运动参与者中，伴有一过性四肢麻痹的脊髓神经功能障碍并不少见。典型特征包括：

- 双侧灼烧痛。
- 刺痛。
- 上肢或下肢感觉丧失。
- 不同程度的运动无力。

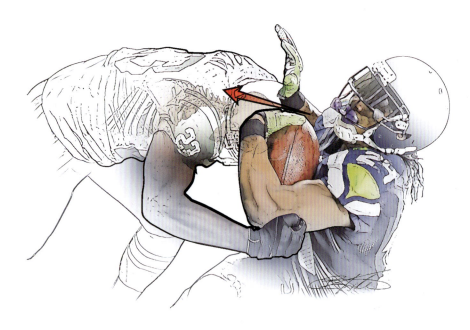

图 8.7　在头部或头盔的顶部遭受攻击时，轴向负荷传递到颈椎后，拦截摔人动作可能导致严重的神经损伤

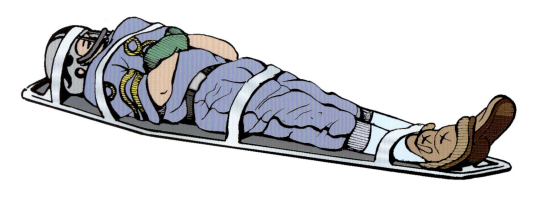

图 8.8　怀疑颈椎损伤的运动员在搬动时应十分小心。最好是使用环带将头盔和身体固定在硬板上

　　颈椎过伸或过屈遭受的轴向暴力被认为是颈椎损伤的机制。理论上钳夹损伤造成的颈椎压迫是短暂性症状的损伤机制。根据对脊髓的损伤程度，运动功能障碍可以分为从轻微无力到完全瘫痪。从定义上来说这些症状是短暂的，通常可以在 15min 内完全缓解，但也有可能持续 1~2 天。颈椎影像学表现为无骨折或脱位，可能伴有如先天性狭窄、颈椎病、Klippel-Feil 综合征以及椎间盘疾病等。

　　患者可能会遇到 Maroon 最初描述的"烧手"综合征，这是中央脊髓综合征的变异性表现。它的特点是异常灼烧感，主要发生在手套样区域。症状通常持续不到 24h。有文献报道称这种综合征会在运动员颈椎骨折后，但无影像学异常的情况下出现。长期的颈椎管狭窄可能是一个诱发因素。已经有文献报道会出现可逆的 MRI 脊髓信号异常。

　　发生一过性四肢瘫痪的运动员能否再次回到赛场，需要考虑几个因素。最重要的因素是神经功能障碍的严重程度。其他因素包括所涉及的运动节段的数量、受影响肢体数量以及恢复时间。受伤越严重，造成永久性损伤的风险越大。

　　无并发症的短暂性颈髓损伤尚未发现与永久性神经损伤相关。然而，多发事件的发生与永久性神经损伤风险的增加有关。研究表明，返回赛场的运动员中有 56% 经历了短暂性四肢瘫痪的反复发作。这与其他运动相比，重新进行橄榄球的运动员的发生人数更多。因此，即使在症状几分钟内完全缓解，也应禁止运动员继续参加这项运动。应详细记录症状发生之前和之后的所有事件，同时应该进行完整的现场体检。即使症状是暂时的，也应该及时进行影像学检查。除非可以确诊，医生应始终考虑到患者骨折的可能，否则，特别是如果患者主诉颈部僵硬或疼痛，头压迫试验引起疼痛，或出现运动障碍，这时应该使用颈椎矫形固定器。

脊髓损伤

　　与运动有关的脊髓损伤可以是永久性的。虽然在无骨折脱位情况下也会出现永久性神经功能障碍，但其在骨折和脱位的患者中更常见。骨折脱位可能导致完全或不完全的脊髓损伤。由于C3和C7之间的椎管直径狭窄，大多数损伤发生下位颈椎，但上位颈椎损伤也不能排除。冲撞拦截动作（上述）被认为是橄榄球运动员颈部脊髓损伤的常见机制。其发生机制是头盔刚接触的一瞬间造成对颈椎的轴向负荷过大（图8.7）。20世纪70年代，冲撞拦截动作在业余比赛中禁止使用。结果四肢瘫痪的运动员数量在高中和大学级别的比赛中显著下降。最近，大学橄榄球比赛中开始出现"针对性"规则，惩罚那些有意或无意运用对手头盔进行拦截的行为。未来的研究将表明这一规则是否对大学橄榄球运动员脊柱和脊髓损伤有影响。

先天性畸形

　　先天畸形虽然不是损伤，但是改变了脊柱的力学和负荷承载特性，使运动员易于受到颈椎损伤。先天性畸形可能由于结构形成或分化失败造成的。

　　Klippel-Feil综合征是涉及一个或多个运动节段的分化失败的结果。Torg和Glasgow将Klippel-Feil综合征分为两种类型。Ⅰ型为长节段的先天性融合（超过两个节段），而Ⅱ型有一个或两个融合节段。随着融合节段的数量的增加，颈椎消散负荷的能力降低。更多的力量集中在未融合的

运动节段，增加了对抗运动造成这些节段损伤的概率。

　　结构形成的失败可以表现为齿状突发育不全或齿状突融合（齿状突融合至C2椎体）。这些情况可能导致寰枢椎不稳定，使参加对抗运动的运动员有极大的脊髓损伤风险。在某些情况下，运动员可能先天寰枕关节缺失，他们容易受到枕骨大孔后缘对脊髓后柱的压迫，所以应禁止此类人参加对抗运动。

　　闭合性脊柱裂是另一种先天性畸形，通常为偶然发现，无症状。它不妨碍参与体育运动。

不稳定颈椎骨折和脱位

　　在对1977—1989年橄榄球运动员的分析中，约有33%的严重脊髓损伤病例是继发于骨折脱位，22%的病例继发于前柱压缩（爆裂）骨折。在大多数情况下，颈椎在遭受撞击时是直的，这减轻了它的负荷消散能力。随着负荷的增加，脊柱无法屈曲，导致椎体发生骨折，半脱位或小关节脱位。Maiman等发现与正常的脊柱前凸姿势相比，脊柱变直的时候其轴向负荷较小。研究发现将外力施加到颅骨的顶点时脊柱承受最大负荷。该负荷随着外力作用点在头骨上向前移动而下降。

　　虽然脊柱轴向负荷与屈曲导致大多数颈椎骨折脱位，但其发生也有其他的机制。有研究表明单独或共同作用的旋转力、延展力和剪切力也可发生在颈椎各种骨折方式中，这些骨折方式和由此造成的神经损伤与运动员外在的受伤情况并不相同。随着前面所述的规则变化，通过合适的教育引导来改善设备和技术，这已经使参加对抗运动的运动员，尤其是橄榄球运动员的头部、颈椎和脊髓损伤显著减少。

可疑颈椎损伤的现场处理

　　可疑不稳定型颈椎损伤或无脊髓损伤的运动员初步现场处理包括以下措施：

- 将运动员从场上换下。

- 立即固定颈椎。
- 进行神经功能评估。
- 确保正确处理无意识的运动员呼吸道。
- 对于携带头盔的运动员，只能取下面罩（以使支持气道进入）。

头盔应该留在原地。新型面罩可以拧下或使用切割塑料环取下。旧型面罩可能需要用螺丝刀取下。一般来说，颈带、头盔和肩垫可先不处理，抵达医院后由专业团队处理。怀疑脊髓损伤或精神状态改变的运动员应立即送往医院作进一步评估。应该将这些患者固定在脊椎板上，通过头盔、胸部、躯干、骨盆和下肢的环绕包扎是将运动员固定在板上的最有效的方法（图 8.8）。所有移动和转移都应遵守严格的注意事项。

重返赛场决定评估

患有急性颈椎病的患者不能恢复比赛，直到全方位的运动疼痛感小时和颈部力量完全恢复。如果颈椎过伸过屈 X 线片是正常的，运动员可能能够重新上场。由于这些患者的再次受伤概率较高，所以症状完全缓解是至关重要的。

急性颈椎间盘突出症可能产生严重的神经后遗症，对于是否能返回赛场很难做出决定。有神经根性症状的运动员在症状缓解之后可以返回赛场。如果椎间盘突出压迫脊髓产生临床症状，我们可以选择前路椎间盘切除融合术。如果治疗后症状缓解，影像学显示融合成功，运动时无疼痛，就可以返回赛场。虽然一两个节段的融合并不是绝对禁忌证，但许多外科医生劝阻运动员不要继续参加对抗性运动。

患有先天性或后天性颈椎管狭窄的运动员发生脊髓损伤的风险更高。这类患者出现以下情况时不应参加对抗性运动：椎体不稳定、椎间盘疾病、颈椎退行性改变、MRI 显示脊髓异常、神经症状持续超过 36h，以及神经症状多次复发的患者。影像学显示有 Spear Tackler 脊柱应该被禁止比赛。Torg 等认为这种情况绝对禁止参加足球或

其他对抗性运动。在其他情况下，短暂的脊髓失用在症状完全消除后，可以恢复比赛。患有单纯的先天性脊柱狭窄的运动员并也可以参加对抗运动。但是，这些患者及其家属也应该充分了解，因为这样的患者损伤颈神经的危险性更大。

先天性颈椎畸形是参与对抗性运动的绝对禁忌证。所有的颈椎异常的患者，即使是偶然发现的，也不应该继续参与这类运动。唯一的例外是 C3 颈椎以下的 Klippel–Feil Ⅱ 型畸形。这是参与对抗运动的相对禁忌证。一如既往，能否继续参与这类运动要具体问题具体分析。

总指导方针：

Bailes 等对此提出了具体的建议，将受伤类型分为 3 类：

- Ⅰ 型表示永久性神经损伤的一类患者。这类患者不建议继续运动。
- Ⅱ 型损伤包括没有影像学异常的急性神经损伤症状。这些运动员可以继续该运动，除非患者多次受伤，或者有特别的危险因素，如先天性狭窄。
- Ⅲ 型损伤有影像学异常。

这一组代表了一系列广泛的疾病，分别对应着不同的建议。先天性颈椎狭窄的运动员骨折后，不应该继续该项运动。

在 Bailes 等的研究中，他们对余下的影像学异常病例进行具体的评估，如先天性融合、椎间盘突出和退行性颈椎病。

关于颈椎受伤的运动员何时返回赛场，目前没有普遍接受的指导方针。

指导决策的基本原则包括：

- 运动员无颈部疼痛。
- 颈椎运动无限制、无痛
- 神经系统评估结果正常。
- 肌力无减弱。
- 影像学上没有不稳定或其他脊髓异常表现。

表 8.2 列出了参与对抗运动的绝对禁忌证、相对禁忌证，以及非禁忌证。

表 8.2　颈椎受伤后继续参加对抗运动的适应证与禁忌证

患者综合评估后可以继续参加对抗性运动：

- 愈合、稳定 C1 或 C2 骨折（非手术治疗），运动范围正常
- 愈合良好的脊柱轴下型稳定性骨折，不合并矢状平面的脊柱后凸的畸形
- 无症状的 Clay Shoveler 骨折（C7 棘突）
- 单节段 Klippel-Feil 畸形（不包括 C2 枕部），且 MRI 显示没有颈椎不稳定或狭窄
- 隐性脊柱裂
- 退行性椎间盘疾病合并偶发颈部僵硬，肌力无减弱
- 单节段（C3~C4 以下）颈椎前路融合，融合可靠
- 单节段或多节段颈后路椎间孔成形，没有融合

继续参加对抗运动的相对禁忌证：

- 曾有短暂的四肢瘫痪病史，力量和颈椎活动范围完全恢复，且没有颈部不适，影像学显示轻至中度的椎管狭窄
- 3 个月内发作 3 次以上
- 发作超过 24h
- 单一节段后路融合合并侧方固定
- 愈合的 C3~C4 单一节段前路融合（参与有头部对抗的运动会增加损伤的风险）
- 两个节段前路或后路颈椎融合，有或没有内固定（C3~C4 以下）
- 颈椎板成形术后愈合良好

继续参加对抗性运动的绝对禁忌证：

- 有 2 次以上的急性四肢瘫痪的发作病史
- 有颈脊髓病病史或体征呈阳性
- 颈部受伤后出现明显的颈部疼痛或持续的神经损伤症状或运动范围显著减少。
- 枕颈部，C1~C2 融合或 C2~C3 融合
- 3 个或 3 个节段以上的椎体融合
- 颈椎椎板切除术
- 无症状的韧带松弛（比头段或尾椎骨节段大 11° 的后凸畸形）
- 影像学显示 C1~C2 节段活动度增大，并且前齿间距 4mm 或更大
- 影像学显示颈椎过度牵拉伤
- 有症状的颈椎间盘突出
- 影像分析表明有 Spear Tackler 脊柱
- 多节段 Klippel-Feil 畸形
- 类风湿性关节炎的临床或影像学证据
- 强直性脊柱炎或弥漫性特发性骨骨肥大的影像学证据
- 枢椎下区骨折愈合后合并矢状面或冠状面后凸异常。
- MRI 显示存在颈髓异常（如创伤性脊髓软化症）
- 头盖骨底部内陷
- Arnold-Chiari 畸形
- 枢椎下区稳定骨折愈合后受侵蚀
- C1~C2 旋转固定
- 枕部至 C1 同化

参考文献

[1] Albright JP, Moses JM, Feldick HG, et al. Nonfatal cervical spine injuries in interscholastic football. JAMA 1976;236:1243–1245.

[2] Bailes JE, Hadley MN, Quigley MR, et al. Management of athletic injuries of the cervical spine and spinal cord. Neurosurgery 1991;29:491–497.

[3] Boden BP, Tacchetti RL, Cantu RC, et al. Catastrophic cervical spine injuries in high school and college football players. Am J Sports Med 2006;34:1223–1232.

[4] d'Hemecourt P, Zurakowski D, Kriemler S, et al. Spondylolysis: returning the athlete to sports participation with brace treatment. Orthopedics 2002;25:653–657.

[5] Hershman EB. Brachial plexus injuries. Clin Sports Med 1990;9:311–329.

[6] Hsu WK. Outcomes following nonoperative and operative treatment for cervical disc herniations in National Football League athletes. Spine (Phila Pa 1976) 2011;36(10):800–805.

[7] Hsu WK. Performance-based outcomes following lumbar discectomy in professional athletes in the National Football League. Spine (Phila Pa 1976) 2010;35(12):1247–1251.

[8] Koffler KM, Kelly JD 4th. Neurovascular trauma in athletes. Orthop Clin N Am 2002;33:523–534.

[9] Mall NA, Buchowski J, Zebala L, et al. Spine and axial skeleton injuries in the National Football League. Am J Sports Med 2012;40:1755–1761.

[10] Meyer SA, Schulte KR, Callaghan JJ, et al. Cervical spinal stenosis and stingers in collegiate football players. Am J Sports Med 1994;22:158–166.

[11] Reilly PJ, Torg JS. Athletic injury to the cervical nerve root and brachial plexus. Oper Tech Sport Med 1993;1:231–235.

[12] Schroeder GD, Lynch TS, Gibbs DB, et al. The impact of a cervical spine diagnosis on the careers of National Football League athletes. Spine (Phila Pa 1976) 2014;39(12):947–952.

[13] Schroeder GD, McCarthy KJ, Micev AJ, et al. Performance-based outcomes after nonoperative treatment, discectomy, and/or fusion for a lumbar disc herniation in National Hockey League athletes. Am J Sports Med 2013;41(11):2604–2608.

[14] Schroeder GD, Lynch TS, Gibbs DB, et al. Pre-existing lumbar spine diagnosis as a predictor of outcomes in National Football League Athletes. Am J Sports Med 2015;43(4):972–978.

[15] Thomas BE, McCullen GM, Yuan HA. Cervical spine injuries in football players. J Am Acad Orthop Surg 1999;7:338–347.

[16] Torg JS, Das M. Trampoline-related quadriplegia: review of the literature and reflections on the American Academy of Pediatrics' Position Statement. Pediatrics 1984;74:804–812.

[17] Wu WQ, Lewis RC. Injuries of the cervical spine in high school wrestling. Surg Neurol 1985;23:143–147.

第九章　腰椎损伤和运动医学

Robert G. Watkins, IV
Marc A. Agulnick
Camden B. Burns
Mark G. Grossman

流行病学

腰痛通常会在某种程度上影响运动员。这种疼痛可以来自过度使用或急性创伤。在比赛或练习之后，患者主诉的疼痛从轻微到剧烈不等。有些伤病是某些运动特有的：

- 举重运动员的腰椎间盘突出。
- 跑步者的骶骨应力性骨折。
- 足球运动员和体操运动员的脊柱滑脱。

位置、时间和运动的年份可能会影响过度使用。轴向腰痛为主提示是退变性椎间盘疾病中间盘内部的破坏，也称为椎间盘源性腰痛。以腿部症状为主提示坐骨神经痛来自突出的椎间盘或退行性神经受压。感染、肿瘤和炎症性关节炎更常见于非机械性背痛，如夜间疼痛和静息痛。发烧、身体不适和体重减轻是额外的警示提示标志。

预后：背伤后的运动

2015 年，Schroeder 等研究了现有的腰椎状况对国家橄榄球联盟（NFL）运动员的职业生涯的影响。他们回顾了 2003—2011 年 NFL 运动员的医学评估和影像学资料。对已经存在腰椎病诊断的运动员与健康组进行了对照分析。这个小组发现，已经存在腰椎疾病的球员不容易被诊断。此外，那些被诊断为脊椎滑脱 / 脊椎滑脱症的运动员的职业生涯也显著缩短。相比之下，患有腰椎间盘突出症的运动员在职业寿命上没有显著差异。

与健康运动员相比，已存在的腰椎疾患诊断的患者在表现水平的分级上没有显著差异。患有腰椎间盘突出症的运动员中，接受手术治疗的与非手术治疗的相比，在职业寿命或表现水平的分级上没有显著差异。研究中的两名参与者曾经接受过的后外侧腰椎融合固定手术，两人都在职业生涯中取得成功，在接受研究时两人都没有严重神经功能受损的表现。这些结果与国家冰球联盟（NHL）和美国职业棒球大联盟（MLB）的运动员所报告的结果相似，这些运动员在没有神经功能受损的情况下也取得了成功的职业生涯。

诊断

伴有或不伴有神经根性表现的腰背痛症状的运动员与非运动员患者的诊断流程相似。准确的病史和体格检查是必要的。从病史中获得的要点包括：

- 疼痛最严重的时间。
- 夜间疼痛的存在。
- 比较在不同活动中的疼痛程度（走路、坐着、站立）。
- 伤害类型和腰背部症状的持续时间。
- Valsalva 动作的作用，咳嗽和打喷嚏对于疼痛强度的影响。
- 背部与腿部疼痛的百分比（轴向痛与根性疼痛的比例）。
- 存在任何肠道或膀胱功能障碍。

在体检过程中要评估的要点包括：

- 存在坐骨神经紧张症状。
- 存在任何神经功能缺失。

- 背部和下肢僵硬或运动范围的丧失。
- 用 FABER 测试髋关节活动范围和腹股沟疼痛。
- 疼痛的位置、疼痛或感觉异常的放射部位。
- 位置痛例如伴或不伴随旋转的屈曲和伸展导致疼痛加重。
- 单腿伸展实验阳性，指示急性脊椎峡部裂。

通过病史、体格检查或调查研究，诊断工作的流程首先应排除肿瘤、感染和随时可能发生的神经系统危象如不稳定性骨折。排除这些情况，如果主要症状是腿痛，需要普通 X 线和磁共振成像（MRI）显示来自椎间盘或骨性结构的任何神经根压迫。如果疼痛的原因不清楚，怀疑是骨性压迫，可以行非增强的计算机断层扫描（CT）成像检查。如果不能进行 MRI 检查，可以行 CT 脊髓造影检查。单光子发射计算机断层扫描（SPECT）特别有助于检测峡部应力的反应，就是说，特征性的骨活动在椎体滑脱（峡部裂）之前就存在。目前，可用的软件将 CT 和 SPECT 图像结合在一起来显示这种病变（图 9.1）。尽管不那么敏感，MRI 也可以显示出这样的应力压力反应。肌电图（EMG）和神经传导速度（NCV）研究可帮助鉴别由于周围神经损伤所致的根性症状，尽管它不常规用于背部及腿部疼痛的评估。

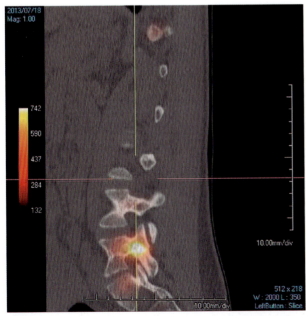

图 9.1　结合 CT 和 SPECT 图像可以看出在腰椎峡部的应力反应

预后：受伤后的专业表现

2015 年，Schroeder 等研究了预先存在的腰椎疾患对国家橄榄球联盟（NFL）运动员职业生涯的影响。他们回顾分析了 2003—2011 年 NFL 运动员的医学评估和影像学资料。对已存在腰椎病诊断的球员与健康的球员进行了对照分析。分析发现，已经存在腰椎疾病的球员不容易被诊断。与健康运动员相比，已存在的腰椎疾患诊断的患者在表现水平的分级上没有显著差异。患有腰椎间盘突出症的运动员中，接受手术治疗的与非手术治疗的相比，在职业寿命或表现水平的分级上没有显著差异。研究中的两名参与者曾经接受过的后外侧腰椎融合固定手术，都在职业生涯中取得成功，在接受研究时他们都没有严重神经功能受损的表现。这些结果与国家冰球联盟（NHL）和美国职业棒球大联盟（MLB）的运动员所报告的结果相似，这些运动员在没有神经功能受损的情况下也取得了成功的职业生涯。

特殊条件

脊椎滑脱伴或不伴腰椎滑脱

脊柱滑脱是由于未愈合的应力性骨折导致的关节突关节峡部的直接缺损。它可能是单边，也可以是双边。脊椎滑脱最常见于 L5，但也发生在整个脊柱的任何水平。在一般人群中脊椎滑脱发生率为 5%~7%。有研究显示，奥运运动项目中发生率较高，跳水运动员发生率为 43%，摔跤运动员为 30%，举重运动员为 23% 和体操运动员为 16%。其他研究显示，一线足球的运动员发生比例较高为 15%~50%。Semon 和 Spengler 报道，腰背痛的足球运动员中 21%（12/58）存在脊椎峡部裂，运动员有无脊柱滑脱在退役时间上没有差异。因此，对运动员的临床鉴别应该更高，特别是对一些运动员他们患有持续性低度腰背疼痛，物理治疗或其他局部治疗方式治疗欠佳甚至加重。

峡部的局部应力反应可被认为是即将发生的应力骨折。如果在发生滑脱之前，能早期发现峡部应力反应并积极治疗，是能够治愈的。这包括坚硬的腰围支撑和休息。

腰椎 X 线片、CT 或 MRI 检查可以发现椎弓峡部裂。对于伴随疼痛，明确分离的病变，治疗计划以休息或限制足够的体育活动以缓解症状为首要任务。只要症状允许，应立即启动中立位躯干稳定训练计划。有经验的治疗师或训练师是治疗的重要组成部分。应该避免在早期阶段进行屈曲、伸展或旋转练习，否则会加重症状。中立位，等长的核心肌训练不容易加重症状，应该成为初始治疗的重点。

如前所述，如果在骨不连之前检测到病变，骨性愈合就可能实现。在明确的峡部裂中，进行的是纤维组织的修复，没有骨性愈合。支具或外部骨刺激尚未被科学证明可以治愈运动员已经明确的脊椎滑脱伴有缺损，尽管前者可以有效促进骨折前应力反应部位的愈合。虽然在运动员中不常见，但是应该检查维生素 D 水平同时要治疗维生素 D 的缺乏。

当运动员遭受持续、加重的腰痛和（或）腿部症状，并且对强化非手术治疗包括核心肌训练不敏感，就要考虑手术治疗。这可以通过修复关节突关节峡部缺损或腰椎融合来实现。

融合手术被认为是对运动员来说是最好的手术方案，因为它没有什么禁忌，其具体细节已经在本书其他地方讨论过。相比而言，峡部裂的修复手术对于满足下列条件的运动员来说也是理想的选择：

- 没有腰椎滑脱。
- 在受累及的节段没有或只有很小的椎间盘退行性改变。
- 对关节突麻醉剂注射的疗效确切。

在直接的峡部裂修复手术或者融合手术后 6~8 周开始恢复性中性躯干稳定性的训练。然后，运动员可以在一个结构性躯干稳定训练计划的指导下训练（表 9.1）。在等级 2 完成后，运动员可以进行静态自行车训练，也可以在跑步机慢跑训练。在等级 3 完成后，运动员可以进行跑步练习同时开始运动专项练习。当等级 4 完成后，运动员可

以返回训练场专业训练。通常在峡部裂直接修复术后平均 6 个月，融合手术后 6~12 个月后返回运动场。

最终，运动员返回运动场需要满足以下条件：

- 完成躯干稳定训练计划。
- 能够无痛地进行特定体育训练。
- 合适的心血管条件。
- 通过 CT 和过伸 / 过屈 X 线片证实坚强的骨性愈合（图 9.2）。

仅有约 10% 的脊椎峡部裂患者发展成为峡部裂型腰椎滑脱。根据定义，脊椎滑脱是一个椎骨相对于另一个椎骨的向前滑脱。这发生在双侧峡部裂缺损的情况下。脊椎滑脱畸形进展最容易发生在青春发育期间，女性多见。它通常与一些其他部位的解剖异常有关，特别是脊柱裂闭塞、穹顶样 S1 终板和高骨盆投射角。

运动员的腰椎低度滑脱（1 度和 2 度）的发生率很高（图 9.3）。值得注意的是，Brophy 研究表明，腰椎滑脱没有显著降低 NFL 运动员在任何位置上打球的机会，而有急性峡部裂的运动员确实影响其折返跑的能力。高度腰椎滑脱患者（3 度和 4 度）不太可能参与高水平的体育活动。

椎间盘损伤

纤维环是一个坚韧、呈同心圆状分布的多层韧带结构。纤维环纤维以不同方向围绕着中央的髓核排列并连接相邻的椎体。腰背部损伤可能会导致纤维环同心或放射样撕裂。由于纤维环撕裂引发的炎症导致肌肉痉挛、背痛、臀部和下肢疼痛。纤维环的外层具有丰富的神经末梢，就像肉芽组织长入撕裂的部位一样。这种炎症膜被认为是疼痛发生器。然而，应该指出的是，纤维环撕裂往往发生在没有症状的个体中，就像其他退行性改变一样，因此往往很难与相关的症状有效的联系在一起。

运动员的纤维环损伤与其他韧带损伤的治疗原则相似。第一步是通过使用非甾体类抗炎药物（NSAIDs）、口服类固醇药物、类固醇注射和冰敷来控制炎症。在疼痛和炎症减轻后，尽快开始躯

表 9.1　Watkins-Randall 量表

	死虫动作训练	部分仰卧起坐训练	桥式训练	俯卧训练	四肢训练	滑墙训练	球体训练	有氧训练
1	仰卧前臂向上，双腿行走动作超过 2min	双手环抱胸前仰卧起坐 10	双腿支撑缓慢抬起臀部 2×10	臀肌训练并交替抬下肢重复 10 次	上肢或下肢伸直平举 1 次 ×10	少于 90°重复 10 次	球上蹬腿平衡练习	在平地和水中行走
2	双手举过头顶，单腿伸展 3min	双手环抱胸前仰卧起坐 10×3 组	双腿支撑缓慢抬起臀部 2×20	交替抬起上肢和下肢 2×10	上肢和下肢伸直平举 2 次 ×10	膝关节弯曲 90°保持 20s×10	腿部支撑，仰卧起坐	10min 水中行走
3	对侧前臂交替置于下肢伸展练习 7min	双手环抱胸前仰卧起坐 10×3 组，左/右侧仰卧起坐 10×3 组	单腿抬起并保持 2×10	游泳姿势 2 组 ×10	上肢和下肢伸直平举 3 次 ×20，每次保持 5s	膝关节弯曲 90°保持 30s×10 组，非负重	球上仰卧起坐 ×20，向前、向左、向右	20~30min 游泳 或者椭圆机训练
4	单腿交替伸展练习 10min	胸部增加重量，双手环抱胸前仰卧起坐 20×3 组，仰卧起坐 20×3 组	仰卧球上单腿伸直保持 4×10	祈祷式俯卧式交替	上肢和下肢伸直平举 2 次 ×20，每次保持 10s	膝关节弯曲 90°保持 15s×10 组，弓箭步负重	球上仰卧起坐 3×20，向前、向左、向右	45min 跳绳运动
5	单腿交替伸展练习 15min 或增加上下肢负重伸展练习	无负重情况下，双手环抱胸前仰卧起坐 30×3 组，左/右侧仰卧起坐 30×3 组	仰卧球上单腿伸直保持 6×20	负重训练 4 组 ×20	上肢和下肢伸直平举 3 次 ×20，每次保持 15s	膝关节弯曲 90°手臂平直负重 3s×10 组，弓箭步负重 1min	球置于头部和侧方进行运动训练	60min 跑步

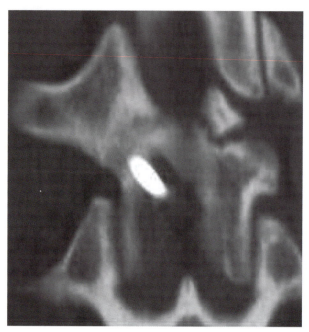

图 9.2 这是一个专业的橄榄球运动员行峡部裂直接修复手术后骨性愈合的图像

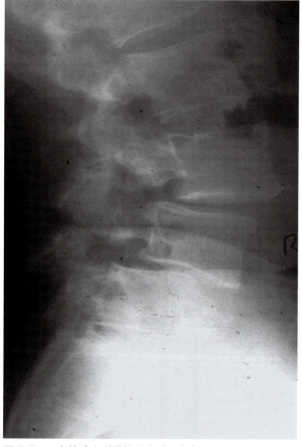

图 9.3 一名棒球大联盟的游击手，患有两个节段的滑脱，但仅有 1 个月的腰痛病史

干稳定训练计划。这个训练计划集中于躯干力量，平衡性、协调性、灵活性和有氧条件训练。绝大多数患者通过非手术治疗得到改善。硬膜外注射更可能掩盖纤维环撕裂引起的急性炎性疼痛。急性椎间盘撕裂接受硬膜外注射后等待 5~7 天再返回运动场，可能会减少椎间盘突出发生概率。

对非手术治疗无反应的纤维环撕裂的患者，很少需要做融合手术。有限的数据支持脊柱融合术后重返运动场。根据一项调查，北美脊柱外科协会（NASS）成员报告说，80% 的患者回到高中运动场，62% 回到大学运动场，只有 18% 在融合后回到职业运动场。相反，其他的一些报道，几乎所有职业冰球运动员在腰椎融合术后都重返运动场。一般来说，运动员在相对年轻的年级接受腰椎融合手术更有可能重返运动场。一些用来确定能否重新返回运动场的标准包括基于临床评估与影像学研究基础上的坚强的融合、接近正常的腰椎活动范围和正常的肌肉力量基础上的完全康复。返回运动场还要结合个体化的因素：各种因素综合考虑如融合节段范围。例如，在伴有脊柱侧弯或脊柱后凸畸形的多节段融合术后，由于融合部位邻近节段的应力增加容易受伤，因此不建议重返体操运动或接触性运场。相比之下，对于峡部裂或腰椎滑脱的单节段融合手术（如上所述），在融合已经完全愈合并经过了规范的综合康复治疗后可以重返运动场。

椎间盘突出

腰椎间盘突出可能与腰背痛相关，但是典型的腰椎间盘突出症是由于机械性压迫和炎症相关的神经受压导致的下肢放射性疼痛。使用非甾体类抗炎药、泼尼松和硬膜外注射等方案减少急性炎性反应是第一线治疗。通常情况下，硬膜外注射不会改善神经功能，只能用于缓解疼痛。对于较小的腰椎间盘突出满足以下条件可以较早的恢复运动：

- 没有神经损害。
- 疼痛可以通过 NSAIDs 控制。
- 躯干肌肉的神经肌肉控制功能完整。

- 对这项运动的能力上没有功能的缺失。

硬膜外注射更可能掩盖纤维环撕裂引起的急性炎性疼痛。急性椎间盘撕裂接受硬膜外注射后等待5~7天再返回运动场，可能会减少椎间盘突出发生概率。

运动员腰椎间盘突出症的手术指征与非运动员相似。手术的金标准还是从后方入路进行的腰椎间盘切除术。其他的手术选择包括后内镜下椎间盘切除术和通过后外侧/椎间孔入路的选择性内镜下椎间盘切除术。无论哪种入路，运动员与其他任何患者手术的目的都一样，都是尽可能减少对肌肉和筋膜的损伤。Watkins通过对专业选手和奥运选手的研究发现，88%的患者在接受显微镜下腰椎间盘摘除术后重返赛场。脊柱减压术后恢复性训练一般包括：恢复正常的背部力量、耐力、力量和无痛的活动。纤维环需要4~8周的时间才能愈合，这种愈合可以防止椎间盘突出的复发。

手术后不久就可以开始中立位等长核心肌稳定性训练。核心稳定计划的关键是利用平衡和协调练习来训练核心肌肉、动态保护脊柱，能够完成训练体育活动所必需的功能。这个训练计划有助于减少后续的脊柱损伤。稳定程序根据运动员进行练习的能力具有5个熟练程度。

有氧运动是躯干稳定康复训练计划的重要组成部分。关键是将有氧训练多样化，以便选择容易耐受的方法。恢复性训练是复杂的同时必须根据每个人制订个体化的方案。诸如患者年龄、手术类型（融合比减压）、影像学因素和体育活动的类型都纳入决策计划的选择。客观因素可以指导医生确定运动员已经具备并被视为全面回归赛场的包括：

- 完成适度水平的躯干稳定计划（例如，职业运动员5级、娱乐性高尔夫球手3级）。
- 完成一项运动专项练习。
- 达到适当水平的运动有氧调理。
- 专项运动训练。
- 成功地慢慢回归赛场，并且对上场时间有一定的限制。
- 承诺重返赛场后继续进行稳定性练习。

参考文献

[1] Brown GA, Wood KB, Garvey TA: Lumbar spine problems in athletes. In: Arendt EA ed. Orthopaedic Knowledge Update 2—Sports Medicine. Rosemont, IL: American Academy of Orthopaedic Surgeons; 1999:417–427.

[2] Koffler KM, Kelly, JD 4th: Neurovascular trauma in athletes. Orthop Clin North Am 2002;33:523–534.

[3] Levitz CL, Reilly PJ, Torg JS: The pathomechanics of chronic, recurrent cervical nerve root neurapraxia: The chronic burner syndrome. Am J Sports Med 1997;25:73–76.

[4] Li Y, Hresko MT: Lumbar spine surgery in athletes: outcomes and return to play. Clin Sports Med 2012;31:487–498.

[5] Torg JS, Corcoran TA, Thibault LE, et al. Cervical cord neurapraxia: classification, pathomechanics, morbidity, and management guidelines. J Neurosurg 1997;87:843–850.

[6] Watkins RG, Williams LA, Lin PM eds. The Spine in Sports. St Louis, MO: Mosby; 1996.

第三部分　感染

第十章　手术区感染

Andrew J. Schoenfeld
Andrew W. Cleveland, III

前言

手术区感染作为脊柱手术中最常见的并发症，依据患病人群以及干预类型可高达20%。术后感染对手术的结局造成毁灭性的影响，尤其是在延迟诊断和不充分治疗的情况下。手术区感染的疾病谱从浅表伤口感染或者定植于血肿/血清肿中的细菌到硬膜外脓肿和慢性骨髓炎。术区感染也可以出现在术后急性期或者干预后的几年中。急性术后感染（手术后的前30天中）出现频率最高，但是值得注意的是其病理、病因学、表现和治疗途径可能与急性术区感染不尽相同，而且发生在术后几个月或几年后。除了它们表现的时间段以外，脊柱术区感染可能导致植入物失败、病理骨折、神经损害甚至死亡。术后感染的迅速诊断和治疗可能避免长期并发症的可能性。一些研究结果显示，如果治疗迅速得当，手术区感染不会影响脊柱外科手术的长期疗效。

病理

手术区感染发生于术区直接接种或者血性种植。直接种植可能发生于术中或者术后早期。它也可以在接受脊柱手术随后的脊柱干预措施例如硬膜外类固醇注射或者脊髓刺激器的植入中延迟发生。直接种植的细菌群落通常来源于患者自身，可以转移到伤口并倾向于种植在手术区。血性种植发生于败血症的开端，此时细菌出现于与脊柱术区相隔绝的血流中。惰性的底物例如脊柱器械或者未融合的骨移植物，手术操作中产生的无效腔和受损的血供为细菌的适宜生长提供了可能。当细菌种植时，无论传播途径如何，他们均表现为一种自由的或者"浮游生物样"的形态。脊柱器械以及未融合的骨移植物为细菌的黏附和生物膜分泌物的产生提供了一个界面。生物膜增加了细菌细胞间的通信，同时阻碍了宿主反应的效率。因为术区血管的减少，病患局部的免疫反应已经在脊柱手术中受损。

暴露的骨骼表面，血肿和浆液腔均可以为细菌群落的生长繁殖提供富营养的环境。系统性的因素，包括高血糖、免疫抑制和营养不良可能会加剧感染的进程，从而导致激发生物毒性和细菌繁殖。细菌代谢和宿主免疫反应的共同作用导致手术区感染的症状，包括发热、疼痛、浓性引流以及骨分解代谢。

流行病学

脊柱手术后术区感染的发生率依据手术人群、手术类型以及其他缓和因素如手术时间，异体输血，手术室中的人员数量（表10.1）波动较大。测定对于感染检测的类型，构成术区感染的定义以及需要考虑的人群数量十分敏感。总体而言，一般的脊柱外科手术后感染率的波动范围为1%~5%。然而，脊柱手术后术区感染的实际发生率并没有被正确描述，有可能被低估。2%~5%的感染风险可能最适用于一个接受初次脊柱融合手术的中年健康个体。确实，一项报告给国家手术质量提高

表 10.1 近期脊柱手术论文（2006—2015）报道的不同人群术区感染率

作者（发表年份）	来源	人群	术区感染率（%）
Golinvaux 等（2015）	全国外科质量改进计划	腰椎间盘突出	1
Schoenfeld 等（2013）	全国外科质量改进计划	腰椎融合	2
Wang 等（2012）	医疗保险	腰椎手术	15~19
Wilson 等（2012）	急性脊髓损伤手术时机的研究	脊柱创伤	3
Smith 等（2011）	脊柱侧凸研究学会发病率和死亡率数据库	成年脊柱手术	1
Smith 等（2011）	脊柱侧凸研究学会发病率和死亡率数据库	后外侧腰椎融合	3
Smith 等（2011）	脊柱侧凸研究学会发病率和死亡率数据库	脊柱感染手术（如硬膜外脓肿、骨髓炎）	5
Yadla 等（2010）	Thomas Jefferson 大学医院神经外科 6 个月病例	成年脊柱手术	14
Weinstein 等（2006）	脊柱椎间盘突出症患者疗效研究试验	椎间盘突出手术	2
Bono（2006）	艾滋病患者	无内固定脊柱手术	3

项目的接受腰椎融合手术的大样本量病例显示，术后感染的发生率为 2%。

一些基于患者，医院流程和手术因素可能被认为可以有效地调节术后感染风险（表 10.2）。具有以下特征的患者处于术区感染的高风险：

- 糖尿病控制不佳导致围手术期高血糖。
- 营养不良——术前人血白蛋白 < 3.0~3.5g/dL；术前总淋巴细胞计数 < 1500/mm³。
- 肥胖。
- 金黄色葡萄球菌定植。

脊柱外科侵袭指数是根据多种变量量化，包括手术入路、融合的手术过程和内固定器械的使用来评估脊柱手术强度的指标，也被发现与术后感染的风险相关。

在脊柱创伤的人群中术后感染的发生率更高，达到 3%~10%，同时可以因神经保护而使用高剂量类固醇类进一步升高。增加脊柱创伤后术区感染风险的危险因素包括：

- 年龄大于 50 岁。
- 并发症（特别是糖尿病、肝脏疾病、恶性

肿瘤病史或血管疾病）。

- 胸腰椎创伤。
- 完全脊髓损伤。
- ICU 内长时间停留。

翻修、脊柱肿瘤手术以及有免疫缺陷或者慢性肝病的患者术后感染率更高（10%~20%）。感染 HIV 的病患只要接受合适的抗病毒治疗，他们的病毒负荷可以忽略，CD4 计数也保持在正常界限，相对于普通人群来说并不认为存在更高的术后感染风险。

微创或者不使用脊柱器械的手术感染率相对更低。例如在脊柱病患结果研究实验（SPORT）的脊柱椎管狭窄和腰椎间盘突出病例中，所报道的感染率达 2.0%~2.5%。脊柱侧弯研究协会（SRS）对超过 100 000 患者的报道显示，椎间盘切除术的感染率仅有 1%。一个超过 1000 例行脊柱微创手术的多中心研究发现使用器械的病例感染率为 0.74%，而不使用内固定器械的病例感染率仅为 0.22%。以下的干预措施同样被认为可以有效地降低脊柱手术术后感染的发生率：

- 术前监测并根除甲氧西林敏感金黄色葡萄

表10.2　不同手术干预，住院流程和患者人群中的感染风险谱

感染风险	手术干预	基于患者的因素	住院流程
低级（＜2%）	腰椎间盘切除、颈椎前路手术、微创手术	—	—
中级（3%~10%）	颈椎后路手术、腰椎融合内固定；脊柱创伤手术	高龄，肥胖，糖尿病，营养不良	延长带管，延长 ICU 逗留，延长住院，异体输血
高级（＞10%）	脊柱感染手术、脊柱肿瘤手术、脊椎切除术/骨切除术	慢性肝病，免疫抑制，既往术区放疗	围手术期术区放疗，术后血糖管理差

球菌/甲氧西林金黄色葡萄球菌（MSSA/MRSA）。

■ 在手术切口 1h 内依据体重使用合适剂量的抗生素。

　■ 用稀聚维酮碘溶液冲洗伤口。

　■ 在闭合手术切口时应用万古霉素粉末。

革兰氏阳性菌是脊柱手术感染最常见的致病菌。依据患者的样本，金黄色葡糖球菌或表皮葡萄球菌最为常见。其他较少出现的细菌包括痤疮丙酸杆菌、肠球菌和大肠杆菌。厌氧菌通常出现在糖尿病患者中，他们的手术区具有较差的血供。静脉注射药物成瘾者的感染致病源通常为铜绿假单胞菌种、大肠杆菌和金黄色葡萄球菌。经万古霉素处理伤口后而出现的感染多为革兰阴性菌感染或多种微生物感染。

许多研究报告说，在过去的 10~15 年，MRSA 引起的外科手术部位感染的数量惊人地增加。这是由于在门诊环境中使用抗生素的增加和感染的不完全治疗造成。曾经 MRSA 感染仅限于医院环境，但现在社区获得性 MRSA 感染出现频率增加。1%~2% 的一般人群被认为存在 MRSA 定植，这些人可能在 MRSA 相关的术后感染的风险较高。某些人群，包括那些有监禁史、接触运动员和静脉吸毒者的人群，更有可能被 MRSA 感染。通过简单的鼻拭子筛选过程可以检测到 MRSA 定植的患者。手术前适当的根除措施，包括氯己定浴鼻莫匹罗星已被证明可减少 MRSA 定植患者的术后感染的风险。

分型

脊柱术后手术区感染的患者可能会表现出一系列不同的症状。一些深部伤口感染的患者可能仅会表现出较小的症状，例如，中等程度的背痛和无病变的手术区。其他患者可能表现出神经损伤，术区浓性引流物和感染性休克的症状。理想状态下，分型系统应该适用于任何存在感染表现的患者，并能够直接指导下一步的治疗方案。过去用于脊柱感染的分型图并不能全面的符合这些要求。一个描述性的分型系统仅仅考虑术区感染的位置，最适合应用于后侧脊柱伤口：

■ 浅表型——表面到深筋膜层，仅包含皮下空间。

■ 深部型——深至背侧筋膜，包含脊柱肌肉和骨性结构。

修订的分型方案将深部伤口再细分为局限于脊旁肌肉、骨性结构和穿透脊椎管。国家手术质量提高项目认为感染可以分布于浅表或深部，不过随后增加了第三种分类——器官区域。在这个分类系统中，器官区域的感染可以存在于椎管或者涉及有内植物的术区。

另一个分型系统局限于从患者所表现出症状的考虑，更适用于任何类型的脊柱手术。

■ 轻型——低烧、仅有轴向背痛、较少的没有浓性证据的术区引流物。

■ 中型——系统性症状，神经炎或神经症状，伤口浓性引流物。

■ 爆发型——感染、神经损伤、术区破坏。

该分型的问题在于患者的临床体验可能会掩盖其真实的感染进程。患者可能仅仅表现出轻度症状，但是这并不意味着他们没有涉及脊柱结构的感染。完整筋膜层下深部感染的患者确实可以拥有正常的手术切口表现，并且直到感染晚期才会发展为神经损伤。

一个更加有用的分型（表 10.3）结合了上述两种分型系统，可以被用于在起病初期指导患者治疗的方法。与之前各种基于疾病严重程度如轻度、中度进行感染的分类，此方法运用神经损害的可能性作为分型和进一步治疗措施的基础。然而，值得注意的是，一些人对感染无法满足该分型的 3 个参数表示关注。

例如，一个患者可能无神经症状仅仅表现出轻度疼痛，但是白细胞计数和 C- 反应蛋白升高，核磁共振显示硬膜外脓肿。依据他们临床评估的阶段，此患者符合分型系统 3 个种类的任何一个（例如，感染将在取得实验室结果之前被定为低级别，在获得核磁共振结果之前被定为中级别）。最终，基于硬膜外脓肿的表现，该患者最终将被定为高级别的术后感染。值得注意的是，任何一种脊柱手术感染的分型系统的可靠性、重复性和有效性都没有得到充分的研究和良好的描述。

诊断

脊柱手术部位感染的患者可以表现出广泛的疾病谱，有许多不同的临床症状。这些可以从增加的手术区疼痛到更严重的全身性疾病表现：发烧、寒战、神经功能缺损。文献中没有标准定义一个手术区感染的临床标准，这使得诊断过程更具挑战性，特别是那些存在模棱两可的临床表现的患者。有不同种类混杂因素的回顾性研究报告称，经典的"感染三联征"——手术区疼痛、手术伤口红斑和发热是可能只存在于少数患者中。术后 2 周内伤口引流量增加可能是手术部位感染最常见的表现，但这一标志性特征也仅存在于 2/3 的术后感染病例中。可见临床表现取决于若干因素，包括手术类型、感染的持续时间、致病微生物毒性和宿主体质。

用以下 3 个阶段评价和处理术区感染（图 10.1）：

■ 阶段 1：体格检查和实验室评估。
■ 阶段 2：影像学评估。
■ 阶段 3：明确的处理诊治。

当患者前往急诊室或门诊就诊时，根据既往史怀疑手术部位感染，必须进行彻底的体格检查，包括生命体征、伤口检查和神经评估。任何全身性疾病的迹象，包括血压波动、发热或心动过速，以及神经损伤或术区损伤的证据，都应立即入院或转移到住院部。如果有伤口破裂或边缘裂开的证据，则不应在门诊处进行检查。也不应尝试获取伤口浅表区进行细菌培养，因为这些可能是假

表 10.3　脊柱术区感染"基于风险"的分型

分型	表现	感染部位	处理措施
Ⅰ型低级别	低烧；仅有的轴向背痛；较少的伤口引流；实验室指标正常	皮肤表面到筋膜层；疏松的	连续性的实验室检测；近距离观察 +/- 经验抗生素
Ⅱ型中级别	系统症状；异常实验指标；严重的轴向背痛 +/- 神经炎	皮肤表面到深筋膜层；实质的	手术清创引流
Ⅲ型高级别	感染 / 感染性休克；神经损害；伤口破坏；浆液浓性引流	深至筋膜；硬膜外脓肿；骨髓炎	手术清创引流；阶段性的手术重建

阴性或沾染皮肤菌群。伤口培养最有效的方法是在使用抗生素前无菌状态下创口换药清理保持一段时间后进行。

　　进一步的评估包括实验室检查，通常包括白细胞计数、C-反应蛋白、血沉和血培养。除了血培养阳性，所有其他的这些实验室结果的单独升高基于术后的时长。此外，这些血清学检查对于脊柱外科部位感染都不具有特异性，升高的值或阳性血培养物可能提示脊柱外的其他部位（如泌尿道感染、肺炎、前列腺炎）的感染。

　　血沉和C-反应蛋白在外科手术的3~5天达到峰值，然后以不同的速度下降。C-反应蛋白水平的降低在不同患者中变异较小，而对于未感染的个体，通常会在术后2周内恢复正常。如果连续随访，C-反应蛋白水平在术后2周内不能恢复到正常水平，或在初始下降后再次升高，则应该引起对感染的关注。另一方面，血沉可能需要6周才能恢复到术前水平。在最近的研究中，C-反应蛋白被认为是术后感染的一个优异的标志物，因为患者间较小的变异和非复杂手术后较早的增加。仅检测CRP升高对手术部位感染的敏感性为53%~85%，特异性为27%~97%。阴性预测值很

高，在90%~99%的范围内，但阳性预测值较低（33%）。因此，C-反应蛋白检测可以更好地排除术后患者的感染。但即使在较高的C-反应蛋白水平的情况下，额外的测试是必要的，用以确诊。

　　术后1周内或之后绝对升高的中性粒细胞计数也可以提示术区感染。其他能够鉴别术后感染患者的新实验室检测包括血清淀粉样蛋白、白细胞介素-6、白细胞酯酶和降钙素原。许多指标还没有在脊柱外科人群中得到验证。此外，他们可能不会立即可用于临床诊疗中。因此不推荐将此作为怀疑脊柱术区感染患者的常规检查。

　　术区的X线平片通常在初次评估时获得。除了少数情况下，感染可能长期存在或特别致命，导致骨质破坏，标准X线片不能准确地反映正在进行的术区感染。尽管存在术后急性期假阳性表现的顾虑，MRI仍被认为是评价术区感染"金标准"的放射学研究（图10.2）。含钆造影剂的使用可提高MRI诊断的特异性并有助于鉴别无菌积液或术后水肿的感染进程。钆剂注射后环状增强的图像被认为确诊感染进程的特定表现。相关研究报道使用钆对比增强磁共振成像可以检测感染的敏感性提高超过90%。对于不能进行MRI检查的

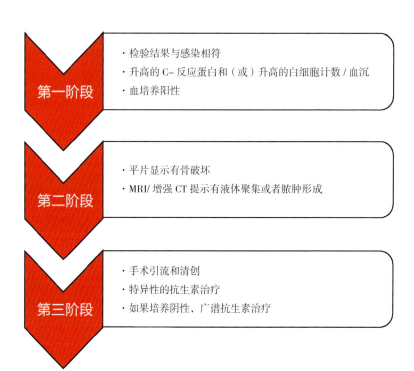

第一阶段
· 检验结果与感染相符
· 升高的C-反应蛋白和（或）升高的白细胞计数/血沉
· 血培养阳性

第二阶段
· 平片显示有骨破坏
· MRI/增强CT提示有液体聚集或者脓肿形成

第三阶段
· 手术引流和清创
· 特异性的抗生素治疗
· 如果培养阴性，广谱抗生素治疗

图10.1　脊柱手术区感染评估和管理的3个阶段流程图

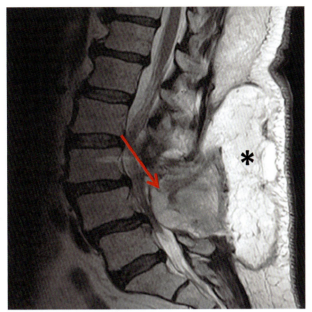

图 10.2　矢状位磁共振成像显示局限性椎旁脓肿（红色箭头）在血清肿（星号）下方。感染发生在腰椎内固定减压融合术后

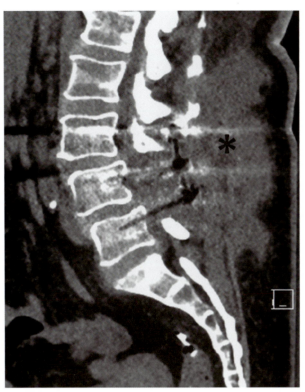

图 10.3　患者在 L3~L5 腰椎内固定融合术后矢状位 CT 图像显示积液（星号）。手术感染侵犯深部筋膜并同时存在于浅、深组织中

患者，可以使用增强 CT 作为替代方式（图 10.3），尽管这种检测并不非常敏感或特异。CT 评价也可以用来确定脊柱骨性结构的完整性和已知术区感染的手术内植物情况。

治疗

　　关于脊柱手术部位感染患者的治疗和预后的文献尽管有一些有限的前瞻性工作，但绝大多数是回顾性的，主要由系列病例研究组成。考虑到术后感染对身体和神经功能、生活质量和生存的负面影响，大多数情况下提倡积极的外科干预。这一处理在含内植物的手术中非常需要，但是在大多数不含内植物的脊柱术区感染处理中也获得肯定。在特殊情况下，如果感染被认为处于浅表，手术干预的风险明显大于其带给患者的任何潜在好处，可以尝试经验性的抗生素治疗，虽然并没有文献报道这一方法。接受无内植物的脊柱手术并处于感染早期，并且感染确认仅存在于浅表皮下组织的患者可能最适合非手术治疗。

　　根据神经功能缺损的表现、全身症状以及感染部位，急诊外科处理可能是必需的。另外，推荐只要患者保持运动和神经系统稳定，外科干预应该在 24h 内进行。手术的目的是清除所有感染性物质，彻底清创冲洗手术创口，使复发的可能性最小化。术后感染的标准外科干预有 5 个步骤：

- 手术创口的切开和感染性物质以及任何脓肿的取出。标本送培养。
- 清创坏死或严重感染的组织和死骨。标本送培养。
- 创口的大量冲洗。
- 检查创口 / 脊柱内植物 / 骨移植物。
- 根据临床表现局限性 / 暂时性的关闭术区。

　　除非有严重松动或者无法继续保留的情况，脊柱内固定和骨移植物都应该保持原位，以尽量减少潜在的脊柱不稳定和今后出现的假关节形成。一些研究已经表明，如果实施早期且激进的手术干预，并进行适当的抗生素治疗，脊柱内固定可以被成功地保留而不需要担心生成慢性骨髓炎。

　　如果可能的话，抗生素治疗应在清创之前从术区取样培养后进行。此后可立即使用静脉注射

表10.4 脊柱术后感染治疗评分（PITSS）

PITSS 评分	手术区	并发症	感染病原体	合并感染		手术内固定	骨移植物
0	—	无/其他	—	—		—	—
1	颈椎	心血管；心肺	—	无		—	—
2	胸腰椎	—	革兰阳性菌	泌尿道感染；肺炎		缺乏	缺乏
3	—	—	—	—		—	仅自体骨
4	腰骶部	糖尿病	革兰阴性菌；无MRSA的多种微生物感染	—		—	—
5	—	—	—	菌血症		—	—
6	—	—	MRSA；部分多种微生物感染进程	菌血症合并泌尿道感染 +/– 肺炎		存在	任何类型的非自体骨

评分≤14：低风险；多阶段性的手术可能是必要的。
评分15~20：中等风险；根据外科医生的判断和其他患者特征来进行分期手术的要求。
评分≥21：高风险；推荐多阶段手术。

抗生素。在已知特定的感染病原体之前，应使用广谱的抗生素，覆盖有抵抗力的病原体，并根据患者的体重设定剂量。一旦确定了感染病原体，就可以制订窄谱抗生素方案。在许多情况下，一次冲洗清创后紧接着开始8~12周的适当的抗生素治疗将成功地根除术后感染。那些有严重的伤口感染或处在极端情况下的患者，可能要用一个伤口负压装置尽快关闭他们的手术创口，一些时日后再重新回手术室彻底关闭创口。脊柱术后感染治疗评分（PITSS，表10.4）是一个相对较新的用来辅助决策术后感染的阶段外科治疗方案的工具。患有糖尿病、重度肥胖、MRSA感染或混合感染、体内有脊柱内植物、异体移植物的患者被认为是需要多级清创引流的潜在人选。

大多数研究支持这样一个论点，如果早期干预并且处理得当，手术部位感染不会对长期功能结果产生负面影响。但是有手术部位感染史的患者可能会有更大的风险残留腰痛，因为瘢痕和椎旁肌肉失神经支配的原因。术区感染和外科清创可直接导致椎旁肌肉的失活。感染后过分的拖延，

感染处理不完全和那些需要多次清创的感染会增加患者的预后不良的风险。在清创过程中，应注意保留尽可能多的活骨移植物，因为过于激进地去除可以导致假关节的发生，从而导致不满意的术后结果。

参考文献

[1] Cizik AM, Lee MJ, Martin BI, et al. Using the spine surgical invasiveness index to identify risk of surgical site infection: A multivariate analysis. J Bone Joint Surg Am 2012;94:335–342.
[2] Dipaola CP, Saravanja DD, Boriani L, et al. Postoperative infection treatment score for the spine (PITSS): construction and validation of a predictive model to define need for single versus multiple irrigation and debridement for spinal surgical site infection. Spine J 2012;12: 218–230.
[3] Falavigna A, Righesso O, Traynelis VC, et al. Effect of deep wound infection following lumbar arthrodesis for degenerative disc disease on long-term outcome. A prospective study. J Neurosurg Spine 2011;15:399–403.
[4] Mok JM, Guillaume TJ, Talu U, et al. Clinical outcome of deep wound infection after instrumented posterior spinal fusion: A matched cohort analysis. Spine 2009;34:578–583.
[5] Petilon JM, Glassman SD, Dimar JR II, et al. Clinical outcomes after lumbar fusion complicated by deep wound infection: A case-control study. Spine 2012;37:1370–1374.
[6] Radcliff KE, Neusner AD, Millhouse PW, et al. What is new in the diagnosis and prevention of spine surgical site infections. Spine J 2015;15: 336–347.
[7] Schoenfeld AJ. Spine infections. In: Cannada L, ed. Orthopaedic Knowledge Update. 11th ed. Rosemont, IL: American Academy of Orthopaedic Surgeons; 2014:737–747.w

第十一章 非典型性感染

Shaleen vira
Nancy Worley
Cyrus Jalai
Peter G. Passias

前言

脊柱感染过程中最常见的病因是金黄色葡萄球菌的化脓性感染。然而，在脊柱感染的评估和治疗中，依然存在广泛的其他感染性病因和与之对应的鉴别诊断。本章简要概述了一些临床上常见的非典型感染，重点旨在提供对非典型感染导致脊柱紊乱的初步的认识，而不是提供一个详尽的脊柱感染病原体列表。建议与感染病专家进行适当的协商，针对特定感染病因制订个体化治疗策略。

病理

病因学

非典型感染囊括了广泛的病原体包括细菌、螺旋体、真菌、寄生虫和酵母菌（表 11.1）。非典型脊柱感染的危险因素包括近期手术、免疫功能低下、糖尿病、近期的泌尿外科手术和高龄。真菌感染通常见于免疫缺陷患者，包括 HIV 患者。念珠菌感染特别见于免疫功能低下的患者。此外，糖尿病控制不住是真菌感染的危险因素，尤其是霉菌和毛霉菌感染。

虽然结核病（TB）大多数情况下由结核分枝杆菌、非洲结核分枝杆菌和结核杆菌引起的，但是牛分枝杆菌感染也可能导致"肺结核"。结核性脊柱炎好发于胸椎，其次是腰椎和颈椎。结核性感染的危险因素包括 HIV、无家可归、酗酒、静

脉滥用药物和免疫功能低下。

流行病学

累及或不累及椎间隙的脊柱感染占所有骨髓炎病例的 2%~4% 不等。感染性脊柱炎的发病率在男性比女性更高，比例在 1.5∶1~3∶1 之间。50~60 岁是发病的高峰期。腰椎是椎间盘炎是最常见的部位，占所有病例的 50%，其次是胸椎占 33%，颈椎发病率最少，占 3%~10%。

在美国，非典型感染发病率的总体上升可能与免疫功能低下状态相关。世界上 1/3 的人口感染了结核分支杆菌，约 10%~15% 的感染播散至肺外部位。这些患者中只有约 5% 脊柱受累（约占世界人口的 0.5%，或 3000 万人）。大约 1/3 的脊柱活动性结核患者出现神经功能障碍。约 50% 的肺外骨感染累及脊柱。随着能有效治疗肺结核的抗生素出现，脊柱结核感染变得不那么普遍了。然而，部分地区的复发可能是由于移民数量的增加，抗菌治疗依从性差，以及日益增长的无家可归人口数量。真菌病主要发病率增加主要是由于免疫抑制剂使用和高营养液的静脉输入。

暴露于流行地区，携带相关的病原体是一个主要的危险因素。球孢子菌病流行于加利福尼亚州圣华金河谷和中美洲、南美洲。组织胞浆菌病流行于俄亥俄河谷流域。芽生菌病在毗邻密西西比河和俄亥俄河的地区、五大湖、圣劳伦斯河，以及中美洲和南美洲、非洲和中东流行。布氏杆菌病在不采用巴氏消毒牛奶的区域常见。鸟胞内

表 11.1 引起非典型性感染的病原体

非典型性细菌		螺旋体	真菌	寄生虫	酵母菌
分支杆菌	**其他**				
结核分支杆菌（最常见）	以色列放线菌	梅毒螺旋体	荚膜组织胞质菌	猪肉绦虫	皮炎芽生菌
牛分支杆菌	星形诺卡菌		曲霉菌		
非洲分支杆菌	申克孢子丝菌		隐球菌		
鸟复合分支杆菌	流产杆菌		念珠菌		
	汉氏巴尔通体		粗球霉菌		

分支杆菌也与未加工牛奶有关。

病理生理学

有几种病理生理机制可以导致脊柱感染。最常见的途径是直接通过血行播散到椎体。血行播散发生在前纵韧带后方毗邻终板的终末小动脉，然后向上下延伸。病原微生物定植于椎体内。另外，Batson's 静脉丛是椎管内硬膜外静脉丛的一部分，由于该静脉丛无静脉瓣膜，静脉血行播散可通过 Batson's 静脉丛播散至整个椎管。细菌直接定植于脊柱可发生在穿透伤或者皮肤破裂、开放伤口的直接暴露。直接脊髓感染能导致感染性脊髓炎。硬膜外、硬膜下感染以及椎旁脓肿可压迫脊髓而引起神经系统的表现。

对于非典型感染，另一种常见的感染途径是吸入。许多真菌和肉芽肿病原体可通过雾化颗粒传播。在原发性肺部感染后，许多病患可以继发肺外播散。椎体受累开始于椎体内的结核杆菌沉积，然后是单核细胞、上皮样细胞和郎格罕细胞的积聚，导致迟发型超敏反应。人体持续的宿主免疫反应会导致肿块增大和周围组织损伤。另一个来源是淋巴系统，特别与结核分枝杆菌通过肺或胸膜腔引流传播有关。对于这些类型的感染，直接扩散是一种次常见的途径。

结核性感染开始于椎体内，前上方是最常见的部位。由于分枝杆菌缺乏蛋白水解酶来消化椎间盘，所以结核感染通常不会累及椎间盘。相反，可见韧带下扩散，累及相邻椎体或跳跃传播。椎体的肉芽肿可能起源于终板软骨下的干骺区，通常导致椎体前方或中央塌陷畸形（表 11.2）。

寄生虫感染是罕见的但能影响硬膜囊及其内容物。脑囊虫病从蛛网膜下腔血行传播至硬膜囊。包虫病感染以类似的方式传播，出现在中东和澳大利亚的牧羊人中。此外，血吸虫病可累及脊柱。血吸虫由盆腔静脉播散至脊髓旁静脉导致脊柱种植感染。血吸虫感染可表现为脊髓炎，伴有不规则强化和水肿，或可能出现硬膜囊内肿块，它由虫卵周围炎症反应而形成。

每种生物都有其特有的传播方式和脊柱特定

表 11.2 结核：脊柱起源的位置

椎体
前方
- 沿纵韧带与迁移
- X 线片上椎体前缘"扇形"表现

中央
- 通常局限于单个节段
- 塌陷畸形常见

椎间盘及周围
> 50% 病例
与端板沉积相关的生物

后方结构
罕见
神经功能障碍的常见

的好发部位。以上的讨论只是针对非典型感染常见的典型病理生理改变的一个宽泛概述。梅毒是一个有趣的例外，可以直接累及神经结构。这被称为脊髓痨。梅毒也能影响骨的结构，形成树胶肿。树胶肿是一种中央有大量细胞坏死的肉芽肿性病变。

诊断

非典型脊柱感染，特别是结核病，是人类已知的最古老的疾病之一，最早被发现于公元前3400年古埃及的木乃伊中。数百年以后，1779年Percival Pott 先生在他的专著中阐述了脊柱结核感染。Pott 医生的大多数患者是婴幼儿。从那时起"Pott 病"已成为脊柱结核感染的代名词，而因脊柱结核而导致的瘫痪被称为"Pott 瘫痪"。

临床表现

非典型感染是隐匿的，这些感染患者的最初临床表现往往不易察觉且表现不一。最初的临床表现有很大的差异性，通常需要详细询问病史才能找到蛛丝马迹。患者通常会出现体质虚弱、盗汗、发冷、消瘦和发烧等症状。在非典型感染中，典型化脓性感染早期就出现的背痛、压痛、僵硬等症状却出现较晚。

应进行完整神经系统检查。截瘫是脊柱结核最常见的神经系统障碍。当累及颈椎或胸椎时常伴有神经功能受损，在颈椎中发现脊髓压迫的发生率为40%。查体有时会发现窦道，躯干僵硬和肌肉痉挛也可出现。椎旁、椎间孔或者出口根受累可能会表现出神经根病。脊髓受压可能导致脊髓病。

延误诊断和治疗反而可能出现跳跃性的感染灶，导致神经系统检查结果不符。事实上，不相关的症状表现如胸腔积液可能会延误诊断。因此，临床工作中保持高度警惕是必需的。非典型感染通常病程长且表现多为亚急性，会进一步干扰及时诊断。疼痛可能只在椎体塌陷或合并进行性畸形后开始出现。

实验室特征

初步检查应包括血培养，革兰氏染色、全血细胞计数（CBC）、红细胞沉降率（ESR）、C-反应蛋白（CRP）。这些检查中的每一项单独的检查都具有很低的确诊价值，但与病史、查体和影像学结果结合起来却有助于诊断感染。实验室检查可发现贫血、白蛋白和总蛋白耗竭，淋巴细胞增多，白细胞计数、血沉轻度升高。CRP 升高没有化脓性感染中那样明显。肉芽肿感染患者的白细胞计数可能是正常的。免疫功能低下的患者可出现炎症指标正常甚至降低，因为他们无法促发这样的炎症反应。

非典型感染还有相关的特殊实验检查，如结核菌素试验（PPD）皮肤试验。痰标本或活检标本应进行抗酸染色和培养。通过培养鉴定可能需要8周，但聚合酶链反应和其他血清学检测可以很快得到结果。QuantiFERON-TB Gold 检测是一种最近发展起来的技术，可以帮助诊断结核病。

布氏杆菌病与 D/L 阿拉伯糖醇比值的升高有关。如果怀疑是隐球菌病，可以进行 Fontana-Masson 染色。曲霉病以及许多其他真菌，可以通过对受累组织运用氢氧化钾制剂进行检测。

针吸活检被认为是诊断感染的辅助手段，在非典型感染中比典型化脓性感染起更大的作用。然而，活检的效果是有争议的。因为感染病例中30% 的针刺活检和 14% 的开放活检显示阴性培养结果。一些研究建议直接行骨活检或从终板吸取标本可以提高阳性率。

影像学特征

虽然 X 线检查早期感染是不敏感的，但是许多脊柱患者放射学检查开始于平片。感染中可见骨密度降低是因为感染性骨溶解。受累节段塌陷导致的后凸畸形是一种晚期表现。这些变化可能需要数周才能发生，因此早期感染在 X 线检查上可能不出现任何异常。对于结核，球孢子菌病、组织胞浆菌病和其他空气传播的病原体的疑似病例需要胸部 X 线片。

非典型感染不同于典型的脊柱感染。典型的感染破坏终板并沿相邻节段的椎体连续播散。然而，结核性脊柱炎典型表现为一般不侵犯终板，并且不产生椎体的连续受累，这一点与肿瘤类似。事实上，结核性脊柱炎和肿瘤通常存在相似的影像学表现和临床症状，准确鉴别二者是具有挑战性。另外有助于区分鉴别方法是观察脊柱后方结构：结核性脊柱炎相较于化脓性感染更容易累及后方结构。此外，椎旁脓肿的形成在脊柱结核中多见。总之，相关指标升高是两者诊断均必需的。事实上，正如作者所在单位的一句老话所说的那样，"活检同时应该培养，培养结果应送病理科，辅助鉴别诊断。"

球孢子菌病的特征是椎间隙高度下降，椎旁肿块，伴有少许骨溶解。溶骨性病变累及肋骨也可见于球孢子菌病。

CT扫描可为急性期骨受累情况提供更多的信息，同时可用于无法行MRI检查的患者，可以很好地显示骨受累的程度。在椎间隙和骨旁均可见到脓肿形成。然而，区分炎症反应和实际感染过程如形成脓肿，对CT来说是困难的。

MRI是诊断感染的首选影像学检查。能最早发现骨髓水肿，在T1加权图像上表现为低信号，在T2加权图像上表现为高信号。早期的椎间盘炎在T2加权图像上也表现为高信号。侵蚀的终板可以在MRI上发现，终板的异常信号伴椎间隙水肿提示感染性脊柱椎间盘炎。

诊断规范

非典型感染的诊断规范类似于典型的化脓性感染。考虑到非典型感染更为隐匿的特性，在诊断评估早期可能需要进行特殊检查，如血清学试验和PPD试验等。也可能需要在评估过程中及早联系公共卫生机构。

治疗

治疗的目的包括5个方面：（1）消除坏死、感染的组织；（2）恢复感染区域的血供；（3）限制无效腔体积；（4）提供稳定；（5）明确感染性病原体，以便使用适当的抗生素。

非手术治疗

1877年，Lewis Sayre，北美洲第一个骨科教

授，根据他在Bellevue医院治疗脊柱结核患者的经验，发表了题为《脊柱疾病和脊柱畸形：悬吊牵引和石膏绷带治疗》的文章。文中指出，对于脊柱结核后遗症——脊柱畸形的患者采用牵引和石膏固定治疗。事实上，直到现代外科技术进步的今日，非手术治疗依然是治疗感染性脊柱病变的首要方式。时至今日，支具依然是减轻疼痛，提供暂时稳定，防治术后畸形进展的辅助治疗手段。

治疗非典型感染如结核病的第一步是咨询专家意见并及时上报疾控中心。建议非典型脊柱感染患者都联系感染科会诊，用以指导抗生素治疗方案，诊断和治疗感染的骨外症状，并提供长期的随访和预防护理的建议。

药物治疗通常是非典型感染如结核病的主要干预措施。由于耐药性的出现，联合用药是治疗的标准模式，典型的方案包括异烟肼、利福平、吡嗪酰胺、链霉素（或乙胺丁醇）。治疗时间从6~12个月不等，根据感染病专家的经验和治疗效果而有所不同。其他用于治疗结核病的药物有氨基水杨酸、卷曲霉素、环丝氨酸、乙硫异烟胺、卡那霉素、紫霉素、氨苯硫脲。这些药物可用于多重耐药、免疫缺陷或不能耐受标准治疗方案的患者。

手术治疗

脊柱非典型感染的手术治疗的适应证具体如下表（表11.3）。神经功能障碍进行性加重是紧急清创冲洗减压术的首要适应证。手术减压优于药物治疗，即使在病程晚期时也能加速神经恢复。保守治疗的脊柱结核患者的畸形增加约15°，约5%的患者将发展为严重后凸畸形，导致疼痛、脊髓压迫、心肺功能衰竭、肋骨骨盆撞击和美观问题。

表11.3　非典型性脊柱感染的手术指征

非手术治疗失败	神经损伤
脊柱不稳定	进行性畸形 ■ 通常为后突畸形
需要开放活检 ■ 无法确定的病原体	感染复发

手术入路由病灶位置决定。非典型感染，如结核主要侵犯前方结构，建议行前路清创。长期感染导致后凸畸形进行性加重，建议行结构性植骨重建前方结构。当出现单独前路无法提供足够的稳定性、需要行多节段椎体次切除术、前柱结构不稳，前方清创后脊柱失稳，以及需要行后路清创可能造成脊柱失稳等情况时，则考虑行后路手术。

包括自体骨和同种异体骨的几种植骨材料可供选择。不同于其他骨科亚学科，脊柱可以使用内固定器械来提供稳定，而无须考虑假体的副作用问题。充分注意并保证脊柱的稳定性可以预防Pott 和 Sayre 博士所提到的进行性脊柱后凸畸形。内固定的选择包括钢板、钉棒和融合器。作者反对行单纯后路手术如椎板切除术，因为它不能直接去除病灶，也不能预防后凸畸形。

非典型感染所致的严重后凸畸形的手术治疗，对技术要求高，并发症风险也很高。适应证包括进行性神经功能损害，肺功能损害，无法正常站立和（或）无法平视的矢状面失衡和非手术治疗治疗无效的疼痛 / 残疾。手术方式包括但不限于 Smith Peterson 或 Ponte 截骨、经椎弓根截骨；对于严重驼背畸形，需行椎体切除重建。必须注意避免脊柱缩短超过椎体高度的 1/3，以避免硬膜囊畸形和脊髓屈曲造成缺血。前方松解被认为有助于恢复矢状面平衡。

术后治疗包括适当的药物治疗，影像学、实验室检查证实根除感染，并运用物理治疗加强活动和功能恢复。同时根据内固定效果和外科医生的经验选择支具或其他固定方法提供外部支撑。虽然手术干预的并发症常见，但应用当前的药物及手术治疗，治愈率高。推荐手术入路的融合成功率超过 90%。

颅颈交界区结核

颅颈交界区受累是一种罕见的肺外结核表现。脊柱结核约占肺外结核病例比例的 6%，而颅颈交界区结核大约占脊柱结核的 0.3%~1%。它是一种继发于咽后间隙的感染，侵蚀韧带，随后累及齿状突、颈 1 椎体、侧块等骨性结构。这些改变反过来将导致寰枢椎不稳或脱位。颅颈交界区结核可以出现吞咽困难、继发于咽后壁脓肿的异物感，继发于韧带受累的颈痛和颈部活动受限、寰枢椎不稳或脱位、颅底凹陷、机械性压迫等导致的神经损伤。X 线片滞后于病理改变长达 2~6 个月，只有超过 50% 的椎体被破坏后，X 线片上才有骨侵蚀的表现。CT 和 MRI 可显示具有较厚、增强、不规则边缘的多房钙化脓肿，可以在早期阶段评估骨侵蚀的进程。鉴别颅颈交界区结核和其他病

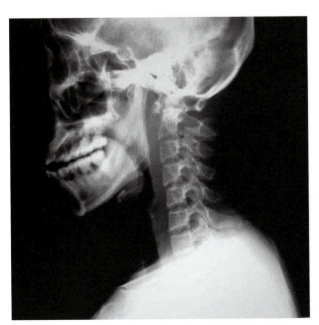

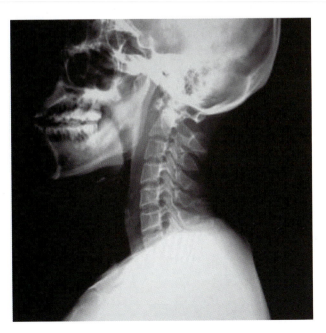

图 11.1　一名结核累及枕颈交界区的 41 岁女性的 X 线片

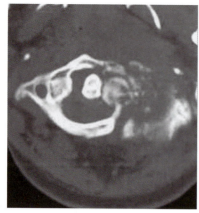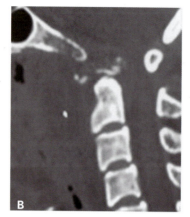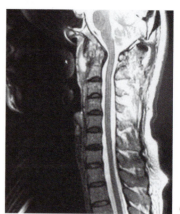

图11.2 寰椎侵蚀伴咽后脓肿

变诸如颅颈交界区风湿性关节炎或如软骨瘤等肿瘤有一定的难度。

颅颈交界区结核可以成功的应用抗结核药物进行非手术治疗。轻度缺损可以采用颈部固定保守治疗，而对于严重的缺损推荐采用联合前路减压和后路融合手术治疗。几个针对颅颈交界区的分级系统已经提出。一般来说，运动障碍、骨质破坏程度和颈部运动受限可以用来确定严重程度。对抗结核药物反应较差，寰枢椎不稳定和神经功

能恶化的患者需要行手术治疗。

可复位的寰枢椎破坏可通过单纯后路固定，而不可复位的寰枢椎脱位需要前后联合入路手术。经口前入路附加后路内固定可用于治疗咽后部脓肿并为颅颈交界区提供坚强稳定性。

病例：患者，女性，41岁，主诉：颈部疼痛4个月，伴吞咽困难及口齿不清1个月。患者主诉四肢无力但没有神经系统损害表现。X线片、CT和MRI显示颅颈交界区感染，寰椎左侧侵蚀和前方脓肿形成（图11.1，图11.2）。患者接受了经口前路病灶清除、后路枕骨至C2内固定和自体髂骨植骨术（图11.3）。术后随访34个月，症状恢复，功能良好。

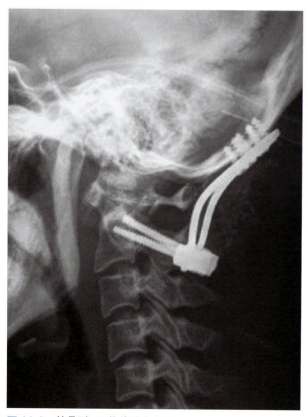

图11.3 枕骨到C2椎体融合术后

参考文献

[1] Emery SE, Gocke RT. Spinal infection/osteomyelitis. In: Bridwell KH, DeWald RL, eds. The Textbook of Spinal Surgery. 3rd ed. philadelphia, pA: Lippincott Williams & Wilkins; 2011.

[2] Garg RK, Somvanshi DS. Spinal tuberculosis: A review. J Spinal Cord Med 2011;34:440–454.

[3] Go JL, Rothman S, prosper A, et al. Spine infections. Neuroimaging Clin N Am 2012;22:755–772.

[4] Hong SH, Choi Jy, Lee JW, et al. MR imaging assessment of the spine: Infection or an imitation? Radiographics 2009;29:599–612.

[5] Hsieh pC, Wienecke RJ, O'Shaughnessy BA, et al. Surgical strategies for vertebral osteomyelitis and epidural abscess. Neurosurg Focus 2004;17:E4.

[6] Issack pS, Boachie-Adjei O. Surgical correction of kyphotic deformity in spinal tuberculosis. Int Orthop 2012;36:353–357.

[7] Jain AK. Tuberculosis of the spine: A fresh look at an old disease. J Bone Joint Surg Br 2010;92:905–913.

[8] Jain AK, Jain S. Instrumented stabilization in spinal tuberculosis. Int Orthop 2012;36:285–292.

[9] Jain AK, Kumar J. Tuberculosis of spine: Neurological deficit. Eur Spine J 2013;22(suppl 4):624–633.

[10] Sayre LA. Spinal Disease and Spinal Curvature: Their Treatment by Suspension and Use of Plaster of Paris Bondage. London: Smith, Elder & Co; 1877.

[11] Teegala R, Kumar p, Kale SS, et al. Craniovertebral junction tuberculosis: A new comprehensive therapeutic strategy. Neurosurgery 2008;63:946–955; discussion 955.

第十二章　脊柱化脓性感染

Sang Do Kim
Andrea M. Simmonds
Zeeshan M. Sardar

前言

脊柱化脓性感染包括感染性椎间盘炎、脊柱骨髓炎、化脓性小关节炎、硬膜外脓肿。患者通常主诉不明原因背痛，这种疼痛常常与其他良性病变难以区分。没有高度怀疑指标，诊断可能会被推延误直到暴发性感染的发生。患者往往在疾病进程晚期才会就诊，大多数患者在初始症状出现至少 2 周后才寻求医疗服务。延误诊断会导致灾难性的后果，包括神经损害、畸形甚至死亡。尽管诊断手段有所进步，我们对这种疾病的理解也有所提高，但对这些疾病的及时诊断和治疗仍然存在挑战。

流行病学

发生率

脊椎化脓性感染比较少见。然而，近年来随着糖尿病和免疫抑制患者数量的增加，静脉注射药物使用以及脊柱手术数量的增长，脊柱感染的总发病率在上升，据相关报道每年 10000 人住院患者中就有 10 人发生。这些感染的发病率呈双峰表现。椎间盘炎的第一个发病高峰通常在 10~20 岁。第二个高峰发生在 50 岁以后，其中化脓性感染占很高的比例。这些患者因为存在基础疾病或者既往脊柱手术病史，更容易发生硬膜外脓肿。男性的发生率为女性的 2 倍，原因不明。

危险因素

易感因素包括高龄、营养不良、糖尿病、肾

功能衰竭、败血症、其他部位感染、静脉药物应用、酗酒、吸烟、艾滋病、恶性肿瘤、其他免疫抑制状态，类风湿性关节炎、长期使用类固醇激素、近期的脊柱手术、创伤、血管内或脊柱内植物的存在（表 12.1）。

发生部位

脊柱骨髓炎占所有骨髓炎的 2%~7%。由于椎体的血供丰富，这一区域约占 95%，而脊柱后侧结构受累仅占 5%。超过半数报道的骨髓炎病例发生在腰椎，其次是胸椎，再次是颈椎。骶部感染相当罕见（表 12.2）。

病理学

从感染部位而来的血行传播是脊柱化脓性感染最常见的来源。典型的病原菌来源包括泌尿道、呼吸道、口腔、静脉接种或心脏瓣膜上的赘生物。

表 12.1　化脓性脊柱感染的危险因素

高龄	吸烟
男性	艾滋病
营养状态不佳	恶性肿瘤
糖尿病	免疫功能低下状态
肾衰	类风湿关节炎
败血症	慢性激素应用
身体其他部位的感染	近期脊柱手术
静脉药物应用	创伤
酗酒	血管内留置导管

表 12.2　化脓性脊柱感染的区域分布

颈椎	8%
胸椎	23%
胸腰段	17%
腰椎	46%
腰骶部	10%
骶椎	0

感染也可由由邻近的腹膜后、腹腔、盆腔、胸腔感染播散而来。最后，直接感染可由穿透性脊柱创伤、褥疮或者医源性损伤如手术、椎间盘造影等引起。

脊柱化脓性感染开始于椎间盘炎，然后蔓延到邻近椎体，也可能进展为硬膜外脓肿。在特殊情况下，在未出现椎间盘炎或骨髓炎的病例中也可能出现孤立的硬膜外脓肿。更严重的病例可出现椎前（图 12.1）或腰大肌脓肿。

常见的病原体

　　大约一半的化脓性脊柱感染是由金黄色葡萄球菌引起的。其他不常见的致病菌包括大肠杆菌、表皮葡萄球菌、流感嗜血杆菌、铜绿假单胞菌，肠球菌属、绿脓杆菌、沙门氏菌、A/B 链球菌（表12.3）。镰状细胞贫血患者有较高的沙门氏菌感染风险，但金黄色葡萄球菌仍然是该人群中最常见的病原体。同样，铜绿假单胞菌是静脉药物滥用的特征病原菌，但在这一人群中最常见的致病菌仍然是葡萄球菌。糖尿病患者感染厌氧菌的概率较高。在慢性感染的情况下，应考虑生长缓慢的病原菌如草绿色链球菌和表皮葡萄球菌。最近，从脊柱手术患者切除的椎间盘中高频率的培养出痤疮丙酸杆菌，这说明细菌感染可能是下腰痛和椎间盘退变的病因之一。

分型和相关解剖

分型

　　化脓性脊柱感染一般按位置分类。最常见的

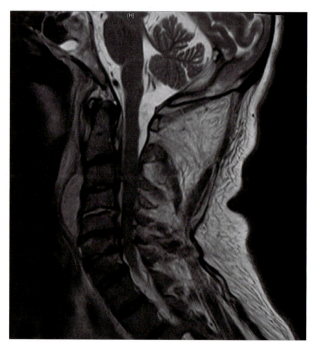

图 12.1　一名 30 岁的静脉药物应用者因 C4~C5 椎间盘炎导致 C3~C5 椎前和硬膜外脓肿的 T2 旁矢状位 MRI 图像

表 12.3　化脓性脊柱感染常见致病微生物

金黄色葡萄球菌	肠球菌
大肠杆菌	绿脓杆菌
表皮葡萄球菌	沙门氏菌
流感嗜血杆菌	A 组链球菌
铜绿假单胞菌	B 组链球菌

受累区域是硬膜外间隙（硬膜外脓肿）、椎间盘（椎间盘炎），椎体（骨髓炎），和盘 – 椎复合体（脊柱椎间盘炎）。通常，感染同时发生在多个区域。在较少的情况下，小关节可以发展成化脓性关节炎（图 12.2）。腰椎感染可延伸到腰大肌，引起腰大肌脓肿。

诊断

临床表现

　　超过 95% 以上的患者以疼痛为主要症状。通常表现为轴性背痛或颈痛，一般为非机械性、隐匿性发病。夜间疼痛是感染或肿瘤的危险信号。

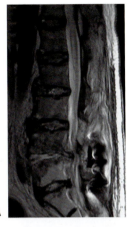
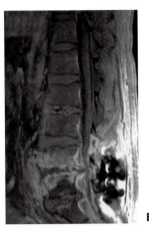
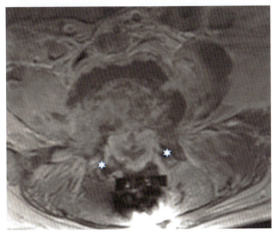

图 12.2 T2 矢状位（A），T1 增强（B）和 T1 增强轴位 MRI 图像显示椎间盘炎 / 骨髓炎 / 硬膜外脓肿和小关节化脓性关节炎（星号）

10%~15% 的患者伴有神经功能损伤。神经系统的变化往往出现在病程后期。在较少见的情况下，患者可能会出现发烧、体重减轻、厌食、恶心、呕吐、嗜睡、精神混乱或吞咽困难。诊断需结合临床表现、影像学和实验室检查。

实验室检查

怀疑有脊柱感染的患者应进行标准实验室检查，并将其作为常规检查的部分内容。包括白细胞计数、血沉、C- 反应蛋白（CRP）和血培养。

白细胞计数即使在感染的情况下也可能是正常的。因此，它在诊断化脓性感染中并不总是有用的。Butler 等在 2006 年的一项研究中发现，确诊为化脓性脊柱感染的病例中仅有 59% 出现白细胞计数升高。不同的化脓性感染中，硬膜外脓肿

最可能导致白细胞升高，平均为 22000 个 /mm³。

血沉是一个敏感但非特异性的感染炎症指标。确诊脊柱感染的患者血沉升高的概率超过 90%。血沉恢复正常相对较慢，可能在成功根除感染后保持升高 6 周以上。因此，它不是一个可以用来评估药物抗感染短期效果的有效指标。

CRP 也是感染的敏感指标，比血沉特异性高。感染后数小时内血清 CRP 水平可能升高。相比于血沉，CRP 水平在感染得到有效治疗后能更迅速地恢复到正常值（一般为 6~10 天）；因此，CRP 可能是一个成功根治感染的可靠的指标。虽然 ESR 特异性不如 CRP，但 ESR 升高可作为感染诊断的辅助参考指标。大多数医生在评估可能的化脓性感染时会同时选择 ESR 和 CRP。

脊柱感染但未出现败血症的患者，血培养不一定阳性。如果可能的话，最好在高热期抽取血培养样本，从而最大化提升血培养的阳性率。

影像学

X 线片通常在感染早期没有诊断意义。在成人中，在疾病早期 X 线片通常是正常的，即使症状出现后 12 周内可能也不会发生变化。随着病程进展，在 X 线片上可以看到一些变化，如终板硬化和 / 或破坏，局灶性后凸畸形。然而患有椎间盘炎的儿童，椎间隙狭窄可以在 3 周内发现。尽管如此，X 线仍被认为是脊柱感染的标准检查的一部分，即使在疾病早期。

与普通 X 线不同，计算机断层扫描（CT）对感染引起的早期骨质改变如骨溶解非常敏感。他们还可以帮助评估骨质。然而，它们的特异性很低。核磁共振成像（MRI）被认为是最有用的诊断化脓性脊柱感染影像学方法。据报道，MRI 诊断脊柱感染的敏感性为 96%，特异性为 94%，准确率为 92%。相较于脑脊液，硬膜外脓肿在 T1 加权像上表现出偏高的信号，T2 加权像为偏低的信号。钆剂等造影剂的使用增强了 MRI 检测感染的能力，特别适用于骨髓炎和硬膜外脓肿的诊断。在硬膜外脓肿的诊断中，增强 MRI 显示脓肿区域的环行强化是其特征性表现。

最后，三相骨扫描是有用的诊断工具，尤其对于因禁忌证无法接受 MRI 检查患者，如安放了心脏起搏器。骨扫描是比 CT 敏感度稍低的检查（有很高的假阴性率），但它对感染的特异性大于 90%。

非手术治疗

椎间盘炎和椎体骨髓炎患者往往可以通过非手术治疗，包括抗生素、镇痛、支具和对症支持治疗。非手术治疗失败通常定义为背痛加重，神经功能缺损，或静脉注射 1 周抗生素后依然发展为脓毒血症。

老年和免疫功能低下患者非手术治疗失败率较高。脊柱硬膜外脓肿、65 岁以上的糖尿病患者、耐甲氧西林金黄色葡萄球菌（MRSA）感染和神经损伤可能不适合非手术治疗。虽然某些硬膜外脓肿的特定病例已经通过非手术措施成功治疗，但大多数外科医生认为这些化脓性感染应手术治疗，特别是脓肿位于颈椎和胸椎区域。

如果致病菌未知，建议活检以分离病原微生物并进行药敏试验。在排除败血症、血流动力学不稳定或神经功能受损的情况下，应在完成穿刺活检后，再使用抗生素治疗。穿刺活组织检查常出现假阴性结果。然而，在高达 95% 的病例中，利用血培养阳性结果可以正确地识别病原微生物。如果闭合活检失败或经皮穿刺不能到达感染灶，开放活检可能是必要的，或者可以经验性使用覆盖多重耐药菌的广谱抗生素来治疗。需要慎重的考虑开放性活检，并仔细权衡可能出现的手术并发症与找到感染病原体之间利害关系。

有关抗生素选择、用药途径（静脉注射与口服）和给药时间应与感染科专家一起商讨后作出决定。典型的处置包括至少 6 周的静脉注射抗生素治疗。在细菌培养和药敏试验结果出来前使用经验性抗生素治疗，然后根据药敏试验结果选择致病微生物敏感的特定药物。利福平等佐剂可与其他抗生素联合使用，起协同作用。如果有广泛感染的证据或炎症指标持续升高，治疗时间可能延长至 12 周。

炎症标志物如 ESR、CRP 和影像学检查可用于评估治疗的进展。CRP 下降是证明成功控制感染的首要标志之一。如果感染水平存在潜在的不稳或局部后凸畸形，连续的 X 线检查是很重要的。因为 MRI 对于早期修复改变并不敏感，所以在分析 MRI 结果时应该格外注意。通常情况下，对比剂如钆剂将在检查后的几个星期到几个月内减少，并且摄入的对比剂可能残留数月，尤其是在先前感染的椎间盘区域。如果在治疗早期复查一张 MRI，其实际显示的椎体破坏和感染程度可能比原始图像更重，尽管临床表现有所改善。

手术

手术适应证

脊柱化脓性感染外科治疗的适应证包括机械性不稳、局部后凸畸形、严重终板破坏、神经系统功能改变、脓肿形成、非手术治疗失败、败血症、顽固性疼痛（表 12.4）。败血症，临床上明显的脊柱不稳、神经功能受损进行性加重通常被认为是手术的绝对适应证，而其他因素仍然是相对适应证。与创伤导致的脊柱损伤不同，脊柱感染通常不影响脊柱后方结构的韧带完整性。外科手术的治疗目的是彻底的清创、机械固定和必要的神经减压。为了实现这些目标，在手术入路和内固定方面存在多种选择。

外科策略

如果患者没有脓毒症，在术中培养之前持续使用抗生素是有益的。应尽量获取多个手术清创区域的组织样本，行革兰染色、需氧和厌氧培养、抗酸染色、真菌培养，以及药敏检查。培养应该

表 12.4　化脓性脊柱感染的外科处理适应证	
机械不稳定	需要开放活检
局灶性脊柱后凸	非手术治疗失败
严重的终板损坏	脓毒血症
神经系统改变	顽固性疼痛
脓肿形成	

持续至少 14 天以确保检测出低毒病原体如痤疮丙酸杆菌。标本也应行病理检查以鉴别感染是来源于肿瘤还是代谢过程。

手术入路的选择包括前、后、侧方以及联合入路。手术可以一期或分期完成。最佳的入路取决于病灶的位置，是否需要内植物，患者因素（如手术史或解剖结构异常）以及外科医生的经验。

融合适应证

与身体其他部位一样，脊柱感染外科手术的主要目标应该是彻底清除任何化脓或坏死物，重建机械稳定性和恢复神经功能。为了达到这些目标，内植物并不总是必要的。硬膜外脓肿可以在不损伤小关节的情况下充分减压，尤其是腰椎，因此并不需要内固定。然而，累及椎体和椎间盘的感染往往需要彻底清创和充分减压，这样会导致脊柱不稳定。尽管外科医生经常试图避免在感染的环境中植入内固定，但使不稳定的节段达到稳定状态是成功根除感染的必要条件。因此，通常需要辅助椎间植入物和内固定器械，特别是在颈椎（图 12.3）。如果可能的话，最好使用钛基植入物，而不是用对细菌生物膜的形成抵抗力较弱的钴铬或钢。

手术入路和融合选择

当腰椎的椎体骨髓炎或椎间盘炎是主要疾病时，一些医生倾向于采用前方或侧方入路，因为这可以彻底进行感染清创，安装大的人工椎间盘，椎间融合器和 / 或植骨（图 12.4）。通常情况下，这为后路内固定融合提供了额外的机械稳定性。回顾性数据支持这样一种观点：联合入路治疗可以降低感染复发率和翻修手术的发生率，而不增加围手术期的死亡率。

然而，许多外科医生也赞成单纯后路手术。这项技术避免了前路或侧方入路手术的风险，也不需要入路医生的辅助。单纯后路手术的支持者认为在存在硬膜外脓肿的病例中可以实现更好的椎管减压效果。如果使用这种入路，椎间盘的清创和融合内植物的置入可采用后路椎体间融合

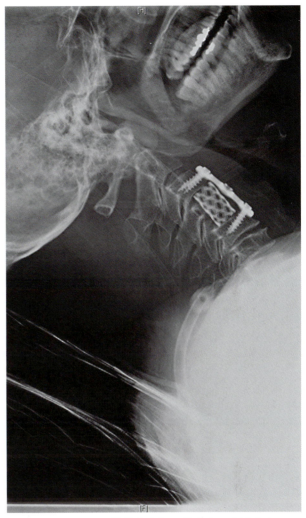

图 12.3　一名行 C4 椎体次全切 + 前路内固定治疗 C4~C5 椎间盘炎、骨髓炎和硬膜外脓肿患者的侧位 X 线片

（PLIF）和经椎间孔腰椎椎间融合术（TLIF）。后路甚至可以行椎体次全切除术，但是这通常用于 L1 及以上水平的感染，因为外科医生可以在此安全的切除一侧神经根实现有效的入路暴露。

与腰椎相反，胸廓为胸椎提供固有稳定性，保留胸椎的运动功能则不那么重要。因此，许多外科医生选择经椎弓根或胸腔外侧方入路到胸椎前柱。这样就可以在不牵拉脊髓的情况下，到达脊柱的腹侧和外侧，从而避免了经胸腔前入路的并发症。通常情况下，根据稳定性和在病灶的位置，胸椎后路融合要固定病灶上下 2~3 个节段。

在感染的情况下，使用哪种材质的植入物最合适，特别是在需行椎间融合时存在争议。许多

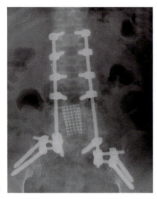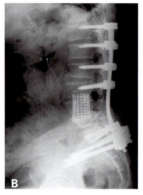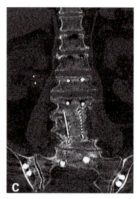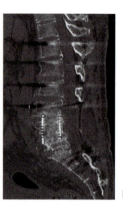

图12.4　L4~L5椎间盘炎/骨髓炎行L4~L5次全切＋钛网植入＋后路脊柱骶骨内固定的前后位（A）和侧位（B）X线片，冠状位（C）和矢状位（D）CT图像

材料已成功地用于融合术，包括自体骨（髂骨、肋骨、腓骨），异体骨（股骨、髂骨、肋骨）、聚醚醚酮（PEEK）垫片，金属植入物（如钛网充填辅助骨诱导材料包括脱钙骨基质或BMP-2）。虽然未标明其在感染领域的用途，一些外科医生提倡使用rhBMP-2治疗感染，因为其在较差的宿主环境中仍具有强大的骨诱导特性和较高的融合性能。

椎弓根螺钉的金属类型也可能在根除化脓性脊柱感染中起作用。细菌可以形成一种多糖-蛋白复合物，黏附于金属以保护病原菌不受抗生素治疗的影响。钛已被证明相较于不锈钢和其他金属可以最大限度地减少细菌黏附。

分期

关于分期手术治疗化脓性脊柱感染的争论仍在持续。分期手术的支持者认为，操作流程中残留的细菌可能感染植入的内固定，导致感染复发。然而许多外科医生倾向于采用一期手术，因为其手术并发症发生率低、住院时间短、能早期活动等优点。一般来说，如果患者能耐受手术并获得充分清创，一期手术是安全和有效的。是否分期手术治疗应根据具体情况做出决定，取决于感染的程度、一期清创后脊柱的内在稳定性及患者在一期手术及后续手术中耐受麻醉的能力。

术后处理

外科手术治疗脊柱感染患者的术后管理也因外科医生而异。一般来说，引流管是在关闭切口时放置的，通常比那些用于常规、非感染病例留置的时间长。这种做法在理论上可以减少伤口内血肿、水肿或脓肿复发聚集。干敷料是伤口覆盖最常见的选择。然而，有些外科医生在闭合伤口上使用负压引流敷料（VAC），以消除水肿，促进肉芽组织的形成和伤口愈合。如果在分期手术时伤口必须开放，VAC也有助于根除感染，并保持组织之间的完整性。应仔细检查伤口，定期检查是否有持续或复发感染的迹象。皮肤缝合器或不可吸收性缝线应保留4周以上，使软组织有足够的时间愈合。

除了临床监测（包括生命体征、体温、疼痛、活动状态和神经功能的评估）外，白细胞计数、血沉和/或CRP的监测也有助于确保感染得到适当的治疗。与非手术治疗一样，建议与感染病专家进行协商，以确保抗生素治疗的适当选择和持续时间。一般情况下，如果使用了内固定材料，需静脉注射6~12周的抗生素，然后改为口服抗生素。反复的影像学检测用于评估脊柱的机械稳定性和内植物位置。CT扫描可在长期随访中用于评估融合状态。与非手术治疗的患者一样，反复的MRI检查在病程的早期用处不大，但可以帮助监测疾病进展或治疗效果，尤其在后期的随访中。

结果

尽管微生物学、抗生素管理以及对脊柱疾病的认识和外科技术的日益进步，化脓性脊柱感染的发病率和死亡率仍然相对较高。特别是硬膜外脓肿，据报道短期死亡率可达到在 5%~20%。免疫功能低下人群、老年人，艾滋病、病毒性肝炎、肝硬化或糖尿病患者以及滥用静脉注射药物和酗酒者，即使接受适当治疗也可能难以清除化脓性感染。这样的患者出现神经损害、败血症和非手术治疗失败的风险更大。有一项研究，纳入了国家住院患者样本库中的 30 000 例硬膜外脓肿患者，结果显示年龄、慢性肝病、肾功能衰竭和神经系统损害是急性术后并发症和死亡率的显著预测因子。在临床工作中，这些因素和化脓性感染治疗过程中伴随的风险以及治疗预期，均需要在告知病情时与患者及家属进行充分讨论。

参考文献

[1] An Hs, seldomridge JA. spinal infections: Diagnostic tests and imaging studies. Clin Orthop Relat Res 2006;444:27–33.

[2] Butler Js, shelly MJ, Timlin M, et al. nontuberculous pyogenic spinal infection in adults: A 12-year experience from a tertiary referral center. Spine (Phila Pa 1976) 2006;31(23):2695–2700.

[3] Chen WH, Jiang Ls, Dai Ly. surgical treatment of pyogenic vertebral osteomyelitis with spinal instrumentation. Eur Spine J 2007;16:1307–1316.

[4] Kim sD, Bono cM, Harris MB. Lumbar fusion in the treatment of infections and tumors. Sem Spine Surg 2011;23:257–265.

[5] Kim sD, Melikian R, Ju KL, et al. Independent predictors of failure of nonoperative management of spinal epidural abscesses. Spine J 2014;14:1673–1679.

[6] Schoenfeld AJ, Wahlquist Tc. Mortality, complication risk and total charges following the treatment of epidural abscess. Spine J 2015;15:249–255.

第四部分　肿瘤

第十三章　原发性脊柱肿瘤：良性肿瘤及恶性肿瘤

Theresa Pazionis　Ilya Laufer
Patrick Boland　Mark H. Bilsky

前言

原发性脊柱肿瘤较罕见，仅占所有原发性骨肿瘤的 10% 以下。大多数脊柱恶性肿瘤是由其他来源的恶性肿瘤转移而来的。诊断原发性脊柱肿瘤需要了解肿瘤的流行病学和临床表现。虽然儿童和青少年的原发性脊柱肿瘤约有 70% 是良性的，但老年人只有 20% 是良性。而且肿瘤的位置（节段、脊柱前后、骨与神经受累）可能会对肿瘤的明确诊断有辅助作用。

随着医学影像学、手术技术与多模式治疗的发展，使早期诊断及更精确诊断以及肿瘤患者的短期和长期预后都得到改善。临床医生必须了解患者治疗良性或恶性肿瘤的期望值及目的。脊柱具有独特的解剖结构，毗邻重要的神经组织，因此将传统的四肢骨肿瘤的原则（整块切除到广泛切除）来治疗原发性脊柱恶性肿瘤时必须进行改良，否则会严重影响患者术后生活质量。

相关解剖学

诊治脊柱良恶性肿瘤首先需要了解解剖学和脊髓的胚胎起源。

脊髓的早期前体是神经板，对应早期胚胎背侧的外胚层。脊索位于中胚层，贯穿发育中的胚胎的全长。它分泌的 SHH 蛋白（Sonic Hedgehog Protein）在胚胎中形成一个从头到尾的浓度梯度，从而影响胚胎细胞的迁移和发育，在形成其他结构元素之前起到一个"中轴骨"的作用。受孕后

第三周时，神经板开始内陷，并形成神经沟和随后的神经嵴。这与周围的神经管发育近轴中胚层，形成 42 对体节：枕、颈、胸、腰、骶、尾骨。这些体节最终会分化成骨性脊柱以及相关的肌肉、肌腱和韧带结构。脊索本身在椎体内部骨化，残留物仅在形成的轴向骨骼的髓核内部发现，有时也可在骨性脊柱的腹尾端发现。

发育成熟的脊柱包含 7 节颈椎、12 节胸椎、5 节腰椎，以及由 5 节骶椎融合为一体的骶骨和尾骨。每节椎体之间间隔椎间盘，椎间盘由坚韧的纤维环围绕海绵状的髓核组成。脊柱背侧与腹侧有许多重要的韧带参与维持脊柱三柱的稳定性。脊柱背侧及椎板间的韧带，棘上与棘间韧带参与维持脊柱后方稳定性。黄韧带位于椎板下，紧贴硬膜。此外还有位于椎体后缘的后纵韧带与连接椎体前缘的前纵韧带。脊髓头端连接脑干，下端止于 L1~L2 椎体平面，此平面以下则是马尾神经。脊髓由 3 层脊膜组织包绕。紧附于脊髓的是软脑膜，其次是蛛网膜和硬脑膜。软脑膜起到保护和稳定脊髓的作用。它含有丰富血管供应脊髓，穿过蛛网膜，通过齿状韧带连接到硬脑膜，齿状韧带在一定程度上固定脊髓防止运动引起的脊髓微损伤。在脊髓的末端，脊髓圆锥和软脑膜形成终丝并最终与硬脊膜汇合在下部尾骨段。脑脊液由脉络膜丛分泌，位于软脊膜和蛛网膜之间。

脊髓前 2/3 的血供来源于脊髓前动脉，该动脉发出后沿脊髓全长走行，终止于终丝。在 C1~C6 的区域，椎动脉发出脊髓前动脉，发出小脑后动脉，参与脊前动脉。脊髓的后 1/3 由成对的脊髓后

动脉供血。脊髓前动脉与脊髓后动脉形成相互交通的血管网络，供应脊髓的侧面。脊髓前动脉及脊髓后动脉均来自主动脉的节段动脉。主要的节段动脉是 Adamkiewicz 动脉，该动脉变异性较大。75% 的 Adamkiewicz 动脉起源于 T8~L1 主动脉左侧的节段动脉，参与脊髓前动脉的形成。脊髓的静脉回流是节段的，并且回流至围绕脊髓的无瓣静脉丛。

原发性脊柱肿瘤最常见的症状是疼痛，少见症状包括神经损害症状、脊柱的后凸及侧凸畸形，以及可触及的包块。读者应该熟练掌握脊髓与马尾的解剖，详细的体格检查通常有助于定位病变和选择合适检查以确定肿瘤的定位。尽管通过肿瘤定位确认肿瘤的性质存在误差，但是该方法仍旧为一种可靠的方法。

后方结构（棘突、椎板）
- 良性。
  - 骨样骨瘤
  - 骨母细胞瘤（良性进展）
  - 动脉瘤骨囊肿（常见扩展至脊柱的前方结构）
- 恶性。
  - 骨肉瘤

前方结构（椎体）
- 良性。
  - 血管瘤
  - 嗜酸性肉芽肿
- 恶性。
  - 转移性疾病
  - 浆细胞瘤
  - 软骨肉瘤
  - 脊索瘤

硬膜内髓外的：
- 良性。
  - 神经纤维瘤病（多病灶）
  - 神经鞘瘤（孤立性）
  - 脑膜瘤（90%良性、7%非典型、3%恶性）
  - 黏液瘤室管膜瘤（WHO 1 级室管膜瘤）
- 恶性。

- 肿瘤性脑膜炎 / 原发性中枢系统淋巴瘤（多发病变）

硬膜内髓内
- 良性。
  - 血管网状细胞瘤
  - 少年毛细胞星形细胞瘤（WHO 1 级）
  - 纤维星形细胞瘤（WHO 2 级）
- 恶性。
  - 室管膜瘤（WHO 2 级）/ 间变性室管膜（WHO 3 级）
  - 间变性星形细胞瘤（WHO 3 级）
  - 多形性成胶质细胞瘤（WHO 4 级）

病史与体格检查

背痛是脊柱肿瘤患者最常见的症状之一。根据病变的部位，大约85%的患者可出现局部疼痛或伴随根性疼痛。患者的疼痛发作通常与病灶椎体的轻微损伤相关，损伤可能是一过性损伤或是病理性骨折。神经损害的症状通常少见，仅仅约10%的患者表现为现局灶性运动障碍、脊髓病或马尾综合征。约5%的脊柱肿瘤患者是行影像学检查时偶然发现的。

病史和体格检查的"危险信号"：
- 静止性疼痛，固定体位休息或镇痛不缓解。
- 节律性疼痛（夜间或清晨）。
- 保守治疗无效，疼痛仍旧逐渐恶化。
- 发热、畏寒、盗汗、体重下降。
- 可触及的包块。
- 运动或感觉丧失。
- 大便失禁、尿潴留、鞍区麻木、性功能障碍。
- 上运动神经元或下运动神经元损伤症状。
- 新发局灶性脊柱侧弯或斜颈。

应进行详细认真的病史问诊和体格检查。病史应包括症状发作时间、持续时间、加重和缓解因素以及危险因素。体格检查包括完整的神经系统和直肠检查。值得注意的是，超过一半的骶骨脊索瘤患者在直肠指检时可发现明显的肿块。体格检查的结果可用于指导影像学检查。较小病灶可能无症状或仅存在局部疼痛。

脊髓位于椎管，在 C1 椎体层面上接延髓向下延续至 L1 椎体层面形成脊髓圆锥，部分人脊髓圆锥可延续至 L2 椎体层面以下。肿瘤病灶压迫脊髓可导致脊髓病，表现包括步态共济失调，四肢无力，持物不稳，精细活动动作困难、大小便功能障碍。体征主包括为 Hoffman 征、Babinski 征阳性，阵挛试验阳性，反射亢进，肠鸣音减少，肛门括约肌松弛。当肿瘤压迫神经根时可表现为根性痛及肌无力，其可单独存在或与脊髓病的症状同时存在。T1 周围的病变（原发性脊柱恶性肿瘤或局部侵袭性肿瘤，例如 Pancoast 肿瘤）可能破坏交感干出现霍纳综合征，表现为患侧瞳孔缩小、眼睑下垂，面部无汗等症状。

圆锥以下的肿瘤可表现出单独的根性痛体征和症状，或马尾综合征，具体表现为大便失禁、尿潴留、鞍区麻醉、性功能障碍、下肢运动和感觉功能障碍。

骶骨肿瘤通常无神经症状，直到肿瘤变大压迫双侧骶神经根或侵入椎间孔导致根性痛的症状时才被发现。广泛切除骶骨肿块是可能的，通常只会导致有限的运动障碍（当切除患者的 S1 神经根不影响患者行走）。单侧骶骨切除术或低位骶骨切除术较双侧高位骶骨切除术能够更有效地保留功能（表 13.1）。

实验室检查

推荐使用实验室检查用于诊断脊柱肿瘤，但实验室检查并不能确诊脊柱肿瘤。作者建议患者行全面的血液学检查，包括 ESR 及 CRP。成年患者因获取其血清蛋白电泳的结果。如果怀疑骨肉瘤或者尤文氏肉瘤，应该检查患者的预后指标包括碱性磷酸酶（AFP）和乳糖酶脱氢酶（LDH）。对于既往癌症病史的患者应该检查患者血液中 PSA、CEA、TSH 和 AFP 等肿瘤指标。

影像学检查

对于怀疑病灶的区域，平片可以作为其初筛的检查工具。应对患者的病灶局部区域及全脊柱行 X 线检查，以检查是否存在肿瘤导致的脊柱畸形以及排除其他病变。然而，X 线片可能会忽略掉较小的病灶。常规 MRI 或增强 MRI 可以用来评估病灶局部的软组织学特点及其与神经组织之间关系。此外，骨髓弥散加权 MRI 有助于鉴别压缩性骨折的良恶性，在某些情况下还可鉴别恶性肿瘤相关的感染。在弥散加权图像上，恶性肿瘤导致的压缩性骨折表现为高信号，然而良性肿瘤导致的压缩性骨折通常表现为等信号或低信号。感染通常起源于椎间盘，进而侵入邻近的上下终板。相反，肿瘤通常起源于椎体。常规 CT 可以评估骨质破坏情况，同时如果患者无法行 MRI 检查，CT 也可以作为替代检查。骨扫描被广泛用于评估原发性病灶中的骨代谢以及筛查骨转移病灶情况。严重破坏性病变，如多发性骨髓瘤和肾细胞癌，在骨扫描中也可能表现为"冷"病灶，因此骨扫描的运用有。同样，PET 可以用于评估病灶的代谢情况。该检查不仅可以显示软组织信息，并且无须重建骨性结构便可显示阳性表现。

表 13.1 骶骨切除术后大小便功能

切除节段	保留节段	大便功能正常比例（%）	小便功能正常比例（%）
双侧 S2~S5	双侧 S1	0	0
双侧 S3~S5	双侧 S2	40	25
双侧 S4~S5	双侧 S3	100	69
选择性切除	单侧 S3	67	60
单侧 S1~S5	对侧 S1~S5	87	89

分类

Enneking 分类（表 13.2 和表 13.3）是骨骼肌肉肿瘤使用的分类分期系统用来指导肢体良恶性肿瘤的治疗。该系统由 Boriani 等改善后，可以适用于脊柱肿瘤的分类分期。使用阿拉伯数字定义良性肿瘤。使用罗马数字来定义恶性肿瘤以表示肿瘤的等级以及是否存在转移。字母 A 和 B 用于表示间室内外，A 代表间室内，B 代表间室外（在椎体内与椎旁延伸之间）。对恶性肿瘤的采用上述分类分期标准具有指导意义。然而当涉及脊柱肿瘤时，这有点过于简单了。任何恶性肿瘤，广泛的根治性切除仍是肿瘤治疗的目标。但是，对于脊柱肿瘤，传统意义上的"广泛切除"则充满挑战，因为那样会不可避免地损害神经组织。脊柱原发性恶性肿瘤切除原则将在本章后面详细阐述。

治疗的目标：

- 获得尽可能完整的切除（必要定时广泛切除）。
- 恢复或保留神经功能。
- 稳定脊柱。
- 控制疼痛。

放射治疗在大多数情况下仅作为手术治疗的辅助手段，但是化疗则可以择机使用。

Tomita 分期系统类似于 Enneking 系统，但更直接适用于脊柱转移性肿瘤。其分类原则慎用于原发性脊柱肿瘤的分类。该系统描述了肿瘤所侵及的部分内容范围（原位病变、椎弓根受累、椎

表 13.3 恶性肿瘤 ENNEKING 分期

分期	描述
Ⅰ A	低度恶性间室内
Ⅰ B	低度恶性间室外
Ⅱ A	高度恶性间室内
Ⅱ B	高度恶性间室外
Ⅲ	局部或远处转移

体前后部受累）、间室外受累（硬膜受累，软组织受累或相邻椎体受累），以及是否存在远处转移。Weinstein-Boriani-Biaginini 分类将脊柱在横断面上分为 12 个扇形区域（最初为顺时针划分，后来脊柱肿瘤研究组修改为逆时针划分）。然后从脊椎周围软组织到脊管分为 5 个层次（A~E）。以上两种分类方法可用于指导手术计划（表 13.4）。

良性脊柱肿瘤

脊柱良性肿瘤可呈现出明显的疼痛和偶发的畸形的表现。如上所述，良性病变的 Enneking 分类可以应用于良性脊柱肿瘤的分类。

最常见的良性脊柱肿瘤如下：

- 骨母细胞瘤。
- 骨样骨瘤。
- 骨软骨瘤。
- 血管瘤。
- 动脉瘤样骨囊肿（ABC）。

表 13.2 良性肿瘤 ENNEKING 分期

分期	描述	治疗
1	潜隐性、不活动性： 囊内病变 几乎不生长，常无症状 骨扫描常阴性	无症状者无须治疗
2	活动性： 轻度骨皮质膨胀，但尚未穿破皮质 生长缓慢，临床症状轻 骨扫描可阳性	边缘刮除和重建
3	侵袭性： 骨皮质膨胀，且常穿破皮质 生长快速，常伴神经症状和剧烈疼痛	边缘切除和重建，辅助化疗或放疗

表 13.4　根据肿瘤位置选择手术方式的建议

手术方式	适应证
椎体次全切除	肿瘤仅累及椎体，无椎弓根受累 Tomita 分期 1，解剖位置 1 WBB 分期 5~8 区
全椎体切除	肿瘤起源于椎体中心，累及最多一侧椎弓根 Tomita 分期 1~6 WBB 分期 4~8 区，或者 5~9 区
矢状切除	肿瘤累及单侧椎体 / 椎弓根 / 横突 Tomita 分期 1，偏向解剖位置 1 的一侧 WBB 分期 3~5 或 8~10
后弓切除	肿瘤仅累计后弓 Tomita 分期 1，位置 3 WBB 分期 10~3 区

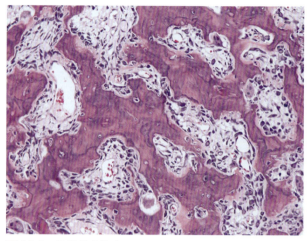

图 13.1　骨样骨瘤的病理

- 嗜酸性肉芽肿（EG）。
- 骨巨细胞瘤（GCT）。
- 内生骨疣。

骨样骨瘤和骨母细胞瘤

　　对于存在局限性脊柱痛，进展的非典型脊柱侧弯畸形及 NSAIDS 类药物可以缓解的夜间痛的任何年轻患者，均应考虑骨样骨瘤和骨母细胞瘤的可能性。骨样骨瘤和骨母细胞瘤的病理表现相同，但是其临床分期不同（表 13.5 和图 13.1）。

　　约有 10% 的骨样骨瘤发生于中轴骨骼中，大约 2/3 位于腰椎中，不足 1/3 位于颈椎，其余位于胸椎和骶骨。脊柱的骨样骨瘤主要见于后部结构（椎板、小关节、棘突）中，较少发生于横突及椎体。骨样骨瘤的影像特点表现为由外围硬化骨包绕，直径小于 2cm 的中心骨。病灶处骨扫描表现为高信号（图 13.2）。该病表现为自限性的特点，但是该病病程为 2~8 年不等。保守治疗通常无效。

　　除此之外，该病可引起脊柱侧弯而导致疼痛。对于年龄低于 11 岁的儿童而言，如果延误治疗超过 15 个月，最初的体位性侧弯会进展成永久性侧弯。典型病灶影像学表现明显，主要位于侧弯顶点凹侧。疼痛导致患侧肌肉痉挛，并且增加椎体骨骺生长板的压力，导致患侧椎体生长受限，然而对侧椎体生长正常，从而将导致旋转性侧弯。在四肢骨肿瘤的治疗中，射频消融作为一种微创的手术方式已经获得广泛应用。在中轴骨肿瘤的治疗中，肿瘤边缘切除及经皮射频消融已获得广泛应用。放射科医生应评估射频消融的范围及其与邻近神经组织的关系，并且制订个体化的治疗方案以取得最佳的治疗效果。完全手术切除或彻底消融后，患者症状通常能够立即缓解。文献报道，对于有症状的年轻脊柱侧凸患者，应在骨质发育成熟前采取及时的治疗可以获得良好预期。在骨骼发育成熟后，畸形通常是对疼痛的代偿反应。因为这些患者通常没有椎体旋转，所以切除病灶后，畸形即可得到纠正。

表 13.5　骨样骨瘤和成骨细胞瘤的典型特征

特征	骨样骨瘤	成骨细胞瘤
发病年龄（岁）	10~20，男性 > 女性	20 岁出头，男：女 =2：1
病变大小（cm）	< 1.5	2
组织学特点	小而圆的骨组织核心，周围为硬化骨	较少出现硬化骨，多呈膨胀性骨破化

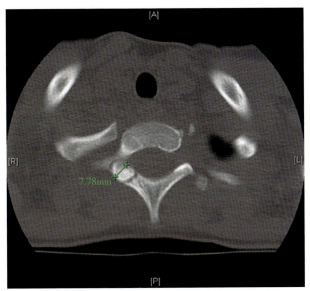

图 13.2 骨骼尚未发育成熟的骨样骨瘤患者 CT 表现

相比之下，骨母细胞瘤是良性侵袭性病变（阶段 3）。病变的直径大于 2cm。该病在颈椎、胸椎和腰椎之间的发病率相似，病变主要侵及脊柱的后部结构，但是椎体通常也会受累。该病因其膨胀性生长的特点与骨样骨瘤存在相似性。典型的影像学表现为膨胀性生长的肿块伴有点状钙化，硬化边缘以及骨扫描表现为热区。病灶中 20% 的细胞是成骨细胞。

与骨样骨瘤相比，经皮射频融不适用于骨母细胞瘤的治疗。应尽可能地完整保留神经血管结构的同时对肿瘤予以广泛的局部切除。即使采用充分的手术治疗，低度恶性的骨母细胞瘤的术后复发率为 10%~20%，而进展性骨母细胞瘤的术后复发率则为 50%。该肿瘤对化疗和放疗并不敏感。

总之，脊柱骨样骨瘤及骨母细胞瘤的治疗目标如下：

- 早期诊断。
- 完整切除。
- 缓解疼痛。
- 矫正畸形。

嗜酸性肉芽肿

嗜酸性肉芽肿是以组织细胞局部或多灶性增生为特征的良性病症，以儿童或年轻人多见。

80% 的患者表现为局灶性病变，20% 的患者表现为多灶性病变，可侵及内脏器官（Hand-Schuller-Christian，Letterer-Siwe）。25% 的嗜酸性肉芽肿发病在脊柱，与腰椎和颈椎相比，胸椎多见。

最常见的症状是急性发作疼痛，患者多无严重创伤史。通常不会引起脊柱畸形，然而当颈椎受累时，可以表现为斜颈。影像学上表现多种多样。通常表现为受累椎体的溶骨性特点，导致楔形变，并最终导致椎体完全塌陷。

该病的确诊通常首选开放手术获取组织进行病理活检，因细针穿刺活检取材少，阳性诊断率低而慎用。

目前，该病治疗尚无金标准。通常建议患者密切观察和制动。该病被认为是一种自限性疾病，单纯的组织切除活检后，无论制动与否，就可以达到缓解症状以及愈合损伤的目的。报道表明，CT 引导下注射皮质激素也可以取得良好的治疗效果。少数情况下，也需要使用化疗及放疗控制该病的侵袭。该病通常无须采取手术治疗，但当切除病灶或活检后患者的脊柱稳定性遭受破坏时，需要对病变节段予以固定。

动脉瘤样骨囊肿（ABC）

动脉瘤样骨囊肿是一种可以发生于全身各处骨骼的良性侵袭性疾病，通常好发于青少年，女性多见。其组织性特点是骨小梁之间出现裂缝，裂缝之间充满典型的多核巨细胞。原发性 ABC 病变的发病与 Tre17/USP6 易位相关。继发性 ABC 多在早期病变的基础上［如单纯性骨囊肿及骨巨细胞瘤（图 13.3）］发病。

发生与脊柱的 ABC 通常表现为局灶性的疼痛及脊柱僵硬，但因其膨胀性生长的特点可引起神经症状。X 线表现为多条带样的溶骨性病变，条带之间存在间隔。MRI 表现为多灶性的液性信号。排除 ABC 内的任何非囊性异质成分是重要的，因为毛细血管扩张性成骨肉瘤可表现出相似的影像学特点（图 13.4）。ABC 通常累及脊柱的后方结构，椎体很少受累。尽管该病可发生于任何脊柱阶段，但是以腰椎受累者多见。对于单纯的病灶

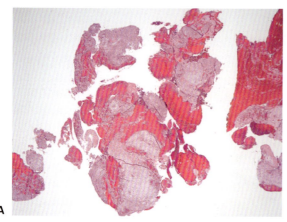
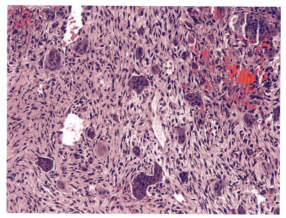

图 13.3 A. 低倍镜下动脉瘤样骨囊肿的 HE 染色表现。B. 高倍镜下动脉瘤样骨囊肿的 HE 染色表现

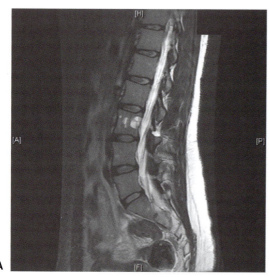
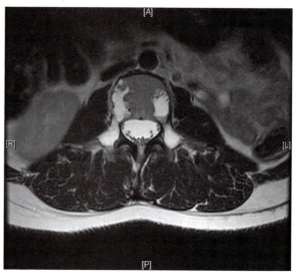

图 13.4 椎体动脉瘤性骨囊肿的轴向和矢状位 MRI。请注意明显的液 – 液界面。A. 动脉瘤性骨囊肿的矢状位 MRI。B. 动脉瘤性骨囊肿的轴向 MRI

而言，开放活检、冷冻切片和刮除病变组织，辅以 PMMA 材料填充缺损灶或植骨是标准的治疗方法。若病变侵及椎体引起脊柱不稳时，需行内固定手术以保证病灶节段的稳定性。对于解剖复杂的患者而言，可先多次行动脉栓塞治疗（推荐的标准次数为 3 次），以降低手术风险。总体来说，脊髓 ABC 在接受适当治疗后预后良好。

血管瘤

脊柱血管瘤是所有原发性脊柱肿瘤中最常见的，总体发病率为 10%。绝大多数病变是无症状的，多因其他疾病行影像学检查时发现。尽管该病可发生于任何脊柱阶段，但以胸椎受累者多见。X 线片表现为垂直条纹状病灶，伴随骨小梁增厚。病理性压缩骨折并不常见。骨扫描表现为冷区，当发生病理性骨折后骨扫描结果会发生变化。典型表现为，因受累脊柱中的骨小梁增厚，脊柱的正位片呈现典型的垂直条纹带。血管瘤患者也可发生病理性压缩性骨折。CT 可以更加详细地明确脊髓有无受累及病理性压缩骨折的情况。MRI 有助于术前计划，特征性表现为 T1 及 T2 均为高信号。血管瘤很少需要治疗，通常对于有症状性的血管瘤可以行栓塞治疗及放疗。以前，使用低剂量外束放射治疗，效果良好。辐射剂量的大小受

限于病灶与脊髓的距离。随着强度放疗（IMrT）的出现，目前可以采用更高的局部剂量使得较少的射线散射到周围的神经结构。需要手术减压的患者较罕见，术前必须行血管造影栓塞血管瘤以降低手术后复发率。

骨软骨瘤

骨软骨瘤是一种良性软骨性肿瘤，可发生于软骨内骨形成的任何区域。受累病变的特点表现与椎管和受累骨皮质相连的骨性部分，被软骨帽覆盖。病灶部位可发生梗死。骨软骨瘤可自发发生或可作为多基因遗传病（MHe 与 eXT1、eXT2 或 eXT3 中的突变有关）的一部分病变表现。骨软骨瘤十分常见，占据 40% 的良性骨病变，但在脊柱中发病罕见。孤立性骨软骨瘤发生在脊柱时，通常累及颈椎，以 C2 受累最为多见。在 MHe 突变的遗传病中，胸椎骨软骨瘤的发病率高达 27%。骨软骨瘤通常累及后方椎弓的侧方，椎体受累并不常见。X 线片表现为骨赘，MRI 可以用于评估软骨帽的大小及与神经组织的关系。此外，对于存在 MHe 病史的青少年来说，推荐行全脊柱 MRI 检查。1% 的孤立性软骨瘤和 15% 的 MHe 患者可发生肉瘤变。以下情况下应怀疑恶性转化：

- 骨骼成熟后骨软骨瘤的生长。
- 神经功能迅速恶化。
- 1.5cm 以上的软骨帽。

临床表现通常是局部疼痛，偶尔可见明显的肿块和（或）神经症状。畸形是罕见的，但已被报道。该病也可表现无任何症状。对于存在疼痛、神经症状及怀疑恶变的骨软骨瘤应行广泛切除。

骨巨细胞瘤（GCT）

GCT 是良性侵袭性肿瘤，占所有原发性脊柱肿瘤的 1% 以下。其转移潜力有限，约 4%。它是一种好发于早期成年的肿瘤，多为 20~40 岁，女性稍多见。骶骨是脊柱的 GCT 最常见的发病部位，其次是脊柱的前方结构，与 ABC 好发于后方结构相反。在病理学上，GCT 的特征表现为间质细胞和多核巨细胞的规则分布，无异型性。X 线表现

为一种溶骨膨胀性改变。Campanacci 描述了一种基于皮质和相关软组织块膨胀程度的放射学的分级系统（表 13.6）。CT 和 MRI 可以更好地描述骨骼解剖结构和软组织肿块的大小及与神经结构的关系（图 13.5~ 图 13.7）。最常见的症状表现为病灶部位的疼痛，但神经功能缺失并不常见，这取决于病变位置和 Campanacci 分期。骶骨的 GCT 可

表 13.6　骨巨细胞瘤的 Campanacci 影像学分级系统

Campanacci 分级	影像学描述
1 期	肿瘤边界清晰局限在骨皮质边界内
2 期	肿瘤膨胀性突破皮质骨边界但未完全穿透皮质，新皮质形成
3 期	伴有软组织肿块

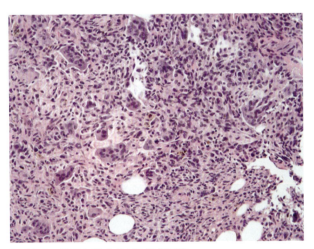

图 13.5　骨巨细胞瘤的 HE 染色图像

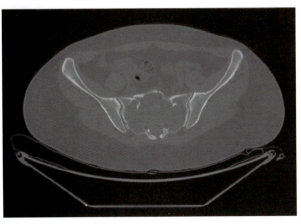

图 13.6　骶骨骨巨细胞瘤的 CT 影像

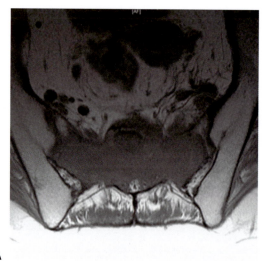
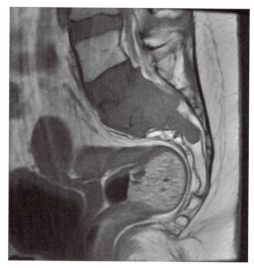

图 13.7 骶骨巨细胞瘤（GCT）横断面（A）和矢状面（B）的 MRI 表现

表现为急性马尾综合征。Denosumab 是以 GCT 巨细胞为靶点的单克隆抗体，对于无法切除的 GCT 方面表现出良好的效果。该药最好用作手术的辅助治疗手段，用于手术治疗之前改善骨骼的支撑能力并减少软组织肿块的大小。对骶骨巨细胞瘤的治疗尚未达成共识。对于患者的个体化治疗而言，应综合考虑镇痛、放疗（IMrTvs.protonbeam）及手术治疗。放疗会导致 4%~10% 的恶变风险。

原发性恶性脊柱肿瘤

孤立性浆细胞瘤

骨的孤立性浆细胞瘤（SPB）是一种主要发生于中轴骨的浆细胞肿瘤，如果不进行治疗，该病向多发性骨髓瘤转化的风险高。它是中轴骨最常见的恶性原发性骨肿瘤。男女发病比例是 2:1，最常见于 50 岁以上人群。临床症状表现不一，包括背痛、发烧、发冷、盗汗、体重减轻或神经系统功能障碍等。大约 75% 的新近诊断浆细胞瘤的患者，血液或尿液中存在单克隆蛋白。年龄＞60 岁是发展成为骨髓瘤独立预测因素。5 年和 10 年发展为骨髓瘤的可能性分别为 51% 和 72%。

该病的诊断标准参考 UKMF（United Kingdom Myeloma Forum）的指南：

- 血清和（或）尿液中没有 M 蛋白。
- 由单克隆浆细胞引起的单一骨区域的破坏。

- 骨髓与多发性骨髓瘤不一致（浆细胞＜5%）。
- 骨质正常。
- 无相关器官或组织损伤。

所有疑似 SPB 或骨髓瘤的患者应接受标准血液检查，包括完整的血细胞计数，校正的钙、镁和磷酸盐等电解质，血清和尿蛋白电泳以及尿液中轻链蛋白的定量（Bence-Jones 蛋白）。最近，一种血清游离轻链（SFLC）蛋白的测定，已被证明是进展为骨髓瘤的独立预测因子。除此之外，还可进行骨髓穿刺检查。因为针刺抽吸通常无法获取足够的样品。因此，建议行开放手术活检或 CT 导航下行细针穿刺活检以明确诊断。X 线片和 CT 可显示溶骨性病变、无明显基质和偶尔可见软组织肿块影。由于该病具有侵袭性和骨溶解性，骨扫描通常是阴性的，需要进行骨骼测量和（或）PET 扫描来评估。脊柱和骨盆的 MRI 可以发现隐匿性病变。

SPB 的一线的治疗方式是放射治疗，剂量为 40~50Gy。该病并不主张行手术治疗。但有些患者可能需要椎板切除减压术和融合术用于治疗神经功能缺损或脊柱不稳定。多发性骨髓瘤也可行化疗，晚期患者可以行干细胞移植。

值得注意的是，单纯的 SPB 并不存在高钙血症。但是临床医生应当熟悉高钙血症的症状及体征，因为有症状的孤立性浆细胞瘤和隐匿性多发性骨髓瘤患者可能伴有高钙血症，而严重的高钙血症未及时治疗可能致命。

由骨髓浆细胞产生的甲状旁腺激素相关蛋白（PTHrp）可以独立引起血清钙的增加。此外，多发性骨髓瘤导致的骨溶解向血液中释放大量钙增加血清钙。

高钙血症的症状：

- 神经系统：嗜睡、虚弱、混乱。
- 肾：多尿、肾结石。
- 胃肠道：胃溃疡、便秘、胰腺炎。

高钙血症的治疗开始时使用等渗静脉注射液（生理盐水）进行水化，并进行适当的心脏监测。降钙素、静脉用双膦酸盐和祥利尿剂也用作治疗辅助剂。

脊索瘤

脊索瘤是一种低度恶性肿瘤，是最常见的原发性肿瘤，可影响斜坡（枕大孔向上至鞍部）。根据瑞典肿瘤登记处统计数据表明，该病占所有原发性骨肿瘤的 3% 和所有原发性脊柱肿瘤的 20%。骶骨占 50%，斜坡占 35%，脊柱的其余部分占 15%。美国每年约有 300 名患有脊索瘤的患者，发病率为百万分之一。脊索瘤的鉴别诊断包括脊索残余，一种含有脊索残留的良性病变。这两种病变对于脊髓标记物 brachyury 都是阳性的。其他以骶骨好发为主的恶性肿瘤包括尤文氏肉瘤，软骨肉瘤，以及从结肠直肠或妇科原发恶性肿瘤的直接侵袭。脊索瘤包含 3 类即传统脊索瘤、软骨样脊索瘤和去分化脊索瘤。不良预后因素（图 13.8~ 图 13.10）如下：

- 手术切缘阳性。
- 发现时表现为转移（罕见）。
- 高增殖活性。
- 去分化区域。

脊索瘤的病理特征是由纤维间隔和广泛的黏液样基质分隔的"泡沫细胞"巢。治疗方法是通过广泛切除，以控制局部及全身症状。靶向全身治疗和放射治疗在治疗脊索瘤方面发挥越来越大的作用。高剂量的质子束放射治疗已被用于治疗手术切缘阳性的脊索瘤，该方法已经存在数十年。

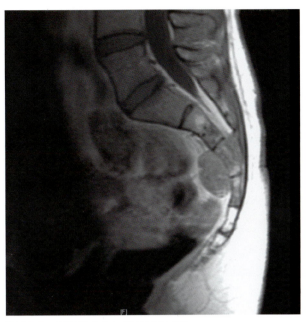

图 13.8　骶骨脊索瘤矢状面 MRI 表现

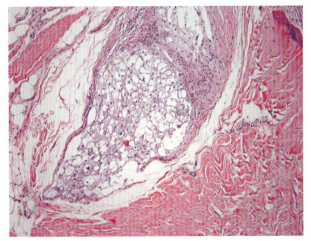

图 13.9　脊索瘤 HE 染色

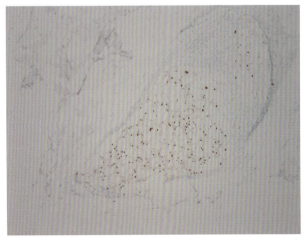

图 13.10　脊索瘤组织 Brachyury 染色

并且已经证明是该方法是有效的，具有可接受的并发症率（无脊髓病，罕见的骶神经病变）。最近，有报道称，使用新辅助化疗，然后手术切除，术后用混合光子放疗，取得了手术疗效。以上结果表明已经开始将放疗整合到规范治疗中。目前，正在研究大剂量光子或立体定向放射疗法作为新辅助或定量放疗。短期结果（中位随访时间17个月）显示放疗后超过90%的肿瘤得到了控制。尽管缺乏后续的随访，无法做出明确建议，但脊索瘤对24Gy的放疗反应结果是令人振奋的。SRS也被成功地用于复发或部分切除的病变。在美国以外的一些国家（如德国、日本），碳离子治疗也显示出肿瘤局部的控制率在90%以上。

随着靶向生物治疗使用的增加，Brachyury疫苗和RT的临床试验结果均显示出良好结果。联合使用伊马替尼和西罗莫司的也被用作某些临床中心的佐剂。一般情况下，化疗药物只用于肿瘤晚期，但越来越多的人在疾病早期使用化疗佐剂，目的是改善肿瘤局部控制率和长期生存率。

骨肉瘤

脊柱中骨肉瘤的发生是罕见的，占所有骨肉瘤的3%和原发性恶性脊柱肿瘤的15%。脊柱骨肉瘤的发病年龄（双峰分布：30岁和70岁）通常较四肢骨的发病年龄大，女性发病率略有增加。最常见的症状是疼痛；然而，高达70%的患者可能存在多样的神经功能障碍。在颈椎、胸椎及腰椎的发病率无差别，通常累及脊柱的后方结构。最常见的亚型是成骨细胞型和成软骨细胞型，其次是小细胞型、毛细血管扩张型和成纤维细胞型。原发性骨肉瘤最为常见。然而，原发性骨肉瘤也可能与p53突变（Li Fraumeni）、视网膜母细胞瘤基因（rb）和先天性纯红细胞再生障碍性贫血有关。继发性骨肉瘤多见于Paget病的恶变及射线暴露者（图13.11和图13.12）。

尽管采用了广泛切除，放疗和放疗的多模式治疗方法，但脊柱骨肉瘤5年生存率较四肢骨肉瘤更差，低30%~40%。不良预后指标有：

- 发现时已经转移。

- 大肿瘤（>200mL）。
- 骶骨位置。
- ALP和LDH持续升高。
- 化疗反应不佳。
- pagetoid病因。
- PET发现SUV峰值减少小于60%。

尽可能地广泛切除或边缘切除，以及辅助化疗和放疗，可以改善生存率。较多文献报道，对于四肢和轴性骨肉瘤，阿霉素（Doxorubin）、顺铂和甲氨蝶呤联合或不联合异环磷酰胺的常规化疗方案具有显著的生存获益。Mifamurtide（MTP）是一种免疫调节剂，已经在局灶的骨肉瘤治疗中显示出生存益处，目前该药物可在欧洲获得。放射治疗可以于术前或术后应用。通常，45Gy已经被认为是脊髓能耐受的最大辐射剂量，然而，随着质子束和IMRT（强调放疗）的使用，可以在局部

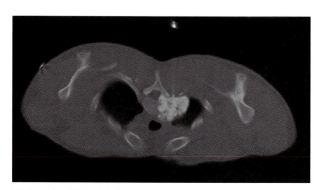

图13.11 脊柱骨肉瘤

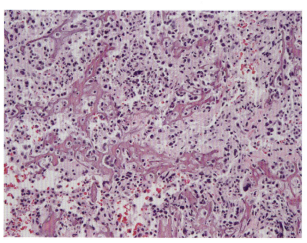

图13.12 骨肉瘤的病理特征是不典型核裂像的多形性细胞，伴花边状骨样组织

给予更高的剂量，从而使得对周围组织的毒性减小。颗粒治疗（碳离子）也能控制局部病灶和改善远期生活质量，但是目前该治疗方式并不被广泛采用。

软骨肉瘤

10％的软骨肉瘤位于中轴骨骼中。患者在60岁时发病，50％的病例出现疼痛和神经功能障碍。该病主要发生在胸椎，而颈椎、腰椎和骶骨中较少发生。尽管50％的病例会累及脊柱后部组织，但是也经常会蔓延至椎体，类似脊柱前部肿瘤（图13.13~图13.15）。

软骨肉瘤的分级是影响局部复发和总体生存率的主要预后因素。1级肿瘤低度恶性，经常采用边缘切除治疗，结果良好。对于边缘切除复发率较高的低度恶性肿瘤，适当使用辅助工具（高速磨钻等）进行局部切除低度恶性肿瘤，可降低并发症发生率。相比之下，2级和3级肿瘤分别为中等和高级恶性，如果可行应进行广泛切除。在已知的软骨良性肿瘤中，原发性软骨肉瘤占85％，继发性软骨肉瘤占15％。孤立性骨软骨瘤或内生软骨瘤的恶变率为0.5％~1％。MHE（遗传性多发性骨软骨瘤）的恶变率为5％~10％。Ollier病和Mafucci综合征的肉瘤变性风险分别为25％~50％

和100％。

软骨肉瘤的罕见亚型，按恶性程度级别递增排列为：透明细胞软骨肉瘤、间充质软骨肉瘤（小圆蓝细胞成分）和去分化软骨肉瘤。

软骨肉瘤对化疗和放疗相对不太敏感。在某些情况下，脊柱病灶节段的整块切除可能在技术上并不可行。局部控制率和总体生存率差于四肢软骨肉瘤，5年总生存率为60％。预后不良的因素包括发现时已经转移、高级别肿瘤和无法完整切除的肿瘤。

化疗可以用于特定类型软骨肉瘤以及姑息治疗。软骨肉瘤化疗不敏感的原因可能是由于软骨组织的血管分布较少以及可能存在的耐药基因。其他细胞类型（间充质软骨肉瘤中的小圆形蓝细胞，去分化软骨肉瘤中的多形性细胞）的肿瘤亚型，对化疗的反应有不同程度增加，可能有益于肿瘤的预后。目前，尚缺乏脊柱软骨肉瘤放疗的证据。放射治疗通常作为不能完整手术切除患者的辅助治疗手段，并且现已经表明的是，相对于无辅助放疗的患者，辅助放疗后患者的肿瘤局部复发率下降，远期预后提高。术中除了辅助IMRT或质子束辐射之外，术中还可以在硬膜上对切缘行p32治疗。单独放疗不能替代广泛手术切除的治疗。

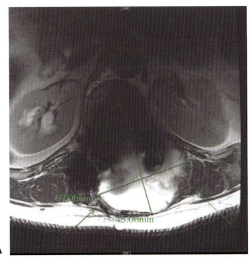
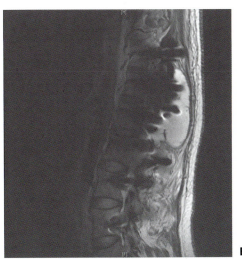

图13.13　软骨肉瘤重建术后复发的MRI横断面（A）和矢状面（B）表现。软骨肉瘤复发的典型特征是侵袭性膨胀性骨质破坏，内有环形或弧形的瘤软骨基质沉积，巨大的软组织肿块也可能出现

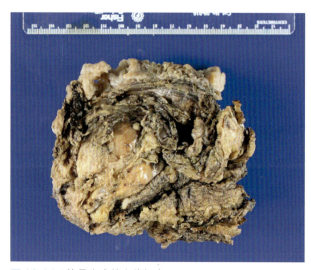

图 13.14 软骨肉瘤的大体标本

尤文氏肉瘤

尤文氏肉瘤是一种小型的蓝色细胞肿瘤，通常发病于 20 岁左右，常发生于白种人。Ewing 肉瘤中常存在 eWS-FLI1 的融合基因，并以 t（11；22）（q24；q12）的易位为特征，但是文献中也报道了其他易位和突变点。在所有 ES 中，6% 发生于脊柱。脊柱和骶骨的尤文氏肉瘤与四肢骨骼的尤文氏肉瘤相比预后明显更差。多模式治疗后（手术治疗、化疗、放疗），< 15 岁患者的 5 年生存率估计为 75%，> 15 岁患者的 5 年生存率估计为 60%。脊柱的尤文氏肉瘤的 5 年生存率为 46%，骶骨肿瘤 5 年生存率为 23%。尽管组织学表现相同，但骶骨尤文氏肉瘤一般发现较晚，其临床转移率较尤文氏肉瘤的整体转移率高 25%。

预后不良因素：

- 发病时即转移：肺、其他骨、骨髓。
- 化疗反应不佳。
- 肿瘤位置（远端肢体比近端肢体预后好，四肢好于脊柱和骶骨）。
- 治疗前血清 LDH 升高预后较差，LDH 升高与原发性肿瘤较大及转移性疾病相关。
- 肿瘤体积 > 200mL 或单一直径 > 8cm。
- 年龄：< 15 岁有较好的预后。
- 性别：女性比男性有更好的预后。

值得注意是 eWS-FLI1 相关的特异性易位与预后无关（图 13.16 和图 13.17）。脊柱和骶骨的尤文氏肉瘤经常表现为背部疼痛、神经功能缺损和明显肿块的三联征。对于急性脊髓受压的患者需行急诊手术减压。化疗方案包含采用阿霉素、长春新碱和环磷酰胺进行新辅助化疗。现已经证明在控制局部病灶时，增加异福酰胺和依托泊苷能够提高生存率，并且常规使用 5 种药物方案化疗。

尤文氏肉瘤对放疗非常敏感。常规使用放射治疗的 55~60Gy 的剂量作为手术切除的辅助治疗。如果可能的话，广泛切除可以提高患者生存率。辅助放疗有助于控制局部病灶。儿童肿瘤小组最近开展了一项大型多中心研究，比较了广泛切除术、放射疗法或两者结合对尤文肉瘤治疗效果。尽管局部复发在仅行放疗组中显著增高，但无事件生存率、整体生存率以及远处转移率较其他治疗组无明显差别。仅行广泛切除术适用于手术技

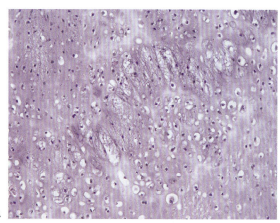

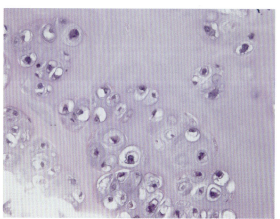

图 13.15 A. 低倍镜下的软骨肉瘤，表现为不典型核分裂象的多形软骨细胞。B. 高倍镜下的软骨肉瘤

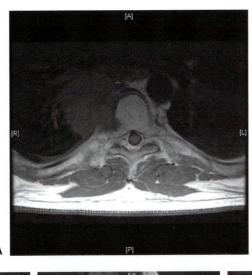

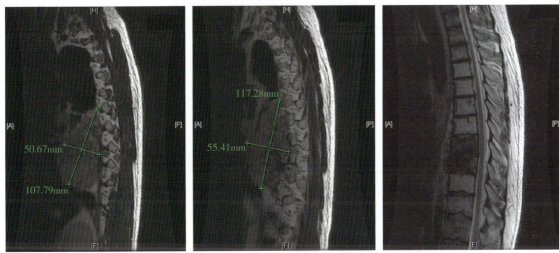

图 13.16　尤文氏肉瘤 MRI 表现为巨大的软组织肿块。它的特征是溶骨性破坏和巨大的软组织肿块。使用 X 线片判断尤文肉瘤严重程度常被低估。应注意尤文肉瘤 MRI 横断面（A）和矢状面（B）的表现

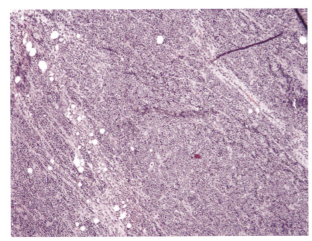

图 13.17　尤文氏肉瘤的 HE 染色。可见大量 CD99（+）的小圆蓝细胞

术可行的患者。在盆腔和脊柱肿瘤中，放疗作为手术切除的辅助治疗方式有着关键作用。如果有可用的质子束治疗，可以提供比 IMRT 更高剂量的放射治疗，且对周围正常组织的副作用较低。p32 放射治疗也可用于手术切除时的辅助治疗。

参考文献

[1]　Amendola L, Simonetti L, Simoes CE, et al. Aneursymal bone cyst of the mobile spine: the therapeutic role of embolization. Eur Spine J 2013;22(3):533–541.

[2]　Bacci G, Boriani S, Balladelli A, et al. Treatment of nonmetastatic Ewing's sarcoma family tumors of the spine and sacrum: the experience from a single institution. Eur Spine J 2009;18(8):1091–1095.

[3] Bilsky MH, Gerszten P, Laufer I, et al. Radiation for primary spine tumors. Neurosurg Clin N Am 2008;19(1):119–123.

[4] Boriani S, Amendola L, Corghi A, et al. Ewing's sarcoma of the mobile spine. Eur Rev Med Pharmacol Sci 2011;15(7):831–839.

[5] Boriani S, Lo SF, Puvanesarajah V, et al. Aneurysmal bone cysts of the spine: treatment options and considerations. J Neurooncol 2014;120(1): 171–178.

[6] Boriani S, Weinstein JN, Biagini R. Primary bone tumors of the spine. Terminology and surgical staging. Spine (Phila Pa 1976) 1997;22(9): 1036–1044.

[7] Burn SC, Ansorge O, Zeller R, et al. Management of osteoblastoma and osteoid osteoma of the spine in childhood. J Neurosurg Pediatr 2009;4(5):434–438.

[8] Colman MW, Karim SM, Lozano-Calderon SA, et al. Quality of life after en bloc resection of tumors in the mobile spine. Spine J 2015;15(8):1728–1737.

[9] DeLaney TF, Liebsch NJ, Pedlow FX, et al. Long-term results of Phase II study of high dose photon/proton radiotherapy in the management of spine chordomas, chondrosarcomas, and other sarcomas. J Surg Oncol 2014;110(2):115–122.

[10] DuBois SG, Krailo MD, Gebhardt MC, et al. Comparative evaluation of local control strategies in localized Ewing sarcoma of bone: a report from the Children's Oncology Group. Cancer 2015;121(3):467–475.

[11] Folkert MR, Bilsky MH, Cohen GN, et al. Intraoperative 32P high-dose rate brachytherapy of the dura for recurrent primary and metastatic intracranial and spinal tumors. Neurosurgery 2012;71(5):1003–1010; discussion 1010–1011.

[12] Goldschlager T, Dea N, Boyd M, et al. Giant cell tumors of the spine: has denosumab changed the treatment paradigm? J Neurosurg Spine 2015;22(5):526–533.

[13] Hughes M, Soutar R, Lucraft H, et al. Guidelines on the diagnosis and management of solitary plasmacytoma of bone, extramedullary plasmacytoma and multiple solitary plasmacytomas: 2009 update Prepared by a working group of UKMF Guidelines Working Group. Clin Oncol (R Coll Radiol) 2004;16(6):405–413.

[14] Katonis P, Alpanataki K, Michail K, et al. Spinal chondrosarcoma: a review. Sarcoma 2011;378957.

[15] Katonis P, Datsis G, Karantanas A, et al. Spinal osteosarcoma. Clin Med Insights Oncol 2013;7:199–208.

[16] Kim HJ, McLawhorn AS, Goldstein MJ, et al. Malignant osseous tumors of the pediatric spine. J Am Acad Orthop Surg 2012;(10) 646–656.

[17] Lange T, Stehling C, Fröhlich B, et al. Denosumab: a potential new and innovative treatment option for aneurysmal bone cysts. Eur Spine J 2013;22(6):1417–1422.

[18] Marcove R C, Sheth D S, Brien E W, et al. Conservative surgery for giant cell tumors of the sacrum: the role of cryosurgery as a supplement to curettage and partial excision. Cancer 1994;74(4):1253–1260.

[19] Novais EN, Rose PS, Yaszemski MJ, et al. Aneurysmal bone cyst of the cervical spine in children. J Bone Joint Surg Am 2011;93(16):1534–1543.

[20] Ozaki T, Flege S, Liljenqvist U, et al. Osteosarcoma of the spine: experience of the cooperative osteosarcoma study group. Cancer 2002;94(4):1069–1077.

[21] Pettine KA, Klassen RA. Osteoid-osteoma and osteoblastoma of the spine. J Bone Joint Surg Am 1986;68(3):354–361.

[22] Reede DL, Garcon E, Smoker WR, et al. Horner's syndrome: clinical and radiographic evaluation. Neuroimaging Clin N Am 2008;18(2):369–385, xi.

[23] Roach JW, Klatt JW, Faulkner ND. Involvement of the spine in patients with multiple hereditary exostoses. J Bone Joint Surg Am 2009;91(8): 1942–1948.

[24] Rodríguez-Galindo C, Liu T, Krasin MJ, et al. Analysis of prognostic factors in Ewing sarcoma family of tumors: review of St. Jude Children's

[25] Research Hospital studies. Cancer 2007;110(2):375–384.

[26] Rombi B, DeLaney TF, MacDonald SM, et al. Proton radiotherapy for pediatric Ewing's sarcoma: initial clinical outcomes. Int J Radiat Oncol Biol Phys 2012;82(3):1142–1148.

[27] Schoenfeld AJ, Hornicek FJ, Pedlow FX, et al. Osteosarcoma of the spine: experience in 26 patients treated at the Massachusetts General Hospital. Spine J 2010;10(8):708–714

[28] Schoenfeld AJ, Hornicek FJ, Pedlow FX, et al. Clinical case series: chondrosarcoma of the mobile spine: a review of 21 cases treated at a single center. Spine 2012;37(2):119–126.

[29] Terezakis SA, Lovelock DM, Bilsky MH, et al. Image-guided intensitymodulated photon radiotherapy using multifractionated regimen to paraspinal chordomas and rare sarcomas. Int J Radiat Oncol Biol Phys 2007;69(5):1502–1508.

[30] Thakur NA, Daniels AH, Schiller J, et al. Benign tumors of the spine. J Am Acad Orthop Surg 2012;20(11):715–724.

[31] Thangaraj R, Grimer RJ, Carter SR, et al. Giant cell tumour of the sacrum: a suggested algorithm for treatment. Eur Spine J 2010;19(7): 1189–1194.

[32] Todd LT Jr, Yaszemski MJ, Currier BL, et al. Bowel and Bladder function after major sacral resection. Clin Orthop Relat Res 2002;(397): 36–39.

[33] Tomita K, Kawahara K, Kobayashi T, et al. Surgical strategy for spinal metastases. Spine (Phila Pa 1976) 2001;26:298–306.

[34] Tomita K, Kawahara N, Baba H, et al. Total en bloc spondylectomy. A new surgical technique for primary malignant vertebral tumors. Spine (Phila Pa 1976) 1997;22:324–333.

[35] Tomita K, Kawahara N, Baba H, et al. Total en bloc spondylectomy for solitary spinal metastasis. Int Orthop 1994;18:291–298.

[36] Tomita K, Kawahara N, Murakami H, et al. Total en bloc spondylectomy for spinal tumors: improvement of the technique and its associated basic background. J Orthop Sci 2006;11:3–12.

[37] Turcotte RE, Sim FH, Unni KK. Giant cell tumor of the sacrum. Clin Orthop Relat Res 1993;(291):215–221.

[38] Yamada Y, Gounder M, Laufer I. Multidisciplinary management of recurrent chordomas. Curr Treat Options Oncol 2013;14(3):442–453.

[39] Yamada Y, Laufer I, Cox BW, et al. Preliminary results of high-dose single fraction radiotherapy for the management of chordomas of the spine and sacrum. Neurosurgery 2013;73(4):673–680; discussion 680.

第十四章　转移性脊柱肿瘤

Josephh . schwab

前言

脊柱转移性疾病是一个常见问题，常于当地诊断和治疗，无须转诊至上级医院。治疗这一复杂疾病常必需多学科会诊，骨科是重要组成部分。与 10 年前相比，目前转移性疾病的治疗和护理原则仍在不断发展。本章的目的是回顾学习被认可的转移性脊柱疾病治疗的原则，同时对该领域的最新进展进行学习。

解剖学

相比于其他骨骼，脊柱更可能患有转移性癌。部分原因是脊椎的表面积以及脊椎的数量。然而，脊柱还具有一些独特的解剖特征，可能进一步利于癌的扩散。这是因为存在围绕脊柱以及相邻神经结构的丰富的静脉丛。这些静脉丛丛是无瓣膜的，像脊髓中的一些动脉血管一样，它可以顺行和逆行流动。在压力相对较低的系统如静脉系统中，可以想象压力变化会显著影响流量。众所周知，在剧烈咳嗽时胸内压力可增加至高于250mmHg。与之相似的是，Valsalva 动作咽鼓管充气可以改变腹腔内和胸内压力，这可以影响脊柱周围静脉丛内的血流。在压力变化的情况下，肿瘤细胞栓子可以发生转移，这点符合恶性肿瘤细胞血行转移的特点。然而，癌症的栓塞理论一直被争论了一个多世纪，反对者坚持支持 Paget 在19 世纪末提出的"种子和土壤"假说。在这个假说中，细胞可以经过静脉系统通过组织，但是除

非环境与细胞相适应，否则它们不会在那里生长。脊柱的无瓣静脉系统可能使肿瘤细胞与脊椎相接触，但是肿瘤细胞必须具有在其上繁殖所必需的特征，例如刺激破骨细胞溶骨的能力。

发病机制

现代分子生物学的出现支持了"种子和土壤"假说，这表明细胞内的分子改变促进肿瘤细胞生长，扩散和最终演变为癌。正常细胞中基因的错配非常普遍，但是这些错配通常被检测和校正，如果错配非常严重，则细胞会发生凋亡。然而，一些细胞发生错配，例如未被发现的突变。该错配没有在突变细胞中检测出来，也没有被免疫系统所检测。细胞恶变后会呈现正常细胞表面不存在的标志物，免疫系统是通过识别这些标志物来杀伤这些细胞从而成为阻断恶变的主要屏障之一。突变一旦发生，细胞会分化为其他细胞。异常细胞持续异常分裂，可能在分子生物学水平发生进一步突变，从而形成具有多个突变的细胞集落。这是癌症转移的一个关键方面。带有随机突变的细胞集落，产生了遗传异质性的细胞群体。尤为重要的一点是，在一群带有遗传异质性的细胞中，如果部分细胞没有被机体的防疫系统所发现，这部分细胞将会适合生长。事实上，大部分的细胞会被免疫系统检测和清除。另有部分细胞，因失去细胞的正常分子结构，细胞将无法生存。然而，随着突变的进一步发生，最终部分细胞将能够生长和扩散至其他区域（例如乳腺组织），并进入血液流或淋巴管。即使在转移区域，绝大多数的细

胞都不会存活，因为它们会更加充分的暴露于免疫系统。入血的肿瘤细胞必须与血液系统的湍流做斗争才能生存。仅仅血流的湍流就可以杀死这些细胞。那些能够重新黏附于内皮和/或穿过内皮生长的细胞，才能够于局部生存，形成转移性癌细胞（与血液系统的恶性疾病相反）。细胞穿透内皮后，必须能够在新的环境中生长。细胞细胞必须有通过骨骼生长或以某种方式破坏骨骼的能力，才能在骨骼中生存。

NF-κB 和 NF-κB 配体（OPG/RANK/RANKL）系统的受体激活剂的骨保护素/受体激活剂是癌细胞存活于骨骼中的关键。通常所产生的 OPG 和 RANKL 作为 NF-κB（RANK）的受体激活剂可竞争性拮抗破骨细胞上的配体。一些癌细胞具有逃离该系统的能力。几种癌症包括前列腺和乳腺癌可表达 OPG/RANK 系统的成分，一些研究已将 RANKL 的表达与肿瘤侵袭性相关联。

众所周知，癌细胞能够直接或间接地刺激骨吸收。这是通过 RANK/RANKL 通路完成的。一些细胞表达 RANKL，它们可以直接刺激破骨细胞，而不需要经过成骨细胞。骨髓瘤细胞分泌 RANKL，因此可以刺激骨吸收，而无须激活成骨细胞。这在某种程度说明了为什么骨髓瘤患者的骨扫描是阴性的。骨扫描需要活性成骨细胞吸收所注射的磷酸盐，以用来成像。如果成骨细胞不活跃，那么磷酸盐就不会从血液中被吸收。骨髓瘤细胞具有脱离 RANK/RANKL 系统的能力。一些癌细胞如骨髓瘤细胞也表达骨硬化素。硬化素通常由破骨细胞产生，并且其抑制成骨细胞的活性。阻断硬化素会刺激成骨细胞活性。可以产生骨硬化素的细胞会抑制骨形成，并且可能允许更多的癌细胞，进入本应生长新骨的区域继续生长。

流行病学

预计癌症将超过心脏病成为美国第一大死亡原因。癌症的患者死因多是发生转移。转移性骨肿瘤中以脊柱转移最为常见。随着人口的不断老龄化，转移性骨肿瘤患者预计会随之增加。

在美国，女性患乳腺癌的概率是 1/8，男性患前列腺癌的概率是 1/6。肺癌发病率较为少见，但女性的概率仍达到 1/16，男性达到 1/13。据 2013 年统计显示，女性肺癌和乳腺癌死亡人数超过 10 万人，男性肺癌和前列腺癌死亡人数为 11.7 万人。肺癌、乳腺癌、前列腺癌以及甲状腺癌和肾癌常发生骨转移。淋巴瘤和骨髓瘤也可能播散至脊柱，但并不形成真正意义上的转移，尽管也是按照转移瘤进行治疗。

治疗

治疗方法

脊柱转移瘤的治疗是复杂的，需要脊柱外科医生，放射肿瘤治疗医生和肿瘤科医生的相互配合。随着这 3 个学科的进步，这些患者的治疗方式也在持续发展。脊柱转移瘤的病例往往十分棘手，需要使用合理的流程来帮助确定最佳的治疗方法。NOMS 标准包括四个方面：神经病学，肿瘤学，脊柱生物力学和全身系统。应以 NOMS 治疗决策框架指导脊柱转移瘤治疗。

神经病学

神经系统症状包括诸如疼痛，神经功能障碍和脊髓压迫等，其中疼痛是转移瘤患者最常见的主诉，减轻疼痛是治疗转移瘤患者的核心目标。疼痛可以源于神经压迫和癌细胞诱导的化学疼痛介质释放。神经压迫包括脊髓压迫和神经根压迫。

当发生根性疼痛时，通常来自肿瘤对神经根的直接压迫（图 14.1）。然而，椎体破坏可导致病理性骨折和椎体塌陷，这也可能导致神经损伤。值得注意的是对以上两种情况，需要通过仔细的询问病史，体格检查和影像学研究进行综合评估，制订不同的处理方案。

MRI 矢状位 T2 加权图像是观察脊髓压迫的最佳影像学方法。与所有影像检查方法一样，它们必须与患者的病史和体格检相结合考虑。具有脊髓损伤症状和体征的患者需要引起注意，而对于无症状的脊髓压迫患者，必须根据其肿瘤病史评估其发生脊髓压迫的风险。

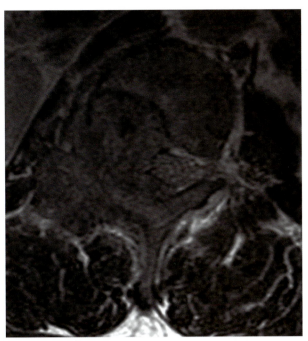

图 14.1 T2 加权 MRI 图像显示病灶位于 L2 椎体中心，延伸至椎管和神经孔，神经根移位至对侧

肿瘤学

NOMS 标准的肿瘤学方面包括两个重点：患者肿瘤对放化疗的敏感性以及整体生存预后。

放射治疗能够有效治疗全身转移的脊柱转移瘤患者。我们需要重点关注的是选择及给予合适的放射治疗手段。通常包括为常规放射疗法与高精度放射疗法。常规放射疗法是使用具有相对宽的射线从不同角度照射到目标。该放射疗法通常无须使用先进的放射仪器。该放射疗法可以有效缓解疼痛并控制敏感性肿瘤如淋巴瘤、骨髓瘤和乳腺癌中的肿瘤生长。然而，它在侵袭性较强的肿瘤中效果较差，如转移性肉瘤、肺癌或肝胆管肿瘤。

高精度放射疗法能够对肿瘤区域进行靶向放射，同时保护周围的正常组织。更精确的放射疗法能够允许使用更高剂量的辐射，从而可能产生更持久的放疗反应即使对于部分因传统放射疗法产生反应较差的肿瘤也能够收到有益的作用。高精度放射疗法也可以用于常规放疗后复发的肿瘤，因为它能够避开周围正常组织，减少了"脱靶"效应。这点对于在脊髓来说特别重要，因为脊髓

仅能耐受约 55Gy 的辐射，超过该辐射剂量可发生永久脊髓损伤。在某些情况下，高精度放射疗法已被提倡作为一种试图获得治愈的主要治疗方式。并且，高精度放射疗法被用于延长寿命或获得治愈而不是简单地减轻痛苦。顾名思义，诸如立体定向放射之类的高精度辐射大致将射线集中于 2mm 的靶向区域。然而，如果肿瘤与脊髓相邻，并且肿瘤和脊髓之间不存在空间，那么这种形式的放射治疗是不安全的。在这种情况下，有些人提出了所谓的"分离手术"。它指通过手术去除足够的肿瘤以创造出肿瘤和脊髓之间的空间，而不是尝试完全的切除肿瘤。具有丰富经验的临床中心证实，这种方法能够很好地控制局部肿瘤。

医学肿瘤学能够获得多种治疗癌症的方法。许多新型抗肿瘤药物能够针对癌细胞内的特定分子。这些有针对性的疗法具有很大的希望，并且改变了我们治疗癌症的方式。例如，靶向治疗的患者不仅知晓肿瘤的病理类型，还将了解该肿瘤对目前的靶向药物是否敏感或耐药。

预测生存率或疗效是肿瘤领域的另一个重要方面。要记住的最重要的问题之一是，绝大多数情况下，Ⅳ期肿瘤目前无法治愈。在大多数情况下，治疗被认为是姑息治疗，因此治疗应根据患者的进行调整。患者的预期寿命显然影响到这些需求，因为，有几年存活期的患者生活期望值可能会不同于几个月存活期的患者。根据自己的经验预测生存可能是困难的，研究表明临床医生并不能很好地预测生存期。因此，使用评分系统来帮助预测生存是有用的。目前有几个评分系统可以使用，每个都有优点。在几乎每个评分系统中的关键因素是：更具侵袭性的肿瘤类型如肺癌，被认为与具有更好预后的肿瘤（例如乳腺癌）不同。Tokuhashi 评分系统考虑了 6 个因素，包括原发性肿瘤类型，神经功能障碍（Frankel 量表），内脏转移，脊柱外转移灶数量和全身状态（Karnofsky 等级）。对这些因素进行评分，其中原发肿瘤类型的权重最大。还有其他一些评分系统可以使用许多相同的因素，如 tokuhashi 量表。其中许多没有经过独立验证，并且可能在其衍生之外的

人群内表现不佳。还有一些评分系统的由于过于复杂和纳入变量多而难以实施。最简单的评分系统是改良 Bauer 评分，它主要考虑 4 个因素，即有无脏器转移、有无肺癌、是否为预后良好原发肿瘤类型（比如乳腺、肾脏、淋巴瘤、多发性骨髓瘤）以及是否单发骨骼转移，每个因素的最高分为 1 分。总分 0~1 分是差，2 分是良，3~4 则是优。在最近的一些研究中，与其他常用评分系统（表 14.1）相比，改良 Bauer 评分是预测生存率最好的评分量表。另有研究表明，术前加强行走和补充白蛋白可能有助于提高患者外科手术后的生存能力，避免短期并发症。

脊柱生物力学

关于癌症患者，脊柱外科医生常被问及的一点是，脊柱是否稳定，还是有骨折风险。在做出这准确答复之前，必须考虑许多因素。对于脊柱稳定性的判断是十分重要的，可对患者诊疗产生相当大的影响。例如，如果患者脊柱不稳，并且疼痛与不稳定有关，则放射治疗不会减轻其疼痛。患者疼痛治疗效果不佳可能与患者的行走能力下降有关，同时患者的行走能力也影响患者参与临床实验的资格和是否接受化疗的因素。彻底的力学评估必须考虑到患者的骨质量。可以通过了解患者的年龄和性别来获取这些信息。通过骨密度扫描确定的骨密度和骨质疏松骨折的病史，同样很重要。

第二，应考虑肿瘤类型。一些肿瘤，如前列腺癌，通常呈现出成骨性病变。成骨性骨病不会改变骨的矿物质含量，仅影响骨骼的微结构，从而会对骨的生物力学特性产生负面影响。溶骨性骨病（图 14.2）改变了骨骼的结构和矿物质含量，因此更显著地影响了生物力学特性。

由于脊柱稳定性的重要性，脊柱肿瘤学研究组制定了一个分类方案，可以帮助指导评估的脊柱稳定性。脊柱肿瘤稳定性评分（SINS）是考虑 6 个加权方面的评分系统，分数为 0~18 分（表 14.2）。这些领域考虑到脊柱各个区域的差异，从一个部分到另一个部分的过渡区域被认为存有更

表 14.1　改良 Bauer 评分中考虑的因素

无内脏转移

原发性肿瘤不是肺癌

原发性肿瘤是乳腺癌、肾脏癌、淋巴瘤、多发性骨髓瘤

单发转移

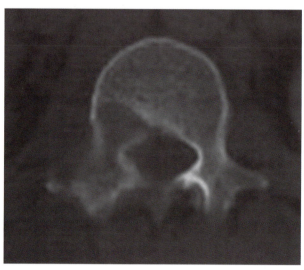

图 14.2　轴位 CT 显示病变的溶解性，累及椎体后部和一侧的后部

大的骨折风险。疼痛是 SINS 中考虑的另一个方面。具体来说，SINS 要求确定患者的疼痛是否可通过平躺后缓解，这被作为所谓的"机械性疼痛"的标志。由于上述原因，SINS 中也考虑了这种疾病是溶骨性的还是成骨性的。脊柱序列是所考虑的第四个方面，评估在特定重量下的半脱位 / 移位的情况。注意到脊柱侧凸和 / 或驼背，因为它们是可以影响稳定性或不稳定性的标记。椎体的塌陷也被考虑在内，区域超过 50% 的塌陷被认为是更高的风险。每个域都有一个加权分数，分数越高，不稳定性的风险就越大。6 分以下的分数被认为是稳定的，而 13 分以上的分数被认为是不稳定的。6~13 之间的分数是不确定的。SINS 提供了一个有用的处理脊柱稳定性问题的治疗评分标准。然而，对于脊柱转移性疾病患者来说，脊柱稳定并不是

表 14.2 脊柱不稳定性肿瘤评分

位置

交叉点（枕骨至 C2、C7~T2、T11~L1、L5~S1）	3
活动椎体（C3~C6、L2~L4）	2
Semi-rigid（T3~T10）	1
Rigid（S2~S5）	0

疼痛

是	3
否（非机械性）	1
否	0

骨破坏

溶骨	2
混合	1
囊状	0

脊柱 X 线定位

半脱位	4
后凸／脊柱侧凸	2
正常	0

椎体压缩

> 50% 程度压缩	3
< 50% 程度压缩	2
> 50% 椎体无压缩	1
无	0

脊柱附件受累

双侧	3
单侧	1
无	0

考虑手术的唯一原因。

全身系统评估

NOMS 标准强调患者全身系统情况在治疗决策中作用。显然当患者具有严重的合并症时，手术治疗变得更加复杂。目前已有很多客观指标评价合并症情况，如 Charlson 并发症指数。该指数已被证实可以预测肿瘤四肢转移后的生存率并且也可能有助于脊柱转移的评估。将各项指标具体量化的指数可以更客观地反应生存率。

在大型多中心研究中发现评估脊柱不稳定性的 SINS 原则具有很高的可靠性和有效性。据报

道，SINS 标准用于预测脊柱转移性疾病导致的脊柱不稳定或潜在的不稳定性骨折可能性，灵敏度为 96%，特异性为 80%。

干预与预后

在过去的 20 年里，脊柱转移瘤患者的手术治疗方法得到显著进步。而以前，脊柱转移瘤患者都被认为不宜手术治甚至干脆不手术。随着医疗技术的和手术器械的进步，在某些情况下特别是仅存在脊柱单发转移时，积极的外科手术治疗是所需要的。2005 年，Patchell 及其同事发表的论文，改变了人们对脊柱转移瘤患者手术适应证的看法。这项前瞻性、多中心研究，比较了手术联合放疗跟单独放疗两种方式治疗存在脊髓压迫的患者，以患者活动能力作为主要衡量指标，事实上这项研究很快就结束了，因为前者临床效果显著。Patchell 的努力丰富了相关治疗研究，揭示了符合适应证的脊柱转移瘤患者选择手术的好处。

脊柱转移瘤的手术治疗目标不是治愈，而是旨在恢复或保留神经功能，维持脊柱稳定，并尽量减少可能与神经受压或脊柱结构破坏导致相关的疼痛。实现这些目标的最佳外科手术是根据患者的特异性而决定的，可供选择的手术的方法从微创骨水泥强化术到单纯减压手术再到椎体整块切除重建手术等（图 14.3）。手术入路以及必要的手术干预类型需要根据患者的健康状况，预期寿命和治疗目标，肿瘤位置和对神经功能综合分析而定（图 14.4）。

一项纳入 134 例伴有疼痛的椎体转移瘤患者的多中心、前瞻性随机研究结果表明椎体球囊扩张后凸成形术（PKP）在与常护治疗相比，既能缓解疼痛和改善功能又安全有效。如前文所述，分离手术使术后放疗更有效，同时最大限度减少对脊髓的影响。186 例伴脊髓压迫的脊柱转移瘤患者接受了手术治疗联合立体定向放射治疗，1 年后局部肿瘤控制率达到 84%。在脊柱中使用高剂量辐射的主要问题之一是脊髓毒性。然而，278 例患者在 Memorial sloan Kettering 医疗中心接受上述治疗

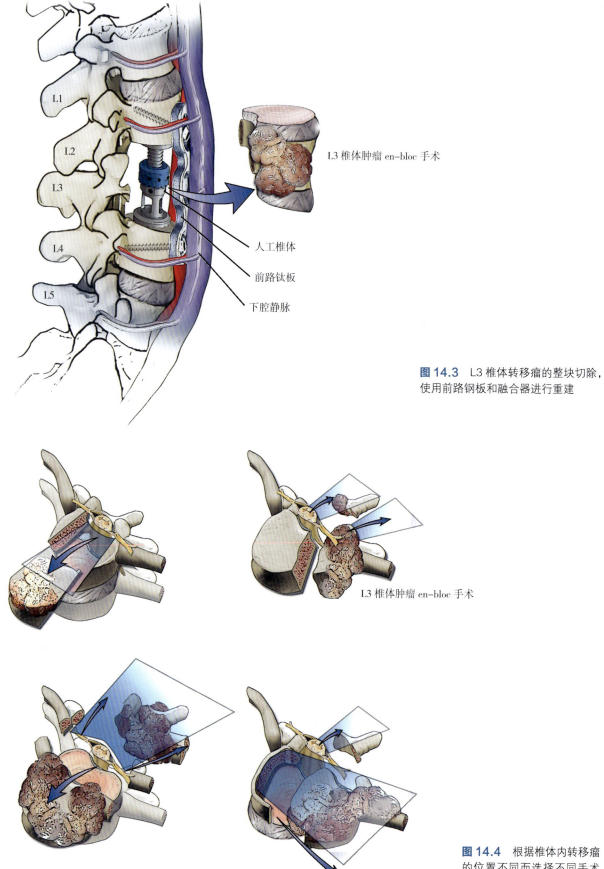

L3 椎体肿瘤 en-bloc 手术

人工椎体

前路钛板

下腔静脉

图 14.3 L3 椎体转移瘤的整块切除，使用前路钢板和融合器进行重建

L1

L2

L3

L4

L5

L3 椎体肿瘤 en-bloc 手术

图 14.4 根据椎体内转移瘤的位置不同而选择不同手术切除策略

方案，其中 31 例患者随访 5 年以上。最常见的长期并发症是椎体塌陷（36%）。然而，没有发现脊髓损伤的病例。

术后存活时间根据患者年龄、肿瘤类型和所存在的合并症而有所不同。术后并发症的发生可能导致患者生活质量下降，甚至加速患者死亡。因此，在采取外科手术之前，应与患者及其家属进行详细的讨论，明确手术风险和益处，替代治疗方案以及患者的治疗目标和预期结果。近期相关的研究报告显示，针对一些特定脊髓转移瘤患者，行手术治疗后 1 年生存率为 50%。一项纳入了 922 例患者的前瞻性、多中心研究表明，Karnofsky 和 Frankel 量表以及 eQ-5D 量表可以预测患者术后生活质量。原发肿瘤类型，内脏转移和脊柱椎体转移的数量是预测生存率的因素。

参考文献

[1] Berenson J, Pflugmacher r, Jarzem P, et al. Balloon kyphoplasty versus non-surgical fracture management for treatment of painful vertebral body compression fractures in patients with cancer: a multicentre, randomised controlled trial. Lancet Oncol 2011;12(3):225–235.

[2] Fourney Dr, Frangou eM, ryken tc, et al. spinal instability neoplastic score: an analysis of reliability and validity from the spine oncology study group. J Clin Oncol 2011;29(22):3072–3077.

[3] Ghori AK, Leonard Da, schoenfeld aJ, et al. Modeling one-year survival after surgery on the metastatic spine. Spine J 2015;15(11):2345–2350.

[4] Kim JM, Losina e, Bono cM, et al. clinical outcome of metastatic spinal cord compression treated with surgical excision +/- radiation versus radiation therapy alone. Spine (Phila Pa 1976) 2012;37:78–84.

[5] Laufer i, iorgulescu JB, chapman, t, et al. Local disease control for spinal metastases following "separation surgery" and adjuvant hypofractionated or high-dose single-fraction stereotactic radiosurgery: outcome analysis in 186 patients. J Neurosurg Spine 2013;18(3):207–214.

[6] Laufer i, rubin DG, Lis e, et al. the NoMs framework: approach to the treatment of spinal metastatic tumors. Oncologist 2013;18(6):744–751.

[7] Patchell ra, tibbs Pa, regine WF, et al. Direct decompressive surgical resection in the treatment of spinal cord compression caused by metastatic cancer: a randomised trial. Lancet 2013;366(9486):643–648.

第五部分 退变性疾病

第十五章 脊髓型颈椎病

Amandeep Bhalla
Jay M. Zampini

前言

脊髓型颈椎病（CSM）是由于脊柱退化导致脊髓病理性改变而引起颈脊髓功能障碍的一系列临床表现。目前这种病症是全世界成人脊髓功能障碍最常见的病因，也是 55 岁以上人群获得性痉挛性麻痹的最常见病因。由于 CSM 的患者任一或所有脊髓传导束都可能受影响，故其临床表现是十分多变的，症状和体征严重程度可从轴向颈痛和轻微的反射亢进到神经系统失代偿的四肢瘫。虽然目前还很难准确地估计 CSM 的发病率，但许多流行病学报道的结果可能已经接近疾病的发病率。

CSM 的发病率随年龄的增长而增加，临床症状则多在 35 岁之后才出现。日本学者对由于 CSM 临床症状而住院患者研究报道显示，男性每年 10 万人中有 29 人入院，女性每年 10 万人中有 15 人入院。鉴于 CSM 的高发病率，每个骨科亚专业的医生都有可能会遇到。CSM 的诊断往往被延误，常常可能被误诊为腕管综合征或颈神经根炎。考虑到早期诊断和治疗的重要性以及神经系统衰退的不可逆性，医学界应该对 CSM 的诊断提高警惕。本章的目的是总结当前对 CSM 的病理生理、临床表现以及治疗的理解。

病理生理学

CSM 的临床表现是由颈椎的结构和功能相互作用产生的结果。脊髓在离开枕骨大孔后，穿过颈椎管，途径胸段和腰段。为了使脊髓在颈椎在静止和活动过程中得到适当的保护，所以颈脊髓需有足够缓冲的空间。正常下颈椎椎管的矢状径为 17~18mm，脊髓的矢状径约为 10mm，硬脊膜和脑脊液（CSF）环形包绕脊髓厚约 1mm。因此当矢状径减小到 14mm 以下时，可以诊断为椎管狭窄，如果椎管直径在 10~13mm 之间，认为是"相对狭窄"；若椎管直径小于 10mm 则为"绝对狭窄"（脊髓被绝对地压缩，因为脊髓本身直径约为 10mm）。任何结构或活动导致椎管空间减少都可能引起脊髓受压。因此，先天性颈椎管狭窄的患者在年龄较小时即使颈椎退行性改变并不严重，也有较高的脊髓受压导致脊髓病的风险（图 15.1）。

CSM 的临床症状与体征是由与年龄相关的颈椎结构退变导致脊髓功能损伤引起的，Clarke 和 Robinson 经典地将颈椎的退变过程描述为颈椎病的"基本病因特征"。随着脊柱的老化，髓核由于蛋白多糖的分解而使椎间盘丢失水分，导致椎间盘的高度丧失，这又导致纤维环的膨胀和黄韧带的屈曲进入椎管，这两者都可侵占脊髓在椎管内的空间。椎间盘完整性的损害又导致小关节和钩椎关节（Lushka 关节）的负荷力增加，从而使退化进一步增加并形成骨赘。这些关节的退化使得神经根管和椎管侧方狭窄，进一步压缩了脊髓在椎管内的空间。随着颈椎间盘高度的丧失，颈椎也可能丧失正常的前凸状态。颈椎后凸又可能加重颈椎病，因为脊髓会被前方退化肥大的结构压迫而形成"皱褶"。最终，伴随着与脊柱相关的僵硬因素增加，相邻运动节段的可移动性增加，导致"代

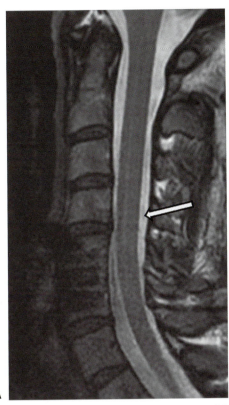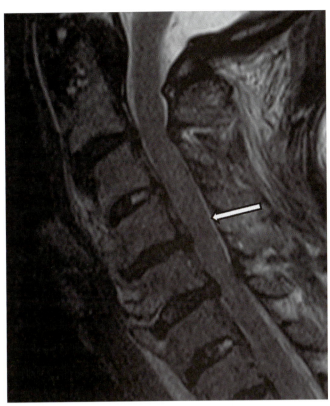

图 15.1 正常的颈椎椎管矢状径约 17~18mm。上图为颈椎矢状面 MRI，CSF（箭头）应该在所示层面的图像中显示为围绕着脊髓（A）。在先天性椎管狭窄的患者中（B），椎体和椎板间椎管的直径减小，CSF 如箭头所示

偿性半脱位"。这种节段性过度运动可导致颈脊髓的动态压缩，我们可通过伸过屈位 X 线片观察。

脊髓压迫的病理生理作用被认为是对神经组织的直接机械压迫合并脊髓组织的缺血损伤。对有脊髓病史患者的尸体解剖组织学标本研究显示，灰质和白质的破坏及其上下行运动神经元有脱髓鞘改变。突发的血管功能障碍与症状的急剧变化有关，压迫脊髓的主要血管（脊髓前动脉、脊髓根动脉和脊髓后动脉）可使脊髓弥漫性缺血，从而导致神经功能快速广泛性损伤。而其中髓内横向穿行的小动脉是最容易受压迫的，这些小动脉的压迫导致脊髓局灶性缺血最能解释经典 CSM 发病中神经功能逐步、不可逆地丧失。

后纵韧带骨化（OPLL）是脊髓型颈椎病另一个常见的病因，在日本和其他亚洲人群中观察到，后纵韧带骨化在 50 岁以上个体中的发病率为 4%。后纵韧带骨化是通过观察椎体背侧肥大性骨化来诊断的（图 15.2），在异位骨化的疾病谱中，病灶骨化可能局限于单个椎体背侧，或是跨越多个节段的弥漫连续性骨化。临床上常常为了避免骨化物与硬脊膜接触过于紧密导致脑脊液漏而改变手术计划，所以对 OPLL 的诊断是十分重要的。

临床评价

CSM 的临床诊断是以颈脊髓功能障碍为标准，所以应对所有疑似 CSM 的患者进行彻底的病史询问和神经系统检查。感觉和运动功能异常的区域和严重程度，反射异常以及神经刺激试验均要详细检查评估。而在神经系统检查中应着重于区分与脊髓功能障碍相关的单个神经根（单根情况）和周围神经（特征性运动和感觉情况）的功能障碍。患者表现的症状可包括疼痛、感觉异常、感觉变化、肌力减退和协调功能障碍，这取决于受累的脊髓传导束。其中上肢感觉异常是最常见的主诉。即使是单一节段的脊髓受压迫，也通常表

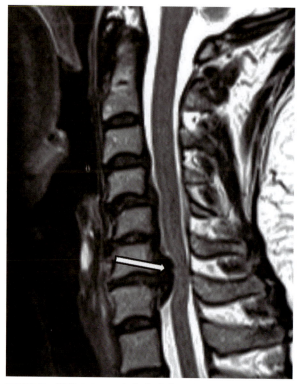

图 15.2　颈椎 MRI T2 加权矢状位图像显示 C6~C7 椎体背侧异常的低信号区域（箭头）。MRI 无法区分异位骨化是突出的椎间盘还是肥大的韧带来源，因为他们都呈现低信号。患者的 CT 扫描显示病变为增生肥大的后纵韧带骨化

现出弥漫性多根损伤的神经症状，这是由于压迫节段下段的整个脊髓传导束功能障碍导致的。颈部的过屈过伸会减少脊髓在椎管内的可用空间，这可能加重手臂或腿部的多根性症状（L'hermitte 征），这需再次与单个神经根压迫症状（Spurling 征）相区别。尽管脊髓病、神经根病和周围神经病变的神经系统表现存在差异，但这些临床症状的重叠往往延误了 CSM 的诊治，这使 CSM 症状首发到最终确诊的平均时间约为 2 年。

当出现运动无力时，可表现为多根性，可影响同侧上、下肢甚至四肢。而如果本体感觉受损，则人体协调能力会受到影响，表现为上肢精细运动障碍，如患者常抱怨无法扣纽扣或写字。下肢的症状体征包括步态不稳、共济失调。患者表现为痉挛步态或宽基步态。这些症状体征在对患者进行体格检查是能很容易发现的，但一些细微的症状则需要更仔细的询问才能观察到。运动功能减退可能仅仅表现为长时间的肌肉活动后容易产生疲劳，这可能无法在体格检查中发现，因为体格检查时通常只会针对某个肌群进行短暂刺激。而老年患者常常认为易疲劳只不过是他们年老时不可避免的表现。

脊髓功能障碍所呈现出细微的临床表现包括反射亢进和病理征的出现。受压脊髓节段以下常出现反射亢进和病理征。如压迫 C6 或 C6 以上神经根可能出现反肱桡肌（径向）反射。即使在没有其他病理征出现的情况下，Hoffman 征阳性是预测 CSM 患者未来病情发展严重程度的敏感因素。据报道在脊髓压迫的患者中，50% 单侧和 95% 双侧霍夫曼征阳性的患者在未来会进展为 CSM。若患者伸掌、握拳动作困难，或重复步伐困难，更高度提示 CSM 的诊断。而我们需要重点理解的是，合并脊髓和神经根同时受压的患者中，由于受压神经根的信号传递功能受损，其负责传递的反射可能减弱（运动神经元轴突）。

长束征在 CSM 中非常常见。反射亢进、Babinski 征、阵挛试验、霍夫曼征和反桡反射等激惹性试验专门用来确诊 CSM。有脊髓型颈椎病征象，MRI 提示有脊髓压迫、手术后神经系统症状得到改善的患者，其中 79% 患者至少出现一种激惹性试验阳性。但值得注意的是，仍有 1/5 的患者中无法看到这些征象，因此，缺乏这些征象时也不能排除诊断。这说明了脊髓型颈椎病临床表现的差异性，并强调在 CSM 的诊断中应结合患者病史、神经系统检查及脊髓压迫影像学证据的重要性。

每位患者都要评估 CSM 的严重程度。针对脊髓型颈椎病患者整体活动功能的一套客观分级系统已经被制定出来。这些分级系统在确定神经功能状态及其随时间而变化的情况，确定疾病进展的相对风险等方面具有实际应用价值。临床上损伤较轻的患者减压后有较好的效果，并也有很大可能不治疗症状就可缓解。

Nurick 分型常用于 CSM 中神经功能障碍的分级：

- 0 级：只有神经根症状而没有脊髓压迫症状。
- 1 级：有脊髓压迫症状但步态正常。
- 3 级：患者有轻微步态异常，但仍能正常活动。

■ 4 级：在别人或拐杖辅助下才能行走。

■ 5 级：轮椅或卧床。

影像学评估

颈椎退变可以导致 CSM，随着年龄增长，颈椎退变不可避免且越来越普遍。脊柱的退行性变是普遍存在的，因此我们需要将影像学结果与患者的临床症状和体征结合起来。通过在影像学检查前仔细评估患者，才能区分哪些影像学表现具有重要临床意义，哪些表现只是正常老化退变。

需行直立位颈椎正位（AP）和侧位 X 线检查，这些可能显示颈椎病的一些征象，如椎间盘高度下降、小关节退变、骨赘形成、椎间孔破坏及颈椎前凸消失。若患者有先天性椎管狭窄的证据，则其更易从颈椎退变发展为脊髓型颈椎病。而颈椎过屈过伸位 X 线片可以帮助诊断颈椎的动态不稳。

对脊髓进行评估最理想的影像学检查是核磁共振（MRI），它既能确定脊髓压迫的病灶区，又能准确测量椎管的直径。相比于其他影像学方法，MRI 的一大特殊优点是能够通过 T2 加权图像上出现的高信号改变（图 15.3）来评估脊髓水肿、中枢灰质坏死以及中枢性囊性变的水平。通常认为像这样的信号改变是减压手术后神经系统功能改善不佳预测指标。尽管 MRI 成像上骨骼、韧带、椎间盘都呈低信号而无法很好地区分，但其仍是用于评估脊髓神经功能最佳的影像学方法。

若患者存在禁忌证无法进行 MRI 检查，或成像时邻近的人工内植物铁磁性材料产生的伪影干扰了对脊髓的评估时，我们也可应用脊髓造影联合计算机断层扫描（CT）的方式来进行评估。脊髓造影是通过腰椎穿刺的方式向椎管内注射放射性造影剂，使造影剂分散于脑脊液（CSF）中，在轴位和矢状位 CT 图像中，将以类似于 MRI 上高信号的 CSF 包围低信号的脊髓组织的方式显示含高密度造影剂的 CSF 包围低密度的脊髓组织。脊髓 CT 造影的一大优势能区分骨骼、韧带和 / 或椎间盘，但其缺点也包括放射线的暴露，难以确定损伤组织的特征，以及若存在某一水平严重的

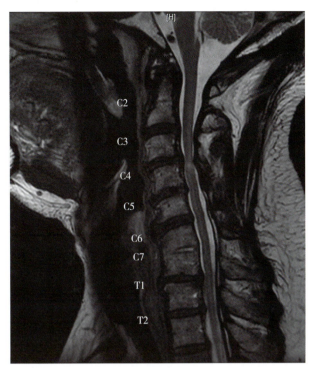

图 15.3　颈椎 MRI T2 加权图像显示 C3~C4 水平脊髓内信号增强，提示脊髓灰质炎

CSF 梗阻，则无法使造影剂充分弥散，从而漏诊一些其他水平的神经压迫。

治疗

一旦在临床和影像学上确诊脊髓型颈椎病，其自然病史一般是逐步持续恶化，在脊柱静态功能尚可或只有轻微退化的时期，症状可能突然且不可预期地恶化。这种情况下一旦诊断 CSM 时就常常需要外科手术的介入。手术的目的是通过对颈脊髓减压来阻止疾病的进展，同时去除神经系统进一步衰退的病因（图 15.4 和图 15.5）。在进行脊髓减压手术治疗的患者中，有 95% 的患者阻止了脊髓型颈椎病的进一步发展。大多数患者在手术后早期获得症状改善，但也有高达 15% 的患者早期会出现症状加重。不过症状的改善通常不会伴随显著的功能增强。在一项针对颈椎手术患者的手术结果的临床预测因素的系统回顾中，发现患者的年龄、症状持续时间和术前神经功能都会影响疾病的预后，因此应术前应和患者充分沟通。

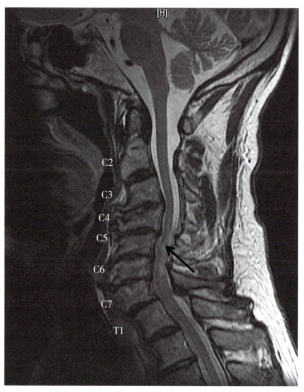

图 15.4　颈椎 MRI T2 加权图像显示在颈椎病和椎管狭窄患者的 C4~C6 水平脊髓呈广泛信号增强。患者有脊髓型颈椎病的症状

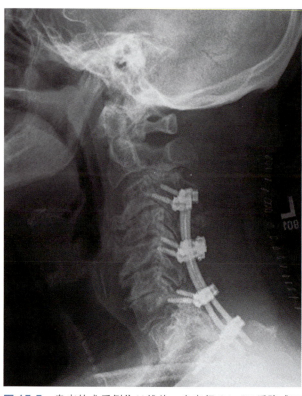

图 15.5　患者的术后侧位 X 线片。患者行 C4~C7 后路减压术和 C3~T2 内固定融合术

年龄较轻、症状持续时间较短和术前神经功能状态较好的患者其术后疗效可能较好。另外，术前体感诱发电位也可能是预测 CSM 患者手术结果的一项指标，正常的术前正中神经电位和术后早期正常的正中神经电位可能预示着有较好的预后。

　　对于 CSM 患者的治疗有许多不同的手术方式，颈前路手术方式包括颈前路椎间盘切除减压融合术（ACDF）和颈前路椎体次全切除减压融合术（ACCF）。颈前路手术方法可以从前方对病灶进行直接减压，感染风险低，也能避免后路手术剥离椎旁肌引起的颈部疼痛。与 ACDF 相比，ACCF 具有在手术时更清楚地暴露脊髓的优点，这降低了减压不足的风险。ACCF 提供了能到达椎体背侧病灶的途径，与 ACDF 相比其也减少了融合节段的数量，降低了假关节形成的风险。一项比较两个节段 ACDF 和一个节段 ACCF 的大样本临床研究显示，两种方式均安全有效，且术后 1 年患者预后和融合率相似。ACDF 的优点则是患者术

中失血较少，颈椎前凸能得到明显改善。而颈前入路方法的缺点主要包括吞咽困难和喉神经损伤。

　　CSM 颈后入路的手术方式包括颈椎板切除术、椎板切除融合术（图 15.5）和椎板成形术。对于颈椎变直或颈椎生理前凸存在的患者，可采用颈椎后路手术扩大颈椎管，使颈脊髓向后"飘移"。而若颈椎后凸角度大于 10° 的患者应选择或至少最先选择颈前路手术，以更好地恢复颈椎前凸。椎板切除术的优点是能够保留颈椎的运动节段，但若在术前或者术中发现颈椎不稳，则应该同时进行椎间融合术。与椎板切除术相比，椎板成形术具有保留脊柱后更多骨和软组织附件的优点。椎板成形术通过"弓弦原理"既能直接减压背侧脊髓，也能间接减压腹侧脊髓。椎板成形术最适合多节段椎管狭窄伴单侧神经根病引起的颈椎病，理论上可以避免多节段融合和 / 或椎板切除术并发症的发生。但椎板成形术后仍有许多患者会有颈部轴性痛和颈椎活动度减小的问题出现。

对 CSM 手术治疗的效果进行系统评价后得出结论，颈椎前后路手术都能有效地改善患者的生活质量。前路手术并发症的发生率为 11%~16%，包括声音嘶哑、心肺功能障碍，吞咽困难等。后路手术并发症发生率为 16%~19%，包括颈部疼痛和神经根麻痹，特别是 C5 神经根，且有较高的手术部位感染风险。有前瞻性临床研究认为后路手术的患者住院天数更长，且总体成本更高。这些报告的总体结论是，减压是手术干预的主要目标，手术方案的选择都应优先考虑减压。

神经电生理监测在 CSM 手术中的应用

建议将神经电生理监测（IONM）作为 CSM 术中的辅助手段。虽然数据表明 CSM 患者术中运动诱发发电位（MEP）减少与术后新发的神经功能缺失之间有相关性，但其敏感性与患者的合并症、年龄和术前神经功能有关。MEP 的变化被认为是神经功能将要损伤的信号，一个明显的 MEP 警报定义为在 1~3min 内信号峰值损失 50% 以上的次数＞3 次。提倡使用 IONM 的人建议外科医生应制订详细量表量化术中 MEP 的变化。

有一级证据表明与体感诱发电位相比，使用经颅 MEP 监测确认在颈椎手术中发生的运动障碍更为敏感。体感诱发电位监测已证明能够成功应用于脊柱侧弯或胸椎矫正的手术中，但由于其是背部感觉脊髓束介导的，使用它只能推测即将发生的运动损伤。

反对使用 IONM 的论据包括无论是否使用神经电生理监测，手术安全性与术后新发神经功能损害的发生比例相当，而且其中大部分神经功能损害可随时间推移而得到改善。此外，神经电生理监测还增加了大量额外的费用，平均每个颈椎病患者约产生 1400 美元的额外费用。反对者们还认为，不使用神经电生理监测可以让麻醉师给予最佳的麻醉剂，而无须调整药物以适应神经电生理监测的使用。另外，神经电生理监测中的一些微小的变化，如吸入麻醉剂、低红细胞比容、低血压和低体温等都可能混淆神经电生理监测信号，

也能很难解释。

脊髓损伤的风险

一项来自中华人民共和国台湾省数据库的流行病学数据研究表明，与 CSM 有关的住院率约为每年 4/100 000，老年人和男性发病率较高。CSM 患者中脊髓损伤的发生率为 12/1000，比一般人群要高 100 倍，在非手术治疗的患者中，脊髓损伤的风险大于手术治疗的患者，分别为 13.9/1000 例和 9.4/1000。

结论

CSM 是影响老年人群的重要临床疾病，发病率每 10 年都有所增长。因为与一些有相似临床症状的疾病（颈神经根炎、外周压迫性神经病变）相比，CSM 的预后更差，这需要临床医生在诊治任何有神经系统疾病的患者时都应考虑 CSM。简单的步态和神经反射评估能快速地提示 CSM 的可能性，这能提醒医生进一步的检查和治疗。手术是最常用的治疗手段，并且认为手术优于持续的非手术治疗。值得庆幸的是，如果在疾病发展早期发现和治疗 CSM，大多数患者的症状能得到控制或改善。

参考文献

[1] Alvin MD, Lubelski D, Benzel EC, et al. Ventral fusion versus dorsal fusion: determining the optimal treatment for cervical spondylotic myelopathy. Neurosurg Focus 2013;35(1):E5.
[2] Bohlman HH, Emery SE. The pathophysiology of cervical spondylosis and myelopathy. Spine (Phila Pa 1976) 1988;13(7):843–846.
[3] Burkhardt JK, Mannion AF, Marbacher S, et al. A comparative effectiveness study of patient-rated and radiographic outcome after 2 types of decompression with fusion for spondylotic myelopathy: anterior cervical discectomy versus corpectomy. Neurosurg Focus 2013;35(1):E4.
[4] Ghogawala Z, Martin B, Benzel EC, et al. Comparative effectiveness of ventral vs dorsal surgery for cervical spondylotic myelopathy. Neurosurgery 2011;68(3):622–630.
[5] Holly LT, Matz PG, Anderson PA, et al. Clinical prognostic indicators of surgical outcome in cervical spondylotic myelopathy. J Neurosurg Spine 2009;11(2):112–118.
[6] Matz PG, Anderson PA, Holly LT, et al. The natural history of cervical spondylotic myelopathy. J Neurosurg Spine 2009;11:104–111.
[7] Rhee JM, Heflin JA, Hamasaki T, et al. Prevalence of physical signs in cervical myelopathy: a prospective, controlled study. Spine (Phila Pa 1976) 2009;34(9):890–895.

第十六章　神经根型颈椎病

Shawn M. Bifano
John D. Koerner
Alan S. Hilibrand

前言

神经根型颈椎病被定义为一种神经系统疾病，其症状是继发于颈神经根功能障碍而导致的一侧或双侧上肢放射性疼痛。临床上症状可表现为颈部和上肢的疼痛，合并感觉丧失、运动功能障碍或反射改变，与受累神经根走行和区域一致。颈椎间盘突出压迫或退行性关节炎刺激相应节段颈神经根而引起颈神经根功能障碍，所引起的疼痛区域往往为相应神经根所支配的皮节区或肌节区一致。

许多疾病引起的疼痛与神经根型颈椎病的特征性疼痛很相似，因此要十分清楚从颈部到上肢根性疼痛的鉴别诊断，需要从病史到体格检查有个全面的了解，然后通过适当的影像学检查或其他检测以确诊。随后的章节我们将从相关解剖学、发病机理、流行病学、诊断和治疗等方面介绍神经根型颈椎病，并在章节末尾推荐相关的读物。

解剖学

颈椎有 7 个椎体，寰椎（C1）和枢椎（C2）为上颈椎，C3~C7 为下颈椎，是神经根型颈椎病最好发的部位。对神经在解剖学上的透彻理解是十分必要的，有助于确定症状的来源，并在诊断过程中应将体格检查和影像学资料结合起来。在颈椎中，神经根从相应椎体的椎弓根上方走行（例如，C6 神经根从 C5~C6 椎间隙的 C6 椎弓根上方出口），所以 C8 神经根从 C7~T1 椎间隙的 T1 椎弓根上方走行。

急性神经根型颈椎病常常是由于突出的椎间盘压迫神经根引起的，而椎体关节炎和或椎间盘破裂引起的椎间孔狭窄也能导致类似的症状。椎间孔的边界由如下组成：

- 椎体。
- 椎间盘。
- 钩椎关节。
- 关节突关节。
- 椎弓根。

上述任何结构都能对神经根产生机械性压迫，但最常见的压迫来自椎间盘（突出的髓核）以及钩椎关节和关节突关节（由脊柱关节病和退行性关节炎引起）。

椎间盘由外部纤维环和内部髓核组织构成，纤维环主要有 I 型胶原形成，髓核主要 II 型胶原及蛋白多糖细胞外基质组成。随着年龄的增长，椎间盘的含水量和蛋白多糖含量逐渐减少，从而降低了在椎间盘抗负荷的能力。在人正常衰老的过程中可能发生纤维环周缘性的撕裂，患者可能因相对较小的创伤就引起椎间盘突出，而许多有根性症状的椎间盘突出症患者甚至在症状发生前不记得有任何创伤的发生。

发病机制

与腰椎神经根病不同，神经根型颈椎病最常见的病因是脊柱退变导致的椎间孔狭窄（70%~75%），椎间盘突出则占 25%~30%。椎间隙高度的下降或椎间盘退行性变化（如骨赘形成）导致继发椎间孔狭窄。其他可能原因还包括肿瘤、感染和创伤。

引起颈椎神经根性疼痛的机制尚未完全清楚，除非背根神经节被压迫，否则神经根本身被压迫并不一定引起疼痛，而局部的缺氧和缺血也可能加重神经根的压迫。有证据显示在突出的颈椎间盘中释放炎症介质包括基质金属蛋白酶、IL-6、IL-8、NO、TNF 和 PG-E2 等，这为神经根型颈椎病的抗炎治疗提供了依据。

流行病学

有一些基于人群的研究估计神经根型颈椎病的发病率，但这些研究的结果可能都低于真实的发病率。一项为期 15 年的研究显示男性神经根型颈椎病的发病率为 107.3/100 000，女性则为 63.5/100 000，高发年龄段为 50~54 岁，而其中因体力劳动或有创伤史而发病的患者只占 15%。最近一项针对 2000—2009 年期间军人的研究中，共诊断出神经根型颈椎病患者 24742 人，发病率为 1.79 每千人年。而与神经根型颈椎病相关的危险因素包括吸烟、白色人种和老龄，许多基于人群的研究在神经根型颈椎病发病率是否有性别差异上存在争议，但大多数大数据的研究都显示男性的发病率略高于女性。

诊断

病史及体格检查

在诊断神经根型颈椎病是首先应侧重于患者的主诉，通常包括受累神经根支配的皮节或肌节区域不同程度的疼痛、乏力或感觉障碍。疼痛的性质可以是钝痛、刺痛，锐痛灼痛。急性期或隐匿期的不典型表现可能导致误诊。因此，熟悉神经根所支配的区域对疾病的定位诊断十分重要，诊断神经根型颈椎病时应与如下疾病鉴别：

- 颈部轴性痛。
- 心脏疾病。
- 周围神经卡压综合征。
- 胸廓出口综合征。
- 肿瘤。
- 带状疱疹。
- 肩袖损伤等。

此外，患者所表现的症状可能与受压神经根所支配的皮节区或肌节区不相符，而每个患者之间也可能存在解剖学差异（如硬膜内神经根之间存在连接）。在诊断时同样不要忽视一些与脊髓病或肿瘤相关的警示征象，如体重显著下降、夜间盗汗、肢体协调障碍、大小便功能改变、持续的夜间疼痛、免疫抑制和癌症病史。另外吸烟史、长期轴向负荷、长时间伏案工作和非法吸毒可能也与此有关。

体格检查是应先从观察患者开始，主要是患者的姿势，特别是患者头、颈和手臂的姿势。另外可以在一些特定的区域（尤其是肩部和肩胛区）观察到肌肉萎缩。同时，检查患者肢体活动范围同样十分重要，做能够扩大患侧椎间孔的动作可以缓解患者的症状，如将患侧上肢置于患者头顶，能暂时缓解症状。然后再通过触诊检查肌肉痉挛和压痛区域来对病灶进行定位。

有许多体格检查的手段和结果能帮助我们在诊断神经根型颈椎病与其他疾病相鉴别，在进行特定的体格检查操作时要考虑其敏感性和特异性。下面有 3 种神经根型颈椎病诊断高度特异性的检查方式：

- 压颈试验（Spurling 征）。
- 椎间孔分离试验。
- Valsalva 试验。

Spurling 试验通过将患者的头部转向患病侧并稍后伸，按压头部施加轴向压力，如果引起患者的神经根疼痛则为阳性体征。椎间孔分离试验通过将一只手置于患者下颌下方，另一只手置于患者枕部并缓慢向上抬起头部，若此时患者症状有所缓解则为阳性。Valsalva 试验是令患者深呼吸后紧闭声门，再用力做呼气动作，若患者症状再现则为 Valsalva 征阳性。一些高敏感性的试验结合上述试验结果可以排除神经根型颈椎病。

■ 上肢张力试验

进行上肢张力试验时，患者取仰卧位，然后进行一系列连续操作，下压肩胛骨，肩外展，前臂旋前伴手腕手指伸展、肩外旋，肘关节伸直以及向患侧和健侧屈颈，如果疼痛出现即为阳性，若为阴性则基本能排除神经根型颈椎病。

目前并没有一项体格检查对诊断神经根型颈椎病既有高特异性又有高敏感性，因此我们需要结合多项检查以达到精确诊断的目的。

神经根型颈椎病中特定的神经根有其特定的临床表现，所以全面的神经学检查是至关重要的。神经根受压时的表现如下：

■ C2 神经根病变的患者表现为枕部头痛和下颌痛，而没有任何神经功能障碍，但值得注意的是很少发生 C2 神经根受压或其他病变，同时其他病变可能导致枕部头痛和下颌疼痛需要排除，同时 C2 神经根受影响是不会出现肌力减弱或反射的改变。

■ C3 神经根病变时患者出现颈部乳突周围和耳郭的疼痛和麻木，肌力减弱或反射改变则不常见。而 C3 神经根病变也同样常伴有枕部性头痛，当患者出现类似症状时必须与紧张性头痛相区分。

■ C4 神经根病变常出现颈根部斜方肌周围的疼痛和麻木，并可能出现上肩部感觉丧失。部分肌肉肌力轻微减弱并不十分重，主要涉及控制颈部伸展的肩胛肌。

■ C5 神经根病变典型表现为从颈部到肩峰延续至三角肌外侧的皮肤区域疼痛麻木。而其产生的三角肌肌力减弱应与肩关节本身病变所产生的肌力减弱相区别。完整的肩部检查有助于区分两种病变。当肩袖损伤时，会伴有冈上肌、冈下肌、小圆肌和 / 或肩胛下肌的肌力减弱，这可以通过在体格检查明确，患者在做肩关节外旋外展、内收外旋以及内旋动作时表现为肌力减弱。但在单独的 C5 神经根病变中，只有三角肌外展受限而没有任何肩袖肌肌力的减弱。另外，C5 神经根病变还与肱二头肌反射减弱有关，但其对于诊断 C5 神经根病变并不可靠。

■ C6 神经根是神经根型颈椎病中最常受累的神经根，根性痛从上肢外侧放射至拇指和示指指尖，并伴有肱二头肌肌力减弱。典型的 C5 神经根病变中常需在肘关节屈曲和前臂旋后位时评估肱二头肌肌力。同时肱桡肌的肌力减弱表现为前臂屈曲无力。手腕的伸展活动也会受到影响。肱桡肌和肱二头肌反射的减弱也与 C6 神经根病变有关。

■ C7 神经根病是神经根型颈椎病中第二常见受累的节段，疼痛和 / 或麻木沿着前臂中间放射至中指，一般不累及示指及无名指。肱三头肌和腕屈肌肌力减弱，肱三头肌反射也会受影响。

■ C8 神经根病变相对少见，其病因通常为 C7~T1 椎间盘的病变。患者会出现前臂内侧和第四、五指的麻木，但通常不伴有疼痛。在肌力方面则会出现手部固有肌、蚓状肌和骨间肌的肌力减弱，因此，手指的屈曲、内收和外展会受到影响，而 C8 神经根通常没有相关反射的改变。

我们在诊断时同样不能忽视神经系统其他方面的检查，如全面的颅神经检查以排除枕骨大孔以上神经系统的异常，包括步态、本体感觉和平衡感的检查，还有一些脊髓病的征象，如阵挛、Babinskin 征，Hoffman 征以及反肱桡肌反射。感觉的检查不应该只包括浅感觉，还应包括覆盖脊髓后索和脊髓丘脑束的传递的痛觉和温度觉以避免漏诊。同时还应全面评估上肢所有主要肌群的肌力，并按 0~5 级分级。

影像学特征

临床上往往在症状出现 6 周后才进行影像学检查并进行一系列的保守治疗，但也有一些例外，在症状出现 6 周内就进行影像学检查。当出现一些危险信号的症状时应引起重视并进行影像学检查，这些症状包括持续的夜间疼痛、进行性乏力、无意识的体重减轻、恶性肿瘤病史（特别是骨转移性肿瘤：如乳腺癌、前列腺癌、肺癌、甲状腺癌、肾癌及睾丸癌）、创伤、发热 / 寒战，或大小便功能的改变。虽然通过 X 线片能够区分感染、肿瘤和骨折，但并不能确定根性痛症状的病灶来源。在平片中常常能显示与年龄相关的颈椎改变，这些改变通常在 40 岁以上的患者中出现，而一般在 70 岁以后，超过 70% 的患者会出现这些与年龄相关的颈椎改变。在摄片时应该包括颈椎前后正位、侧位、过屈位、过伸位及左右斜位片，其中斜位片可以评估椎间孔的狭窄程度，但影像学上的狭窄程度可能与患者实际的病理性狭窄程度并不相符。

磁共振成像是诊断神经根型颈椎病的另一种影像学手段，但在何时需进行 MRI 检查还没有确切的准则。一般来说，当患者出现危险信号症状，如运动功能障碍，脊髓病征象或者患者在适当的保守治疗后症状仍持续超过 6 周时，应进行 MRI 检查，获得 T1 加权图像和 T2 加权像图像。

MRI 检查应与临床相关信息相结合，因为在临床上许多无症状的患者在 MRI 上能找到神经根型颈椎病的改变，所以我们要再次强调详细的病史与体格检查的重要性，用 MRI 检查来验证体格检查的结果。

如果患者有幽闭恐惧症或体内有金属植入物不能进行 MRI 检查时，CT 脊髓造影可作为辅助的检查手段。脊髓造影 CT 能够区分骨赘及评估椎间孔狭窄程度，也能显示脊髓扁平程度，硬膜外充盈缺损以及受累神经根受压程度。不过 CT 脊髓造影也有放射性暴露、侵袭性以及无法对脊髓完全阻塞的病灶进行评估等缺点。

我们还可以利用肌电图（EMG）和神经电传导方法鉴别其他非脊髓来源的病因。虽然这两种方法不是特别敏感，只有 50% 的准确率诊断神经根型颈椎病，但其在诊断一些不典型症状的神经根型颈椎病、可疑的神经系统疾病或周围神经卡压综合征时有作用。

治疗

无论是非手术治疗还是手术治疗，治疗的目标都是减少患者的疼痛和神经功能缺陷，改善功能，同时保持颈椎的稳定性，根据患者的病因和神经根病的发展，将有助于临床医生和患者共同决定最佳的首选治疗方式。

非手术治疗

非手术治疗的方式包括制动，让患者暂时离开需要重复做能引起根性痛动作的工作，一些临床医生建议短期内佩戴软质颈托，但如果长期使用可能会导致患者形成依赖，并导致颈部僵硬和活动范围减少。抗炎治疗如抗炎药物如非甾体抗炎药（NSAIDs）、阿司匹林和口服类固醇药物等是早期治疗的主要手段。物理治疗包括拉伸、锻炼和超声波、按摩及颈部牵引等其他一些形式，但患者和医生都应该避免颈部的过度活动以免症状的加剧。而颈部牵引可能是另一种通过牵引增加椎间孔大小来缓解根性疼痛的方式，有证据表明，在治疗方案中加入颈部牵引治疗的神经根型颈椎病患者可以在 6 个月到 1 年内改善患者的症状。另外，硬膜外类固醇注射（ESIs）既是一种诊断性手段也是一种治疗手段，但其比腰椎注射有更高的风险，一些患者在接受 ESIs 治疗后症状能得到长期的改善，但并不清楚是由于治疗的效果还是疾病本身的转归。

手术治疗

手术治疗的适应证为 3 个月的非手术治疗后仍有持续性的症状，有进行性的神经功能障碍或持续性的疼痛，并且影像学资料必须与病史及体格检查结果相符。严重的运动障碍，如三角肌和肱二头肌等一些抗重力肌群出现肌力减弱，即使没有进行性的加重，也可能需要早期的手术干预，当然若患者希望更快地改善症状也可以考虑手术治疗。而对于大多数症状持续时间少于 6 周的急性神经根型颈椎病患者，手术和非手术治疗的长期预后并没有很大区别。

对于有手术指针的患者，可以通过前路或后路两种方式进行手术，但对大多数患者来说前路手术是更好的方式。手术前明确病灶的解剖位置、累及的节段数量以及颈椎的整体排列情况都将影响手术方式。1~2 个节段的颈椎间盘突出症最好进行前路手术，手术方法包括应用或不应用内固定的颈椎前路减压融合术（ACDF）或颈椎间盘置换术（CDA）。对于 3~4 个节段的颈椎病患者，通常是由于病情持续时间太久，大多数外科医生仍更喜欢采用前路手术而不是后路，因为数据显示前路手术能有更好的疗效。因椎间盘突出而引起颈椎病的患者很少采取颈椎前路椎体切除术，除非患者的病灶位于椎体的后方。在单侧椎间孔病变的患者中，后路椎间孔成形术是另一种手术方式。而不论是前路还是后路，若患者在过屈 / 过伸位平片上存在颈椎的不稳定，则手术时需要进行融合。前路手术的优点包括直接减压椎管和侧隐窝，增加颈椎前凸角度，还可通过在椎体间放置植入物间接减压椎间孔。

颈前路 Smith–Robinson 方式可以在颈左侧或右侧选择横行或垂直切口，但手术中右侧的喉返神经更易发生损伤，因此许多外科医生更喜欢选择左侧切口。而同种异体或自体植入物的应用可

以提高椎体的融合率，钛板的使用也能提高融合率，并能减少多节段手术后内植物相关并发症的发生，虽然并没有有力的证据表明术后需要使用外固定保护，但金属内固定的使用可以减少术后颈部矫形外固定器械佩戴的时间。

颈椎间盘置换术（CDA）适用于软性椎间盘突出和椎间盘高度仍存在的患者，理论上讲，该方法保留了手术节段的活动度，从而降低了相邻节段的应力。总体来说与单节段 ACDF 相比并发症的发生率差不多，但长期的随访研究表明其比 ACDF 有更高的安全性和较低的翻修率。对于因软性椎间盘突出或椎间孔狭窄导致的后外侧神经根受压，同时不伴有颈椎不稳定的患者，另一种"不融合"方法是后路椎间孔成形术。这种减压手术可以充分解除神经根的压迫，避免了融合手术

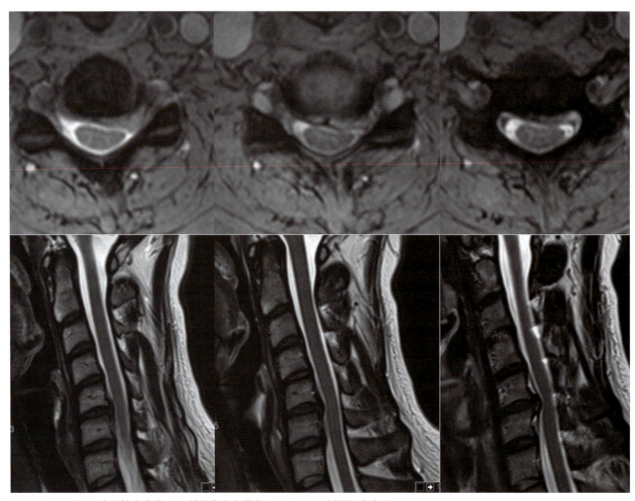

图 16.1 一名 35 岁女性患者的 MRI 轴状位和矢状位示 C5~C6 左侧椎间盘突出

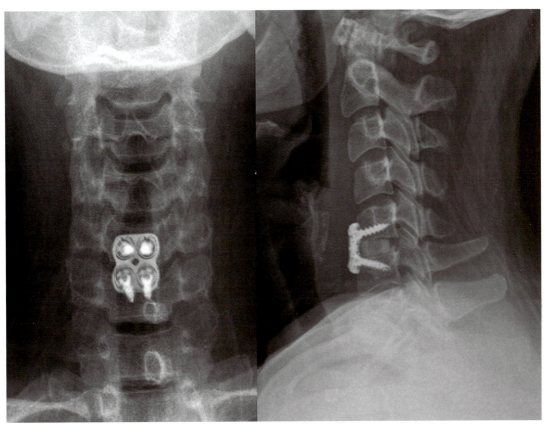

图 16.2 C5~C6 ACDF 使用同种异体植入物和金属内固定术后正位和侧位 X 线片

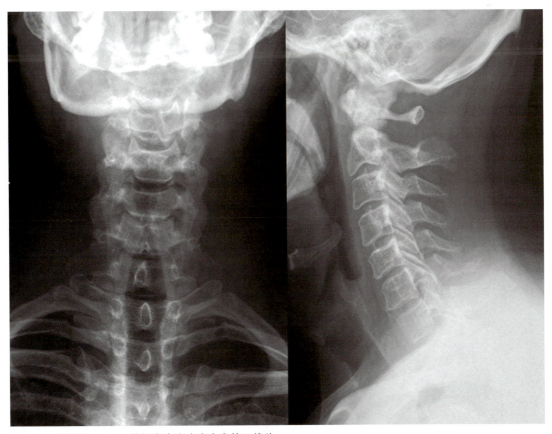

图 16.3 一名 40 岁男性 C5~C6 椎间盘突出症患者术前 X 线片

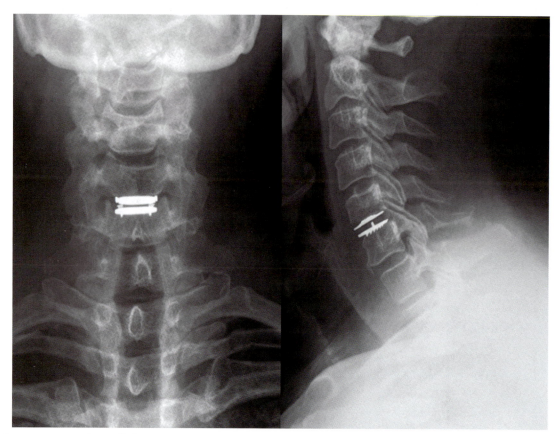

图 16.4 C5~C6 CDA 术后 X 线片

的需要，但手术中过度地切除关节突可能会导致颈椎的不稳定。

结论

　　颈椎间盘突出是引起神经根型颈椎病的常见病因，病史询问和体格检查是精确诊断的关键，在症状持续时间超过6周并早期出现较重肌力减弱，或那些出现危险信号预示有进一步病情发展的患者中，应该进一步进行MRI或CT脊髓造影检查以明确诊断。非手术治疗和手术治疗都有长期较好的预后，手术治疗能更快地解决症状，根据具体的病灶位置，累及的节段数目和颈椎曲度情况，手术可以选择前路或后路两种方式进行。

参考文献

[1]　Albert TJ, Murrell SE. Surgical management of cervical radiculopathy. J Am Acad Orthop Surg 1999;7:368–376.
[2]　Bohlman HH, Emery SE, Goodfellow DB, et al. Robinson anterior cervical discectomy and arthrodesis for cervical radiculopathy. Long-term follow-up of one hundred and twenty-two patients. J Bone Joint Surg Am 1993; 75(9):1298–1307.
[3]　Fritz JM, Thackeray A, Brennan GP, et al. Exercise only, exercise with mechanical traction, or exercise with over-door traction for patients with cervical radiculopathy, with or without consideration of status on a previously described subgrouping rule: a randomized clinical trial. J Orthop Sports Phys Ther 2014;44(2):45–57.
[4]　Herkowitz HN, Kurz LT , Overholt DP. Surgical management of cervical soft disc herniation. A comparison between the anterior and posterior approach. Spine (Phila Pa 1976) 1990;15(10):1026–1030.
[5]　Kelsey JL, Githens PB, Walter SD, et al. An epidemiological study of acute prolapsed cervical intervertebral disc. J Bone Joint Surg Am 1984;66(6):907–914.
[6]　Tanaka N, Fujimoto Y, An HS, et al. The anatomic relation among the nerve roots, intervertebral foramina, and intervertebral discs of the cervical spine. Spine (Phila Pa 1976) 2000;25(3):286–291.

第十七章　胸椎管狭窄、脊髓型神经根病变

Michael MoghiMi
christopher M. Bono
thoMas D. cha

前言

　　胸椎退行性变临床表现形式各异，但通常会伴有胸背部疼痛、神经受压等一系列临床症状和体征。胸椎椎间盘病变是一种并不常见的病理类型，目前对于它的研究往往少于颈椎和腰椎间盘病变。胸椎间盘突出同样会导致神经受压，但其临床发病率不足4%，因此易导致此类疾病的诊断困难甚至误诊。同样，接受手术治疗的胸椎管狭窄症患者明显少于颈椎和腰椎管狭窄症患者。因此，临床医生在工作中更要加强对胸椎管狭窄症认识和理解，避免漏诊和误诊。

解剖学

　　胸椎由12个椎体组成，在解剖结构上与颈椎和腰椎有明显不同。其最突出的特点是胸椎椎体关节面两侧与肋骨头、横突（除了第十一和第十二肋）与肋骨结节分别形成关节，肋骨与胸椎结合紧密（图17.1）。

　　胸椎的棘突长且有多层次的重叠，使用棘突进行体表定位不如椎弓根这类的解剖学标志准确。各个胸椎关节面的方向也有所不同：上胸椎像颈椎一样关节面偏向冠状位，而在下胸椎关节面逐渐偏向矢状位。

　　由于胸廓的存在，胸椎较颈椎和腰椎屈曲和旋转的活动度较小，更加稳定。因此，在此平面上的胸椎损伤往往由很强大的暴力因素所致。此外，相较于颈椎和腰椎椎管，胸椎管更为狭窄，

胸段脊髓和神经的缓冲空间更少，椎间盘退行性变或创伤更易损伤胸段脊髓和神经。胸椎间孔是由椎弓根上下缘、椎间盘、椎体和关节突关节所组成。了解胸椎的三维解剖结构，有助于胸椎椎弓根螺钉的安全置入。一般认为，胸椎椎弓根螺钉的置钉点的应位于上关节突关节面外侧缘与肋横突上缘的交叉点（图17.2）。

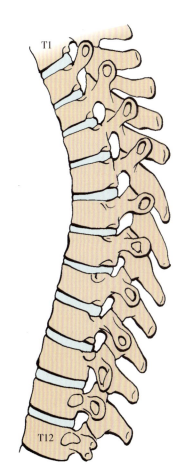

图 17.1　肋骨头与横突前方及相邻椎体后外侧相交。这种椎体间的桥接为胸椎提供了额外的稳定性

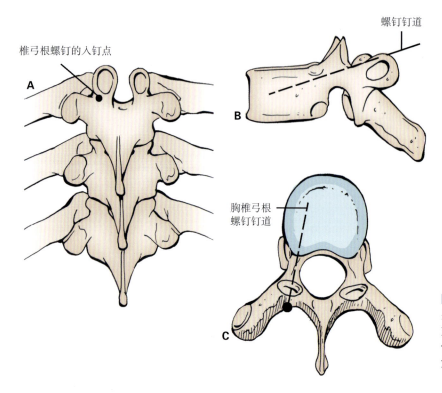

图 17.2 A. 胸椎弓根螺钉入钉点位于关节突关节外侧下方，靠近横突上内缘交界处。这个位置可以通过观看胸椎的侧位片（B）和轴位片（C）进一步了解。入钉点位于横突和椎板之间的凹处

发病机制

疼痛

与颈椎和腰椎类似，胸椎疾病最常见的病因是胸椎退行性变。椎间盘的退变会导致椎间盘分层、纤维化和环形撕裂，进而诱发一连串的问题。退变的椎间盘抗压能力下降，导致椎间盘突出和椎关节强直性改变。胸椎的椎间盘、关节突关节、肋椎关节和肋骨间存在生物力学的关系。胸腔为胸椎提供额外的支撑，随着椎间盘的退行性改变，其他结构必定会承担更多的压力，从而导致这些部位增生肥大、软骨丢失和骨赘形成。而这些，就会成为疼痛和神经受压的根源。

在脊柱退行性变中，疼痛往往是最常见的主诉。然而，疼痛的确切产生机制仍存在争议，答案也众说纷纭。疼痛可以是轴性痛 / 机械性痛或者根性痛。通常认为，轴性痛来源于椎间盘本身或者关节突关节的退行性变。两者在结构上都拥有疼痛性神经末梢，这种神经末梢分别来自于窦椎神经的分支和脊神经节分支的中间支。在胸椎中，分布到关节突关节的神经末梢源于临近节段的两

条神经根。例如，T5~T6 关节突关节受 T6~T7 神经根支配。椎间盘纤维环受窦椎神经的分支支配，而其又是来源于脊神经节和自主神经节两者之间的交通支的分支。这些区域的退行性变、不稳定、创伤或功能障碍都被认为是通过这些神经产生疼痛症状。胸椎退行性变晚期通常表现为关节突关节增生、椎体周围的骨赘形成。这些改变大都与年龄相关而通常没有相关的临床症状。

脊髓型和神经根型

胸椎间盘源性疾病所致的神经功能障碍的发病机制至今未明。然而，大多数人认为机械性压迫是其关键因素。无论是中央型还是周围型的胸椎管狭窄，都在影像学和病理学中被发现和诊断。中央型胸椎管狭窄要比周围型胸椎管狭窄更为常见。MRI 和 CT 检查均可显示椎管和 / 或神经根管狭窄。因为有这种影像学表现的患者不一定会表现出相应的临床症状。因此，其他的发病机制同样值得关注。例如，神经血管功能不全而导致胸椎管狭窄已经被广泛认可，但现有的影像学技术还无法对此进行验证。例如，T4~T9 节段血管供应

较少且容易受到损害。

此外，胸椎椎管的可用空间相较于颈椎和腰椎更为狭小，这使得相比于脊柱其他部位，此区域所产生的压迫会导致更为严重的后果。脊髓脊髓型和神经根型仍然依赖于临床诊断，影像学检查所显示出来的神经和 / 或脊髓受压还不足以做出相应的诊断。而这类疾病的病因仍有待阐明。

目前解除神经受压仍然是治疗胸椎管狭窄的主要治疗方法。通过摘除骨赘、肥厚的黄韧带和过度增生的关节突来进行广泛的减压是非常重要的。胸椎椎间盘突出导致相应节段的脊髓和神经根受压退变。能够正确地辨认出其压迫部位是有效治疗椎间盘突出的关键。

T2~T12 胸椎神经根受压通常不会引起明显的临床症状，因为其运动神经所支配的是肋间肌。沿胸壁的放射痛是一种更为常见的主诉。当椎间盘突出发生在胸椎中段，患者会误以为是腹痛，甚至是心肌梗死。在动物实验研究中，单独的神经根压迫可能会导致麻木症状，但它还不足以引起疼痛（触痛）。当暴露于化学因素下，例如来自受损椎间盘的刺激物会增强对神经根的刺激。激惹的神经根在受压时更容易产生临床症状。因此，通常情况下，一些无明确压迫的轻微椎间盘突出摘除后可能会对疼痛症状有所缓解。脊髓型胸椎管狭窄通常不产生疼痛，但经常有患者表现出轴性机械性疼痛和神经根性疼痛的症状。椎管的受压，除了来自于椎间盘，还会有其他的一些结构性因素。黄韧带的增生和肥厚可能会从后部压迫椎管。关节突的增生和骨赘形成也会导致脊髓和神经根受压。在脊柱退行性病变中，关节突关节增生通常是形成狭窄的病因。有研究表明，后纵韧带骨化和休门氏病等罕见病种也是胸椎管狭窄的病因。

创伤学

创伤作为椎间盘突出的一种病因一般不为人所知。急性创伤引起椎间盘突出伴或不伴神经功能障碍的病例报道较少。大约 30% 的胸椎间盘突出患者主诉症状的出现与创伤有关。小到扭伤大到车祸伤，创伤的程度不一。

流行病学

胸椎间盘退变的确切发生率仍不清楚。放射学研究表明，高达 73% 的无症状患者存在胸椎间盘异常。据估计，有症状患者的发病率约为十万分之一。胸椎间盘突出仅占症状性脊柱椎间盘突出的 0.04%~4%，胸椎间盘切除术占所有椎间盘切除术的 1%。男性和女性发病率无明显差异，平均年龄介于 40~60 岁之间。在一项对无症状患者的自然病史研究中，约 58% 纤维环形撕裂，37% 有椎间盘突出，25% 脊髓受压变形。伴有休门氏后凸畸形的患者中，38% 患者出现脊柱变形或椎间盘突出，只有 29% 患者出现椎间盘纤维环撕裂。所有的患者长期（26 个月）随访过程中未见明显异常症状。

分类

胸椎性疾病的进一步分类对于选取合适的治疗方法具有明确的指导意义。目前胸椎性疾病没有统一的分类方法。一般来说，胸椎性疾病可以分为 3 种类型：

- 胸椎间盘突出症。
- 胸椎管狭窄症。
- 胸椎退化症。

胸椎间盘突出症

胸椎间盘突出可以按照突出部位、是否钙化和节段被进一步分类。许多研究者根据椎间盘突出部位将胸椎间盘突出分为中央型、旁中央型、椎间孔型和极外侧型。大约 80% 的椎间盘突出是中央型和旁中央型。中央型最有可能引起脊髓受压和脊髓病变，一般不会引起神经根性疼痛。旁中央型可能会引起脊髓受压，神经根压迫，或者两者都有。椎间孔型和极外侧型一般引起单独的神经根受压（图 17.3）。椎间盘突出的位置通常决

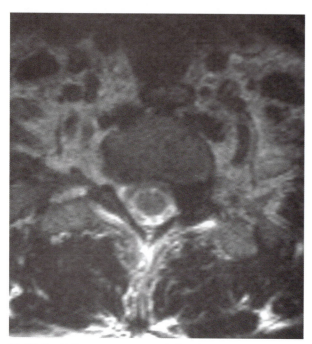

图 17.3 轴位 MRI 显示 T1~T2 段椎间盘突出

定外科手术治疗的方式。

胸椎间盘突出可以根据突出的椎间盘是否钙化进行分类：硬性和软性的椎间盘突出。与软性的椎间盘突出相比，硬性的椎间盘突出更易引起临床症状。硬性的椎间盘突出一般会与硬脊膜粘连，使椎间盘切除更加困难，并增加并发症的风险。有研究指出硬膜内的椎间盘突出常常伴有明显的神经损伤。对于这种类型的椎间盘突出可以选择 CT 脊髓造影进行诊断。

胸椎间盘突出也可以根据椎间盘突出节段进行分类。上胸椎的椎间盘突出比较少见，胸腰交界处的椎间盘突出比较（T11~T12，T12~L1）多见。事实上 75% 的胸椎间盘突出都发生在 T8~L1之间。最常见的是 T11~T12。一般认为，此可能与该处作为胸腰段结合部会加速椎间盘退变，使椎间盘容易突出。胸腰段关节面方向的变化同样起到重要作用，T11~T12 的关节面较 T12~L1 的关节面更偏向冠状面，抗扭转力更弱。此外，脊髓圆锥（T11~L1）的压迫可能会导致大小便功能障碍，几乎没有其他的症状。

胸椎管狭窄症

胸椎管狭窄主要是指椎管骨性狭窄，与软性

的椎间盘突出无关。椎管狭窄可以分为中央型、神经根管型，或先天性和后天性。发育性椎管狭窄通常是特发性的，往往会出现椎弓根短小。这种狭窄使患者即使受轻微的创伤也容易产生神经功能障碍。先天性椎管狭窄也见于遗传性疾病，如软骨发育不全。后天性椎管狭窄往往发生在脊柱退化的终末阶段，骨赘形成、关节突关节增生、韧带肥厚是主要原因。

后纵韧带和黄色韧带骨化也会引起椎管狭窄。这在亚洲人中更为常见，而且骨化韧带和硬脑膜之间易产生粘连。患者往往需要手术治疗，但是手术并发症比如硬脊膜撕裂、瘫痪发生率极高。

胸椎退化症

无神经受累的胸椎的退化是常见的，而且通常是无症状的。对于这种疾病没有统一的分类方法。肋骨可以增加胸椎的稳定，在没有外伤的情况下极少发生胸椎不稳和胸椎滑脱。

诊断

病史

胸椎性疾病的临床表现形式多样，主要依赖于突出位置和大小。

最常见的初始症状如下：

- 疼痛（57%）。
- 感觉障碍（24%）。
- 运动无力（17%）。
- 膀胱功能障碍（2%）。

最初的症状应该与患者就诊时的主诉区别开来。其中，30% 的患者主诉出现大小便功能障碍，61% 的患者主诉运动或感觉障碍（表 17.1）。

疼痛可以是轴性痛和神经根性痛。神经根性疼痛通常表现为一种沿胸壁肋间神经分布区域的放射痛。疼痛区域与受累神经皮节分布有关，但是大多数患者都会表现出 T10 神经受累的症状，无论压迫节段是否在此，咳嗽和打喷嚏会加剧疼痛。上肢和下肢很少出现根性疼痛。

胸椎性疾病的疼痛也会波及身体的其他部位。

表 17.1　初始症状和表现症状

初始症状（初始评估前）	病例百分比（%）	表现的症状和体征	病例百分比（%）
疼痛	57	仅根性疼痛	9
感觉障碍	24	仅感觉障碍	15
运动障碍	17	仅运动障碍	6
		运动和感觉障碍	61
		脊髓半切症状（SCI）	9
膀胱功能障碍	2	膀胱或括约肌功能障碍	30

SCI. 脊髓损伤

中段胸椎的椎间盘突出疼痛部位多在胸部和腹部，与冠心病和胃肠道疾病的疼痛部位相似。下段胸椎的椎间盘突出的疼痛症状往往出现在腹股沟和腹部两侧，易与腹股沟疝和肾结石混淆。

早期表现出疼痛症状的患者大多都有外伤史。许多患者在发病前有高负重或扭伤病史，引起急性的椎间盘突出。部分患者发病前有较长时间轻微的腰背部疼痛史，这是一种脊柱退化的表现。

任何关于脊髓损伤的信号都必须警惕。僵硬，感觉减退，下肢无力，胃肠和膀胱功能障碍等提示上运动神经元损伤。患者甚至可能因为轻微创伤导致完全或不完全的脊髓损伤，这些患者的预后很差。上胸椎神经系统受压（T2~T5）可影响交感神经，并导致霍纳氏综合征。眼睑下垂、瞳孔收缩、眼睛干涩是其主要症状。

体格检查

所有的患者都需要进行全面的身体检查，包括深入的神经系统检查。胸部神经皮肤分布的重要体表标志物，例如 T4：乳头平面，T6：剑突平面和 T10：肚脐平面。神经系统的检查应包括对正常和异常反射的评估。上肢反射正常，下肢反射亢进是胸段脊髓受压的主要体征。Babinski 征（+），腹壁反射消失，提睾反射消失也提示脊髓损伤。其他神经系统检查，如括约肌功能障碍、髌阵挛、踝阵挛、跨越步态等都应该被检测。Hoffman 征（+）表明损伤在颈段脊髓。下肢的肌力下降、感觉减退提示胸段脊髓受压。屈颈时出现背部疼痛或神经根性疼痛提示下胸椎脊髓受压。

鉴别诊断

随着不断更新的影像学检查手段，胸椎源性疾病的诊断水平得到有效提高。但是，鉴别诊断仍然困难，并且可能导致诊断的延误。背痛是许多疾病的共同症状，包括脊柱肿瘤、感染、骨折和腰椎间盘突出。胸椎间盘突出的胸部带状性疼痛也可能是由带状疱疹或肋间神经痛引起的。背部和腹部两侧的疼痛在肾和胃肠道疾病中也很常见。有时，胸椎源性疾病的疼痛症状与心脏疾病的疼痛症状相似，鉴别诊断困难。

鉴别诊断中还应特别注意神经系统疾病。脱髓鞘性疾病如多发性硬化，肌萎缩性侧索硬化和 Strickler 综合征可能与胸椎性疾病混淆。其他中枢神经病变，如脑肿瘤和脑血管损伤也必须考虑在内。

自然演变史

胸椎源性疾病的自然演变史并不为人所知，因为只有少量研究者对未经治疗的患者进行长期随访。在临床上，大约 77% 的神经根性患者接受保守的对症治疗。影像学检查结果往往与临床症状不符，因为许多椎间盘突出患者完全没有症状。CT 脊髓造影在预测症状方面并不比 MRI 好，但有利于确定钙化的椎间盘。钙化的椎间盘比没有钙化的椎间盘更易出现临床症状，同时也增加了手术风险。有症状的胸椎间盘突出症患者有不同的疾病演化史。伴有下肢症状的患者往往会出现括约肌功能障碍和脊髓损伤。早期出现疼痛年轻外伤患者，可能迅速演变为脊髓损伤。患有退行性疾病的老年患者往往会以缓慢但渐进的方式出现压迫性的症状。对于已经伴有脊髓损伤的患者来说，不会出现自发修复，建议手术治疗。

X线检查

脊柱正侧位的X线片可以用来评估脊柱的序列和形态。胸椎后凸畸形的患者应该注意，严重的脊柱后凸畸形会大大增加胸椎间盘突出的可能性。由此引起的椎间盘突出和骨赘增生易引起神经根和脊髓受压（图17.4）。尤其是休门氏病，可能会导致严重的脊柱后凸，即使轻微的椎间盘突出也会导致患者严重的神经损伤。对于可能由于椎体楔形变和终板不规则导致的后凸畸形患者应进一步行CT或者MRI检查明确椎间盘突出。X线片上出现点状高密度影，提示椎间盘钙化。椎管中出现椎间盘钙化是椎间盘突出症的病理表现。

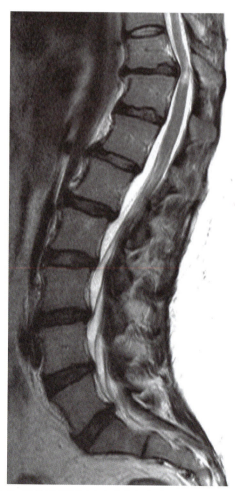

图17.4 脊柱后凸可以夸大小椎间盘突出的压缩效应。在这个患者中，椎体后部的骨赘也加速了椎管的破坏

在普通的X线检查中，椎体骨赘形成、椎间隙下降和关节突关节增生等典型表现提示胸椎退化。因为有肋骨支撑胸椎，所有胸椎很少发生滑脱。

CT和MRI检查

对于不能接受MRI检查的患者来说，CT椎管造影是一种有效的替代检查方法。该方法是将水溶性的造影剂注射到椎管内，然后进行计算机断层扫描。椎管充盈缺损或完全堵塞表明椎间盘突出。传统CT检查能更好的展现出脊柱的骨性结构，与MRI相比能更清晰的显示硬性（钙化）的椎间盘突出，可以明确分辨硬性椎间盘是否突入硬脊膜内。对于OPLL和OYL这种罕见的脊柱病变，CT检查具有明确的诊断意义（图17.5）。

MRI的出现极大地提高了胸椎性疾病的诊断率。但在临床应用中，MRI检查结果显示椎间盘突出，但患者无临床症状。这种比率高达30%。MRI是一种零辐射和非侵入性的检查手段，使得其成为诊断胸椎性疾病的最重要的方法。与CT不同的是，MRI可以很好地显示软组织的结构，如椎间盘、韧带和筋膜。椎间盘的纤维环、髓核、是否膨出和含水量均能清晰显示。同时还可以用来诊断脊髓损伤程度。

MRI可以清楚地显示胸椎椎间盘突出的水平和位置，为进一步的手术治疗奠定了基础。MRI也能显示钙化灶。钙化灶在T1加权和T2加权像上呈低信号（图17.6）。

治疗

非手术治疗

非手术治疗是没有脊髓压迫症状或体征的胸椎间盘突出患者的首选治疗方式，这同样适用于表现为神经根受压症状和胸背痛的患者。主要治疗手段有：姿势训练、柔韧性训练、背肌功能锻炼、核心肌训练和其他一系列缓解疼痛的训练方式对于没有肾脏或肠胃等禁忌证的患者首选非甾体类抗炎药进行止痛治疗。对于急性期的患者可以选用激素进行止痛治疗。对于不能耐受的疼痛

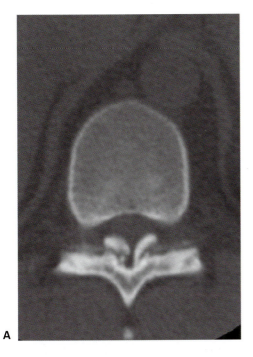

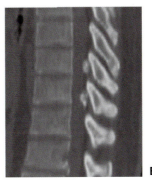

图 17.5 A，B. 黄韧带骨化是胸廓狭窄极为罕见的原因。在轴位 CT 上，可见骨化韧带插入椎板前部

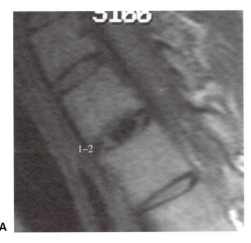

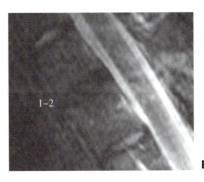

图 17.6 A，B. 在 T1 和 T2 加权图像上，椎间盘内钙化表现为核内低强度

可以选择吗啡类，但不能长期使用。一些患者通过佩戴支具缓解疼痛症状，对于脊柱畸形患者的效果更加明显。长期的支具支撑可以减轻椎间盘的压力。脊柱畸形的活动度很重要，僵硬型畸形患者的疼痛不太可能通过支具缓解，事实上，在这些患者中，支具常会损害皮肤，导致更多的问题。同时，也应避免长时间使用支具，因为会导致背部肌肉萎缩。

硬膜外注射止痛并不常用。正如前文提到，胸椎管狭窄管腔变小，大部分管腔由被脊髓填充，操作空间小。只允许一个非常狭小的空间可以放置针头。胸椎脊髓病患者注射止痛是非常危险的，因为本就狭窄的胸椎管被致压物压迫变得

更窄了。相较而言，更安全，更常见的是肋间神经阻滞和选择性神经阻滞。这些手术可以诊断和治疗胸神经根病。

手术治疗

胸椎性疾病的外科治疗的适应证必须严格把握以确保疗效。适应证包括：进行性脊髓损伤加重，大小便功能障碍，下肢无力，以及保守治疗无效的神经根性疼痛。对于对于胸椎脊髓病，尽早手术非常重要，越晚手术效果越差。对于表现为腰背部疼痛的胸椎性疾病应避免手术治疗，目前更倾向于非手术治疗。对受压的脊髓和神经根进行减压治疗，必须清除引起压迫的骨性结构和

突出的椎间盘。目前有很多种手术方式。

尽管目前手术方式多样，但仍然没有统一的标准。经典的后路椎板切除术，由于过度的脊髓牵拉，手术效果差并伴有严重并发症，已经被淘汰了。其他技术都有各自的优点和缺点，只要掌握手术技巧，每种方法都能达到理想的手术疗效。理想的手术入路既能使是受压脊髓和神经得到充分减压，又能保留解剖结构和避免相邻重要组织损伤。胸椎性疾病的手术治疗的基本原则是尽量少的牵拉脊髓。因此，准确定位病变部位可以帮助医生决定使用何种手术方式。

前路手术 不同的胸椎节段有不同的手术入路。上胸椎（T1~T3）可以使用改良的低位前路颈椎入路，包括内侧锁骨切除术和内侧胸骨切开术。这种入路提供了良好的手术视野并最大限度地保留的椎旁组织。这种入路的下限位于胸骨角，如果责任间盘低于胸骨角，则应考虑其他入路。这种入路的缺点是容易损伤喉返神经和左侧胸导管，而且切除内侧锁骨或胸骨柄影响美观。

经胸骨入路是一种"开胸"入路，保证了良好的手术视野（T1~T4）。当其他入路不可行的时，可选用这种入路。在腋窝处标记，以确定在胸廓切开术中最大的暴露程度。当这种方式不能达到手术节段时，应考虑经胸骨暴露。经验丰富的胸外科医生可以选用这种手术入路。

经胸或胸廓切开术已经证明可以良好的暴露T4~T12段胸椎。通过肋间剥离，横向进入，也可以从左侧或右侧进行。右侧手术入路更适合于上段和中段胸椎，因为这种入路位于奇静脉后方给术者的操作空间比主动脉更大。左侧手术入路更适合于下段胸椎，因为这种入路对肝脏的损伤较小。胸廓切开术可应用于常规的胸椎间盘突出，甚至严重的胸椎畸形。对于严重的胸椎畸形，建议术者从胸廓顶端的一侧进入。手术过程中必须进行双腔插管，因为手术侧的肺部会受压塌陷。大多数的并发症都来自于胸廓切开术本身，包括肺或血管损伤以及肋间神经痛。

前路的优点如下：

- 直接暴露椎间盘。

- 直接可见中央型和侧方型椎间盘突出。
- 直接可见脊髓易于手术减压。
- 易于椎间融合。
- 更安全的取出钙化和突入硬膜内的椎间盘。

前路手术的主要缺点是会直接导致肺、血管和淋巴管损伤。肺并发症包括肺不张、肺炎和气胸。前路开胸手术后需术后植入胸导管。下段胸椎中横膈疝的发病率明显升高。前路手术不能很好地处理椎间孔处突出的椎间盘。

脊髓缺血是前路手术的另一个严重并发症。在暴露时经常会遇到脊髓节段血管和动脉，血管挫伤和结扎是造成缺血的一个已知原因。T4~T9节段的脊髓主要由 Adamkiewicz 动脉供血，80% Adamkiewicz 动脉位于左侧。一些研究者建议术者在术前进行血管造影检查来确定它的位置。它是肋间动脉或腰动脉的分支，通常在 T10~T12 节段与前脊髓动脉融合。Adamkiewicz 动脉在椎管内向上走行供应脊髓的分水岭区，一旦损伤会造成相应节段灾难性的脊髓损伤。椎间盘切除的过程中尽量保留节段性脊髓血管，如果确实需要结扎，也应在椎体中部进行。在椎间盘切除的过程损伤节段血管，可能导致与肋间动脉和根状动脉融合处血液逆流。

胸腔镜手术可以避免因开放性前路手术导致的并发症。通过切口和套管直接到达椎间隙。有研究表明这种手术方式优点主要包括：避免切除肋骨，视觉效果美观，减少术后并发症，以及改善呼吸功能。虽然有一些可以缩短住院时间的报告，但目前没有定论。其缺点主要包括：新技术需要更长的学习曲线，不熟悉手术设备，以及粗工作套管使肋间神经痛发生率升高。胸膜粘连、胸部外伤史、肺气肿等则是相对禁忌证术前应仔细评估。

目前，有越来越多的研究者报道使用微创侧路技术治疗胸椎间盘突出。和胸腔镜手术一样，目标是减少手术对患者的创伤。与胸镜手术不同的是，不需要双腔插管和肺压缩，而且手术是在直接可视的下进行。患者侧卧位，从胸膜腔后显露胸椎。用 X 线进行定位，切口是在位于病变椎间盘对应的肋骨上缘。这种方法不切除肋骨，可有效减轻患者术后疼痛症状。进入胸腔后，沿着胸膜钝性剥离一直到胸椎。在 C 臂机透视下安放撑开器。然后将专门的融合器置于椎间盘中。这个过程仍然需要管式的胸廓切开术和胸廓成形术，但切除的时间可能会更快。

后路手术　虽然椎板切除在腰椎间盘切除术中广泛应用，但因为并发症的发生率高已经在胸椎中被弃用。之前有研究表明近 30% 接受椎板切除术的患者出现神经损伤，4% 的患者甚至死亡。脊髓不能像马尾一样可以被频繁牵拉，这促使许多后路胸椎手术方式出现。

经肋横突关节入路可以有效治疗旁中央型和侧方型胸椎间盘突出。沿着肋骨的后部剥离，直到手术节段。去除与椎体连接的肋骨、相应的横突和椎弓根（图 17.7）。尽可能保留肋骨下缘的血管和神经。从内侧钝性剥离至胸膜。保持手术操作在胸膜外非常重要，这样可以不需要放置胸腔引流管。这种手术方式可以在不牵拉胸段脊髓的情况下，直接对后侧或后外侧的突出椎间盘进行切除。但切除中央型突出的椎间盘比较困难。以往经验表明，前路手术能更好的摘除钙化的椎间盘。但最近研究表明，后方入路也能安全有效地切除钙化的椎间盘。右侧的经关节突入路可能损伤主动脉。这种入路在肥胖患者中也不适用。

经椎弓根入路需要切除部分椎弓根和关节突关节。和经关节突入路一样，这种入路对于旁中央型和侧方型胸椎间盘突出具有良好的疗效。一些外科医生已经成功地使用了这种入路来治疗中央型椎间盘突出，但这在技术上要求很高，而且需要特别设计的刮匙。手术过程中去除的骨较少

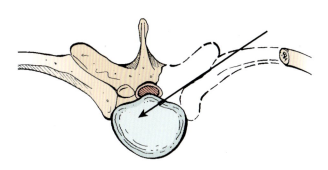

图 17.7　肋骨转移切除术需要切除患侧的椎弓根、半椎板、小关节和内侧肋骨。这样可以在不操纵脐带的情况下进行减压

使手术视野相对狭窄，手术风险较高。Le Roux 等报道了一种改良的手术方法，这种方法需要通过椎弓根（经椎弓根减压）来完成。在中央型和侧方型胸椎间盘突出的治疗中取得满意的手术疗效。

另一种改良的方法称为经关节突关节入路。这种方法在病变节段的关节突关节上造一窗口（图 17.8）。它是摘除椎间孔型椎间盘突出的理想术式，钙化的椎间盘也能被摘除。从理论上讲，因为去除部分关节突，使脊柱稳定性较差。其优点包括：手术时间短，手术失血少。它的缺点包括：通过小骨窗进行减压稳定性差、肥胖患者暴露困难以及中央椎管减压困难。

融合术　胸椎间盘摘除后，脊柱的稳定性被破坏，这时可以进行椎间融合。是否需要椎间融合可以根据摘除的椎间盘的数量而定，单一节段椎间盘切除术通常可以不融合，而多节段椎间盘切除术需要椎间融合。胸椎滑脱和后凸畸形也需要椎间融合（见图 17.4）。胸腰椎移行节段（T12~L1），即使行一个节段的椎间盘切除术，也建议进行椎间融合。术中对脊柱稳定性的评估，以及影像学检查可以作为椎间融合的指征。对退变节段进行椎间融合可以减轻患者疼痛症状。虽然文献中没有报道复发性胸椎间盘突出，但理论上融合会降低复发的风险。

结果　Currier 等报道了 19 例经前路开胸手术治疗的中央型和侧方型胸椎间盘突出患者。所有患者术前均有脊髓损伤表现。椎间盘切除的患者（16/19）术后运动功能显著改善，术后疗效为 6 例优，6 例良，3 例一般，3 例有既往椎板切除术病史的患者术后疗效较差。尽管是单一节段手术，但因做了广泛的骨切除手术，所有患者均进行了椎间融合，这种技术避免了神经椎管的暴露和对脊髓周围血管的损伤。作者还认为退变节段的活动可导致术后疼痛和失稳。

Bohlman 和 Zdeblick 报道了他们 19 例病例，其中一半患者选用经胸廓入路，另一半患者选用经肋横突关节入路。5 例患者仅表现为背部疼痛，没有神经损伤表现。其中两位患者术后持续疼痛，其中一位患者瘫痪。只有一位术前伴有脊髓损伤

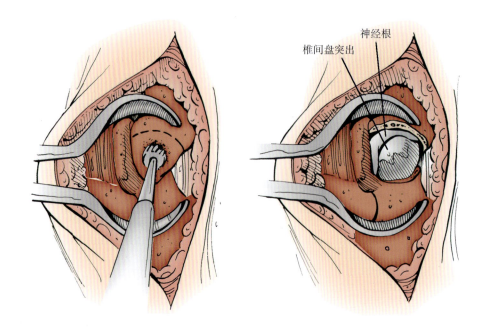

图 17.8 保留椎弓根的经椎间孔入路是治疗椎间盘突出引起神经根病的理想方法。神经被挤压的椎间盘材料优先移位。显微镜在切除过程中是有帮助的

的患者经关节突入路治疗后，神经症状无明显改善。两位接受经关节突入路治疗的患者，出现一过性截瘫症状。并没有常规行椎间融合，手术过程中保留了前部的椎间盘和前纵韧带（图17.9）。

Stillerman 等在 6 例患者中使用经肋横突关节入路，其中 3 位患者椎间盘有钙化。所有患者均未进行椎间融合。术后患者疼痛减轻，脊髓损伤症状消失。Roux 等回顾分析了 20 例经椎弓根入路的病例发现，影响手术疗效的唯一因素是术前患者的病程长短。

Regan 等报道了他们用胸腔镜切除胸椎间盘的经验。1995 年第一次报道指出胸腔镜学习曲线较长并伴有各种并发症，包括肋间神经痛、肺不张、硬膜外出血以及短暂的截瘫。随访了 29 例患者，随访时间为 12~24 个月，结果表明 76% 的患者对手术满意，20% 的患者没有变化，4% 症状恶化。最常见的症状是轴性痛和神经根性痛，只有 2 名患者术前有轻微或中度的脊髓损伤。作者没有报道这些患者的神经系统恢复情况。在此研究的基础上，该小组随后发表了 100 例接受该手术的患者的随访结果，只有 8 例患者有胸椎脊髓病，尽管术后 Oswestry 评分明显提高，但作者并没有具体说明神

经系统的恢复情况。此外，椎间盘造影术用于诊断疼痛性椎间盘突出症。总的来说，外科手术治疗使大多数患者的疼痛症状适度改善。接下来的研究需要证明胸腔镜技术是经济有效。目前，其在神经减压中作用还没有得到很好的证实。

Deviren 等首次报道了对 12 例患者进行前路经胸廓微创手术。VAS 评分从术前的 9 分降到术后 4.3 分，平均随访时间为 29 个月。所有伴有脊髓损伤和括约肌功能障碍的患者的临床症状都有所改善。

胸椎管狭窄症

胸椎退变导致了骨赘形成，黄韧带的增厚，以及关节突关节增生，这些又可导致椎管狭窄。同时胸椎退变会加重先天性椎管狭窄症状。其他研究者指出胸椎管狭窄其他不常见的原因包括黄韧带和后纵韧带骨化（图17.5A，B）和胸椎间盘突出症一样，胸椎管狭窄前路和后路手术技术均可进行减压，两种手术方式各有优缺点。一般说来，前方压迫一般采用前路手术进行减压，如椎间盘切除术和椎体次全切除术。前方入路可以直

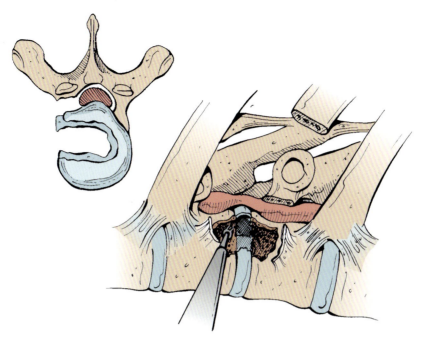

图 17.9　保留椎间盘前部的完整性，可以移除后部椎体的部分，以便更大限度地暴露。这项技术可以保持前柱的稳定性

观的显露受压的脊髓。后方受压，如黄韧带骨化和关节突关节增生，可选用后方入路进行手术治疗，如椎板切除术和椎间孔成形术。在计划椎板切除术时，一个需要重要考虑的因素是脊柱的序列。在颈椎中，脊柱的前凸可以优化后路减压效果。在正常的胸椎中，椎板切除术是一种有效的减压手术，但在后凸的胸椎患者中可能并不有效。是否进行椎间融合取决于术中切除的结构是否会导致不稳定，术前后凸角度以及存在滑脱或不稳。

　　在为数不多的关于胸椎管狭窄的报道中，手术疗效通常不如颈椎或腰椎管狭窄。Palumbo 等报道了 12 例患者，根据受压部位的不同选用前路或者后路减压术。12 例患者中有 5 例出现神经功能恶化，其中 1 例在手术前神经功能良好。后入路手术未行椎间盘切除术。对所有患随访超过 2 年，结果表明随着时间的推移神经功能不断恶化。然而，Barnett 等报道了 6 例接受椎板切除术病例，手术效果尚可，所有患者的神经系统症状均有改善。但这些研究成果受到样本数量少的限制。同样的，Smith 和 Godersk 报道了 7 例退变性胸椎管狭窄的患者接受椎板切除术和关节突切除术后神经系统症状和疼痛均有改善，但随访时间不足 1 年。

参考文献

[1]　Albrand oW , corkill G. Thoracic disc herniation: treatment and prognosis. Spine (Phila Pa 1976) 1979;4:41–46.

[2]　Currier BL, Eismont FJ, Green BA. Transthoracic disc excision and fusion for herniated thoracic discs. Spine (Phila Pa 1976) 1994;19:323–328.

[3]　Deviren V , Kuelling FA, poulter G, et al. Minimal invasive anterolateral transthoracic transpleural approach: a novel technique for thoracic disc herniation. A review of the literature, description of a new surgical technique and experience with first 12 consecutive patients. J Spinal Disord T ech 2011;24:E40–E48.

[4]　El-Kalliny M, Tew JM Jr, Van Loveren h, et al. Surgical approaches to tho-racic disc herniations. Acta Neurochir (Wien) 1991;111:22–32.

[5]　Larson SJ, holst rA, hemmy Dc, et al. Lateral extracavitary approach to traumatic lesions of the thoracic and lumbar spine. J Neurosurg 1976;45:628–637.

[6]　Leroux pD, haglund MM, harris AB. Thoracic disc disease: experience with the transpedicular approach in twenty consecutive patients. Neurosurg 1993;33:58–66.

[7]　Mack MJ, regan JJ, McAfee pc, et al. Video-assisted thoracic surgery for the anterior approach to the thoracic spine. Ann Thorac Surg 1995;59:1100–1106.

[8]　Morgan h, Abood c. Disc herniation at T1–2: report of four cases and literature review. J Neurosurg 1998;88:148–150.

[9]　Palumbo MA, hilibrand AS, hart rA, et al. Surgical treatment of tho-racic spinal stenosis: a 2- to 9-year follow-up. Spine (Phila Pa 1976) 2001;26:558–566.

[10]　Regan JJ, Ben-yishay A, Mack MJ. Video-assisted thoracoscopic excision of herniated thoracic disc: description of technique and preliminary expe-rience in the first 29 cases. J Spinal Disord 1998;11:183–191.

[11]　Singounas EG, Kypriades EM, Kellerman AJ, et al. Thoracic disc hernia-tion: analysis of 14 cases and review of the literature. Acta Neurochir (Wien) 1992;116:49–52.

[12]　Videman T, Battie Mc, Gill K, et al. Magnetic resonance imaging findings and their relationship in the thoracic and lumbar spine. Spine (Phila Pa 1976) 1995;20:928–935.

[12]　Yablon JS, Kasdon DL, Levine h. Thoracic cord compression in Scheuermann's disease. Spine (Phila Pa 1976) 1988;13:896–898.

第十八章 退变性腰痛

F. Todd Wetzel

前言

腰痛这一症状临床上很常见，大多是由于腰椎退行性疾病导致。80% 的人在他们的一生中经历过难以忍受的腰痛，导致其 48h 或更长时间的日常活动受限。这种轴性的腰背部疼痛经常被称为非特异性腰痛。然而实际上，对于该术语研究者们把注意力主要集中在多病因所致的症状上，而不是做出更精确的诊断和提供具体治疗方案上，所以其科学实践和临床使用价值相当有限。尽管有许多精心设计的研究，如大量前瞻性随机对照试验，但相关文献对于腰痛是接受保守治疗还是手术治疗仍缺乏证据支持。其主要原因之一是许多研究的入选标准是相当广泛和异质的，且存在许多不可控变量。因此，无论如何优化研究设计，入选标准的缺点都会严重影响研究结果的价值。

解剖学

一般来说，腰椎有 5 个椎间盘。然而，影像学报告经常因为"额外"的腰椎而诊断移行椎间盘。因此，准确识别椎体水平至关重要，尤其是在手术中。严格地说，过渡区或额外椎骨的特征在解剖学上是不准确的。

骨性解剖包括椎管、横突、椎体、椎弓根、椎弓板和下后关节突关节。通过下面的韧带维持脊柱动态稳定：前纵韧带、后纵韧带、黄韧带。黄韧带弹性蛋白含量高，位于后方椎管内相邻椎板

之间，是体内唯一预应力的韧带。成对关节囊是真性滑膜关节，由关节软骨和关节囊组成，主要是脊髓后支的内侧支感觉神经支配。最后，在过屈位检查位于相邻的棘突之间的棘上、棘间韧带。

随着椎间盘脱水，人体椎间盘一般从 30 岁开始退化（图 18.1）。髓核脱水会导致椎间盘高度下降和纤维环出现放射状裂纹。当这种裂缝达到纤维环外部的 50% 时，支配这一区域的痛觉神经便引起背部疼痛。增加椎间盘内压力的任何活动（如弯曲，轴向载荷或反复振动）都会导致椎间盘退变进而增加背部疼痛。

随着椎间盘退化变窄，小关节继发性向尾侧半脱位。这导致小关节囊韧带应力集中，滑膜破坏和软骨退化，进而出现黄韧带皱褶和变硬，逐渐骨化或钙化，最终导致中央型椎管狭窄和相关退变性疼痛。椎间盘退变同时也会伴有关节囊收缩和退行性改变（如骨赘）、侧隐窝及椎间孔狭窄，临床上将表现为间歇性跛行或神经根放射痛，但却不是轴向背痛的原因。

可以说，腰痛最常见的来源是椎间盘。如前所述，椎间盘退变首先发生在生命早期。椎间盘突出继发的椎间隙狭窄和继发椎间孔狭窄可能是引起背部疼痛的主要原因。当纤维环裂缝延伸到外环神经支配区，可引起背部疼痛。从临床的角度来看，腰痛的最可能的来源之一已被证明是后环，频繁刺激会引起背部疼痛。

当腰椎关节面发生继发改变时（在没有创伤或其他结构性问题如脊柱退行性病变或椎体滑脱的情况下），关节面引起的腰痛症状实际上可能是

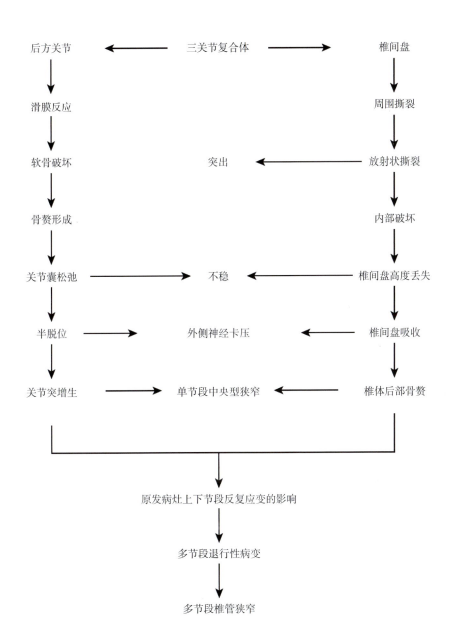

图 18.1 退变级联反应

原发性的，相比于站立、行走或腰椎后伸位，患者坐或前屈体位可改善。除了一般退行性改变，如关节间隙狭窄和骨赘形成，磁共振成像可显示一个所谓的"负压小关节"，实质上是一个关节积液（图 18.2）。核磁上积液 > 1.5mm 常与该水平的腰椎滑脱相关，此时应进一步检查过伸过屈位平片。

正常腰椎屈伸活动度 95% 发生在 L4~L5 和 L5~S1 节段。L5~S1 节段有髂腰韧带连接，更稳定。其结果是，在矢状位滑移过程中，随着退化进展及韧带松弛度增加，腰椎滑脱常发生在 L4~L5 节段。腰椎滑脱非常常见，70 岁以上的人群中高达 60% 的人可有 3~5mm 的矢状位滑移。

流行病学

腰痛是全球致残的主要原因。在对美国 1990—2010 年健康状况的评估中，腰痛是导致患者长时间活动功能障碍的主要疾病。腰痛的年发病率介于 6.3%~15.4% 之间，年缓解率为 54%~90% 之间，年复发率为 24%~80% 之间。一般情况下，腰痛的发病率在 30~40 岁时最高，直到 60~65 岁总患病率一直不断增加。

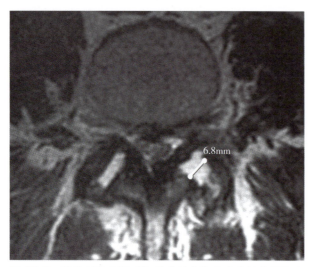

图 18.2　轴位 MRI 显示"加载小关节"征（小关节积液）。任何在 MRI 测量 > 1.5mm 的积液都与该节段脊柱滑脱密切相关

腰痛分类

比较不同治疗腰痛方法疗效的研究主要缺点之一是腰痛研究组的异质性。退变性腰痛不是单一的诊断，而是由几个定义亚群组成。亚组的临床特征实际上是完全不同的，临床医生所面临的挑战之一是确定患者腰痛的治疗方法是适当的。椎间盘退变的影像学证据采用 Pfirrman 系统分类。它使用椎间盘的矢状位磁共振图像（MRI）来分类。

- Ⅰ级：正常椎间盘。
- Ⅱ级：椎间盘轻度脱水。
- Ⅲ级：椎间盘中度脱水，椎间盘结构的信号不均匀。
- Ⅳ级：椎间盘重度脱水，称为"黑间盘"，但椎间盘高度正常。
- Ⅴ级：椎间盘重度脱水伴高度丢失。

应当注意的是，Pfirrman 影像学分级很大程度上与轴向背痛的症状或严重程度不一致。一些患者可能存在中度到重度的影像学上椎间盘的退变，但却没有明显或仅轻微的背部疼痛，而另一些严重背部疼痛的患者，MRI 上可能仅有非常轻微的椎间盘退化。

越来越多的科学研究支持动态椎间盘模型的概念（图 18.3），即背部相关症状随负荷类型和退变状态而异。椎间盘内压力随着姿势的变化而不同，前屈压力高于后伸状态。因此，椎间盘源性疼痛典型表现是后伸改善而前屈加重。这个功能信息是至关重要的：使用传统检查方法或甚至先进的影像检查，85% 的患者腰痛真正解剖原因依然不能明确。临床观察，通过对疼痛与姿势和负荷的关系来做出相关诊断的判断。通过对这一概念的改进，产生了有用的经验数据，在多次腰部活动范围的测试下，监测腰痛的分布、质量和强度的反应。虽然这似乎是一个纯粹的功能分类，文献支持其可能的确与动态椎间盘模型直接相关。在一项研究中，无法识别方向特点强烈提示椎间盘全层环形裂，机械环不完整。关节突关节源性临床疼痛特点与之完全不同。一般来说，疼痛会随着腰椎前屈而减轻；在退变型和峡部裂型腰椎滑脱小关节注射技术中的相关研究已证实这点。此外，关节突关节源性腰痛一般于后伸、站立和旋转时加重。

肌筋膜疼痛被认为是来源于肌肉周围软组织性疼痛。其诊断困难，并且和肌源性疼痛临床特征没有明确界定。最近文献表明可能有第四疼痛感受器，由位于椎体裂隙间的椎体神经传导，其临床特点并未详细描述。

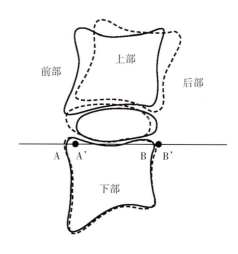

图 18.3　动态椎间盘模型，注意前核移位伴伸展

诊断

在所有退行性腰痛患者中，神经系统检查是次要的考虑，因为通常情况下，仅站立位腰痛的患者其神经系统检查一般是正常的。腰痛的临床诊断是基于识别脊柱功能单元和引起症状内在原因。

普通 X 线诊断价值有限。在没有危险征象（例如，肿瘤史、发烧，或系统体征或症状）的情况下，众多研究不支持常规 X 线在持续时间少于 6~12 周退变性腰痛中有临床应用价值。高级影像学检查价值也相当有限。CT 和 MRI 表现出高度的敏感性，但特异性较差，随着年龄增长有症状和无症状的患者均可表现为退行性改变。介入性检查如脊髓造影或 CT 扫描后脊髓造影对退变性腰痛也没有价值，因为该技术是用来评估椎管和椎孔的大小。

诱发性椎间盘造影仍有争议。一些研究表明，它是用于识别椎间盘源性腰痛的初始方法，而另一些人则提出其存在敏感性和特异性差，以及由该诊断本身操作可能会引起椎间盘损伤等问题。然而，一些研究表明当该技术严格压力控制注射，并仔细分析产生一致症状结果时，可有高度的灵敏度和特异性。基于目前的数据，对诱发性椎间盘造影在退化性腰痛诊断中的作用仍定位不清。

如果严格解读，小关节研究已被证明有一定的敏感性和特异性。一些文献研究也证明了切除关节突关节神经支配后腰痛可长期缓解。在颈椎，随机对照数据表明小关节切除相对于假干预切断有明显的优势。在腰椎，Ⅳ级数据也支持同样的结果。

治疗

保守治疗

绝大多数退行性腰痛都可保守治疗。非手术治疗包括药物治疗、主动和被动治疗，注射和椎间盘内治疗。药物治疗得到很好的研究。非甾体类抗炎药已被证明缩短疼痛症状时间。止痛药明确需要下可用，特别是在急性期。没有可信证据支持常规使用肌肉松弛剂。

关于物理治疗，许多研究结果受研究组异质性影响。如果事实上不同诊断亚群都用一种特殊方法治疗，那么大多数这些研究结果必须得被谨慎对待。基于特定分组的物理治疗特定类型匹配患者的临床疗效腰好于非匹配治疗患者。关于被动疗法（按摩，物理疗法），文献支持应用被动治疗，如按摩；如果在疼痛症状出现的 6~12 周内，实际上可缩短退行性腰痛持续时间。没有明确的证据表明在这个时间之后使用任何物理疗法能影响症状持续时间。文献支持在发病最初 48h 内使用主动可耐受的锻炼。具体而言，定向偏好评估和基于该评估的后续治疗研究已在众多随机对照试验中提供有效腰背痛护理。一般来说，47%~80% 的腰痛患者已被证明有定向偏好，可用来指导后续主动治疗。

硬膜外类固醇注射在退行性腰痛中的作用相当有限。一般来说，硬膜外会减少炎症介质和椎管内疼痛发生器；退行性机械性腰痛预期效果不可预知。一般来说，硬膜外类固醇治疗后疼痛有轻微改善（40%）但没有证据支持长期疗效。目前文献表明硬膜外注射局部麻醉剂可能与类固醇激素有相同疗效。

关节突关节注射已被证明是诊断关节突关节源性腰痛既敏感又特异的方法。明确引起腰痛的责任节段后，射频消融其所支配的神经可长期缓解 86% 患者的疼痛。

椎间盘内治疗种类很多，包括射频消融、热电偶、热能，或血浆减压。尽管如此，椎间盘内治疗依然不是治疗退变性腰痛合理方法。最后脊髓神经刺激治疗在选择轴向背痛患者中可有较好的效果。

手术治疗

结构性疼痛的手术选择包括全椎间盘关节成形术（TDR）和关节融合术（图 18.4）。外科手术目标通常是切除引起疼痛的退变椎间盘，然后采用椎间植骨和内固定或关节成形术装置重建脊柱。另一些人则认为在椎间盘空间微动是轴向疼痛的来源，因此，稳定与后外侧融合是所有必要的。类似的方法倡导治疗小关节源性疼痛和有临床意义的关节突关节源性疼痛。没有足够证据支持退行性轴性腰背痛的手术方法。椎间盘置换术与关节融合术作用相当已被建议用于治疗单节段退变性背痛。TDR 的长期疗效和对交界性或过渡性综合征的争议影响还不清楚。

退化性腰痛融合治疗，其手术入路是选择前路、后外侧入路或前后联合入路仍然存在争议。一些人主张单纯前路来避免损伤神经或医源性损害后方椎旁肌肉。有研究支持腰痛患者选择融合或者椎间盘置换术治疗可改善预后。在某些情况下，改善是有限的并且术后结果已被证明随时间

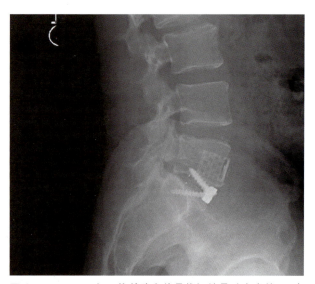

图 18.4 L5~S1 行腰椎前路自体骨椎间植骨融合术的 40 岁男性的侧位 X 线片。该结构是一个完整的聚醚醚酮（PEEK）椎间植骨钛板螺钉内固定

恶化。因此，手术治疗退变性腰痛患者必须多一些谨慎。

已有文献报道两项随机对照试验，患者选择标准不明确。一篇作者认为存在明显退行性影像学变化的患者，融合手术比非手术治疗疗效更好。另一篇认为患者行认知行为疗法比腰椎融合术预后稍好。一项随访 5~10 年的研究表明只有 50%~60% 的患者保持满意，伴较高的残疾率和慢性疼痛药物使用率。治疗退行性腰痛患者时，这些情况连同花费和手术干预并发症都应考虑。

参考文献

[1] Brennan gP, Fritz JM, Hunter SJ, et al. Identifying subgroups of patients with acute/subacute "nonspecific" low back pain. Spine (Phila Pa 1976) 2006;31:623–631.

[2] carragee EJ, Don AS, Hurwitz EL, et al. Does discography cause acceler- ated progression of degeneration changes in the lumbar spine: A ten year matched cohort study. Spine (Phila Pa 1976) 2009;34:2338–2345.

[3] Fritzell P, Hagg O, Wessberg P, et al. chronic low back pain and fusion: A comparison of three surgical techniques: A prospective multicenter randomized study from the Swedish lumbar spine study group. Spine (Phila Pa 1976) 2002;27:1131–1141.

[4] Mannion AF, Brox JI, Fairbank Jc. comparison of spinal fusion and non- operative treatment in patients with chronic low back pain: Long-term follow-up of three randomized controlled trials. Spine J 2013;13:1438– 1448.

[5] Ribeiro LH, Furtado Rn, konai MS, et al. Effect of facet joint injection versus systemic steroids in low back pain: A randomized controlled trial. Spine (Phila Pa 1976) 2013;38:1994–2002.

[6] Schofferman J, kine g. Effectiveness of repeated radiofrequency neurot- omy for lumbar facet pain. Spine (Phila Pa 1976) 2004;29:2471–2473.

[7] Wetzel FT, LaRocca SH, Lowery gL, et al. The treatment of lumbar pain syndromes diagnosed by discography. Spine (Phila Pa 1976) 1994;19:792–800.

[8] Wetzel FT, Donelson RM. The role of repeated end-range/pain response assessment in the management of symptomatic lumbar discs. Spine J 2003;3:146–154.

[9] Zhai J, Zhang L, Li M, et al. Epidural injection with or without steroid in managing chronic low back and lower extremity pain: A meta-analysis of ten randomized controlled trials. Int J Clin Exp Med 2015;8:8304– 8316.

第十九章 腰椎椎管狭窄和腰椎滑脱

Vadim Goz
William Ryan Spiker

解剖学

了解腰椎解剖结构是理解退行性腰椎管狭窄和腰椎滑脱病理生理改变和治疗的关键。脊髓下端止于脊髓圆锥（或圆锥）常位于 L1~L2 水平。圆锥以下的硬膜囊中是马尾神经（包括腰神经根和骶神经根）。每节腰椎的硬膜囊被前方的椎体、两侧椎板和两侧椎弓根组成的骨环围绕。

围绕脊髓的韧带包括位于椎体后方、硬膜囊前方的后纵韧带和走行于相邻两椎板间、硬膜囊后方的黄韧带。黄韧带上方较宽部分附于头侧椎板下缘，下方较窄部分附于下位椎板上缘，该特点在减压过程中需要特别注意。在相邻椎体间的水平，硬膜囊前方紧邻椎间盘，后方紧邻双侧关节突关节，使得椎管狭窄极易在该水平发生。

将物理检查结果和解剖病理学相联系的关键是要了解腰椎神经根在椎管中的走行。每节椎体都包括一个行走根和一个出口根。腰椎神经根于同节段椎体的下方离开椎管，如 L4 神经根是于 L4 和 L5 椎弓根之间离开椎管，因此，L4~L5 的椎间孔包含着 L4 出口根。在 L4~L5 椎间隙水平的侧隐窝中，L5 的行走根在此下降至其下方的神经孔（L5~S1）。

下肢的神经分布支配类型对于将影像学和解剖学结构同物理检查相关联是至关重要的。腰神经根进入腰丛后产生以下神经分支：

- 髂腹下神经（T12~L1）。
- 髂腹股沟神经（L1）。
- 生殖股神经（L1~L2）。
- 股外侧皮神经（L2~L3）。
- 闭孔神经（L2~L4）。
- 股神经（L2~L4）。

下位腰骶神经根产生以下神经分支：

- 臀上神经（L4~S1）。
- 臀下神经（L5~S2）。
- 坐骨神经（L4~S3）。

腰椎各个神经根支配与物理检查结果的相关性见表 19.1。需要注意的是，肌肉的神经支配通常是多变的，因为同一肌肉可由多个神经根支配。此表格将其简化，可作为参考。美国脊柱损伤协会（ASIA）推出了一套评估脊髓损伤的标准化体格检查方法，它同样有助于评估脊柱退变性疾病。

理解腰椎横断面解剖对进行安全有效的腰椎手术是极其重要的。棘突一般是向下向背侧走行，因此 L3 棘突投影通常位于 L3~L4 椎间隙和 L3~L4 关节突关节水平。关节突关节是下位椎弓根的标志，如 L3~L4 关节突关节下缘连线平 L4 弓根。

椎弓根螺钉经常被用于治疗腰椎滑脱伴椎管狭窄。因此，椎弓根解剖与该疾病的手术治疗显著相关。腰椎椎弓根形态与颈椎和胸椎椎弓根有很大相关性。椎弓根的横径（宽度）通常要小于其高度并且从头侧到尾侧逐渐增大。矢状位上，L3 和 L4 两侧椎弓根通常是水平的，其上下节段的椎弓根分别向头侧及尾侧成角逐渐增大（图 19.1）。水平位上，两侧椎弓根相互内聚成角，并且角度在 L1~L5 逐渐增大，L1 角度大约 11°，到 L4 增加到 20°，到 L5 将近 30°。

表 19.1　腰椎神经根支配感觉与运动分布范围

神经根	运动	感觉	反射
L2	髋关节屈曲和内收	大腿前内侧	
L3	伸膝关节	大腿前内侧	膝腱反射
L4	伸膝关节、背曲踝关节	大腿前外侧、小腿内侧	膝腱反射
L5	背曲踝关节、伸踇趾	小腿外侧、足背侧	
S1	足部跖屈、外翻	小腿后侧	踝反射

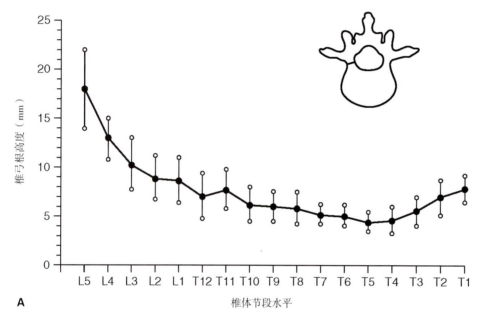

图 19.1　胸腰椎椎弓根大体形态分布包括椎弓根宽度（A）、高度（B）、外展角度（C）和矢状位的角度（D）

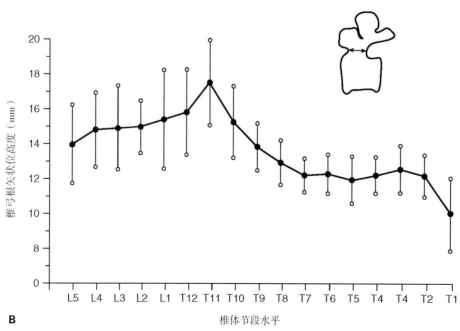

图 19.1（续）

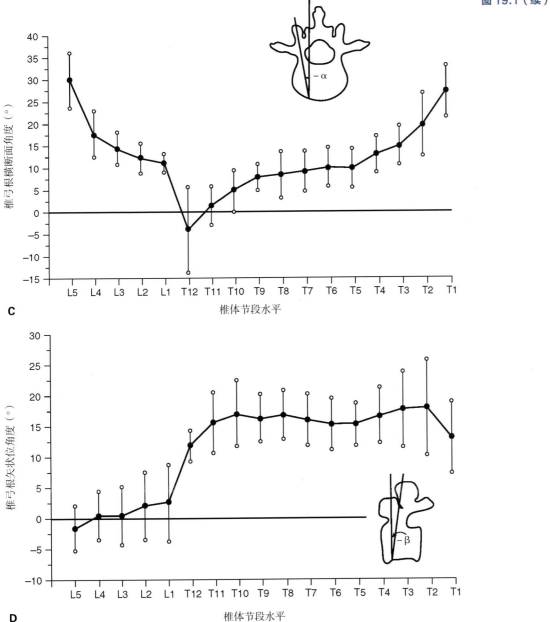

C

D

病理生理学

椎管狭窄于 1800 年由 Portal 首次提出，他认为狭窄的椎管会导致脊髓压迫，进而发展成截瘫。19 世纪 90 年代 William A. Lane 报道第一例病例，35 岁女性腰椎滑脱致进行性截瘫。腰椎管狭窄和腰椎滑脱的自然退变史直到 1911 年由 Bailey 和 Casamajor 以及在 1916 年由 Elsberg 才阐明。

近 80% 成人腰椎管狭窄为自然退行所致，退变性腰椎管狭窄和退变性腰椎滑脱的病理生理学类似，均是从椎间盘退变开始的级联放大反应。

椎间盘持续退变、降解酶活性提高，同时伴蛋白聚糖减少，进而导致髓核脱水。髓核水分丢失造成椎间盘高度降低，改变了其正常生物力学特性。

在下腰椎中，椎间盘正常情况承担了脊柱 70%~90% 的压力负荷。随着椎间盘高度降低，其前方和中部不再能承受相同比例的压力负荷，这部分负荷将转移到其后方结构，包括关节突关节。这种超生理的负荷由于椎间盘退变而作用于关节突关节，导致关节突关节进行性退变。椎间盘高度的丢失同样会导致黄韧带的松弛褶皱，逐渐引起椎体间失稳。一旦两个椎体间发生轻微的移动，逐渐产生潜在滑脱风险的病理微环境。当一个椎体相对于其下方椎体发生了向前或向后的滑移，这会进一步造成椎管狭窄。

随后的变化与后柱结构所承受的载荷增加有关，包括小关节肥大和关节硬化、软骨下硬化、韧带肥厚和钙化，以及骨赘形成。随着退变过程通过级联进行，脊柱经历如上述的微观不稳定期，但由于椎间盘和小关节周围骨赘形成，脊柱可以在级联接近尾声时恢复稳定。

退变性腰椎滑脱常发生于 L4~L5 节段。与峡部裂型脊柱滑脱相比，后者更易发生在 L5~S1 节段。目前理论对于 L4~L5 是最常发生退变性脊柱滑脱原因的解释是在这一节段的关节突关节更趋近于矢状位方向。这限制了关节突对向前方和后方移动的抵抗，因此一旦有椎间轻微不稳定出现，很容易发生椎间半脱位。

流行病学

退变性腰椎滑脱更容易在老年人群中发病，其总发病率据报道大约 8.7%，女性发病率是男性的 5~6 倍，而黑人女性大约是白人女性的 3 倍。退变性滑脱很少引起超过其下位终板前后径 30% 的滑移。腰椎滑脱本身无明显症状，当滑脱造成中央椎管和椎间孔狭窄时，症状就会出现。

一项包含 1533 名男性和 2618 名女性来自哥本哈根的研究证实退变性腰椎滑脱在女性大约 8%，男性大约 3%。同时这项研究还发现体重指数和年龄是很重要的危险因素。大部分退变性腰椎滑脱均发生于 50 岁之后，女性高发年龄在 66~70 岁，而男性高发年龄在 50~55 岁。腰椎前凸角的增加是一个有统计学意义的危险因素；但是，患有腰椎滑脱的女性同无滑脱的女性相比其腰椎前凸角仅相差 3°，因此缺少临床意义。同时该研究还表明在腰背痛和腰椎滑脱之间没有明显的联系，这暗示着大部分患有退变性滑脱的患者并没有明显症状，只有影像学的改变。

在腰椎滑脱中，退变性腰椎滑脱多见于女性，相反峡部裂型的滑脱男性更多。退变性腰椎滑脱

主要流行病学危险因素有：

- 发病年龄 > 50 岁。
- 女性好发。
- 多发于 L4~L5 水平。

如果患者被发现患有腰椎滑脱，而又不存在上述危险因素，其他的病因则需要筛除。因为下腰痛和退变性滑脱缺乏相关性，所以需要将其他导致腰背痛的病因特别是与患者症状相符的影像学发现进行排查。

分类

对于腰椎滑脱的分类方式有很多，其中两个最常用的是 Wiltse-Newman 和 Myerding 分型系统。前者依据病因学对腰椎滑脱分组（图 19.2），后者依据腰椎滑脱位移的百分比进行分组〔Ⅰ型：< 25%，Ⅱ型：25%~50%，Ⅲ型：50%~75%，Ⅳ型：75%~100%；Ⅴ型：> 100%（椎骨脱离）〕。如上所述，大部分退变性滑脱都是Ⅰ型，很少超过Ⅱ型。

椎管狭窄的定义是椎管和椎间孔任何部位的狭窄。虽然没有公认的分类系统，但是椎管狭窄通常按病因和解剖部位分类。按照病因学，通常将其分为先天性椎管狭窄（进而又分为特发性椎管狭窄和软骨发育不全）和后天性椎管狭窄（包括退变性、腰椎滑脱性、医源性、外伤性和炎症性）（图 19.3）。解剖学分型是按照狭窄的解剖学部位将其分为中央型狭窄、侧隐窝型狭窄和椎间孔型狭窄。

中央型狭窄是中央椎管的狭窄，指的是狭窄位于马尾神经两侧的区域。侧隐窝型狭窄是中央椎管侧方的狭窄，通常继发于关节突关节病变、骨赘形成和上关节突增生。侧隐窝的定义是指马尾神经外侧缘和椎弓根内侧所围成的区域。椎间孔型狭窄是神经椎间孔任何部位的狭窄，通常继发于椎间盘突出、椎间盘塌陷和骨赘形成。这个区域位于椎弓根外侧缘和内侧缘之间。

诊断

伴或不伴有腰椎滑脱的退变性椎管狭窄除了

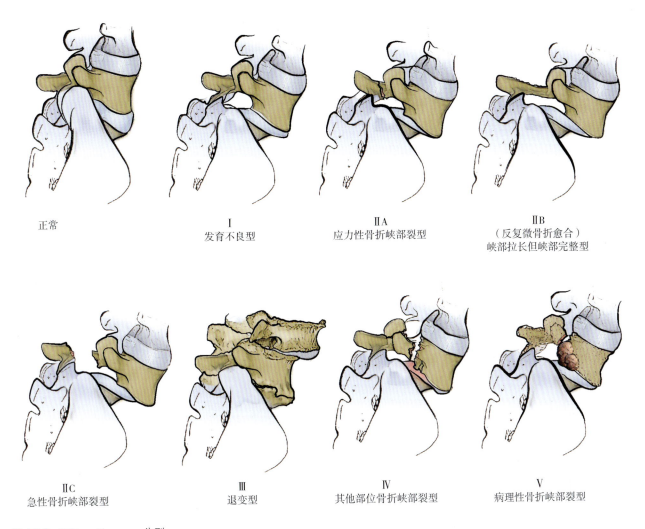

正常

I
发育不良型

ⅡA
应力性骨折峡部裂型

ⅡB
（反复微骨折愈合）
峡部拉长但峡部完整型

ⅡC
急性骨折峡部裂型

Ⅲ
退变型

Ⅳ
其他部位骨折峡部裂型

Ⅴ
病理性骨折峡部裂型

图 19.2　Wiltse-Newman 分型

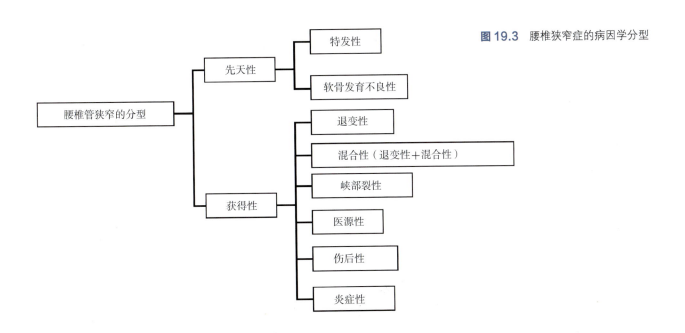

图 19.3　腰椎狭窄症的病因学分型

下肢放射性疼痛和（或）神经性跛行外通常会表现为慢性腰痛。放射性疼痛和间歇性跛行的程度是因人而异的，这取决于滑脱的严重程度、骨赘形成的解剖位置和关节突关节肥大的严重程度。

病史

一个全面的病史对于区分神经源性和血管源性的间歇性跛行是至关重要的。神经源性的间歇性跛行是姿势依赖性的；症状（双侧或单侧小腿疼痛、无力、麻木）会在腰过伸位时再现。患者腰部前屈可使症状缓解。购物车征的描述通常和神经源性跛行相关。这个征象指的是当患者行走时，身体倚在购物车上，这样可以使腰部前屈从而缓解症状。与神经源性跛行不同，血管源性跛行只是运动依赖而不是姿势依赖。患有神经性跛行和血管性跛行的患者在行走一段特定的距离后都会产生下肢疼痛。神经性跛行的患者在休息后下肢症状缓解；而血管性跛行的患者通常夜间主诉疼痛当他们的下肢被抬高时。

在病史中可以发现很多鉴别要点。上坡行走会使神经源性跛行患者的症状明显缓解，因为，上坡行走会迫使患者腰部前屈。但是对于血管源性跛行来说上坡行走会加重下肢疼痛症状，因为上坡行走需要下肢更多的力量。在行走一段能够诱发症状出现的距离后，患有神经源性跛行的患者可以弯腰后继续行走；而患有血管源性跛行的患者无论以何种姿势都不能继续行走。

最后，自行车运动和固定脚踏车运动为鉴别两种跛行提供了一个非常好的鉴别方法。在骑行的过程中，患者腰部通常是前屈的，因此患有神经源性跛行的患者可以很轻易地骑行很长时间。相比之下，患有血管源性跛行的患者无论以何种姿势骑行都会产生因下肢缺血导致的相关症状。

物理检查

对伴或不伴有腰椎滑脱的退变性椎管狭窄患者进行体格检查，内容要包括详细的神经系统检查。然而，最可能出现的是患者除了下肢生理反射减弱，没有其他阳性体征。表现为腰椎背伸受限，最大限度腰椎前屈，可以观察到疼痛在前者时加重，在后者时缓解。触诊足背动脉（远端脉搏）以排除血管的功能不全也是十分重要的。

影像学检查

椎管狭窄和腰椎滑脱的初步影像学评估方法包括腰椎 X 线过屈过伸位检查。过屈过伸 X 线片有助于测定腰椎滑脱椎体不稳的程度。虽然对于椎体不稳的定义并没有被广泛接受，但一般将其定义为在过伸过屈位上 X 线片上椎体滑移大于 4mm 或者局部成角改变大于 15°。进一步的评估通常用 CT 扫描和 MRI 检查。CT 扫描用于进一步评估累及节段骨骼的情况。MRI 用于评定神经根和硬膜的受累程度，同时也可说明神经根的受累是否继发于神经孔上下或者前后的狭窄。

MRI 检查相比于 CT 检查的优势在于 MRI 可以同时评估多个病变，包括椎管狭窄、黄韧带肥厚、关节突囊肿和判断神经椎间孔狭窄的性质。此外，神经根的压迫在 MRI 检查中更容易被发现，因为 MRI 可以评估神经轴位脂肪的缺失和神经根的变性。如果患者有 MRI 检查的禁忌证，如不耐受 MRI 的心脏起搏器或者体内有金属物质，从而不能进行 MRI 检查时，CT 脊髓造影术是一个可以评价椎管和神经孔狭窄的备选方案。

将影像学检查结果和患者的病史与物理检查相一致尤为关键。Boden 等对超过 60 岁的无症状患者进行了研究，发现他们中大约 57% 的患者有异常的 MRI 表现，其中仅有 21% 的患者有腰椎管狭窄的症状。因此，在没有临床症状与影像学结果相关联时，MRI 的检查结果不能单独作为外科干预的合适指征。

治疗

不伴有腰椎滑脱的退变性椎管狭窄

非手术治疗

在没有危险症状的情况下（表 19.2），非手术治疗是腰椎管狭窄的首选治疗策略。非手术治疗的目的是减轻疼痛和改善功能。物理治疗、非甾体类抗炎药物（NSAIDs）、神经调节类药物（例如加巴喷丁、普瑞巴林），有时硬膜外皮质类固醇注射是治疗这类患者的主要手段。物理治疗主要聚焦于提高机体核心力量以去除作用于脊柱上的机械压力，同时提高全身机能。

Whitman 等通过随机对照试验（RCT）比较了两种形式的物理治疗后，发现物理治疗能为腰椎管狭窄症患者提供益处。他们同时发现根据所使用的治疗方式，40%~60% 的患者在残疾、满意度和功能上有明显改善。很有意思的一点是，相比于 1 年时的随访，改善最明显于治疗随访 6 周左右。这提示了物理治疗只能短期改善症状，不能作为长期的治疗方式。

手术治疗

手术治疗适用于有如下情形的退变性椎管狭窄患者：

■ 患者有下肢放射痛或神经源性跛行的症状与影像学结果一致且非手术治疗无效。

■ 患者有进行性神经功能障碍或症状伴有马尾综合征。

当存在节段不稳定时，一般减压后需要椎间融合。两侧关节突关节的一侧切除超过 50% 时会造成医源性的节段不稳定从而需要进一步做椎间融合手术。术前动态节段不稳定（例如，节段不稳定出现在过屈过伸位时）是融合手术的指征。同样，存在静态腰椎滑脱也是融合手术的指征，

表 19.2　红色警戒危险症状，如果这些症状伴随腰痛建议即刻进一步检查
红色警戒症状
重大创伤（高处摔落）
既往有癌症病史
无法解释的体重减轻
发热、免疫抑制、免疫缺陷、静脉吸毒、急性感染
鞍区麻木、大小便失禁
严重进行性的神经损害

这一点将在后面讨论。

腰椎管狭窄的手术治疗包括受累节段的减压、伴有或不伴有融合。应当注意的是绝大部分不伴有静态腰椎滑脱或者动态节段不稳的病例是不需要做融合手术的。在减压和融合中存在很多种选择。在研究脊柱的手术和非手术治疗中，目前质量最好的临床试验是 SPORT 试验。SPORT 试验是一个多中心的前瞻性 RCT 试验，它在 11 个洲和 13 个医学中心开展，并且有 3 个分支：椎管狭窄症、退变性腰椎滑脱和退变性椎间盘疾病。

SPORT 试验面临的一个重要问题是难以随机化。无法严格地实施随机化方案是任何研究手术与非手术两者预后比较的内在问题，并且也不能从伦理学角度解决；我们不能强迫患者去做手术或者拒绝为其手术。由于这个原因，所有 SPORT 研究的结果都会用两个独立的方法分析：意向处理（ITT）分析，该方式仅着眼于坚持随机化的患者；相对的是接受治疗分析，该方式着眼于所有患者，无论他们是否从非手术组转换到手术组，反之亦然。

总的来说，接受治疗分析组表明手术干预的结果较前有所提高，而意向处理分析组没有表现出明显统计学差异。该研究除了随机化方面，对于那些并不希望被随机分组的患者，SPORT 试验以一种观测式的方式收集患者的临床数据。

SPORT 试验中的观测式组数据显示：与非手术治疗相比，手术治疗 8 年随访的疗效呈持续改善。SF-36 健康状况评分量表中，躯体疼痛、身体机能显著改善，Oswestry 功能障碍指数量表（ODI）评分显示手术治疗组功能障碍指数显著降低。随机队列的接受治疗分析组结果显示，4 年的随访结果中手术治疗优势明显，4 年后这种优势逐渐减弱，在 5 年随访时，两组间无明显统计学差异。最终作者得出手术治疗的优势很可能随时间减弱。

手术治疗所带来的益处一定要和其风险相权衡。SPORT 总结手术死亡率、术中、术后并发症发生率及翻修手术率。死亡率十分罕见，在临床试验手术治疗的 417 例患者中仅 1 例死亡（0.2%）。硬膜撕裂在患者中的发生率为 9%，然而其随访研究显示硬膜撕裂不会对患者长期预后造

成影响。术后出血的发生率为1%，伤口感染的发生率为2%。在8年随访中，大约有18%的手术治疗患者需要再次手术。

SPORT临床试验的数据支持了椎管狭窄的手术治疗，但没有指导外科医生选择何种手术方式。在SPORT试验中，手术干预措施包括多种方式的减压术，伴或不伴有融合术。加入融合手术是否能改善腰椎管狭窄症患者的预后是一个需要考虑的重要问题。Forsth等研究了在瑞典国家脊柱手术登记处登记的5390名接受腰椎管狭窄手术治疗的患者，对单独接受减压手术治疗和接受减压加融合手术治疗的效果进行了比较。在2年随访时，两组在VAS疼痛评分、EQ-5D评分和ODI评分方面，二者结果无明显统计学差异。在再手术的需求上，两组的比率分别为7%和8%，同样没有明显差异。

上述结果与其他对不伴有滑脱的腰椎管狭窄症采用单纯减压手术和减压加融合术治疗比较的研究结果相似。虽然这些研究建议所有单纯椎管狭窄症的患者都不必进行椎间融合，但每一个病例都需要个体化分析，这一点是十分重要的。如果根据患者病情需要广泛减压（例如大部分关节突需要被切除），为了保证椎体间的稳定性，融合手术也是很必要的。

伴有椎管狭窄的退变性腰椎滑脱

非手术治疗

对于大部分退变性腰椎滑脱的患者来说，非手术治疗是其首选治疗措施。一项关于退变性腰椎滑脱自然史的研究发现，76%神经功能完整的患者不会随时间进展。然而83%有神经源性跛行或大小便功能症状的患者，其神经功能损害症状会逐渐加重。如上单纯退变性椎管狭窄所述，伴有椎管狭窄的退变性腰椎滑脱非手术治疗应当遵循同样的治疗方案。

手术治疗

至今，SPORT试验中的退变性腰椎滑脱的研究展示了高质量的研究成果。该试验的设计方法包含在上文的椎管狭窄部分中。在腰椎滑脱这一部分和椎管狭窄部分一样面临患者交叉的问题。目前，SPORT腰椎滑脱试验只有4年的随访数据。接受治疗分析显示与非手术治疗相比，手术治疗在SF-36的疼痛、躯体功能及ODI评分上的改善上具有统计学意义。4年随访结果，手术治疗的益处持续高于非手术治疗。

从拒绝随机分组的患者中获得的观测资料与接受治疗分析相比显示出相似的手术治疗益处。与缓解腰背疼痛相比，手术治疗在减轻下肢疼痛上具有更实质的影响。该试验的研究结果与其他试验的结果类似。他们进一步报道了硬膜撕裂的比率是11%，且4年再手术率为15%。

在SPORT试验中，手术治疗队列研究包括接受减压伴或不伴有融合术的患者。椎板切除减压和内固定融合已成为需要手术的腰椎退变性滑脱的标准治疗方案。Herkowitz和Kurz在1991年的一项随机研究显示与单纯椎板切除减压相比，行椎板减压和非内固定融合术的患者临床预后有明显的改善。尽管骨不愈合率达到36%，但在尝试融合队列中仍能看到这些优异的结果。

Fischgrund等的一项随机研究显示内固定融合与非内固定融合相比有更高的融合率，分别为82%和45%。尽管平均2年的随访研究提示临床预后没有明显不同，随后一项7年的随访研究提示坚固融合的患者，其临床预后明显优于那些假关节形成的患者。迄今为止，没有一个高质量的研究证实内固定融合术与非内固定融合术相比有更好的临床预后。然而，因为内固定融合手术已被证实有较高的融合率，假关节形成与较差的临床预后相关，椎板切除和内固定融合术是目前退变性腰椎滑脱患者的标准手术治疗方式。

腰椎椎间融合术

虽然选择融合手术作为退变性腰椎滑脱手术的一部分已被文献所支持，但是理想的融合方法并不清楚。腰椎椎间融合术（LIF）是一种很强大的术式，加上传统的后外侧融合（PLF）可以提供额外的稳定性，可以恢复椎间高度，完成神经椎间孔纵向减压，有助于恢复矢状位平衡，并为椎间融合器的嵌入提供足够的空间。前路腰椎椎间融合术（ALIF）与其他 LIF 相比有着最长的手术路径记录。

ALIF 为清晰地暴露脊柱前方空间提供了优势，但是缺点在于它需要行前路手术。Satomi 等将 ALIF 与 PLF 在退变性腰椎滑脱患者应用中比较发现，JOA 评分在接受 ALIF 手术患者中提高了77%，而在 PLF 中提高 58%。Takashi 等发现了应用 ALIF 手术治疗得到了类似的结果。

后路腰椎椎间融合术（PLIF）和经椎间孔腰椎椎间融合术（TLIF）两种方法避免了前路手术出现的问题。PLIF 通过切除椎板移除脊柱后方结构并暴露硬膜，侧方牵拉硬膜囊和神经根从而暴露椎间盘。切除椎间盘，同时在椎间隙内植入椎间融合器。PLIF 的缺点是为了暴露椎间盘必须牵拉神经根和硬膜囊。

TLIF 需要切除手术节段的关节突关节，同时移除黄韧带，从而经椎间孔达到椎间盘，随后切除椎间盘，植入椎间融合器。TLIF 的优点是更小幅度的牵拉硬膜暴露椎间隙。相关研究对 PLIF 和TLIF 进行了比较，结果提示二者的临床预后相似。

目前，对于增加 LIF 和 PLF 是否对治疗退变性脊腰椎滑脱有益尚不清楚。SPORT 临床试验的数据资料发现通过增加 PLF 椎间融合术，4 年随访的结果与单纯减压手术相比无明显差异。而椎间融合对于不稳定的退变性腰椎滑脱患者有益。Ha 等比较了 PLF 手术和 PLF+PLIF 手术治疗稳定性退变性腰椎滑脱和不稳定性腰椎滑脱的疗效。滑脱＜ 4mm，过伸过屈位片滑脱角＜ 10°定义为稳定。对于稳定性退变性腰椎滑脱，两种术式的效果是相同。在不稳定组中，PLF+PLIF 在缓解疼痛及功能改善上要好于单独 PLF 手术。

微创手术

有很多微创手术可以治疗退变性腰椎滑脱。微创手术（MIS）吸引人的地方是它实现了最小的组织损伤、更快的术后恢复以及缩短住院时间的可能性。MIS 过程同样努力降低神经或血管损伤的风险，但是 MIS 的缺点在于上述损伤一旦发生，处理它们很困难。

侧方腰椎椎间融合（LLIF）是一种经腰大肌的椎间融合微创外科手术。这种方式通过神经功能监测和肌电监测（EMG）来避开存在于腰大肌间的腰丛神经。虽然 LLIF 方法可避免 ALIF 所需前入路方法所带来的并发症，但存在明显刺激或者损伤腰丛神经的潜在风险。很多患者会经历术后短暂的大腿疼痛及股四头肌无力，大部分患者 1年内症状可缓解。LLIF 似乎和传统的开放 LIF 短期疗效类似。

棘突间装置

腰椎棘突间装置（ISD）或者棘突间间隔器是能够治疗腰椎管狭窄症的装置。这些装置用于分离相邻的两个棘突，以椎体前缘为支点，撑开相邻椎体，理论上可以增加椎管直径。虽然生物力学研究支持 ISD 这一理论，但是临床证据尚不充分。有研究将棘突间装置和非手术治疗比较，发现前者较后者成功率高 60%。然而将 ISD 和伴或不伴有融合的椎板切除术相比发现，在 ISD 组中 2年随访的早期手术失败率明显高于后者。随后一种不依赖于间接减压产生局部后凸的相似装置产生，它可与椎板减压联合使用。

结论

伴或不伴有腰椎滑脱的退变性腰椎管狭窄是一种常见疾病。一个全面的病史收集和体格检查是除了影像学检查外诊断检查的主要部分。非手术治疗只要没有危险征象，适合于大部分患者。如果非手术治疗失败，目前的临床证据支持手术干预。

腰椎管狭窄通常用单独减压的方法治疗。虽然常规加入后方脊柱融合手术并没有相关支持的文献报道，但某些案例为了稳定手术节段，都需要在减压后增加融合术治疗。与椎管狭窄相反，使用减压手术和融合手术治疗退变性腰椎滑脱得到了目前文献的相关支持报道。

参考文献

[1] Abdu WA, Lurie JD, Spratt KF, et al. Degenerative spondylolisthesis: Does fusion method influence outcome? Four-year results of the spine patient outcomes research trial (SPORT). Spine (Phila Pa 1976) 2009;34(21):2351–2360.

[2] An HS, Masuda K, Cs-Szabo G, et al. Biologic repair and regeneration of the intervertebral disk. J Am Acad Orthop Surg 2011;19(7):450–452.

[3] Anderson PA, Tribus CB, Kitchel SH. Treatment of neurogenic claudication by interspinous decompression: Application of the X STOP device in patients with lumbar degenerative spondylolisthesis. J Neurosurg Spine 2006;4(6):463–471.

[4] Arnoldi CC, Brodsky AE, Cauchoix J, et al. Lumbar spinal stenosis and nerve root entrapment syndromes. Definition and classification. Clin Orthop Relat Res 1976;115:4–5.

[5] Atlas SJ, Deyo RA, Keller RB, et al. The Maine Lumbar Spine Study, Part III. 1-year outcomes of surgical and nonsurgical management of lumbar spinal stenosis. Spine (Phila Pa 1976) 1996;21(15):1787–1794.

[6] Bailey P, Casamajor L. Osteoarthritis of the spine as a cause of compression of the spinal cord and its roots: With reports of five cases. J Nerv Mental Dis 1911;38(10):588–609.

[7] Benzel EC, Spine Surgery 2-Vol Set: Techniques, Complication Avoidance, and Management (Expert Consult-Online). Philadelphia, PA: Elsevier Health Sciences; 2012.

[8] Brodke DS, Annis P, Lawrence BD, et al. Reoperation and revision rates of 3 surgical treatment methods for lumbar stenosis associated with degenerative scoliosis and spondylolisthesis. Spine (Phila Pa 1976) 2013;38(26):2287–2294.

[9] Desai A, Ball PA, Bekelis K, et al. SPORT: Does incidental durotomy affect long-term outcomes in cases of spinal stenosis? Neurosurgery 2011;69(1):38–44.

[10] Djurasovic M, Glassman SD, Carreon LY, et al. Contemporary management of symptomatic lumbar spinal stenosis. Orthop Clin North Am 2010;41(2):183–191.

[11] Elsberg CA. Diagnosis and Treatment of Surgical Diseases of the Spinal Cord and Its Membranes. Philadelphia, PA: Saunders; 1916.

[12] Fischgrund JS, Mackay M, Herkowitz HN, et al. 1997 Volvo award winner in clinical studies: Degenerative lumbar spondylolisthesis with spinal stenosis: A prospective, randomized study comparing decompressive laminectomy and arthrodesis with and without spinal instrumentation. Spine (Phila Pa 1976) 1997;22(24):2807–2812.

[13] Fitzgerald J, Newman P. Degenerative spondylolisthesis. J Bone Joint Surg Br 1976;58(2):184–192.

[14] Försth P, Michaëlsson K, Sandén B. Does fusion improve the outcome after decompressive surgery for lumbar spinal stenosis? A two-year follow-up study involving 5390 patients. Bone Joint J 2013;95(7):960–965.

[15] Grob D, Humke T, Dvorak J. Degenerative lumbar spinal stenosis. Decompression with and without arthrodesis. J Bone Joint Surg Am 1995;77(7):1036–1041.

[16] Grobler LJ, Robertson PA, Novotny JE, et al. Etiology of spondylolisthesis: Assessment of the role played by lumbar facet joint morphology. Spine (Phila Pa 1976) 1993;18(1):80–91.

[17] Ha KY, Na KH, Shin JH, et al. Comparison of posterolateral fusion with and without additional posterior lumbar interbody fusion for degenerative lumbar spondylolisthesis. J Spinal Disord Tech 2008;21(4):229–234.

[18] Herkowitz HN, Kurz L. Degenerative lumbar spondylolisthesis with spinal stenosis. A prospective study comparing decompression with decompression and intertransverse process arthrodesis. J Bone Joint Surg Am 1991;73(6):802–808.

[19] Herman MJ, Pizzutillo PD. Spondylolysis and spondylolisthesis in the child and adolescent: A new classification. Clin Orthop Relat Res 2005;434:46–54.

[20] Iguchi T, Wakami T, Kurihara A, et al. Lumbar multilevel degenerative spondylolisthesis: Radiological evaluation and factors related to anterolisthesis and retrolisthesis. J Spinal Disord Tech 2002;15(2):93–99.

[21] Jacobsen S, Sonne-Holm S, Rovsing H, et al. Degenerative lumbar spondylolisthesis: An epidemiological perspective: The Copenhagen Osteoarthritis Study. Spine (Phila Pa 1976) 2007;32(1):120–125.

[22] Jinkins J. The pathoanatomic basis of somatic and autonomic syndromes originating in the lumbosacral spine. Neuroimaging Clin North Am 1993;3:443–463.

[23] Kabir SM, Gupta SR, Casey AT. Lumbar interspinous spacers: A systematic review of clinical and biomechanical evidence. Spine

[24] Kalichman L, Kim DH, Li L, et al. Spondylolysis and spondylolisthesis: Prevalence and association with low back pain in the adult community- based population. Spine (Phila Pa 1976) 2009;34(2):199–205.

[25] Kepler CK, Anderson DG, Tannoury C, et al. Intervertebral disk degeneration and emerging biologic treatments. J Am Acad Orthop Surg 2011;19(9):543–553.

[26] Kornblum MB, Fischgrund JS, Herkowitz HN, et al. Degenerative lumbar spondylolisthesis with spinal stenosis: A prospective long-term study comparing fusion and pseudarthrosis. Spine (Phila Pa 1976) 2004; 29(7):726–733.

[27] Lane WA. Case of spondylolisthesis associated with progressive paraplegia; laminectomy. Lancet 1893;141(3635):991–992.

[28] Lorenz M, Patwardhan A, Vanderby R Jr. Load-bearing characteristics of lumbar facets in normal and surgically altered spinal segments. Spine (Phila Pa 1976) 1983;8(2):122–130.

[29] Lurie JD, Tosteson TD, Tosteson A, et al. Long-term outcomes of lum- bar spinal stenosis: Eight-year results of the Spine Patient Outcomes Research Trial (SPORT). Spine (Phila Pa 1976) 2015;40(2):63–76.

[30] Marchetti PG, Bartolozzi P. Classification of Spondylolisthesis as a Guideline for Treatment. The Textbook of Spinal Surgery. 2nd ed. Philadelphia, PA: Lippincott-Raven; 1997:1211–1254.

[31] Marchi L, Abdala N, Oliveira L, et al. Stand-alone lateral interbody fusion for the treatment of low-grade degenerative spondylolisthesis. Scientific World Journal 2012;2012:456346.

[32] Matsunaga S, Ijiri K, Hayashi K. Nonsurgically managed patients with degenerative spondylolisthesis: A 10- to 18-year follow-up study. J Neurosurg 2000;93(2):194–198.

[33] Mobbs RJ, Sivabalan P, Li J. Minimally invasive surgery compared to open spinal fusion for the treatment of degenerative lumbar spine pathologies. J Clin Neurosci 2012;19(6):829–835.

[34] Newman P, Stone K. The etiology of spondylolisthesis. J Bone Joint Surg Br 1963;45(1):39–59.

[35] Niggemeyer O, Strauss J, Schulitz K. Comparison of surgical procedures for degenerative lumbar spinal stenosis: A meta-analysis of the literature from 1975 to 1995. Eur Spine J 1997;6(6):423–429.

[36] Portal A. Cours d'Anatomie mé dicale ou Elémens de l'Anatomie de l'Homme [Course in Medical Anatomy or Elements of Human Anatomy]. Vol. V. Paris, France: Baudoin; 1803.

[37] Pumberger M, Hughes AP, Huang RR, et al. Neurologic deficit following lateral lumbar interbody fusion. Eur Spine J 2012;21(6):1192–1199.

[38] Rawls A, Fisher RE. Development and functional anatomy of the spine. In: Kusumi K, Dunwoodie SL eds. The Genetics and Development of Scoliosis. New York, NY: Springer; 2010:21–46.

[39] Satomi K, Hirabayashi K, Toyama Y, et al. A clinical study of degenerative spondylolisthesis: Radiographic analysis and choice of treatment. Spine (Phila Pa 1976) 1992;17(11):1329–1336.

[40] Singh K, Samartzis D, Biyani A, et al. Lumbar spinal stenosis. J Am Acad Orthop Surg 2008;16(3):171–176.

[41] Takahashi K, Kitahara H, Yamagata M, et al. Long-term results of anterior interbody fusion for treatment of degenerative spondylolisthesis. Spine (Phila Pa 1976) 1990;15(11):1211–1215.

[42] Truumees E. Spinal stenosis: Pathophysiology, clinical and radiologic clas- sification. Instruct Course Lect 2004;54:287–302.

[43] Verbiest H. Pathomorphologic aspects of developmental lumbar stenosis. Orthop Clin North Am 1975;6(1):177–196.

[44] Vogt MT, Rubin D, Valentin RS, et al. Lumbar olisthesis and lower back symptoms in elderly white women: The study of osteoporotic fractures. Spine (Phila Pa 1976) 1998;23(23):2640–2647.

[45] Wang J, Zhou Y, Zhang ZF, et al. Comparison of one-level minimally inva- sive and open transforaminal lumbar interbody fusion in degenerative and isthmic spondylolisthesis grades 1 and 2. Eur Spine J 2010;19(10): 1780–1784.

[46] Weinstein JN, Lurie JD, Tosteson TD, et al. Surgical compared with nonop- erative treatment for lumbar degenerative spondylolisthesis. J Bone Joint Surg Am 2009;91(6):1295–1304.

[47] Wiltse LL, Newman P, Macnab I. Classification of spondyloisis and spon- dylolisthesis. Clin Orthop Relat Res 1976;117:23–29.

[48] Yan, DL, Pei FX, Li J, et al. Comparative study of PILF and TLIF treatment in adult degenerative spondylolisthesis. Eur Spine J 2008;17(10): 1311–1316.

[49] Zindrick MR, Wiltse LL, Doornik A, et al. Analysis of the morphometric characteristics of the thoracic and lumbar pedicles. Spine (Phila Pa 1976) 1987;12(2):160–166.

(Phila Pa 1976) 2010;35(25):E1499–E1506.

第二十章　腰椎间盘突出、椎间盘源性腰背痛及马尾综合征

Dipak B. Ramkumar
Niveditta Ramkumar
Adam M. Pearson

腰椎间盘突出

解剖学

由纤维软骨组织构成的椎间盘在腰椎中主要起到减震的作用，它可以缓冲相邻两椎体间的压力负荷。随着年龄增长，人类的椎间盘经历了相对身体其他组织器官更大的退变过程。正常情况下，椎间盘由 3 个基本结构组成，包括软骨终板（在椎间盘头侧和尾侧的边缘）、中央髓核以及环绕在髓核周围的纤维环（图 20.1）。

软骨终板是椎体的生长板，位于椎间盘头侧和尾侧的边缘。在儿童时期，软骨终板十分宽厚，在椎间盘中占大部分。但随着生长发育，透明软骨终板逐渐变薄，成年后仅仅只有 1mm 厚。髓核作为椎间盘的核心，夹在上下两终板之间，主要由蛋白多糖和水的混合基质构成，Ⅱ型胶原蛋白和弹性纤维将其结合在一起。因为渗透压的存在，葡糖氨基葡聚糖吸附水分子，使得椎间盘可以缓冲椎体间的压力负荷。髓核被一种由多层同心圆排列的Ⅰ型胶原蛋白组成的环形纤维组织所围绕。每一层面的纤维近乎垂直于相邻层面的纤维，并与终板近似成 30°角相交。这种高度特殊的组织和解剖结构使得髓核限制在中央，并且在压力负荷下保持它的密闭性。在纤维环的包绕下，髓核可以在压力负荷增加下发生弹性形变，并且在压力负荷减小时恢复原始的形态和位置。胶原蛋白还可以抵抗各个方向的拉力负荷。

在不成熟椎间盘的终板内有毛细血管的进入，为椎间盘组织及其细胞成分提供营养物质。当椎间盘成熟后，毛细血管不再穿入终板，细胞的营养则需要靠终板的渗透作用。在成熟过程中椎间盘的细胞成分逐渐减少，髓核以非细胞成分为主。因此，一旦成人的椎间盘受到损伤后，修复是十分困难的。

随着年龄增长，椎间盘退变的发病率逐渐提高。病变通常发生在腰椎水平，并且在病因学上，它的危险因素是多重的：

1. 年龄：

□ 随着年龄增长，椎间盘的营养供应及细胞外基质的组成发生进行性改变。

□ 葡糖氨基葡聚糖和蛋白聚糖的改变与胶原蛋白分布 / 交错的改变同时进行，导致椎间盘的脱水，从而使得椎间盘高度的丢失，增加了关节突关节的压力。

□ 椎间盘薄弱的血液供应使其不能够修复损伤，这一点被认为是椎间盘退变的重要原因。

2. 遗传因素：

□ 遗传因素已被认为是椎间盘退变最强大的危险因素，基于一些同卵双生兄弟的研究。

□ 在聚蛋白多糖、软骨间层蛋白（CILP）、Ⅸ型胶原、基质金属蛋白酶 -3（MMP-3）和维生素 D 受体中存在着基因的多态性。

□ 这些基因的产物改变着细胞外基质的成分、降低组织的强度、损害组织再生修复的潜能。

3. 环境因素：

□ 较重的或反复的机械负荷（例如，职业性的躯体负荷以及全身的震动）、肥胖、吸烟均被认

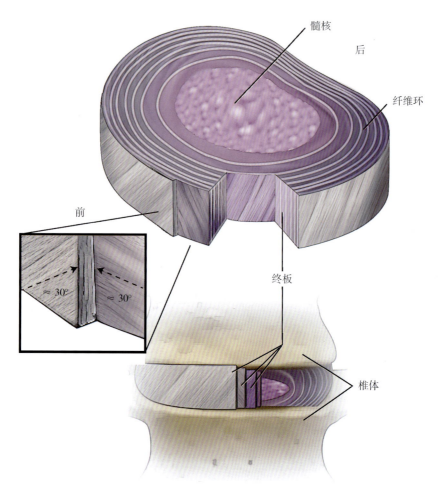

图 20.1 椎间盘的解剖结构

为与椎间盘退变有关。

　　□ 肥胖被认为是通过机械和全身双重因素而导致椎间盘退变（例如，在肥胖的患者中，大血管的动脉粥样硬化也可发生在为椎间盘提供营养的小毛细血管中，影响椎间盘营养供应）。

　　□ 吸烟可能会改变椎间盘毛细血管的血流及营养供应，从而造成永久性的椎间盘退变。

　　4. 营养因素：

　　□ 在椎间盘退变中，营养供应的不足被认为起着主要的作用。

　　□ 椎间盘细胞成分的代谢活动对氧张力和酸碱度（pH）极为敏感，低氧和酸性 pH 环境可使基质合成明显减少，加速了椎间盘的退变。

　　□ 影响椎体血液供应的因素也可导致椎间盘的退变，这些因素包括动脉粥样硬化和一些不常见的疾病，如潜水员病（Caisson 病）、链状细胞性贫血、戈谢病（Gaucher 病）。

　　□ 软骨终板的钙化可同样导致椎间盘营养供应的减少，即使血供未受干扰。这一点首次在脊柱侧弯的椎间盘中证实。

椎间盘突出的病理解剖学

　　椎间盘在关节突关节水平，位于椎管的前缘。其后方覆盖着整体较薄中部稍厚的后纵韧带，使得椎间盘的后外侧区覆盖较少。这样的解剖结构椎间盘突出通常发生在椎间盘的后外侧区，紧邻通过的行走神经根。神经根在其出口的上一节段从马尾神经中分出。例如，L5 神经根几乎是在 L4 椎体水平从马尾神经中分出，接着向下延伸至 L5 椎弓根的尾部，在此出口侧向转弯离开椎管。椎间盘突出的位置决定着主要受累的神经根。中央区位于马尾神经的两侧内缘及其上覆盖的硬脑膜之间。中央型椎间盘突出在这个区域会压迫硬膜囊，不会造成放射痛症状。然而，大的中央型椎间盘突出可以导致马尾综合征。侧隐窝位于马尾神经的外侧缘和椎弓根的内侧缘之间。此区域的后外侧和旁中央的椎间盘突出会压迫行走神经根。在侧隐窝中，脱落的椎间盘组织碎片向椎弓根的内侧和尾部移动压迫行走神经根的现象被称为腋下突出。椎间孔区位于椎弓根的内外侧缘之间。超出椎弓根外侧界的椎间盘突出是在远外侧或者椎孔外区内。位于椎间孔或者椎孔外区的椎间盘突出通常会影响到出口根。与先前椎间盘突出的经典病例所描述的相比，疝出的椎间盘碎片可以移至椎间孔的头侧或者尾侧，从而影响不同的神经根。

病理生理学

如先前所述，椎间盘是由一种被称作纤维环的较厚的外层构成。纤维环、髓核、软骨终板三者正常的生物力学关系可以适当地缓冲压力负荷。这个系统既可以抵抗压力负荷，也可以抵抗拉力负荷。压力穿过椎间盘会造成髓核内压力增加，造成髓核变形和损坏。这会导致外力直接作用于纤维环，在环胶原纤维内产生环向拉伸应力来削弱压力负荷及对髓核的限制。

正常的纤维环可以抵抗从髓核传导来的压力负荷。当纤维环因创伤或者退变而出现破损后，压力负荷就会使间盘组织通过纤维环破损处疝出。只有当髓核组织具有合适的可以造成疝出的含水稠度，才可以使上述过程发生。因此，椎间盘突出更容易发生在椎间盘具有一定含水量的年轻患者。根据上述机理，对于椎间盘含水较少的老年患者，椎间盘突出的可能性则较小。大约 2/3 的椎间盘突出，突出物除了髓核外还有终板组织，1/3 的突出物只含髓核组织。

椎间盘的突出导致椎间盘力学结构的改变。Frie 等证明了髓核全切改变了椎间盘的负重方式，进而使得纤维环要承受比正常情况下更大的压力。这些增加的压力传导至与纤维环镶嵌的椎体终板，最终导致软骨组织化生，包括软骨硬化和骨赘生成。

尽管我们对椎间盘突出的病理生理改变有一定理解，但是导致突出本身的确切诱发因素仍然不清楚。有一些理论提出急性的创伤事件累及伴有局部纤维环薄弱且已退变的椎间盘时，可致椎间盘组织移位以及之后的突出。椎间盘突出引起急性坐骨神经痛前常有腰痛的先兆，也支持了上述观点。包括 Wilder 等领衔的关于姿势变化对椎间盘内压力影响的研究在内，很多生物力学研究已经证实左右侧屈、前屈及振动轴向旋转的结合可以造成从纤维环撕裂、髓核疝出。同样研究还发现患者手提重物身体前屈时，腰椎间盘所承受的压力最大。

目前，椎间盘突出和放射痛之间的关系还没有完全解释清楚。在动物和人类中，单纯无炎症的神经压迫可产生无疼痛的感觉和运动的改变，神经受到炎症刺激时产生疼痛。这些发现提示足够大的椎间盘突出所致神经根的机械性压迫可以造成神经系统的损害，但是放射痛只有在神经根受炎症刺激时才会发生。炎症的产生原因可以归为神经周围血管受到压迫后造成的局部缺血，以及伴随椎间盘突出的炎症介质的出现。后者可以解释患有轻度椎间盘突出而不存在明显神经压迫的患者会出现严重放射痛的原因。

一些特异的炎症介质，如 IgG、IgM 和肿瘤坏死因子 -α（TNF-α）已被认为和坐骨神经痛有关。Spiliopoulou 等通过检测坐骨神经痛患者的切除椎间盘组和对照组椎间盘中 IgG 及 IgM 的水平，发现前者 IgM 水平升高，提示着炎症反应可能在坐骨神经痛中起作用。此外，在猪椎间盘突出模型的研究中，实验组 TNF-α 被选择性抑制后，与对照组相比，发现较低神经根损伤率。这个实验和其他多个实验证实了椎间盘突出症与另外一些细胞因子在坐骨神经痛中的密切关系，包括基质金属蛋白酶（MMPs）、一氧化氮（NO）、前列腺素 E_2（PGE_2）及白介素 -6（IL-6）。

椎间盘突出的分类

椎间盘突出一直是依据它的形态学，突出的部位及症状持续的时间来进行分类的。一些先进的影像学手段如磁共振成像（MRI）的出现和常规使用推动了椎间盘突出形态学分类的发展。形态学分类系统是Spengler等首次提出的，他将椎间盘突出分为以下3类：

- 膨出型——突出物偏心性突出但纤维环完整。
- 突出型——突出物突破纤维环但是与椎间盘间剩余的髓核组织相连。
- 游离型——突出物与椎间隙完全不连续（游离碎片）。

（这3种形态学分型见图20.2）

此外，另一些学者又进一步从形态学上将椎间盘突出分为两大类：

- 包容型——突出物在韧带内（例如，突出物包含在后纵韧带或者外层纤维环内）
- 非包容型——突出物超越后纵韧带或外层纤维环

一种按椎间盘突出部位的分类系统将椎间盘突出依据解剖部位分为以下4类：

- 中央型。
- 后外侧型。
- 椎间孔型。
- 极外侧型。

（这4种形态学位置见图20.3）

最后，椎间盘突出同样可以依据症状出现的时间稍有主观地分为两类：

- 急性突出——症状出现小于6个月。
- 慢性突出——症状出现大于6个月。

据文献报道，似乎如果症状出现后大于2~16个月才行椎间盘切除术治疗，其预后将受到影响。

病史和症状

患者在神经根性症状出现之前，通常会有轻到中度的下腰痛作为前驱症状。有的患者也会描述一些引发症状的特殊病史（例如，跌倒、扭伤、负重等）。疼痛是最具有代表性最常见的主诉，它可以表现为轴向的腰背痛、放射痛或者更常见的是，二者均存在。放射痛是最主要的症状，治疗效果较轴向腰背疼更好。下腰椎或者腰骶部的椎间盘突出，典型的放射痛一般出现在膝关节以下的皮肤感觉分布区域。S1神经根放射痛一般放射至小腿后侧、足外侧或足底。L5神经根放射痛会引起小腿外侧和足背的症状。L4皮肤感觉区包括膝关节前侧和小腿内侧。L2、L3神经根放射痛会累及大腿前侧、内侧（图20.4）。腹股沟区的疼痛虽然也可以是L1、L2根性症状的区域，但一般更常见于髋关节病变。尽管这些疼痛区域代表着经典的皮区神经支配范围，放射痛可以广泛的贯穿臀部、大腿和小腿。疼痛的特点可以描述为刺痛、钝痛、烧灼样疼痛或感觉减退。活动包括蹲坐、侧屈、旋转、直腰、前屈以及瓦尔萨尔瓦

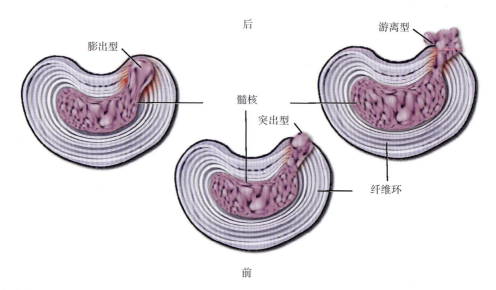

图20.2 椎间盘突出的形态学分类

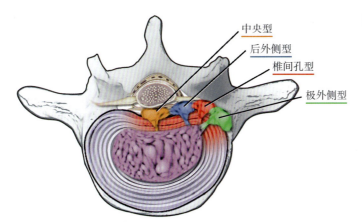

中央型
后外侧型
椎间孔型
极外侧型

图 20.3　椎间盘突出的解剖部位分类

动作都会增加椎间盘压力，从而加重放射痛。相反，直立或者仰卧可以使症状减轻。有根性放射性疼痛症状的患者通常会描述疼痛是呈持续性的，与伴有间歇性跛行的腰椎管狭窄患者相比，疼痛程度与姿势改变的关系较小。

除了疼痛之外，根性放射痛症状还包括受累神经支配区域的感觉和运动障碍。感觉减退很常见，且经常发生在上述神经根支配的皮节区域内。运动障碍一般也是由于不同神经根受累导致，但神经根的支配有大量的重叠，正如大部分肌肉也是由多根神经支配的。典型的 L2 根性症状通常导致臀部屈肌肌力减弱，L3 导致股四头肌肌力减弱，L4 导致踝关节背屈减弱（足下垂），L5 导致踇长伸肌肌力减弱，S1 导致腓肠肌肌力减弱。L5 神经根受损也可以造成髋部外展减弱以及摇摆步态（Trendelenburg 步态）（表 20.1）。

体格检查

一般地，体格检查首先从视诊开始。患者进入诊室的行走情况可以作为步态的评估指标。步态的观察有时可以反映患者因患侧坐骨神经受累的表现，身体倾向健侧，这常见于旁中央和后外侧椎间盘突出的患者。这种倾斜表现被认为是通过将神经根从突出物旁移开从而减轻神经根张力的一种方式。高跨域步态和踏足步态是足下垂的表现，并且通常伴有 L4 的根性症状。摇摆步态（Trendelenburg 步态）是由于髋关节外展减弱所致，通常伴有 L5 的根性症状或者患者存在髋关节

病变。在脊柱视诊的时候，冠状位和矢状位的形态也需要评估。坐骨神经痛性的脊柱侧凸或者正常腰椎前突前凸的丧失可由潜在的肌肉痉挛引起。

体格检查的第二步是对背部进行系统的触诊。棘突需要以阶梯式由上到下逐一触诊。与多个节段出现触压痛相比，在 1~2 个节段出现触压痛与椎体或椎间盘的病变关系更大。此外，腰骶连接、骶骨突起、骶髂关节和坐骨大切迹也需要触诊。

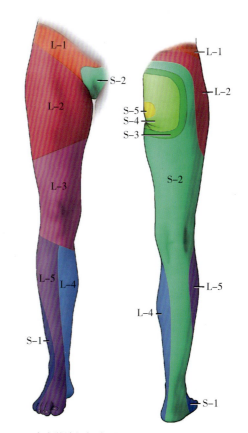

图 20.4　下肢感觉神经根支配

表 20.1　下肢神经根、肌肉支配、感觉分布和反射总结

神经根	肌肉支配	感觉分布	反射
L2	髋部屈肌	上 1/2 大腿前侧	—
L3	股四头肌	下 1/2 大腿前侧	部分膝腱反射
L4	胫骨前肌	小腿内侧 / 足内侧	膝腱反射
L5	踇长伸肌	足背侧	—
S1	小腿后三头肌	足外侧	踝反射

在这些部位的炎症通常也会产生类似坐骨神经受累的下腰背疼痛，这会与椎间盘突出的症状相混淆。然而，仅仅通过触诊和患者对下腰背疼痛位置的描述来辨别疼痛的起因是十分困难的，因为在椎间盘、关节突以及骶髂关节病变在症状和体征上有很大重叠。

对于所有怀疑存在椎间盘突出的患者都需要做一个十分全面的神经系统检查。感觉功能可以通过轻触和针刺（辨别钝痛和刺痛）的方式来评估。虽然一个标准的神经感觉皮肤分布图表是很有用的，但是在不同个体之间的皮肤感觉分布也存在着很明显的可变性。检查中最不连续的是 L4、L5 和 S1 神经根所支配的区域。每一个神经根的最佳检查部位如下：

- L4——内踝。
- L5——足背第一趾间。
- S1——足底外侧。

与运动肌力检查不同，量化感觉检查是有些困难的。因此最佳的方式是将感觉描述为正常、减退和缺失三者之一。通常情况下，与对侧进行感觉状态的比较有助于检查出不同。

同样地，运动检查同样需要系统地进行。每一个神经根的功能都可以用特定的肌肉群来评估。

- L1/L2——通过屈曲髋关节检查髂腰肌功能。
- L2——内收髋关节检查内收肌群功能。
- L3——伸膝关节检查股四头肌功能。
- L4——踝关节背屈检查胫骨前肌功能。
- L5——伸展踇趾检查踇长伸肌功能。
- S1——跖屈踝关节检查小腿后三头肌（腓肠肌 / 比目鱼肌复合体）功能。

运动功能可以分为 6 级（0~Ⅴ级）。每一级运动功能的描述如下：

- 0 级——没有肌肉收缩。
- Ⅰ级——可以看到肌肉收缩，但不能带动关节活动。
- Ⅱ级——可以活动关节，但是不能对抗重力。
- Ⅲ级——可以克服重力，但是不能对抗检查者施加的阻力。
- Ⅳ级——可以对抗检查者施加的一部分阻力，但是弱于正常人。
- Ⅴ级——正常肌力，可以对抗检查者施加的全部阻力。

总体来讲，下肢的肌肉相对比较有力，细微的肌力减弱很难通过人为的强度测试检查出来。股四头肌肌力减弱可以通过单腿下蹲检查。足跟行走困难提示胫前肌肌力减弱，足尖行走或者单腿足跟抬高困难提示小腿后三头肌肌力减弱。

腰神经根神经系统检查的最后一部分是检查深反射（DTRs）。最具有代表性的深反射是膝腱反射和跟腱反射。当 L3 或者 L4 神经根受累时，膝腱反射可能会减弱或者完全消失。而跟腱反射的改变主要与 S1 神经根病变有关。典型的神经根压迫会造成腱反射的减弱或者消失。腱反射亢进，特别是双侧亢进，通常由上运动神经元病变引起，同时也可能提示脊髓在胸椎或者颈椎处受压。

炎性神经被牵拉时会产生疼痛。直腿抬高试验（SLR）是患者仰卧位时检查的一种诱发性试验。检查者手持患者足跟，保持患者下肢放松，膝关节伸展，缓慢地将下肢抬起。当放射至膝关节以下的坐骨神经痛在下肢抬高 35°~70°重新出

现时，认为该试验阳性。在下肢抬高到35°时，松弛的坐骨神经分支刚开始受到牵拉。当下肢抬高超过35°时，张力作用于神经根上，椎间盘处的神经根也开始变得紧张。当下肢抬高超过70°时，神经根不会再继续被牵拉。直腿抬高试验是诱发L4、L5或者S1的神经根放射痛最佳试验。但对于上位腰椎神经根并不适合，检查上位腰椎神经根则需要用到股神经牵拉试验。检查时，患者俯卧位，患侧下肢背伸髋关节，屈膝，下肢抬高。这会使股神经牵拉，增加L2、L3和L4神经根的张力。研究表明，直腿抬高试验有高度的敏感性，但特异性不高，任何病变造成神经根受压，都会导致直腿抬高试验阳性。对侧直腿抬高试验具有很高的特异性，但是敏感性较低。对侧直腿抬高试验是将无症状的下肢抬高出现患肢放射痛的症状。拉塞格征（Lasègue征）是直腿抬高试验的另一种演变方式，它是将下肢抬高直到放射痛出现。此时，将同侧踝关节最大限度的背屈后，坐骨神经及下位腰椎神经根的张力会进一步增加，这会使原有的疼痛加重。

影像学诊断

一般地，合理谨慎地应用诊断影像学对于评价存在腰椎神经根病患者的病情是很重要的。大部分有背痛及下肢疼痛的患者，在缺乏明显的神经损伤或其他危险征象（例如，怀疑由肿瘤或感染引起的全身症状，急性的直肠和（或）膀胱功能障碍等）时，在最初的4~6周不需要做任何影像学检查。如果患者受到过严重的创伤，前后位及侧位的X线片可以用来排除骨折，尽管这种神经根受压病变的表现并不常见。大部分有神经根病变的患者往往会在6周内自发缓解，因此先进的影像学检查可以在症状出现后，等待一段时间再检查。

X线片（平片）

X线片上不能看到突出的椎间盘，但是可以提示某些椎间盘突出的骨性变化，如脊柱侧凸或骨质增生等椎间盘退变的征象。这些变化包括骨赘形成、椎间隙变窄、轻微的椎体滑移、关节突关节增生肥大，或者脊柱矢状位椎体序列的改变。X线片的检查结果一般都是阴性的，特别是伴有急性椎间盘突出的年轻患者平片更是如此。然而，站立位X线片有助于评价骨折和椎体序列的改变。术前拍摄脊柱的前后位及侧位片是十分重要的。这些X线片对发现腰椎异常椎体的数量包括解剖移行区，因为这会影响到术中对正确椎间盘节段的识别。过伸过屈位片对腰椎间盘突出的患者作用较局限，而且除非有节段不稳定的指征，否则不作为常规检查。

磁共振成像（MRI）

MRI是诊断椎间盘突出最常用的影像学方法。MRI上椎间盘和神经都很容易看到，而且很容易评估神经根受压的程度。通过MRI可以确定椎间盘突出的位置和形态。除此之外，MRI还可以除外造成神经根病更危险的原因，如肿瘤和感染。MRI应作为腰椎神经根病变患者的可选检查。如果没有手术史以及怀疑肿瘤及感染危险迹象的可能，则不需要注入显影剂。

计算机断层扫描（CT）

在MRI问世之前，CT被认为是评估椎间盘突出的影像学方法。过去，多重的软组织和骨组织序列被用来检查椎间盘。今天，CT扫描通常用于有MRI检查禁忌或者无法获得所需信息的患者。CT扫描检查同样可以向鞘内注射显影剂（例如，CT椎管造影术）。CT椎管造影术据报道在探查椎间盘突出上有着几乎和MRI一样的敏感度。对于存在MRI禁忌如植入人工心脏起搏器或者植入人工耳蜗的患者可以行此检查。但是，CT椎管造影属于侵入性检查，它可能会造成腰穿后头痛和罕见蛛网膜炎的风险。

治疗

非手术治疗

腰椎间盘突出造成的神经根病变的治疗，依据它良好的自然病史，通常80%的患者可以通过非手术治疗在 3~6 个月改善症状。卧床休息应当被限制为 2~3 天。长时间制动有潜在延长功能障碍的风险且疼痛会持续甚至加重。运动疗法和躯体康复治疗属于腰椎间盘突出的非手术治疗。治疗的目标是恢复因疼痛、夹板治疗和痉挛而丧失的腰部力量、灵活度及功能。此外，应当提供关于正确的姿势以及避免可能增加椎间盘压力或神经张力的宣教。物理疗法指的是躯体稳定性训练，椎旁肌肉拉伸和强化，臀部、腹部的肌肉和跟腱的锻炼也是很有帮助的，因为这些肌肉在维持脊柱动态和静态稳定上有重要作用。其他的治疗方式如超声波治疗、电刺激治疗或按摩，虽然不能起到长期的作用，但可短期内帮助缓解腰背痛的症状。

药物治疗有助于减轻椎间盘突出所导致的症状。非甾体类抗炎药物（NSAIDs）是治疗的一线药物。非甾体类抗炎药物在使用时有一些重要的注意事项需要考虑在内，包括它的副作用。在症状急性发作时，短效镇痛药如小剂量吗啡的使用，有助于缓解严重的疼痛，但不能长期使用，最长不超过 1 周。类固醇以递减剂量的口服给药方案同样有助于缓解炎症刺激神经根所产生的疼痛，虽然疼痛经常在药量递减后再次出现。所谓的肌松类药物也经常被提及，但是这类药物产生的镇静作用要大于肌松作用，因此通常不推荐使用。

此外，对很多患者选择性经椎间孔注射类固醇激素也可以短期缓解疼痛症状。在大部分病例中，腰椎硬膜外类固醇注射（LESIs）如经椎间孔注射可用于一线镇痛药物治疗效果不佳的患者。在一篇回顾性研究报告中，Wang 等研究了 69 位无创治疗失败需要手术干预的患者，术前，所有患者均接受了受累节段的一次或多次 LESIs，结果 77% 的患者获得了临床缓解，随访平均 1.5 年内避免了手术。

手术治疗

手术适应证：腰椎间盘切除术的两个绝对适应证是进行性神经功能减退和马尾综合征。大部分患者并没有这些表现，但以下 3 点同时出现需考虑手术治疗：

- 影像学提示压迫性病变的位置与患者的症状、物理检查相一致。
- 神经系统检查有明确的变化，包括感觉麻木、肌力减退或神经牵拉征阳性
- 6 个月内的非手术治疗无效，包括药物治疗和是否使用选择性鞘内注射治疗

手术方式：手术切除椎间盘的方法有很多。目前，标准的显微椎间盘切除术是最普遍的手术方式。该术式涉及仔细地选择切口、单侧椎板开窗为突出的椎间盘和受累神经提供充足的术野、轻柔地牵拉神经及直接切除突出的椎间盘。仅切除突出的椎间盘组织而不过多地去除在椎间隙内完好的椎间盘组织，已被证明有更佳的临床预后，尽管有相对更高的复发率。应用小型放大镜和头灯或者手术显微镜对从一个小切口内获得完全可视化的术野是必不可少的。椎间孔型与极外侧型椎间盘突出的手术可以通过多裂肌和最长肌之间的椎旁肌间隙进入，同时需要在横突及侧方关节突之间更深的暴露。

各种各样的微创手术方式相继问世。应用通道系统经椎旁肌间隙来暴露椎间盘，尽管经通道椎间盘切除术和传统显微椎间盘切除术的临床预后在 I 期临床随机对照试验中无明显差别。一些新兴的实验性技术需要置入一个椎间盘的切割装置，切除椎间盘组织，间接神经减压。其他方法包括用内镜直视下减压神经和椎间盘组织。椎间盘的化学溶解（例如，化学髓核溶解术）在过去很受欢迎，但是这个方法因酶相关的并发症以及其劣于开放性椎间盘切除术的预后使其最终在美国基本上被淘汰了。

术后护理：对一个身体健康的患者而言，这种不太复杂的显微椎间盘切除术可以如门诊手术一样快速完成。术后 1 周之内，下肢症状术后很快就缓解，但活动度通常会因手术切口疼痛而被限制。外科医生所担心的问题是术后早期剧烈的活动和负重会增加椎间盘突出复发及过度形成瘢痕的风险，因此他们建议患者在椎间盘切除术后 3~4 周避免做弯腰、扭转、抬重物等动作。虽然这

是医生常见的做法，但是并没有文献报道来证实术后活动限制的问题。术后不限制活动流程显示其相似的预后和再复发比例。

手术疗效

在术前经过严格的手术适应证筛选后，椎间盘切除术的疗效是值得肯定的。多重因素会影响手术预后，包括椎间盘突出的位置、术前患者的心理状态、术者的经验以及患者工作状态等等。Carragee 等证实在轴位 MRI 如果患者需要切除的椎间盘组织较大（例如，大于 6mm 的碎片），其手术干预的效果往往要好于那些非手术治疗的患者。同样，Knop-Jergas 等根据椎间盘突出的解剖位置来分析腰椎椎间盘切除术的效果，得出后外侧型及椎间孔型椎间盘突出的患者手术疗效最佳，近 80% 的患者结果是好或极好。另一方面，中央型椎间盘突出和宽基底的椎间盘膨出疗效最差，分别只有 47% 及 54% 结果是好或极好。有趣的是，Dewing 等同样报道了椎间盘突出的节段会对手术疗效产生影响。在他们的研究中，L5~S1 节段突出手术和 L4~L5 节段相比，L5~S1 节段术后视觉模拟量表（VAS）和功能障碍指数评分（ODI）改善更明显。另外，游离型突出的患者手术疗效要明显好于包容型椎间盘突出的患者。

为了评价腰椎间盘突出手术的效能，Weinstein 等进行了脊柱手术患者预后试验研究（SPORT），一个并行随机对照试验和观察性的队列研究，招募了全美国 13 个综合脊柱中心于 2000 年 3 月—2004 年 11 月接受治疗的患者。在超过 1200 位参与者中，进行长期的非手术治疗和手术治疗的比较研究。在随机对照研究（RCT）中每一个方向上都有超过 40% 的交叉，因此治疗意向的分析无统计学意义。4 年来，治疗分析结合随机对照试验与观察性的队列研究结果显示：经手术治疗的患者，在除工作状态之外的所有主要和次要的预后指标中都有显著改善。非手术组和基线相比也有很大的提升，但是手术组提升的更高更快。从该研究近 8 年公布的结果来看，同非手术治疗相比，手术的优势是持续存在的。8 年来两组的手术疗效几

乎没有一点儿降低。

社会心理的因素同样被很多学者证实对腰椎椎间盘切除术的疗效有深远影响。那些很自信的、仅轻度抑郁的，以及整体上乐观的患者一般疗效较好。其他好的疗效指标包括术前疼痛指数高、受教育程度高、对总体生活满意度高、工作环境舒适。在一项研究中指出，最好的手术疗效指标是明尼苏达多重人格量表测出的心理学评分。然而，大部分的研究只关注在手术的治疗效果。如果分析手术的治疗效果（手术和非手术治疗后症状改善的区别），大部分指标将不再是影响术后疗效的重要特异指标，因为它们会相似的影响非手术治疗的效果。SPORT 的椎间盘突出研究确实指出没有其他关节疾病的患者、术前症状较严重的患者及已婚的患者的手术疗效更好。

并发症

椎间盘切除术后的并发症总结如下：

■ 椎间盘再突出：0~18% 的病例发生椎间盘再突出，造成这种悬殊统计结果的一个主要原因是对"再突出"的定义和随访的持续时间不同。SPORT 的 8 年随访结果表明，9% 的患者因椎间盘再突出接受了同样节段手术治疗。

■ 切口感染：0~3% 的病例发生切口感染。切口感染可发生在浅表组织，也可在深层组织。后者则需要手术冲洗清创，前者可能只需要抗生素治疗。SPORT 报道切口感染的发生率为 2.3%。

■ 硬膜外脓肿：硬膜外脓肿的发生是很罕见的，发生率仅为 0.3%。硬膜外脓肿应当通过外科手术排脓。

■ 脓性椎间盘炎：2.3% 的病例在椎间盘切除术后发生脓性椎间盘炎。早期发现脓性椎间盘炎非常重要，可避免更广泛的骨组织受累。如果没有硬膜下脓肿和神经损害，可先用抗生素治疗。

■ 血管损伤：血管损伤非常罕见。很少的病例记载在进行椎间隙穿刺时损伤前方血管。

■ 意外硬膜撕裂：硬膜撕裂发生率在 0~4%，SPORT 报道硬膜撕裂的发生率是 3%。大部分研究结果证实硬膜的意外损伤只会造成更长的手术时

间、更大的失血量，以及更久的住院时间，但是对患者术后功能恢复，疼痛改善没有影响。

- 椎体不稳定：椎间盘切除术后椎体不稳定很少见。保留关节突关节有助于避免该并发症。

椎间盘源性的下腰痛

椎间盘源性下腰痛的诊断和治疗很困难且有争议，这主要是因为没有一个客观的检查能证明下腰痛是源于椎间盘的，其次，椎间盘退变、腰椎椎间关节病变等这些影像学的异常也常见于于无症状的患者。从基础科学生物化学和生物力学角度结合椎间盘退变的理解备受关注。

最近，椎间盘内紊乱症这一名词经常被提到。这个名词指的是椎间盘病理性的生物力学及生物化学状态导致下腰痛，具体机制尚不太清楚。然而，纤维环的后部已被证实是由窦椎神经的分支所支配。这提示了从椎间盘传导伤害性疼痛的旁路途径。

临床表现

椎间盘内紊乱症的诊断很困难。患者表现为伴或不伴有下肢放射痛的下腰痛，症状通常出现数年，但是突出的特点是疼痛的急性发作出现得越来越频繁。腰背痛是主要症状，疼痛经常放射至臀部及大腿后侧。下肢放射痛很少超过膝关节。腰椎前屈较背伸更容易加重疼痛。在腰椎活动范围试验中，患者在腰椎屈伸的整个过程中会存在特定的一个可诱发疼痛的位置，在此位置患者经常会出现跌倒前抓持样动作，移开这个区域可以缓解疼痛。神经系统查体通常是正常的。

影像学发现

X线检查的结果通常是大致正常的，但可能会有椎间隙变窄、终板硬化，或骨赘形成等改变。MRI更加实用。在T2加权图像上，椎间盘呈现低信号（黑色），说明椎间盘失去了正常的含水量。纤维环后方高信号和下腰痛之间的关系并不密切，前者表示纤维环周围存在撕裂。骨组织水肿在

MRI上表现为T2高信号和T1低信号（Ⅰ型Modic改变），Ⅰ型Modic改变的出现与下腰痛之间存在着中度相关性。椎间盘造影术的方法是存在争议的（见第三章）。

治疗

非手术方式

非手术治疗方式包括：

- 活动调整。
- 药物治疗，包括NSAIDs。
- 物理疗法，主要是腰椎后伸锻炼、椎旁肌力量强化、拉伸和一般性的调节。
- 认知行为治疗。
- 多模式强化康复训练（也称功能重建恢复疗法）包括物理疗法、职业疗法、认知行为疗法。
- 硬膜外类固醇注射。
- 射频消融术。

有创的治疗方式

椎间盘内电热疗法（IDET）在20世纪末被提出，但后来因预后不佳和并发症被淘汰。这个方法通过经皮向椎间盘内嵌入一个电热圈，电凝含胶原蛋白的组织及纤维环后方的疼痛神经末梢。临床预后是多样的，在一篇报道中表明在50%接受该治疗的患者中，有一半患者症状减轻。近期，超过两个随机前瞻性研究提出与非手术治疗相比，IDET的益处甚微。

椎间融合术是慢性椎间盘源性下腰痛最常用的手术治疗方式。据文献报道，椎间融合术的预后结果多样。即使很仔细地筛选患者，侧后方融合术只有50%~70%的病例是成功的，取决于接受治疗患者的总数及对手术成功的定义。系统回顾普遍发现融合手术比不成体系的理疗有一定的优势，但是与功能恢复疗法效果相似。目前，没有一致的结果证明任何一种椎间融合术的优势。

在这些手术技术之上的是腰椎运动保留的手术，如全椎间盘置换术和髓核置换术。从初期数据来看，全椎间盘置换术可以像椎间融合术一样

成功。在保留腰椎运动功能，降低邻近节段退变发生率的这种长远益处仍有待观察。对人工椎间盘装置寿命及翻修手术的潜在难度的担心限制了该手术在腰椎中应用。

马尾综合征

马尾综合征最常因椎间盘突出而引起，但也可以继发于肿瘤、硬膜下脓肿和血肿。在椎间盘突出中最常见于中央型椎间盘突出，也可见于中央旁型或更外侧的椎间盘突出，好发于 30 岁左右的男性，好发部位通常在 L4~L5。马尾综合征应当作为急诊手术的绝对适应证，因为神经系统症状的转归是受压迫时间影响的。临床上对马尾综合征的诊断可依靠很多方面，包括会阴区皮肤感觉障碍（又称鞍区感觉麻木）、肛门反射的异常、大便和（或）小便失禁、新发的下肢感觉障碍、新发的或者进行性加重的运动功能障碍。除了需要仔细的物理检查外，对马尾综合征的评估还需要包括测量膀胱残余尿量（PVR）。正常情况下，PVR 应当小于 100mL。PVR 通常在术前是异常的，并且 PVR 可以作为术后随访的重要指标。患者若是出现了与马尾综合征一致的一组症状应当行急诊 MRI 检查，以判断其症状群是否因腰椎的病变引起。

减压术和椎间盘切除术通常通过一个正规的椎板切除术来完成。其支持者认为椎板减压术可提供最佳的硬膜视野，并可避免过度牵拉神经根。充分地暴露对于移除较大的中央型椎间盘突出是十分重要的，通过单侧椎板切除则很难安全的切除。椎间盘切除术应当于症状出现短期内进行，在症状出现 48~72h 行减压术会获得更好的感觉、运动、膀胱及直肠功能的恢复。肌力的改善会持续至术后 1 年。虽然 PVR 通常 6 周内就可以减少至小于 110mL，但膀胱功能的恢复会持续至术后 16 个月。与延期手术相比，早期手术似乎不会从本质上解决术后疼痛问题。患者术前的神经功能状态似乎是术后恢复的最好预测指标。尽管及时地有效地行手术干预，但是很多患者术后依然遗留了一些神经功能的障碍。

参考文献

[1] Ahn UM, Ahn NU, Buchowski JM, et al. Cauda equina syndrome secondary to lumbar disc herniation: a meta-analysis of surgical outcomes. Spine (Phila Pa 1976) 2000;25(12):1515–1522.

[2] Alaranta H, Hurme M, Einola S, et al. A prospective study of patients with sciatica: a comparison between conservatively treated patients and patients who have undergone operation, part II: results after one year follow-up. Spine (Phila Pa 1976) 1990;15(12):1345–1349.

[3] An HS, Simpson JM, Stein R. Outpatient laminotomy and discectomy. J Spinal Disord 1999;12(3):192–196.

[4] Arts MP, Brand R, van den Akker ME, et al. Tubular diskectomy vs conventional microdiskectomy for the treatment of lumbar disk herniation: 2-year results of a double-blind randomized controlled trial. Neurosurgery 2011;69(1):135–144.

[5] Atlas SJ, Deyo RA, Keller RB, et al. The Maine Lumbar Spine Study, part II: 1-year outcomes of surgical and nonsurgical management of sciatica. Spine (Phila Pa 1976) 1996;21(15):1777–1786.

[6] Atlas SJ, Keller RB, Chang Y, et al. Surgical and nonsurgical management of sciatica secondary to a lumbar disc herniation: five-year outcomes from the Maine Lumbar Spine Study. Spine (Phila Pa 1976) 2001; 26(10):1179–1187.

[7] Balderston R, Gilyard G, Jones A, et al. The treatment of lumbar disc herniation: simple fragment excision versus disc space curettage. J Spinal Disord 1991;4(1):22–25.

[8] Barrios C, Ahmed M, Arrotegui JI, et al. Clinical factors predicting outcome after surgery for herniated lumbar disc: an epidemiological multivariate analysis. J Spinal Disord 1990;3(3):205–209.

[9] Bono CM, Garfin SR. Spine. Philadelphia, PA: Lippincott Williams & Wilkins; 2004.

[10] Bush K, Cowan N, Katz DE, et al. The natural history of sciatica associated with disc pathology: a prospective study with clinical and independent radiologic follow-up. Spine (Phila Pa 1976) 1992;17(10):1205–1212.

[11] Carragee EJ, Han MY, Yang B, et al. Activity restrictions after posterior lumbar discectomy: a prospective study of outcomes in 152 cases with no postoperative restrictions. Spine (Phila Pa 1976) 1999;24(22):2346–2351.

[12] Carragee EJ, Kim DH. A prospective analysis of magnetic resonance imaging findings in patients with sciatica and lumbar disc herniation: correlation of outcomes with disc fragment and canal morphology. Spine (Phila Pa 1976) 1997;22(14):1650–1660.

[13] Carragee EJ, Spinnickie AO, Alamin TF, et al. A prospective controlled study of limited versus subtotal posterior discectomy: short-term outcomes in patients with herniated lumbar intervertebral discs and large posterior anular defect. Spine (Phila Pa 1976) 2006;31(6):653–657.

[14] Cashion EL, Lynch WJ. Personality factors and results of lumbar disc surgery. Neurosurgery 1979;4(2):141–145.

[15] Chang HS, Nakagawa H, Mizuno J. Lumbar herniated disc presenting with cauda equina syndrome: long-term follow-up of four cases. Surg Neurol 2000;53(2):100–105.

[16] Choudhury A, Taylor J. Cauda equina syndrome in lumbar disc disease. Acta Orthop Scand 1980;51(3):493–499.

[17] Crawshaw C, Frazer A, Merriam W, et al. A comparison of surgery and chemonucleolysis in the treatment of sciatica. A prospective randomized trial. Spine (Phila Pa 1976) 1984;9(2):195–198.

[18] Croissant PD. Extreme-lateral lumbar disc herniation. J Neurosurg 1996;84:1077.

[19] Delamarter RB, Sherman JE, Carr JB. 1991 Volvo Award in experimental studies. Cauda equina syndrome: neurologic recovery following immediate, early, or late decompression. Spine (Phila Pa 1976) 1991; 16(9):1022–1029.

[20] Desai A, Ball PA, Bekelis K, et al. SPORT: does incidental durotomy affect long-term outcomes in cases of spinal stenosis? Neurosurgery 2011;69(1):38–44.

[21] Deyo RA, Diehl AK, Rosenthal M. How many days of bed rest for acute low back pain? A randomized clinical trial. N Engl J Med 1986; 315(17):1064–1070.

[22] Epstein NE. Different surgical approaches to far lateral lumbar disc herniations. J Spinal Disord 1995;8(5):383–394.

[23] Ewah B, Calder I. Intraoperative death during lumbar discectomy. Br J Anaesth 1991;66(6):721–723.

[24] Fairbank J, Frost H, Wilson-MacDonald J, et al. Randomised controlled trial to compare surgical stabilisation of the lumbar spine with an intensive rehabilitation programme for patients with chronic low back pain: the MRC spine stabilisation trial. BMJ 2005;330(7502):1233.

[25] Faulhauer K, Manicke C. Fragment excision versus conventional disc removal in the microsurgical treatment of herniated lumbar disc. Acta neurochir (Wien) 1995;133(3–4):107–111.

[26] Fisher RG, Saunders RL. Lumbar disc protrusion in children. J Neurosurg 1981;54(4):480–483.

[27] Ford L, Gilula LA, Murphy WA, et al. Analysis of gas in vacuum lumbar disc. AJR Am J Roentgenol 1977;128(6):1056–1057.

[28] Frei H, Oxland TR, Rathonyi GC, et al. The effect of nucleotomy on lumbar spine mechanics in compression and shear loading. Spine (Phila Pa 1976) 2001;26(19):2080–2089.

[29] Fritzell P, Hägg O, Wessberg P, et al.; Group SLSS. Chronic low back pain and fusion: a comparison of three surgical techniques: a prospective multicenter randomized study from the Swedish lumbar spine study group. Spine (Phila Pa 1976) 2002;27(11):1131–1141.

[30] Gleave J, Macfarlane R. Cauda equina syndrome: what is the relationship between timing of surgery and outcome? Br J Neurosurg 2002;16(4):325–328.

[31] Hurme M, Alaranta H. Factors predicting the result of surgery for lumbar intervertebral disc herniation. Spine (Phila Pa 1976) 1987;12(9):933–938.

[32] Jönsson B, Strömqvist B. Clinical characteristics of recurrent sciatica after lumbar discectomy. Spine (Phila Pa 1976) 1996;21:500–505.

[33] Knop-Jergas BM, Zucherman JF, Hsu KY, et al. Anatomic position of a herniated nucleus pulposus predicts the outcome of lumbar discectomy. J Spinal Disord 1996;9(3):246–250.

[34] Kosteljanetz M, Espersen J, Halaburt H, et al. Predictive value of clinical and surgical findings in patients with lumbago-sciatica. A prospective study (part I). Acta Neurochir (Wien) 1984;73(1–2):67–76.

[35] Kostuik J, Harrington I, Alexander D, et al. Cauda equina syndrome and lumbar disc herniation. J Bone Joint Surg Am 1986;68(3):386–391.

[36] Kotilainen E, Valtonen S. Clinical instability of the lumbar spine after microdiscectomy. Acta Neurochir (Wien) 1993;125(1–4):120–126.

[37] Krause M, Refshauge KM, Dessen M, et al. Lumbar spine traction: evaluation of effects and recommended application for treatment. Man Ther 2000; 5(2):72–81.

[38] Lee CK, Vessa P, Lee JK. Chronic disabling low back pain syndrome caused by internal disc derangements: the results of disc excision and posterior lumbar interbody fusion. Spine (Phila Pa 1976) 1995;20:356–361.

[39] Lurie JD, Tosteson TD, Tosteson AN, et al. Surgical versus nonoperative treatment for lumbar disc herniation: eight-year results for the spine patient outcomes research trial. Spine (Phila Pa 1976) 2014; 39(1):3–16.

[40] McCarthy MJ, Aylott CE, Grevitt MP, et al. Cauda equina syndrome: factors affecting long-term functional and sphincteric outcome. Spine (Phila Pa 1976) 2007;32(2):207–216.

[41] McCulloch JA, Transfeldt E. Macnab's Backache. Baltimore: Williams & Wilkins; 1997.

[42] Mirza SK, Deyo RA. Systematic review of randomized trials comparing lumbar fusion surgery to nonoperative care for treatment of chronic back pain. Spine (Phila Pa 1976) 2007;32(7):816–823.

[43] Nielsen B, De Nully M, Schmidt K, et al. A urodynamic study of cauda equina syndrome due to lumbar disc herniation. Urol Int 1980;35(3): 167–170.

[44] Nygaard OP, Kloster R, Solberg T. Duration of leg pain as a predictor of outcome after surgery for lumbar disc herniation: a prospective cohort study with 1-year follow up. J Neurosurg 2000;92(2):131–134.

[45] Olmarker K, Rydevik B. Selective inhibition of tumor necrosis factor-alpha prevents nucleus pulposus-induced thrombus formation, intraneural edema, and reduction of nerve conduction velocity: possible implications for future pharmacologic treatment strategies of sciatica. Spine (Phila Pa 1976) 2001;26(8):863–869.

[46] Parker LM, Murrell SE, Boden SD, et al. The outcome of posterolateral fusion in highly selected patients with discogenic low back pain. Spine (Phila Pa 1976) 1997;21:1909–1916.

[47] Pearson AM, Blood EA, Frymoyer JW, et al. SPORT lumbar intervertebral disk herniation and back pain: does treatment, location, or morphology matter? Spine (Phila Pa 1976) 2008;33(4):428–435.

[48] Pearson A, Lurie J, Tosteson T, et al. Who should have surgery for an intervertebral disc herniation? Comparative effectiveness evidence from the spine patient outcomes research trial. Spine (Phila Pa 1976) 2012;37(2):140–149.

[49] Phillips FM, Slosar PJ, Youssef JA, et al. Lumbar spine fusion for chronic low back pain due to degenerative disc disease: a systematic review. Spine (Phila Pa 1976) 2013;38(7):E409–E422.

[50] Polkinghorn BS, Colloca CJ. Treatment of symptomatic lumbar disc herniation using activator methods chiropractic technique. J Manipulative Physiol Ther 1998;21(3):187–196.

[51] Rajasekaran S, Venkatadass K, Babu JN, et al. Pharmacological enhancement of disc diffusion and differentiation of healthy, ageing and degenerated discs: results from in-vivo serial post-contrast MRI studies in 365 human lumbar discs. Eur Spine J 2008;17(5):626–643.

[52] Rothoerl RD, Woertgen C, Brawanski A. When should conservative treatment for lumbar disc herniation be ceased and surgery considered? Neurosurg Rev 2002;25(3):162–165.

[53] Saal JA, Saal JS. Nonoperative treatment of herniated lumbar intervertebral disc with radiculopathy: an outcome study. Spine (Phila Pa 1976) 1989; 14(4):431–437.

[54] Saal JA, Saal JS, Herzog RJ. The natural history of lumbar intervertebral disc extrusions treated nonoperatively. Spine (Phila Pa 1976) 1990; 15:683–686.

[55] Sande E, Myhre H, Witsøe E, et al. Vascular complications of lumbar disc surgery. Case report. Eur J Surg 1991;157(2):141–143.

[56] Saxler G, Krämer J, Barden B, et al. The long-term clinical sequelae of incidental durotomy in lumbar disc surgery. Spine (Phila Pa 1976) 2005;30(20):2298–2302.

[57] Schecter NA, France MP, Lee CK. Painful internal disc derangements of the lumbosacral spine: discographic diagnosis and treatment by posterior lumbar interbody fusion. Orthopedics 1991;14:447–451.

[58] Shapiro S. Cauda equina syndrome secondary to lumbar disc herniation. Neurosurgery 1993;32(5):743–747.

[59] Smyth MH, Wright V. Sciatica and the intervertebral disc: an experimental study. J Bone Joint Surg Am 1958;40:1401–1418.

[60] Soldner F, Hoelper B, Wallenfang T, et al. The translaminar approach to canalicular and cranio-dorsolateral lumbar disc herniations. Acta Neurochir (Wien) 2002;144(4):315–320.

[61] Sørensen L, Mors O, Skovlund O. A prospective study of the importance of psychological and social factors for the outcome after surgery in patients with slipped lumbar disk operated upon for the first time. Acta Neurochir (Wien) 1987;88(3–4):119–125.

[62] Spengler DM, Ouellette EA, Battie M, et al. Elective discectomy for herniation of a lumbar disc. Additional experience with an objective method. J Bone Joint Surg Am 1990;72(2):230–237.

[63] Tay E, Chacha P. Midline prolapse of a lumbar intervertebral disc with compression of the cauda equina. J Bone Joint Surg Br 1979;61(1):43–46.

[64] Van Alphen H, Braakman R, Berfelo MW, et al. Chemonucleolysis or discectomy? Results of a randomized multicentre trial in patients with a herniated lumbar intervertebral disc. Paper presented at: Proceedings of the 8th European Congress of Neurosurgery, Barcelona; September 6–11, 1987.

[65] Walker JL, Schulak D, Murtagh R. Midline disk herniations of the lumbar spine. South Med J 1993;86(1):13–17.

[66] Wang JC, Lin E, Brodke DS, et al. Epidural injections for the treatment of symptomatic lumbar herniated discs. J Spinal Disord Tech 2002; 15(4):269–272.

[67] Weber H. Lumbar disc herniation: a controlled, prospective study with ten years of observations. Spine (Phila Pa 1976) 1983;8:131–140.

[68] Weinstein JN, Lurie JD, Tosteson TD, et al. Surgical vs nonoperative treatment for lumbar disk herniation: the spine patient outcomes research trial (SPOR T) observational cohort. JAMA 2006;296(20): 2451–2459.

[69] Weinstein JN, Lurie JD, Tosteson TD, et al. Surgical versus non-operative treatment for lumbar disc herniation: four-year results for the spine patient outcomes research trial (SPORT). Spine (Phila Pa 1976) 2008; 33(25):2789–2800.

[70] Weise MD, Garfin SR, Gelberman RH, et al. Lower-extremity sensibility testing in patients with herniated lumbar intervertebral discs. J Bone Joint Surg Am 1985;67(8):1219–1224.

[71] Wenger M, Mariani L, Kalbarczyk A, et al. Long-term outcome of 104 patients after lumbar sequestrectomy according to Williams. Neurosurgery 2001;49(2):329–334.

[72] White AH, Von Rogov P, Zucherman J, et al. Lumbar laminectomy for herniated disc: a prospective controlled comparison with internal fixation fusion. Spine (Phila Pa 1976) 1987;12(3):305–307.

[73] Wilder DG, Pope MH, Frymoyer JW. The biomechanics of lumbar disc herniation and the effect of overload and instability. J Spinal Disord 1988;1(1):16–32.

[74] Yeung AT, Tsou PM. Posterolateral endoscopic excision for lumbar disc herniation: surgical technique, outcome, and complications in 307 consecutive cases. Spine (Phila Pa 1976) 2002;27(7):722–731.

第二十一章　峡部裂型滑脱

Paul Anderson
Michael A. Finn
PalS. Randhawa

解剖学

峡部是位于椎体背侧弓上下关节突之间的骨性部分。研究表明，腰椎峡部通常对抗一定的负荷，尤其在过伸和过伸伴旋转的情况下承受着异常高应力。而峡部是环状结构最薄弱的部分。高承载和薄弱的结构导致峡部易发骨折。部分峡部骨折可以自行愈合，而不愈合的则被称之为峡部裂。

峡部断裂使关节突关节阻止椎体前脱位的作用丧失，仅靠椎间盘发挥防止椎体滑脱的主要作用。并非所有峡部裂患者都出现滑脱，椎间盘对抗椎体前脱位失败，则发展成为滑脱。随着椎间盘进行性退变和半脱位，会导致椎间孔狭窄。峡部裂可发生在腰椎任何节段，L5/S1 是最常见的。峡部裂在人群中的患病率约为 5%。

发病机制

峡部裂型滑脱的发病机制一直存在争议，包括出生缺陷，基因异常，后天创伤等多种学说。大多数观点认为是由于反复应力刺激导致的疲劳性骨折。重力和直立姿势导致峡部承受应力，轴向、旋转、反复屈伸动作会进一步增加峡部的应力。基于以上因素，峡部可以发生微骨折。不管峡部骨折能否完全愈合，通常纤维连接，可以保持稳定或者出现脊椎滑脱。

人群中峡部裂型滑脱发病率为 4%~8%，而近亲发病率达到 25%~30%，则提示峡部裂与遗传因素相关。研究也观察到青少年时期峡部裂型滑脱椎体向前滑移的进展更显著，可能与生长潜能或激素分泌有关。女性竞技运动员，如啦啦队员和体操运动员，由于月经初潮的激素水平变化和所从事运动导致的峡部异常应力，更容易发生峡部裂型滑脱。

流行病学

峡部裂发病率高于峡部裂型滑脱，大约 50% 的峡部裂发展为滑脱。文献报道峡部裂的发病率为 4.4%~5.8%，而峡部裂型滑脱为 2.6%~4.4%。第一个发病高峰在 5~7 岁，第二个高峰发生在青少年时期。男性峡部裂型滑脱的发病率是女性两倍，而女性滑脱进展的概率是男性的 4 倍。峡部裂型滑脱患者中也常见先天性脊柱隐裂（24%~70%），通常认为，隐性脊柱裂导致峡部应力增加，变得更脆弱。

一项针对 500 例患者的前瞻性影像学研究证实，6 岁儿童和成年人的峡部裂患病率分别是 4.4% 和 6%。90% 的峡部裂发生在 L5。27 例峡部裂中 21 例是双侧，大部分伴有椎体滑脱。

分型

峡部裂型滑脱可以分为 3 个亚型（图 21.1）。A 型为经典的由于应力或疲劳骨折导致的峡部溶解。B 型表现为延长的峡部，被认为是峡部微骨折愈合后的表现。C 型最为少见，指峡部急性骨折。

最常用的基于影像学的滑脱分度是 Meyerding

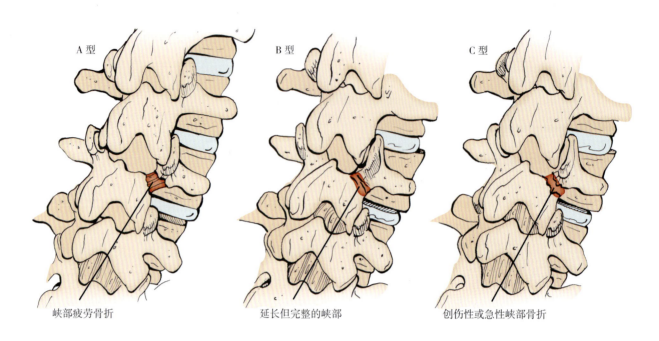

A 型　　　　　　　　　　　B 型　　　　　　　　　　　C 型

峡部疲劳骨折　　　　　延长但完整的峡部　　　　创伤性或急性峡部骨折

图 21.1 峡部裂性滑脱分型

分型。通过计算上位椎体相对于下位椎体上终板滑移的百分比，Ⅰ，Ⅱ，Ⅲ，Ⅳ度分别表示 0~25%，25%~50%，50%~75%，> 75% 的脱位。完全的或者 100% 的滑脱称为脊柱前移。

　　针对滑脱病例，脊柱骨盆形态和方向是需要考虑的重要因素。除了椎体滑移还需要考虑椎体成角移位。矢状位旋转，称为滑脱角，是反映腰骶椎局部后凸的参数（图 21.2）。测量方法是，骶骨后部切线的垂线与 L5 椎体上终板的夹角，正常人通常为 0°。

诊断

　　影像学通常先查腰椎正侧位片和左右斜位片。有学者建议拍摄 30° 斜位头倾片更利于显示滑脱。峡部裂在斜位片上的经典表现是"苏格兰犬"征（图 21.3）。过伸过屈位 X 线片可能提示动态不稳定。CT 是诊断峡部裂最敏感的检查方法。MRI 是目前常用的最先进的影像学诊断方法，可以显示峡部裂，但是敏感性和特异性尚不确定；MRI 也可以发现峡部断裂前的局部骨小梁水肿。核素

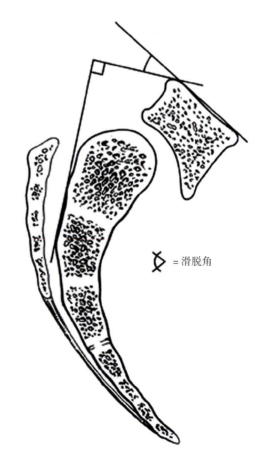

= 滑脱角

图 21.2 滑脱角，L5 上终板平行线与骶骨后缘切线垂线的夹角，正常值约为 0°

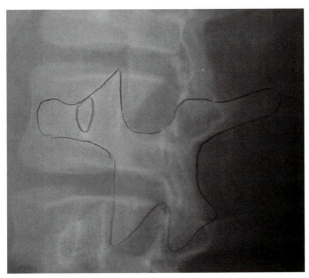

图 21.3 斜位 X 线片显示"苏格兰犬"征，犬的颈部为峡部

扫描对于显示骨小梁水肿最为敏感，但是 MRI 更直观显示由突出的椎间盘、峡部裂部位的纤维瘢痕和关节突关节共同导致的滑脱节段的椎间孔狭窄。无论通过 MRI、CT 或者 X 线片，都可发现峡部裂型滑脱表现为椎体的向前滑脱，而棘突和椎板保持原位。因此，低度滑脱病例中央椎管得以维持。

治疗

保守治疗

大多数病例可以采用保守治疗，经保守治疗效果不佳可以采用手术治疗。保守治疗包括非甾体消炎药物，支具，限制竞技运动，硬膜外或峡部注射等。症状消除后，可以逐渐恢复运动。经过保守治疗后，无论峡部裂是否愈合，大部分患者的症状会改善。峡部裂的临床表现与盘源性腰痛，或者非特异性腰痛相似。因而，物理疗法是维持长期疗效的主要方法，注重加强腹部和背部肌肉训练，也包括适当的有氧运动，戒烟，和控制体重。

对于成年人，无论是否有滑脱，支具治疗并不能有助于峡部裂愈合。对于青少年和儿童，峡部存在应力性损伤，但尚未骨折，支具治疗可以

预防骨折和促进修复。对于有明确峡部裂患者，可以佩戴支具至疼痛缓解。运动员是易发人群，一旦疼痛缓解、从事运动所需的力量与活动度恢复后，可以重返赛场。保守治疗对于 I 度、II 度滑脱，和青少年的峡部裂通常有很好的效果，文献报道不超过 30% 的病例需要手术干预。

手术治疗

经过正规的保守治疗，仍存在持续的腰部功能障碍或者根性痛的峡部裂患者，需要手术治疗。足下垂虽然少见，但是具有明确手术指征。随访中发现的滑脱进展，并伴有症状，尽管未经过保守治疗，也是手术治疗适应证。III 度及以上的滑脱，即使无症状，也应该进行融合手术，由于可能存在导致马尾综合征的风险。

对于成人峡部裂型滑脱患者，已有随机对照研究证实手术治疗获得较保守治疗更佳的疗效。但是，本研究并不能作为放弃保守治疗的依据。

手术方式包括：

- 无内固定器械的融合手术，同时减压或不减压。
  - 内固定融合手术，同时减压或不减压。
  - 内固定复位融合手术。

标准峡部裂型滑脱的减压手术首先是切除椎板，即松动的后弓，棘突、椎板和下关节突（依靠软组织固定），可以整块切除或者顺次咬除。然后通过去除额外的骨、软组织，和部分上关节突进行椎间孔减压。通常不建议单纯的减压手术，25% 的病例会出现术后滑脱进展。一项前瞻性的随机研究质疑了减压的必要性，作者针对峡部裂型滑脱患者单纯行融合手术，甚至存在神经压迫和根性症状，获得了良好的临床疗效和较高的融合率。然而，这一结果并未被其他研究证实。

关于腰椎的融合技术在本书的其他章节已有详述。用于峡部裂型滑脱的不同融合技术的优劣存在争议。文献报道后外侧和椎体间融合术获得满意临床疗效。

临床疗效与峡部裂型滑脱的复位与否无明显相关性。部分学者认为，良好序列的恢复可能有

助于减少邻椎病的发生和达到更坚强的融合。但是，高度滑脱病例的复位常常伴随医源性神经损伤的高风险性，例如 L5/S1 复位过程中导致出口神经根 L5 的损伤。因此，通常建议应用于年轻的或者青少年患者。

对于脊柱前移（Ⅴ度滑脱，L5 椎体位于骶骨前方）的病例，通常采用 Gaines 技术。手术包括两步，首先通过前路行 L4/5、L5/S1 间盘的切除和 L5 椎体的次全切除。然后是经后路行 L5 的椎板和椎弓根的切除，达到 L5 全切，再将 L4 椎体与骶骨固定融合。该项技术的缺点是手术复杂、并发症发生率高。

对于未复位的高度滑脱病例，融合存在困难。Bohlman 研制了一种特殊的骨移植装置，可以通过前路后者后路手术植入，穿过 L5/S1 椎间隙。常用后路手术，通过充分的骶骨椎板切除，使神经能够安全牵开，骨移植物通过 S1 椎体后方进入，穿过椎间隙进入 L5 椎体（图 21.4）。采用该技术不需要进行滑脱复位，文献报道了较高的融合率。

融合手术是峡部裂病例（伴或不伴滑脱）的标准术式，但是对于特定病例，峡部修复术也可以选择，对峡部裂部位直接进行植骨固定，避免了运动节段的融合。该技术的手术适应证包括：

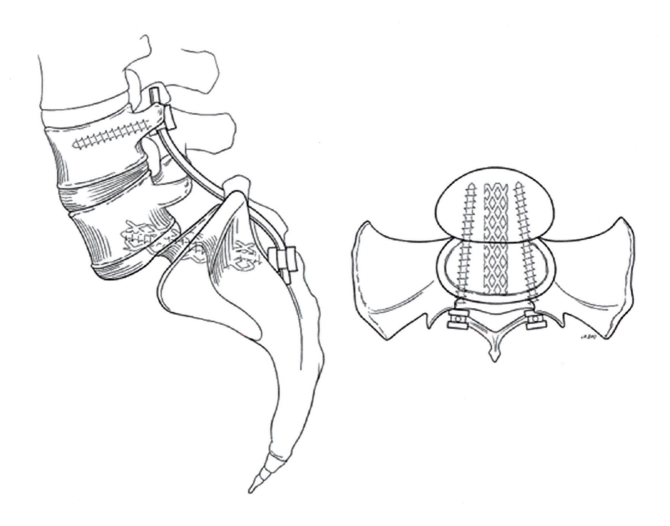

图 21.4　Bohlman 技术，用于未复位的高度滑脱病例，骨移植装置贯穿椎间隙，辅以螺钉固定

- 保守治疗失败，轻度滑脱或者没有滑脱。
- 椎间盘轻度退变或者无明显退变。
- 峡部注射可获得短暂但是几乎完全的疼痛缓解。

文献报道峡部修复技术有很多种，均获得较好的临床疗效和影像学愈合，包括线缆固定，拉力螺钉（图 21.5），椎弓根钉棒系统，椎弓根钉钩系统（图 21.6）。

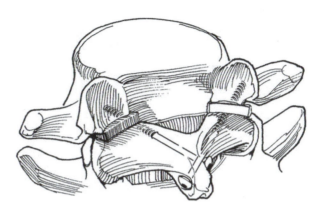

图 21.5　拉力螺钉固定结合植骨直接修复峡部裂

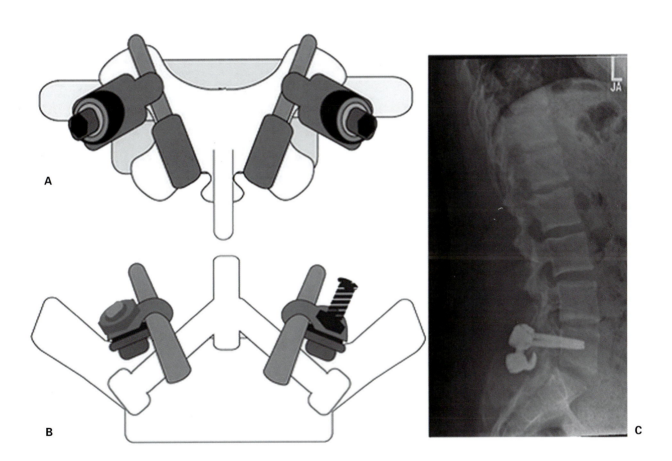

图 21.6　椎弓根钉钩系统固定结合峡部植骨。A. 后面观；B. 下面观；C. 术后侧位 X 线片

参考文献

[1] Altaf F, Osei NA, Garrido E, et al. Repair of spondylolysis using compression with a modular link and screws. J Bone Joint Surg Br 2011;93(1):73–77.

[2] Askar Z, Wardlaw D, Koti M. Scott wiring for direct repair of lumbar spondylolysis. Spine (Phila Pa 1976) 2003;28(4):354–357.

[3] Boxall D, Bradford DS, Winter RB, et al. Management of severe spondylolisthesis in children and adolescents. J Bone Joint Surg Am 1979; 61(4):479–495.

[4] Carragee EJ. Single-level posterolateral arthrodesis, with or without posterior decompression, for the treatment of isthmic spondylolisthesis in adults. A prospective, randomized study. J Bone Joint Surg Am 1997;79(8):1175–1180.

[5] Debnath UK, Freeman BJ, Gregory P, et al. Clinical outcome and return to sport after the surgical treatment of spondylolysis in young athletes. J Bone Joint Surg Br 2003;85(2):244–249.

[6] Debusscher F, Troussel S. Direct repair of defects in lumbar

spondylolysis with a new pedicle screw hook fixation: clinical, functional and Ct-assessed study. Eur Spine J 2007;16(10):1650–1658.

[7] Dunn IF, Proctor MR, Day AL. Lumbar spine injuries in athletes. Neurosurg Focus 2006;21(4):E4.

[8] Fredrickson BE, Baker D, McHolick WJ, et al. The natural history of spondylolysis and spondylolisthesis. J Bone Joint Surg Am 1984;66(5):699–707.

[9] Hart RA, Domes CM, Goodwin B, et al. High-grade spondylolisthesis treated using a modified Bohlman technique: results among multiple surgeons. J Neurosurg Spine 2014;20(5):523–530.

[10] Möller H, Hedlund R. Instrumented and noninstrumented posterolateral fusion in adult spondylolisthesis—a prospective randomized study: part 2. Spine (Phila Pa 1976) 2000;25(13):1716–1721.

[11] Möller H, Hedlund R. Surgery versus conservative management in adult isthmic spondylolisthesis—a prospective randomized study: part 1. Spine (Phila Pa 1976) 2000 ;25(13):1711–1715.

[12] Peek RD, Wiltse LL, Reynolds JB, et al. In situ arthrodesis without decompression for Grade-III or IV isthmic spondylolisthesis in adults who have severe sciatica. J Bone Joint Surg Am 1989;71(1):62–68.

[13] Pizzutillo PD, Hummer CD 3rd. Nonoperative treatment for painful adolescent spondylolysis or spondylolisthesis. J Pediatr Orthop 1989; 9(5):538–540.

[14] Pizzutillo PD, Mirenda W, MacEwen GD. Posterolateral fusion for spondylolisthesis in adolescence. J Pediatr Orthop 6(3):311–316.

[15] Reitman CA, Esses SI. Direct repair of spondylolytic defects in young competitive athletes. Spine J 2002;2(2):142–144.

[16] Rowe GG, Roche MB. The etiology of separate neural arch. J Bone Joint Surg Am 1953;35(1):102–110.

[17] Sakai T, Sairyo K, Suzue N, et al. Incidence and etiology of lumbar spondylolysis: review of the literature. J Orthop Sci 2010;15:281–288.

[18] Saraste H. The etiology of spondylolysis. A retrospective radiographic study. Acta Orthop Scand 1985;56(3):253–255.

[19] Schlenzka D, Remes V, Helenius I, et al. Direct repair for treatment of symptomatic spondylolysis and low-grade isthmic spondylolisthesis in young patients: no benefit in comparison to segmental fusion after a mean follow-up of 14.8 years. Eur Spine J 2006;15:1437–1447.

[20] Wiltse LL, Rothman LG. Spondylolisthesis: classification, diagnosis, and natural history. Semin Spine Surg 1989;1:78–94.

[21] Wiltse LL, Widell EH Jr, Jackson DW. Fatigue fracture: the basic lesion in inthmic spondylolisthesis. J Bone Joint Surg Am 1975;57(1): 17–22.

第六部分　脊柱畸形

第二十二章　青少年脊柱畸形

Grant D. Hogue

Michael P. Glotzbecker

青少年特发性脊柱侧凸

青少年特发性脊柱侧凸（adolescent idiopathic scoliosis，AIS）是一种发生于青春期前或青春期的结构性脊柱畸形。"特发性"是指该病的病因尚不明确。排除了其他导致脊柱畸形的原因（如先天性，神经肌肉源性，感染性或者病理性原因等），AIS 的诊断才可以确立。学校或者基层医疗机构应该在青春期前进行 AIS 筛查。

解剖学

正常脊柱在冠状面上几乎是直立的，在矢状面上有一个正常的胸椎后凸（正常范围 20°~45°）和腰椎前凸（正常范围 40°~60°）。脊柱由 33 个椎体组成：7 个颈椎、12 个胸椎、5 个腰椎、5 个骶椎及 4 个尾椎。在侧凸的脊柱中，顶椎在冠状面上偏离中线，轴向旋转也最严重。除此之外，大部分的 AIS 患者存在胸椎区域后凸减小的情况。

病因学

有关 AIS 病因的学说很多，而目前最让人接受的理论是遗传因素在 AIS 的发病过程中起到了重要作用。系谱研究发现有脊柱侧凸的患者生育出的后代更容易出现脊柱侧凸。Paul Harrington 发现脊柱侧凸超过 15° 的女性患者生育的女儿患有脊柱侧凸概率为 27%。更近的研究发现，10% 的 AIS 患者家庭中有亲属也患有该疾病。双胞胎研究提示 73% 的同卵双生子会出现一致的脊柱侧凸表型，而异卵双生子一致的可能性则很低。虽然脊柱侧凸患者整体柔韧性升高，但是研究发现许多与软组织异常有关的基因（例如表达胶原、纤维蛋白和弹性蛋白的基因）与 AIS 的发病并没有关系。研究人员也开展了许多激素和生长因子方面的研究，但是目前尚没有确切的结论能够证实与 AIS 发病相关。因此，在获得更确定的证据之前，这种类型的脊柱侧凸仍然是"特发性"。

流行病学

流行病学研究结果显示 0.5%~4% 的青少年患有 AIS（Cobb 角 ≥ 10°）。不需要处理的轻度侧凸，男女发生比率相近，但是对于度数大的侧凸，男女发生的比例是 1:4。另外，女性侧凸进展的可能性是男性的 10 倍，最常见的侧凸类型是凸侧向右的胸弯和/或凸侧向左的腰弯，如果发现患者胸弯凸侧向左，那么一定要进行详细检查排除其他原因导致的脊柱侧凸。针对青春期前的儿童，许多国家开展了标准化的 AIS 校园筛查。将近 10% 学校筛查阳性的青少年需要接受治疗。通常偏离胸部或腹部轴面超过 7° 被认为是筛查阳性。

分类

在先进的影像学检查和手术技巧出现之前，King-Moe 分型是主要的 AIS 分类方式。后来这种分型方式逐渐被 Lenke 分型取代。Lenke 分型充分考虑到 AIS 是脊柱的三维畸形，将侧凸类型分为 6 种（1~6 型），然后根据腰弯顶椎的凹侧椎弓根与骶骨中线的关系，对腰弯进行修正，并分为 A、B、C 型，最后对胸椎矢状面畸形进行修订（－、

表 22.1　青少年特发性脊柱侧凸的 Lenke 分型

类型	上胸弯	主胸弯	胸腰弯 / 腰弯	侧弯类型
1	非结构性	结构性（主弯）	非结构性	主胸弯（MT）
2	结构性	结构性（主弯）	非结构性	双胸弯（DT）
3	非结构性	结构性（主弯）	结构性	双主弯（DM）
4	结构性	结构性（主弯）	结构性	三主弯（TM）
5	非结构性	非结构性	结构性（主弯）	胸腰弯 / 腰弯（TL/L）
6	非结构性	结构性	结构性（主弯）	胸腰弯 / 腰弯 – 结构性主胸弯（腰弯 > 胸弯 ≥ 10°）

修订			
腰椎修正	CSVL 与腰椎顶椎的关系	胸椎矢状面修正	胸椎矢状位 T5~T12
A	CSVL 位于椎弓根之间	–	后凸不足（< 10°）
B	CSVL 位于顶椎边缘	N	正常 20°~40°
C	CSVL 位于中线	+	后凸过度（> 40°）

N、+）（表 22.1）。顶椎是偏离骶骨中线最远的椎体或椎间盘，根据顶椎的位置可以将弯曲分为胸弯，胸腰弯（T12~L1）或腰弯。

■ 腰椎修正是根据骶骨中垂线与腰弯顶椎的位置关系确定的。

■ 稳定椎是指主弯端椎下方，被骶骨中垂线平分的最头侧脊椎（图 22.1）。

■ 结构性侧弯是指 Bending 像上 Cobb 角不小于 25° 的侧弯。

■ 每一名患者都由一个特定的名称描述侧弯，如 1B+（侧弯类型 / 腰椎修正 / 胸椎矢状面修正）。

一项多中心的回顾研究显示，最常见的侧弯类型是主胸弯，占所有侧弯的 51%，双胸弯次之（20%），胸腰弯再次（12%），双主弯再次（11%）。

诊断

筛查

在美国，大范围的侧凸筛查并不是强制要求的，但是大部分的州和学校支持对没有症状的青少年进行筛查。2004 年，美国预防服务工作组

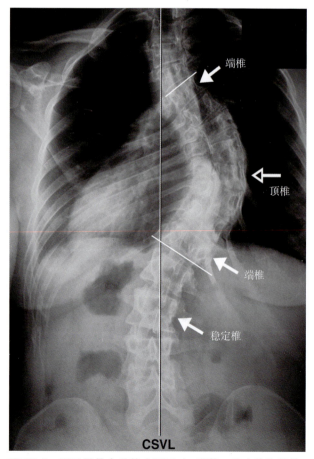

图 22.1　图示骶骨中垂线（CSVL）、顶椎、稳定椎和端椎。稳定椎是指主弯端椎下方，被 CSVL 平分的最头端椎体

（USPSTF）态度突然发生转变，不建议对青少年进行 AIS 的常规筛查。随后，多个医学协会（美国儿科协会、美国骨科医师协会、北美儿童骨科协会、脊柱侧凸研究协会）形成共识，建议进行脊柱侧凸筛查。4 个协会均认可有效的临床筛查带来的益处，包括（1）支具治疗阻止侧凸进展；（2）早期发现需要手术治疗的严重畸形。近期青少年特发性脊柱侧凸支具治疗项目（BrAIST）的研究结果证实支具治疗轻度侧弯是有效的，这一发现也为开展校园筛查的必要性提供有力支持。

筛查最常用的检查方法是 Adams 前屈试验。被检查者向前弯腰，检查者从后方进行观察胸背部是否对称，从前方观察腰背部是否对称，从侧方评估后凸程度。由于脊柱侧凸伴有椎体旋转，患者向前弯腰时可以观察到肋骨突出。躯干旋转的程度可以用脊柱侧凸测量尺（图 22.2）进行评估。7° 以内的躯干旋转角度（Angle of Trunk Rotation，ATR）被认为是正常的。该数值是 Bunnell 从大量的筛查数据中得来的。他还发现，ATR 不超过 5° 的患者中，98% 的侧弯角度 < 20°，当 ATR=6° 时，94% 的侧弯角度 < 20°，当 ATR=7° 时，88% 的侧弯角度 < 20°，而当 ATR=10° 时，只有 50% 的患者侧弯角度 < 20°。如果按照这样的筛查标准，大约 10% 的筛查阳性需要接受治疗。越来越多的证据支持关注 X 线辐射对生长发育期青少年的影响，因此，并非所有就诊的青少年都需要拍摄脊柱 X 线片。每一名患者在拍摄 X 线片之前都要由专业的医生进行系统的脊柱检查。ATR=7 的临界值存在 1 类错误，但是可以避免漏掉可能进展的侧凸患者。

病史

准确详细地收集病史对于特发性脊柱侧凸的诊断和治疗非常重要。除了常规的病史询问（年龄、性别、既往病史、家族史和个人史），对于初诊患者，以下情况也需要了解：

■ 发育 / 月经情况：第二性征、女性的月经初潮、男性变声。

■ 脊柱侧凸家族史：父母有侧弯病史，患有侧弯的风险增高 3 倍；兄弟姐妹有侧弯病史，患

有侧弯的风险增高七倍。

■ 患者当前的身高，父母的身高及骨骼发育成熟的兄弟姐妹的身高。

■ 腰背疼痛和 / 或神经症状：警告信号提示该侧弯可能不是特发性的。

■ 其他病史如马方氏综合征，Ehlers-Danlos 综合征，神经纤维瘤病。

体格检查

脊柱侧凸患者的体格检查应该包括身高和体重、第二性征、皮肤检查（牛奶咖啡斑提示可能神经纤维瘤病）、神经系统检查、四肢长度，以及是否存在脊柱裂（脊柱区是否有异常毛发或凹陷）。

患者站立位，记录躯干、背部、两肩、领窝是否对称。Adams 前屈试验与侧凸测量仪评估椎体旋转畸形。受试者向前弯腰时，检查者需要从侧面观察胸椎后凸的情况。测量仪读数为 7° 时，X线片显示的侧弯角度通常是 15° ~20°（图 22.2）。双下肢不等长可能误诊为脊柱侧弯。站立位或平卧位时测量双下肢的长度，如果存在双下肢不等长，进一步体格检查或影像学检查时，需要将将短的一侧下肢垫高，使骨盆水平。

对脊柱侧凸患者进行的常规神经系统检查包括肌力检查、腱反射、直腿抬高试验、Babinski 征，腹壁反射以及阵挛检查。如果怀疑患者存在椎管狭窄或脊髓畸形，则需要进行特殊试验检查。

放射学检查

放射学检查有助于诊断侧弯，评估侧弯程度，随访和制定治疗计划。标准的全脊柱后前位 X 线片是采用 36in（1in ≈ 2.54cm）片拍摄的患者站立位，从枕骨到骨盆。后前位 X 线片可以评估冠状面畸形和根据椎体旋转程度评估轴面情况。根据包含骨盆的平片，也可以通过 Y 软骨闭合与否和 Risser 征（图 22.3）来以判断骨骼发育成熟度。根据包含髂嵴和股骨头的后前位 X 线片，也可以评估双下肢长度差异。全长侧位片可以了解脊柱矢状位情况。通常在筛查过程中不拍摄侧位片，但

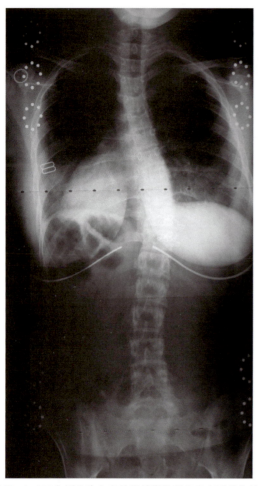
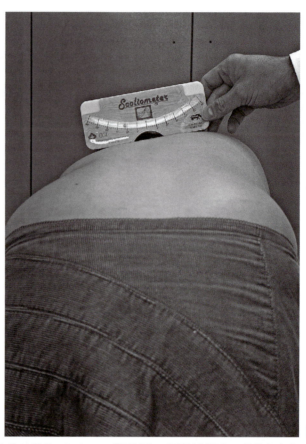

图 22.2　A. 28°右侧凸胸主弯特发性脊柱侧凸患者后前位站立位 X 线片。B. Adam 前屈试验，倾斜计测量躯干旋转角度为 11°

是诊断脊柱侧弯或者怀疑后凸畸形、滑脱时，需要拍摄侧位片。

　　根据冠状面顶椎的位置来描述侧弯，胸弯、胸腰弯或腰弯。Cobb 角反映冠状面侧弯程度，测量方法是以侧凸区上方和下方倾斜角度最大的椎体为端椎，沿上端椎上终板及下端椎下终板画线，两线夹角即为 Cobb 角（图 22.4）。Cobb 角小于10°被认为是正常脊柱，如果超过 10°则认为存在侧弯，具有进展风险需要进行随访。每个患者随访时间和频率不尽相同，但是总的原则是，骨骼未发育成熟，侧弯较大的患者需要密切随访（每4~6 个月），骨骼发育成熟，侧弯较小的患者随访频率可以降低。

　　骨骼发育成熟程度也是影响治疗方式选择的重要因素。除了 Risser 征和 Y 软骨的状态，利用手掌 X 线片判断骨龄和 Sanders 骨骺分级系统都是评价骨骼发育程度的有效方法，可能比骨盆特征更加准确。身高生长高峰期也是侧弯进展最快的高危期，但是许多评估骨骼发育成熟程度的方法（如 Risser 征）在生长高峰过后才出现。有些方法（如鹰嘴骨化程度）在生长高峰出现之前可以应用，但是尚未广泛接受。

　　在制定手术方案的过程中，除了标准的后前位 X 线片，全脊柱侧位片和 Bending 位片也要拍摄。侧位片用于评估胸椎后凸和矢状面整体平衡。从侧位片也可以评估剃刀背畸形严重程度，但是在体格检查过程中评估更加准确。Bending 位片用于评估侧弯的柔韧程度。患者向侧弯凸侧弯曲身体（通常凸侧垫枕），拍摄 X 线片。如果侧弯角度仍然超过 25°，则该弯是结构性弯。

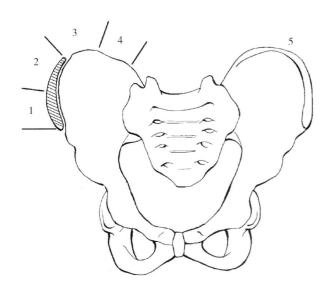

图 22.3 Risser 征：髂骨骨骺的骨化程度以判断骨骼发育成熟的程度。月经初潮时，观察到 Risser 征 1 级（刚开始发生骨化）。Risser 征 4 级（可以观察到整个骨骺但是未与髂嵴融合）预示着患者已经过了生长最快速的时期，并且脊柱已经接近停止生长。Risser 征 5 级：骨骺完全与髂嵴融合

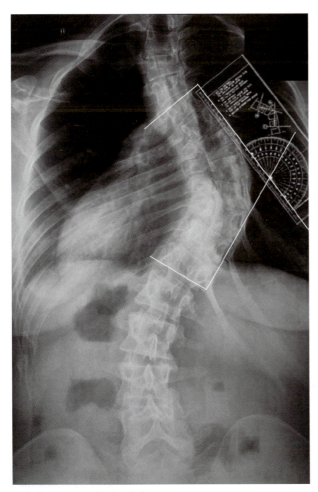

图 22.4 Cobb 角测量方法

当对一名年幼的患者进行长期随访时，需要考虑减少辐射对患者造成的不良影响，一般是通过改变拍片方法降低辐射暴露（降低剂量或者佩戴防辐射护具），或者对于稳定的侧弯患者减少拍片次数。在 20 世纪六七十年代的研究发现，由于治疗脊柱侧凸过程中的放射线暴露，患有乳腺癌或甲状腺癌的风险性增高 1%~2%。与当时相比，拍摄 X 线片的技术发生了很大的改进，辐射的剂量也已明显降低。新型 X 线拍摄技术（如 EOS 影像采集系统）的出现，更大程度地降低了辐射剂量。

并非每一名 AIS 患者都需要进行核磁共振检查，面临以下几种情况时，需要对患者进行核磁共振检查：侧弯不是典型的 AIS 特征时（如左侧凸）；或者有腰背部疼痛（考虑感染或者恶性病变）；或者侧弯有快速的进展；或者有神经系统异常（髓内异常，如脊髓空洞，脊髓栓系或者肿瘤）。

治疗

脊柱侧凸患者的治疗方法包括观察、非手术治疗和手术治疗。选择治疗方案时需要考虑的因素主要包括侧弯角度、年龄、骨骼发育成熟的程度及侧弯是否进展。大多数的脊柱治疗中心都认可侧弯角度 20°~25° 以上的患者是需要密切随访及治疗的。表 22.2 列出了不同角度的 AIS 治疗方法。

表 22.2 青少年特发性脊柱侧弯整体治疗原则

侧弯角度	进展超过 5°	治疗方式
≤ 25°	否	观察
≤ 25°	是	支具
25°~45°	否	支具
25°~45°	是	支具 / 考虑手术
≥ 45°	—	考虑手术

非手术治疗

观察。侧弯角度小于25°的患者只需要进行连续的随访即可。一般说来，小于10°的侧弯不需要经常拍摄X线片，以免过多的辐射暴露。但是如果侧弯角度超过10°，尤其是发育尚未成熟的患者，临床上和影像学上都需要密切监视。这一类患者需要每4~6个月即进行一次随访，直到弯曲增长到需要手术矫正或者已经达到骨骼成熟。

支具治疗。由于支具治疗脊柱侧弯的文献相对匮乏，支具的有效性一直备受争议。支具的不同类型，佩戴的时间，支具的材质以及医生对支具的态度都影响着支具的治疗效果。2013年，新英格兰医学杂志上刊登了BrAIST研究的结果。BrAIST研究是一项前瞻性随机对照研究，证实了Boston胸腰骶支具治疗AIS的有效性（图22.5）。BrAIST研究的另外一项重要发现是，90%的每天

佩戴支具13h以上的AIS患者最终不需要接受手术治疗，但是每天佩戴支具少于6h的患者最终需要手术治疗的比例与单纯接受观察的患者比例相当。

侧弯Cobb角超过20°~25°，骨骼发育未成熟，侧弯持续进展的患者需要接受支具治疗。支具能预防侧弯继续进展，但是对骨骼发育成熟的患者，侧弯不能得到矫正，因此骨骼发育成熟的患者是不需要进行支具治疗的。目前应用最广泛的是胸腰骶支具包括Boston，Wilmington和Miami支具（图22.5），胸腰骶支具用于治疗顶椎在T7以下的侧弯。如果顶椎在T7以上，则需要佩戴颈胸腰骶支具（如Milwaukee支具）进行治疗（图22.6），该支具由Walter Blount于1946年设计，由于需要固定全脊柱，患者依从性较差，临床上应用较少。多数研究比较夜用型支具（Providence，

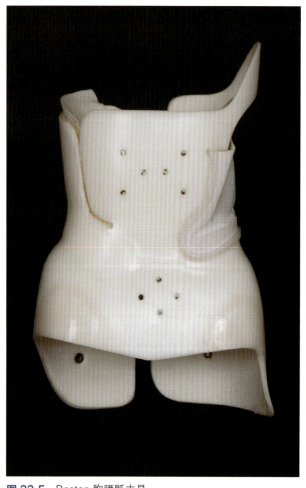

图22.5 Boston 胸腰骶支具

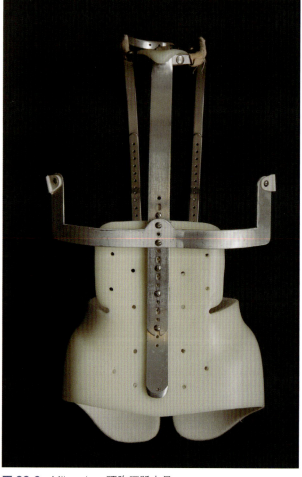

图22.6 Milwaukee 颈胸腰骶支具

Charleston 支具）和全日型支具，证实夜用型支具的效果更差，但是这些研究的质量都较低，证据可信度不高。

新型材料的开发使得支具变得越发轻便，减少对佩戴者呼吸的影响，佩戴者可以正常穿衣。佩戴支具的时间也有争议。BrAIST 研究提示每天佩戴支具超过 13h 会提高治疗的有效性。理论上，每天佩戴支具的时间越长越好。

支具需要佩戴到患者骨骼发育成熟。在接受支具治疗的过程中，患者每 4~6 个月就需要拍摄 X 线片检查。佩戴支具的患者如果侧弯继续进展到 50°，则需要进行手术治疗。

手术治疗

在不同的脊柱中心，AIS 手术治疗的适应证可能有所差异，但是整体原则如下：

- 经过正规支具治疗，侧弯仍然不断加重。
- 骨骼发育未成熟患者侧弯角度超过 45°。
- 骨骼发育成熟患者侧弯角度超过 50°。

AIS 是否需要手术取决于医生的经验，患者的意愿以及矢状面情况。有些患者侧弯角度超过了 50°，整体躯干平衡性较好，患者觉得外观可以接受，并无手术意愿。但是有些瘦弱的患者侧弯角度只有 40°，但是躯干不平衡，患者可能要求手术。每一名侧弯患者都必须个体化对待，因为大量的情感和社会心理学与身体形态、支具佩戴和脊柱融合有关。

脊柱侧弯矫形手术目的如下：

- 阻止侧弯进一步进展。
- 维持正常的冠状位、矢状位、轴位序列。
- 脊柱融合。
- 在不引起神经损伤和其他并发症的前提下达到以上目标。

AIS 最常用的术式是后路脊柱融合内固定术。目前常用的内固定系统包括多钩、椎板下钢丝或椎弓根螺钉等。矫形术也可以从前路进行，或者前后路联合进行。

后路脊柱融合 在后路融合过程中，需要在融合节段进行骨膜下剥离和关节突切除。最

初的技术还包括植骨以及术后石膏固定，促进脊柱融合。这样的处理需要青少年患者石膏固定数月，而且导致很高的假关节形成率。20 世纪 60 年代初，Paul Harrington 在美国休斯敦报道了 Harrington 内固定系统。他将钩棒固定在脊柱上，不但达到了矫形的目的，也固定脊柱以促进最终融合。继 Harrington 内固定系统之后，不同种类的钩、椎板下钢丝和棒系统被用于脊柱矫形手术，但最大的进步是经椎弓根固定概念的提出。椎弓根螺钉（图 22.7）能够实现三柱固定，而且抗拔出力强，即使进行减压操作也可以维持脊柱的稳定性。椎弓根螺钉三柱固定使医生不仅能矫正冠状面和矢状面畸形，也可以矫正轴面畸形，这是之前的内固定系统无法实现的。

目前不同类型侧弯的融合节段也存在较大的争议，但是整体的理念是在维持脊柱平衡的前提下，尽量减少融合节段。结构性侧弯（Bending 位片角度大于 25°）是必须要进行融合的，许多继发性侧弯是代偿性的，可以不进行融合（图 22.7）。关于目前固定策略尚无长期随访结果。但是目前一致的观点认为，长融合节段（胸腰段融合至 L4/L5）的力臂可能会引起远端椎间盘病或疼痛。因此，对于特发性脊柱侧凸，应尽量避免长节段融合。

前路脊柱融合 随着后路三柱固定系统的应用，近 10 年来前路融合应用逐渐减少。前路融合可以用来矫正单胸弯，单腰弯或者单胸腰弯，但是不能矫正双主弯（图 22.8）。前路融合可以通过开放手术或者胸腔镜完成。腔镜手术学习曲线陡峭，进行相关手术时最好进行系统训练或者有经验丰富的人员陪同。另外，由于前路融合能增加后凸，因此对于术前胸椎后凸较大的患者不宜进行前路融合手术，如果需要维持或者增加前凸也应谨慎应用前路手术。侧弯涉及的所有节段必须都进行融合。融合固定的节段从侧弯上方的移行中立椎至下方的移行中立椎。这样的融合节段比后路融合短，更适合于需要保持身体柔韧性的年轻运动员。前路融合可以通过开胸手术，腹膜后入路，前路胸腰椎入路或者内镜下完成。前路融

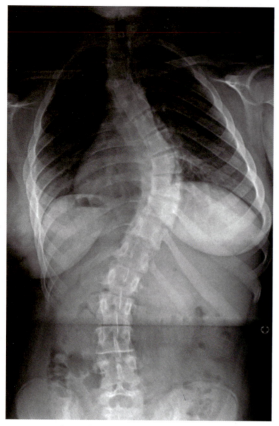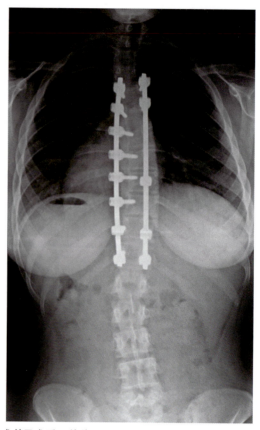

图 22.7　Lenke1A 型 AIS 患者，胸弯 63°，选择性胸椎融合内固定术前及术后 X 线片

合的主要步骤是先切除每一个节段的椎间盘，然后进行结构性植骨（自体肋骨、异体骨或融合器），在每一节椎体植入双皮质螺钉，单棒进行矫形固定。前路手术具有较高的假关节形成率，新型的前路系统使用双钉双棒，以增加脊柱稳定性并降低假关节形成率。双棒系统也可以避免术后长时间佩戴支具。前路钢丝和 U 形钉在较小弯度的侧弯矫正上可能具有前景。

前后路联合脊柱融合　应用前后路联合手术治疗特发性脊柱侧凸的指征包括：

- 僵硬、重度侧弯。
- 极有可能发生"曲轴现象"的骨骼发育不成熟的患者（Risser 征 0 级或 1 级）。

Cobb 角度大，Bending 位片提示柔韧度差的侧弯，前路松解手术可以恢复较好的脊柱柔韧性，可以通过开放或者内镜手术完成。对于骨骼发育未成熟的患者，单纯行后路脊柱融合手术，前柱持续生长可能发生曲轴现象，即前柱围绕后柱融

合骨块旋转生长。因此，骨骼发育不成熟的患者（Risser 征 0 级或 1 级）应行前后路融合手术。根据患者自身状况和医生习惯，前后联合手术可以同期进行或者隔数天甚至数月进行。

手术风险。脊柱畸形矫正手术最严重的并发症是神经损伤，可以轻度神经损伤或者截瘫。术中电生理检测可以防止患者发生永久性神经损伤。多数脊柱中心在术中应用运动诱发电位（MEP）和体感诱发电位（SSEP）进行神经监测。MEP 监测运动神经通路，SSEP 监测脊髓后束的感觉神经通路，因此 MEP 敏感性及可靠性均优于 SSEP。如果术中监测出现异常，Stagnara 唤醒试验是监测运动功能的金标准，必要时继续在麻醉状态下调整内固定位置或者矫形程度。

手术也可能伴有早期或晚期的感染，假关节形成，内植物失败，肠系膜上动脉综合征，抗利尿激素分泌不足综合征及术后腰背部疼痛。随着患者年龄增加，可能出现融合节段远端或近端椎

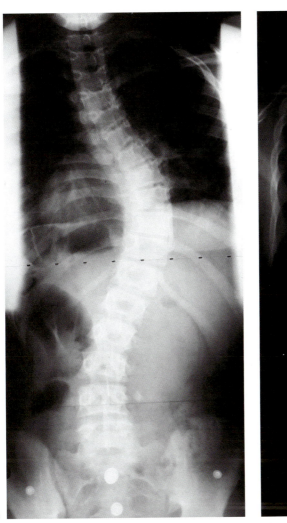
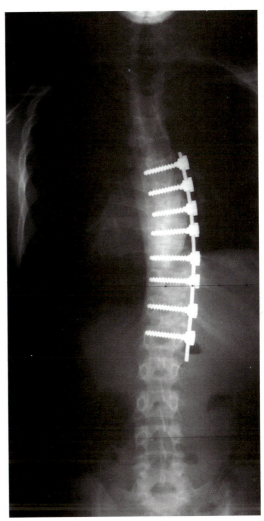

图 22.8 AIS 患者行前路融合内固定术前（A）及术后（B）X 线片。该患者胸弯轻度前凸，使用前路固定融合纠正胸椎前凸

间盘退变。

术后康复计划依据患者的自身情况，外科医生的建议以及治疗设施而定。如果骨质量良好，经后路牢靠固定，大多数患者术后不需要佩戴支具。单纯的前路融合手术后，患者通常需要佩戴 6~12 周量身定制的胸腰骶支具。在多数的脊柱外科中心，患者术后第一天即可下床活动。如果术后需要支具固定，通常在出院之前定制和佩戴支具。一般 AIS 患者术后 3~5 天即可出院。术后前 3 个月，鼓励患者尽量多走，避免提重物、扭转或者弯曲。3 个月后，可以慢跑和骑自行车。术后 6~12 个月，如果复查脊柱 X 线片显示脊柱融合良好，可以恢复无身体对抗的运动。术后第二年仍然建议患者避免有身体对抗的运动。

Scheuermann 后凸畸形

Scheuermann 后凸畸形，也称为 Scheuermann 病，是指青少年胸椎椎体楔形变导致的后凸畸形，首先于 1919 年报道。后凸畸形的顶椎一般位于 T7 和 T9。通常认为 Scheuermann 病是由于椎体终板发育障碍导致，伴发背痛。与 AIS 相似，Scheuermann 后凸畸形常发生在青春发育时期，通常在这一时期发现。在青春发育高峰期之前较难确诊，环状骨突骨化之后，X 线片上才表现为椎体楔形变的典型特征（约 10 岁）。

解剖学

Scheuermann 后凸畸形解剖改变包括椎体前部

楔形变伴终板的不规则改变，在大体标本及影像学资料上均可见。诊断 Scheuermann 后凸畸形的标准，发病年龄及发育成熟水平与该疾病发生的时间吻合，并且有连续3个或以上椎体楔形变超过5°，和/或僵硬性后凸。

病因学

与特发性脊柱侧凸相似，Scheuermann 后凸畸形的确切病因尚不明确。遗传因素、血管因素、激素紊乱都被认为可能是 Scheuermann 后凸畸形的病因，但是尚未经研究证实。Scheuermann 最初提出环状骨突的缺血坏死造成生长阻滞，从而引起椎体楔形变，但是该假设不被认可，由于环状骨突并不会影响脊柱的纵向生长。Schmorl 和 Junghans 从影像学上观察到 Schmorl 结节，并认为椎间盘通过软骨终板突入椎体从而阻碍正常的椎体发育。但是随后研究发现 Schmorl 结节并不仅仅存在于 Scheuermann 病，在其他脊柱畸形中也存在。另外，有研究发现 Schmorl 结节也存在于无症状患者。目前，最为广泛接受的观点是 Scheuermann 畸形与直立、双足行走相关，支持证据是在四足行走动物中未发现相似椎体楔形变。Lambrinudi 提出直立姿势和紧张的前纵韧带因素，机械应力作用于椎体前部并影响椎体生长。

Scheuermann 后凸畸形与一些疾病有关，包括内分泌异常、维生素缺乏症、炎症性疾病、神经肌肉异常、硬脊膜囊肿、椎体滑脱。但是这些疾病与 Scheuermann 后凸畸形之间并没有直接的因果关系。

Scheuermann 病的病变椎体软骨内骨化中心存在组织学改变。软骨骨化中心的改变是继发于 Scheuermann 病还是后凸畸形尚不明确。通常认为，环境因素和遗传因素相互作用共同导致后凸畸形。针对 Scheuermann 后凸畸形的病因和发病机制仍需更多研究。

流行病学

文献报道 Scheuermann 后凸畸形的发病率为 0.4%~10%，男女发病率不同。如前文所说，Scheuermann 后凸畸形发生的年龄是青春期前的生长高峰期，诊断年龄通常在10岁之后。20%~30% Scheuermann 后凸畸形患者伴有轻度的脊柱侧凸，但是侧弯进展到需要治疗的程度可能性小。后凸在生长高峰期和成人期进展都有报道。与特发性脊柱侧凸不同，Scheuermann 后凸畸形进展的相关因素还不明确，需要深入的研究。Lowe、Conti、Travaglini 及 Murray 均提出 Scheuermann 后凸畸形除了会导致背痛，其自然病史相对平稳。胸椎后凸不超过100°的患者因为胸围增大，肺活量有较大程度的增加。但是后凸角度一旦超过100°，患者会表现为限制性心肺病疾患。

分类

Scheuermann 后凸畸形分为典型和非典型两类。典型 Scheuermann 后凸畸形更常见，前文中已有描述。非典型 Scheuermann 后凸畸形常发生在胸腰段或腰段，该类畸形较少见，极少需要手术干预。

诊断

病史

大多数患者可能因青春期发现后凸或者因畸形伴疼痛就诊。后凸患者体态和体重指数各异，部分患者即使后凸很轻，但是可能外观畸形明显。对于后凸部位和下腰部没有疼痛的患者，症状表现为姿势不正或圆肩，这些症状的出现应该引起家长或者家庭医生的警惕。疼痛通常出现在畸形的顶椎区域或者下腰部，如果腰椎前凸持续增加，疼痛的症状会更加明显。Murray 利用调查问卷进行研究发现，后凸角度 65°~85° 的 Scheuermann 后凸畸形患者疼痛情况最为严重。

除了需要常规询问病史（年龄、性别、既往病史、家族史等），发育情况也要详细询问，女性初潮年龄，生长高峰时间，当前身高以及直系亲属的身高。其他检查包括评估疼痛及神经症状。

体格检查

检查的第一步是评估发育程度，主要是根据第二性征，以及身高与父母和年长同胞的比较。

检查皮肤是否存在牛奶咖啡斑，腋下及腹股沟处是否有雀斑（常提示神经纤维瘤病）。检查是否有椎管闭合不全（皮肤特征，背部凹陷和异常毛发）。青少年患者还需要检查双肩、骨盆和肌肉发育是否对称。后凸患者常伴有腘绳肌腱紧张，可以利用直腿抬高试验和前屈试验进行检查。另外，还需要利用 Thomas 试验检查髋部屈曲畸形及骨盆倾斜。对于脊柱畸形患者都要进行神经系统检查。文献报道神经压迫可能来源于破裂的胸椎间盘、硬膜外囊肿以及后凸顶椎区机械性压迫。虽然症状少见，但是详细的神经检查是必要的。

所有的脊柱畸形都要从冠状面、矢状面和轴状面进行评价。肩部、躯干不对称常提示冠状面异常。进行 Adam 前屈试验，检查者从受试者背面观察可以评价冠状面和轴状面情况，从侧面观察评价矢状面情况。站立位或者卧位进行胸椎过伸试验以评估侧弯的僵硬程度。Scheuermann 后凸畸形是僵硬的，过伸试验是不能改善后凸的，但是发育不成熟的患者可能表现为较好的柔韧性的早期后凸畸形。

放射学检查

后凸患者接受的常规 X 线片包括后前位和侧位的脊柱全长片。正常胸椎后凸为 20°~45°，正常腰椎前凸为 40°~60°。从侧位片可以观察 Scheuermann 畸形的以下特点（图 22.9）：

- 连续 3 个或以上椎体前部楔形变（超过 5°）。
- 胸椎后凸加重，侧位片 Cobb 法测量后凸角度超过 45°。
- 椎体终板不规则变。
- Schmorl 结节——椎间盘突入终板，造成椎体凹陷。

Bradford 建议如果检查发现患者有僵硬的后凸，连续 3 个或 3 个以上椎体前部楔形变并不是诊断 Scheuermann 后凸畸形的必要条件。如果对后凸的柔韧性不确定，或者进行手术计划，可以通过后背垫枕（放置在顶椎区域）拍摄 bending 位片。

20%~30% 的 Scheuermann 后凸畸形患者伴有轻度脊柱侧凸，侧凸的顶椎与后凸的顶椎一致。通过侧位 X 线片除了评估后凸程度，还可以检查是否有椎体滑脱。Scheuermann 后凸畸形后期，X 线片常提示退变性关节炎的特征，包括椎间隙变窄、边缘骨赘形成、强直。如果患者有异常的表现，神经症状，或者怀疑顶椎区域有椎间盘突出 / 脱出，则应进行 MRI 和 CT 检查。

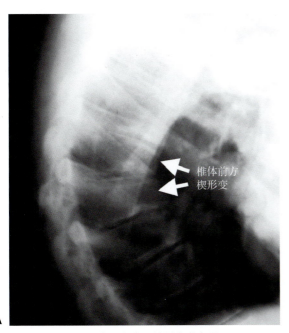

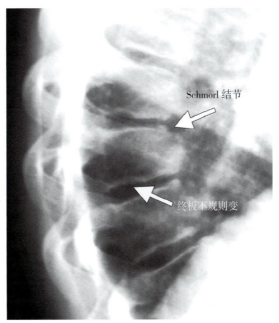

图 22.9　Scheuermann 病患者典型的影像学表现

治疗

Scheuermann 后凸畸形治疗的适应证是疼痛，严重影响外观，畸形进展，神经或心肺功能损害。最常见的适应证是疼痛和外观畸形。

非手术治疗

Scheuermann 后凸畸形非手术治疗方法：

- 连续观察。
- 物理治疗包括伸展运动和增强核心肌肉力量。
- 支具。

对于发育未成熟的，柔韧性好的较小后凸患者，连续观察即可。多次随访可以与物理、运动疗法结合使用。理疗的主要目的是拉伸背部，增加核心肌肉的力量。尚没有研究明确证明理疗的有效性，但是理论上，可以减少腰椎前凸。拉伸和理疗对僵硬性后凸的治疗效果尚未得到证明。

支具是保守治疗 Scheuermann 后凸畸形的主要方式。除非严重畸形，Scheuermann 后凸畸形并不会影响生命，轻到中度的后凸（＜75°）都可进行保守治疗，以减轻症状，和减小畸形。后凸支具的原理是利用三点压力减轻胸椎后凸。对于胸椎后凸角度在 45°~75° 之间的骨骼发育未成熟的患者，首先考虑支具治疗。对于后凸角度＞75° 的畸形，支具治疗失败率高，通常不推荐支具治疗。为了达到矫正后凸畸形的目的，需要用颈胸腰骶支具或者改良的 Milwaukee 支具（图 22.6），但是患者佩戴这类支具的依从性较差。

目前越来越多的腋下支具得以应用，但需要专业人员进行设计调整，才能取得最佳的治疗效果，适于后凸顶椎位于 T9 或以下的患者。

有关支具有效性的文献报道并不一致。早期佩戴支具可使后凸改善 40%~50%，但是有部分研究发现停止支具治疗后，会出现矫正部分丢失。一般建议全天（每天 23h）佩戴支具 12~18 个月，然后可以改成部分时间或全天（根据后凸严重程度）佩戴支具，直到骨骼停止生长。如果青少年患者强烈拒绝佩戴支具走出家门，一般建议进行核心肌肉力量训练结合夜间佩戴支具。不论如何，

所有的后凸矫形支具必须经过专业人员的调整，并且每 2 个月要调整后方的束带和衬垫，以达到进一步矫形的目的。对于骨骼停止发育的患者来说，佩戴支具是没有必要的。

手术治疗

Scheuermann 后凸畸形手术治疗方式包括前路、后路和前后联合。手术矫形的原则是延长前柱，缩短后柱，或两者结合。内植物材料的发展使得假关节形成率大幅下降。除了生理、神经和心肺功能损害，Scheuermann 后凸畸形手术适应证并无金标准。需要针对每名患者的体格检查结果、影像学表现，疼痛情况和外观情况制定个体化治疗方案。针对 Scheuermann 后凸畸形，Tribus 提出下列 5 个需要考虑手术治疗的情况：

- 疼痛。
- 弯曲进展。
- 神经损伤。
- 心肺功能损害。
- 躯干畸形。

Scheuermann 后凸畸形患者极少会发生胸椎间盘突出，硬膜外囊肿，或者中度后凸（＞100°）导致的神经损伤。神经损伤是 Scheuermann 后凸畸形手术治疗的绝对适应证。相对适应证包括后凸角度超过 75° 或者后凸角度超过 60°，合并有保守治疗不能缓解的疼痛。手术的目的是矫正畸形并缓解疼痛。矫形的主要手术方式是脊柱融合手术。

后路脊柱融合 后路脊柱融合可以将后凸矫正到小于 50° 并且可以提供牢靠内固定维持矫正效果（图 22.10）。以前的钩系统不能提供阻止侧弯进展的支持力，具有很高的假关节形成率，并且需要术后制动。自从 Suk 引入椎弓根螺钉之后，我们可以进行脊柱三柱的融合固定。与内固定配合使用的还有截骨技术，如 Ponte 截骨，该截骨方法切除上下关节突和黄韧带，截骨后可以在每一节段获得大约 10° 的矫形（图 22.11）。

前路脊柱融合 Kostuik 首先提出了后凸畸形的前路松解融合固定技术。该技术使用 Harrington

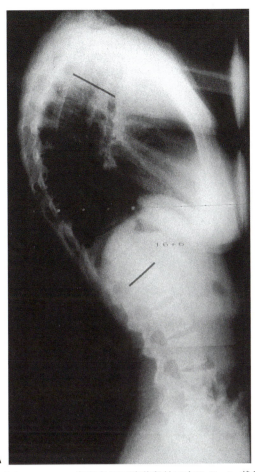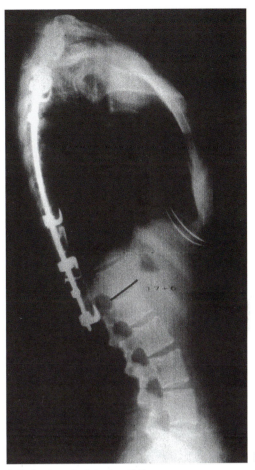

图 22.10　Scheuermann 病患者行后路节段性固定及 Ponte 截骨术前（A）及术后（B）X 线片

撑开内固定器械进行前路椎间融合。术后佩戴支具加强。尽管 Kostuik 报道称该术式治疗 Scheuermann 后凸畸形取得了良好的治疗效果，但是未被广泛应用。

前后路联合。前路顶椎区松解融合结合后路融合手术可以达到即刻和长期的良好矫形效果，已经成为治疗重度僵硬畸形的标准术式。前路手术可以采用开放或者内镜下完成。需要强调的是，内镜下 / 胸腔镜下手术有较高的技术要求，并发症发生率高达 50%。

融合节段

Scheuermann 后凸畸形的融合节段仍然存在争议。文献中已经报道，过短的融合会导致近端或远端发生交界性后凸。与脊柱侧凸一样，Scheuermann 后凸畸形融合节段选择的标准也不

明确。目前的原则是融合节段包括近端端椎（利用改良 Cobb 法确定），远端跨过移行区至第一个前凸的椎间盘。Lowe 也建议将初始的畸形矫正到 50% 或者更少可以预防交界性后凸的出现。一定要避免过度矫形。腰椎 Scheuermann 后凸的患者可能终生不需要手术。

手术风险

Scheuermann 后凸手术并发症包括死亡、胃肠道梗阻、内固定失败、假关节形成、畸形进展、血胸、气胸、肺栓塞、神经损伤、感染和持续性腰背部痛。最可怕的并发症是神经损伤，甚至瘫痪。脊髓血管损伤及机械性损伤会引起截瘫。后凸矫正神经损伤的风险性较高，与畸形矫正量相关。因此在矫正后凸手术过程中神经功能监测是非常有必要的。多数脊柱外科中心都应用 MEPs

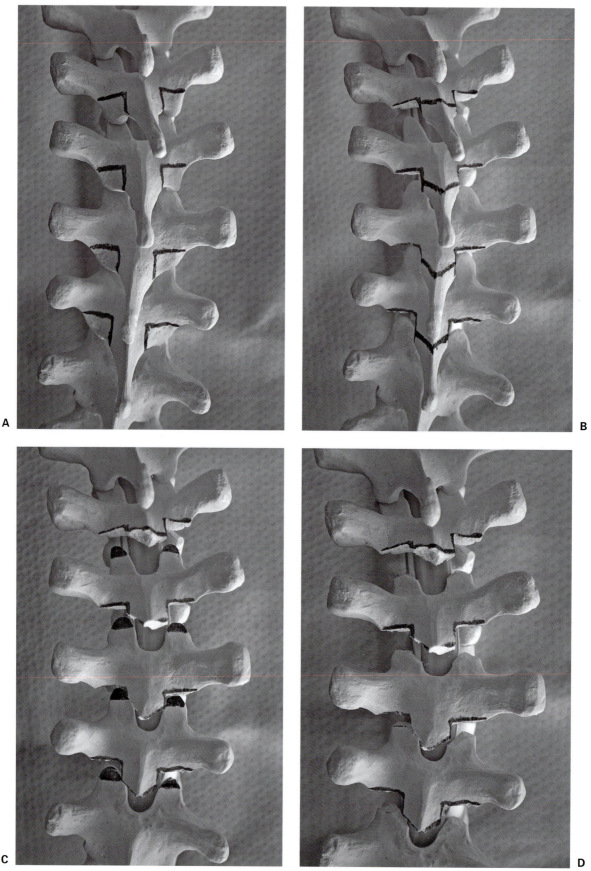

图 22.11 Ponte 截骨有助于增加脊柱的柔韧性。A. 首先切除上一椎体的下关节突，以暴露关节面。B. 切除棘突、棘上韧带和棘间韧带。C. 切除上关节突的上份和关节囊。D. 脊柱后方结构不再相互连接，因此畸形区域的活动性得以提高

和 SSEPs。如果术中怀疑神经损伤，Stagnara 唤醒试验是运动功能监测的金标准。如果神经监测和唤醒试验均提示神经损伤，必须要停止一切矫形操作。

由于轻度 Scheuermann 后凸到中度的自然病史还没有明确，因此术前必须充分评估手术风险性。脊柱内固定系统（例如椎弓根螺钉，原位弯棒）的改良使后凸矫形手术得到了进一步发展。与特发性脊柱侧凸的相比，Scheuermann 后凸手术更需要医生有丰富的经验。

术后处理

以往 Scheuermann 后凸患者术后需要佩戴支具3~6 个月。随着椎弓根螺钉技术广泛应用，患者术后可免除佩戴支具。但是如果骨质量较差，后凸僵硬，固定点较少，患者术后仍然需要支具保护。一般来说，患者术后第一天进行主被动活动以防止发生肺不张和胃肠道梗阻，术后 3~5 天即可出院，术后 3 个月内鼓励每天多次下床行走，禁止身体侧屈、弯腰或负重。术后一年内禁止运动。术后一年，如果复查 X 线片提示坚固融合，后凸进展微小，可以逐渐恢复正常的活动。

参考文献

[1] Ascani E, Montanaro A. Scheuermann's disease. In: Bradford DS, Hensinger RM, eds. The Pediatric Spine. New York, NY: Thieme; 1985:307–324.

[2] Bagnall KM, Raso VJ, Hill DL, et al. Melatonin levels in idiopathic scoliosis. Diurnal and nocturnal serum melatonin levels in girls with adolescent idiopathic scoliosis. Spine (Phila Pa 1976) 1996;21:1974–1978.

[3] Beals RK. Nosologic and genetic aspects of scoliosis. Clin Orthop Relat Res 1973;(93):23–32.

[4] Bell M, Teebi AS. Autosomal dominant idiopathic scoliosis? Am J Med Genet 1995;55:112.

[5] Bradford DS, Ahmed KB, Moe JH, et al. The surgical management of patients with Scheuermann's disease: a review of twenty-four cases managed by combined anterior and posterior spine fusion. J Bone Joint Surg Am 1980;62:705–712.

[6] Bradford DS, Brown DM, Moe JH, et al. Scheuermann's kyphosis: a form of osteoporosis? Clin Orthop Relat Res 1976;(118):10–15.

[7] Bradford DS, Moe JH. Scheuermann's juvenile kyphosis. A histologic study. Clin Orthop Relat Res 1975;110:45–53.

[8] Bradford DS, Moe JH, Montalvo FJ, et al. Scheuermann's kyphosis and roundback deformity. Results of Milwaukee brace treatment. J Bone Joint Surg Am 1974;56:740–758.

[9] Bradford DS, Moe JH, Montalvo FJ, et al. Scheuermann's kyphosis. Results of surgical treatment by posterior spine arthrodesis in twenty-two patients. J Bone Joint Surg Am 1975;57:439–448.

[10] Branthwaite MA. Cardiorespiratory consequences of unfused idiopathic scoliosis. Br J Dis Chest 1986;80:360–369.

[11] Brooks HL, Azen SP, Gerberg E, et al. Scoliosis: a prospective epidemiological study. J Bone Joint Surg Am 1975;57:968–972.

[12] Bunnell WP. The natural history of idiopathic scoliosis before skeletal maturity. Spine (Phila Pa 1976) 1986;11:773–776.

[13] Bunnell WP. Outcome of Spinal Screening. Spine (Phila Pa 1976) 1993;18: 1572–1580.

[14] Bushell GR, Ghosh P, Taylor TK. Collagen defect in idiopathic scoliosis. Lancet 1978;2(8080):94–95.

[15] Bylund P, Jansson E, Dahlberg E, et al. Muscle fiber types in thoracic erector spinae muscles. Fiber types in idiopathic and other forms of scoliosis. Clin Orthop Relat Res 1987;(214):222–228.

[16] Carr AJ, Ogilvie DJ, Wordsworth BP, et al. Segregation of structural collagen genes in adolescent idiopathic scoliosis. Clin Orthop Relat Res 1992; (274):305–310.

[17] Cobb JR. Outline for the study of scoliosis. Instr Course Lect The American Academy of Orthopedic Surgeons 1948;5:261–275.

[18] Cochran T, Irstam L, Nachemson A. Long-term anatomic and functional changes in patients with adolescent idiopathic scoliosis treated by Harrington rod fusion. Spine (Phila Pa 1976) 1983;8:576–584.

[19] Cotrel Y, Dubousset J, Guillaumat M. New universal instrumentation in spinal surgery. Clin Orthop Relat Res 1988;227:10–23.

[20] Czeizel A, Bellyei A, Barta O, et al. Genetics of adolescent idiopathic scoliosis. J Med Genet 1978;15:424–427.

[21] De George FV, Fisher RL. Idiopathic scoliosis: genetic and environmental aspects. J Med Genet 1967;4:251–257.

[22] Deacon P, Flood BM, Dickson RA. Idiopathic scoliosis in three dimensions. A radiographic and morphometric analysis. J Bone Joint Surg Br 1984; 66:509–512.

[23] Dickson RA, Lawton JO, Archer IA, et al. The pathogenesis of idiopathic scoliosis. Biplanar spinal asymmetry. J Bone Joint Surg Br 1984; 66:8–15.

[24] Dubousset J, Herring JA, Shufflebarger H. The crankshaft phenomenon. J Pediatr Orthop 1989;9:541–550.

[25] Durham JW, Moskowitz A, Whitney J. Surface electrical stimulation versus brace in treatment of idiopathic scoliosis. Spine (Phila Pa 1976) 1990; 15:888–892.

[26] Green NE. Part-time bracing of adolescent idiopathic scoliosis. J Bone Joint Surg Am 1986;68:738–742.

[27] Hadley-Miller N, Mims B, Milewicz DM. The potential role of the elastic fiber system in adolescent idiopathic scoliosis. J Bone Joint Surg Am 1994;76:1193–1206.

[28] Halal F, Gledhill RB, Fraser C. Dominant inheritance of Scheuermann's juvenile kyphosis. Am J Dis Child 1978;132:1105–1107.

[29] Harrington PR. Treatment of scoliosis: correction and internal fixation by spine instrumentation. J Bone Joint Surg Am 1962;44:591–610.

[30] Harrington PR. The etiology of idiopathic scoliosis. Clin Orthop Relat Res 1977;(126):17–25.

[31] Herndon WA, Emans JB, Micheli LJ, et al. Combined anterior and posterior fusion for Scheuermann's kyphosis. Spine (Phila Pa 1976) 2000;25: 1028–1035.

[32] Hilibrand AS, Blakemore LC, Loder RT, et al. The role of melatonin in the pathogenesis of adolescent idiopathic scoliosis. Spine (Phila Pa 1976) 1996;21:1140–1146.

[33] Kane WJ, Moe JH. A scoliosis-prevalence survey in Minnesota. Clin Orthop Relat Res 1970;69:216–218.

[34] King HA, Moe JH, Bradford DS, et al. The selection of fusion levels in thoracic idiopathic scoliosis. J Bone Joint Surg Am 1983;65:1302–1313.

[35] Klein DM, Weiss RL, Allen JE. Scheuermann's dorsal kyphosis and spinal cord compression: case report. Neurosurgery 1986;18:628–631.

[36] Lambrinudi C. Adolescent and senile kyphosis. Br Med J 1934;2:800–804.

[37] Lenke LG, Betz RR, Clements D, et al. Curve prevalence of a new classification of operative adolescent idiopathic scoliosis: does classification correlate with treatment? Spine (Phila Pa 1976) 2002;27:604–611.

[38] Lenke LG, Betz RR, Harms J, et al. Adolescent idiopathic scoliosis: a new classification to determine extent of spinal arthrodesis. J Bone Joint Surg Am 2001;83:1169–1181.

[39] Lesoin F, Leys D, Rousseaux M, et al. Thoracic disk herniation and Scheuermann's disease. Eur Neurol 1987;26:145–152.

[40] Lonstein JE, Carlson JM. The prediction of curve progression in untreated idiopathic scoliosis during growth. J Bone Joint Surg Am 1984;66:1061–1071.

[41] Lowe TG. Double L-rod instrumentation in the treatment of severe kyphosis secondary to Scheuermann's disease. Spine (Phila Pa 1976) 1987;12:336–341.

[42] Lowe TG. Scheuermann disease. J Bone Joint Surg Am 1990;72:940–945.

[43] Lowe TG, Kasten MD. An analysis of sagittal curves and balance after Cotrel-Dubousset instrumentation for kyphosis secondary to Scheuermann's disease. A review of 32 patients. Spine (Phila Pa 1976) 1994;19:1680–1685.

[44] Lowe TG, Peters JD. Anterior spinal fusion with Zielke instrumentation for idiopathic scoliosis. A frontal and sagittal curve analysis in 36 patients. Spine (Phila Pa 1976) 1993;18:423–426.

[45] Machida M, Dubousset J, Imamura Y, et al. Melatonin. A possible role in pathogenesis of adolescent idiopathic scoliosis. Spine (Phila Pa 1976) 1996;21:1147–1152.

[46] Misol S, Ponseti IV, Samaan N, et al. Growth hormone blood levels in patients with idiopathic scoliosis. Clin Orthop Relat Res 1971;81:122–125.

[47] Moe JH. Modern concepts of treatment of spinal deformities in children and adults. Clin Orthop Relat Res 1980;(150):137–153.

[48] Montgomery F, Willner S. The natural history of idiopathic scoliosis. Incidence of treatment in 15 cohorts of children born between 1963 and 1977. Spine (Phila Pa 1976) 1997;22:772–774.

[49] Montgomery SP, Erwin WE. Scheuermann's kyphosis—long-term results of Milwaukee braces treatment. Spine (Phila Pa 1976) 1981;6:5–8.

[50] Murray PM, Weinstein SL, Spratt KF. The natural history and long-term follow-up of Scheuermann kyphosis. J Bone Joint Surg Am 1993;75: 236–248.

[51] Newton PO, Shea KG, Granlund KF. Defining the pediatric spinal thoracoscopy learning curve: sixty-five consecutive cases. Spine (Phila Pa 1976) 2000;25:1028–1035.

[52] Otsuka NY, Hall JE, Mah JY. Posterior fusion for Scheuermann's kyphosis. Clin Orthop Relat Res 1990;(251):134–139.

[53] Papagelopoulos PJ, Klassen RA, Peterson HA, et al. Surgical treatment of Scheuermann's disease with segmental compression instrumentation. Clin Orthop Relat Res 2001;(386):139–149.

[54] Price CT, Scott DS, Reed FR Jr, et al. Nighttime bracing for adolescent idiopathic scoliosis with the Charleston bending brace. Preliminary report. Spine (Phila Pa 1976) 1990;15:1294–1299.

[55] Price CT, Scott DS, Reed FR Jr, et al. Nighttime bracing for adolescent idiopathic scoliosis with the Charleston bending brace: long-term follow-up. J Pediatr Orthop 1997;17:703–707.

[56] Risenborough EJ, Wynne-Davies R. A genetic survey of idiopathic scoliosis in Boston, Massachusetts. J Bone Joint Surg Am 1973;55:974–982.

[57] Rogala EJ, Drummond DS, Gurr J. Scoliosis: incidence and natural history. A prospective epidemiological study. J Bone Joint Surg Am 1978;60: 173–176.

[58] Sachs B, Bradford D, Winter R, et al. Scheuermann kyphosis. Follow-up of Milwaukee brace treatment. J Bone Joint Surg Am 1987;69:50–57.

[59] Sanders JO, Khoury JG, Kishan S, et al. Predicting scoliosis progression from skeletal maturity: a simplified classification during adolescence. J Bone Joint Surg Am 2008;90:540–553.

[60] Schwartz DM, Auerbach JD, Dormans JP, et al. Neurophysiological detection of impending spinal cord injury during scoliosis surgery. J Bone Joint Surg Am 2007;89:2440–2449.

[61] Scoles PV, Latimer BM, Digiovanni BF, et al. Vertebral alterations in Scheuermann's kyphosis. Spine (Phila Pa 1976) 1991;16:509–515.

[62] Speck GR, Chopin DC. The surgical treatment of Scheuermann's kyphosis. J Bone Joint Surg Br 1986;68:189–193.

[63] Stone B, Beekman C, Hall V, et al. The effect of an exercise program on change in curve in adolescents with minimal idiopathic scoliosis. A preliminary study. Phys Ther 1979;59:759–763.

[64] Suk SI, Lee SM, Chung ER, et al. Determination of distal fusion level with segmental pedicle screw fixation in single thoracic idiopathic scoliosis. Spine (Phila Pa 1976) 2003;28:484–491.

[65] Taylor TC, Wenger DR, Stephen J, et al. Surgical management of thoracic kyphosis in adolescents. J Bone Joint Surg Am 1979;61:496–503.

[66] Tribus CB. Scheuermann's kyphosis in adolescents and adults: diagnosis and management. J Am Acad Orthop Surg 1998;6:36–43.

[67] van Linthoudt D, Revel M. Similar radiologic lesions of localized Scheuermann's disease of the lumbar spine in twin sisters. Spine (Phila Pa 1976) 1994;19:987–989.

[68] Weinstein SL, Dolan LA, Wright JG, et al. Effects of bracing adolescents with idiopathic scoliosis. N Engl J Med 2013;369:1512–1521.

[69] Weinstein SL, Dolan LA, Wright JG, et al. Design of the bracing in adolescent idiopathic scoliosis trial (BrAIST). Spine (Phila Pa 1976) 2013;38:1832–1841.

[70] Weinstein SL. Idiopathic scoliosis. Natural history. Spine (Phila Pa 1976) 1986;11:780–783.

[71] Weinstein SL. Adolescent idiopathic scoliosis: prevalence and natural history. Instr Course Lect 1989;38:115–128.

[72] Weinstein SL, Ponseti IV. Curve progression in idiopathic scoliosis. J Bone Joint Surg Am 1983;65:447–455.

[73] Weinstein SL, Zavala DC, Ponseti IV. Idiopathic scoliosis: long-term followup and prognosis in untreated patients. J Bone Joint Surg Am 1981; 63:702–712.

[74] Wenger DR, Frick SL. Scheuermann kyphosis. Spine (Phila Pa 1976) 1999;24:2630–2639.

[75] Winter RB, Lovell WW, Moe JH. Excessive thoracic lordosis and loss of pulmonary function in patients with idiopathic scoliosis. J Bone Joint Surg Am 1975;57:972–977.

[76] Wynne-Davies R. Familial (idiopathic) scoliosis. A family survey. J Bone Joint Surg Br 1968;50:24–30.

第二十三章　成人脊柱畸形

Daniel G. Kang
Keith H. Bridwell

成人脊柱畸形是指由多种病因所导致成人脊柱的三维结构改变。患者就诊时包括可以下症状腰背痛、放射痛、感觉异常、下肢无力导致的行走困难，以及畸形的进展。脊柱畸形通常根据受累区域进行描述，以及发生在冠状位（侧弯）或者矢状位的弯型（前凸／后凸）。对于进展性的畸形或者严重的退变，可见显著的轴向旋转和椎体间的移位（向前／向后／侧方）。另一个重要鉴别要点是畸形发病年龄与骨骼成熟的关系，特发型脊柱畸形发病年龄在骨骼完全成熟之前，而退变性脊柱畸形发病年龄在骨骼完全成熟之后。接下来将讨论成人侧弯的评估与治疗，包括医源性的站立位矢状位畸形的患者，但不包括神经肌肉性疾病和先天性疾病。

正常的脊柱序列

理解正常的脊柱序列对于脊柱畸形的治评估与治疗很重要。冠状位下，全脊椎是笔直的，没有任何弯曲。Scoliosis Research Society（SRS）将冠状位 Cobb 角大于 10° 成为侧弯（分别取向头侧倾斜角度最大椎体的上终板和向尾侧倾斜角度最大椎体的下终板的 1/2 平分线之间的夹角）（图 23.1）。站立位前后位片，经过 C2 齿状突尖或 C7 椎体中心（如果无法看清楚 C2 时选择 C7）的铅垂线应穿过骶骨的每一个椎体，铅垂线与骶骨中心垂线（CSVL）之间的偏移成为冠状位平衡（CVA）。向左或者向右显著的侧弯会伴随 CVA 的增加，但是当合并有着相似度数的双弯时会导致轻微的或者没有冠状位失平衡。矢状位上，每个脊柱区域经历着从出生到早期青春期生理性的弯型变化。当骨骼发育成熟后，通常是颈椎前凸（20°~40°）、胸椎后凸（20°~60°），腰椎前凸（30°~80°）。胸椎后凸的顶点通常位于 T6~T8 椎体之间，腰椎约 2/3 的前凸由 L4 椎体至骶骨构成。另外，腰前凸 80% 是由椎间盘的楔形变化构成，只有 20% 是椎体的骨性楔形形态构成。因此，矢状位弯型会受年龄增加和椎间盘退变的影响，即胸椎后凸增加、颈椎和腰椎前凸的丢失，最终导致矢状位失平衡。在站立侧位片上，经过 C7 椎体中心的铅垂线应该与 S1 后上角相交，向前或向后的偏移为矢状位平衡（SVA）（图 23.2）。SVA > 5cm 和 CVA > 4cm 被发现与患者不良的预后相关，这也是制订手术方案的重要参数。

理解正常的脊柱骨盆参数及其与矢状位平衡的关系，对于评估矢状位脊柱畸形也非常重要。骨盆倾斜角（PT）、骶骨倾斜角（SS）和骨盆入射角（PI），有如下关系：PI=PT+SS。

■ PT 是骶骨上终板中点与股骨头中心连线中点的连线（骨盆半径），与铅垂线之间的夹角。

■ SS 是骶骨上终板与水平线的夹角。

■ PI 是骶骨上终板中点与股骨头中心连线中点的连线与骶骨上终板垂线的夹角。

此外脊柱骨盆之间参数的关系还包括：

■ PI=LL ± 9°。

■ PI=LL+TK+45°。

（LL，Lumbar Lordosis 腰椎前凸角；TK，Thoracic Kyphosis 胸椎后凸角）

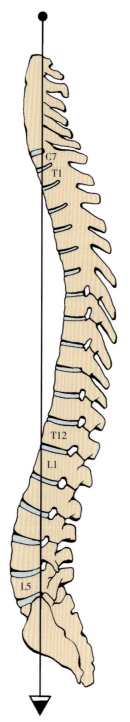

图 23.1 脊柱矢状面上正常情况下 C7 铅垂线穿过 S1 椎体后上缘

患者评估

临床表现

　　全面的病史询问和体格检查是识别导致症状与功能障碍特定因素的基础。成人脊柱畸形患者

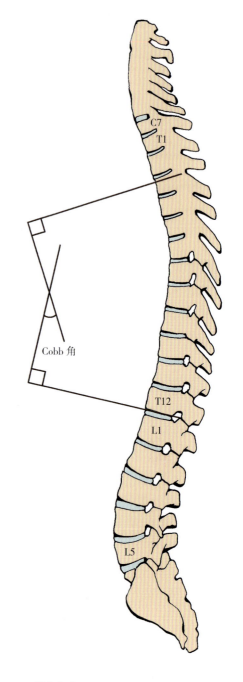

图 23.2 脊柱矢状面上用 Cobb 角测量脊柱畸形

的典型表现是躯干高度的减低，躯干外观轮廓的改变，双肩不对称、头部相对骨盆的偏移（整体平衡），还有穿衣服的不合身。当患者的整体平衡还能够维持时，轻到中度的侧弯畸形患者是可以耐受。然而，当胸腰段或者腰段出现大的弯型和伴有严重退变的弯型，患者常常有明显机械性的不稳和神经压迫的临床症状。患者的症状包括：

- 机械性的背痛。
- 放射性的下肢痛。
- 感觉异常。
- 下肢无力。

轴向的背痛是常见的主诉，常提示退变区域出现动力学失稳，当患者躯体出现局部或整体失平衡状态，椎旁肌为尝试继续维持直立状态导致的疲劳性疼痛。放射性疼痛症状可由椎间盘退变导致的椎间孔高度的丢失（椎间孔的狭窄）、侧弯时凹侧椎间孔的狭窄、侧弯凸侧的神经根牵拉、急性的椎间盘突出和侧隐窝狭窄（关节突关节增生、关节囊和黄韧带肥厚所导致）等引起。这些退行性改变也可以导致中央椎管的狭窄和神经根性疼痛，特别是对那些合并发育性椎管狭窄的患者，患者会出现下肢无力、步态异常、间歇性跛行、借助辅助工具行走。自行车/跑步机测试可以用来鉴别神经源性跛行与血管源性跛行，还可以评估患者的心肺功能。脊柱畸形可伴有颈椎和胸椎的退变，这些区域的椎管狭窄可出现脊髓压迫和传导束的症状。患者髋关节活动度也应该被评估，因为严重的矢状位失平衡患者会出现髋关节屈曲挛缩。

影像学研究

影像学评估包括站立位脊柱全长正侧位片，患者的髋关节和膝关节处于尽可能地伸直，以评估局部和整体的平衡。站立位脊柱全长片可以显示出骨盆的倾斜和双肩是否等高；平卧位全长正侧位片可以提供重力影响移除后脊柱自发复位的评估信息。另外，卧位时柔韧性摄片，包括冠状位左右侧屈和矢状位支点弯曲像，有助于评估弯曲的脊柱的僵硬程度。支点弯曲技术对于评估矢状位畸形非常有用，起始评估时畸形看起来似乎很僵硬，经过5~10min的被动过伸，有时竟很神奇地被纠正了。然而，柔韧性评估会受患者配合和疼痛的影响，也受放射科医生所接受的培训及经验的影响，必须与其他影像资料结合起来综合评估患者脊柱畸形的真实情况。站立位的过伸过屈侧位片可以展示出一些异常改变，比如椎体的

滑移、椎间隙高度的变化、融合节段及其相邻单位的异常活动，或已融合节段是否存在反常活动。通过调整放射光源方向以适应腰骶部前凸，可以拍摄真正的腰骶部前后位片，这种局部影像摄片可以更加清晰地体现腰骶椎结合部的退变和局部解剖情况。通过这些影像资料可以仔细地评估腰骶移行部的解剖、关节突和椎间盘的退变、椎弓根的形态。术前准确的测量Cobb角、局部和整体平衡情况、脊柱骨盆参数，对于制订具体手术方案也非常重要。

有放射痛或神经学症状的患者需要进一步检查，通常需要行MRI，但是很多老年患者不能行MRI（如有心脏起搏器植入等无法行MRI的内植入物）。另外，之前有脊柱金属内植物手术史的患者，金属造成的伪影也影响MRI的解读。对于无法行MRI检查的患者，薄层CT（1mm）的脊髓造影检查是一种替代方案；对于评估中央椎管狭窄和侧隐窝狭窄CT较MRI更佳；而MRI比较适合评估椎间盘退变和椎间孔狭窄。CT三维重建有助于术前评估僵硬和自发融合的节段、测量和计划固定节段；对于翻修病例，CT可以准确显示原手术部位的减压范围，原融合节段的的融合情况，以及内固定的位置。有些术者行椎间盘造影评估和选择远端融合节段，但是此种诊断方法的重复性和可信度存在争议，并且医源性损伤有加重椎间盘退变的风险的可能。

成人脊柱侧凸

如前所述，成人侧凸的病因是退行性改变和动力学失稳，而不是脊柱纵向生长的异常，所以成人脊柱侧凸的疾病进展和治疗和青少年特发性脊柱侧凸是不同的。成人脊柱侧凸有两种类型：

- 成人特发性侧凸。
- 成人新发性侧凸。

成人特发性脊柱侧凸，就是青少年特发性脊柱侧凸进入成年期，同时合并有脊柱退行性改变。成人新发性脊柱侧凸，也称原发性退变性脊柱侧凸，典型特征是40岁后发病，腰弯为主，而不伴

显著的胸弯。退变性侧凸通常从椎间盘退变开始并随之进展，继之以异常运动、韧带松弛、小关节退变（表23.1）。随着椎间盘和后方骨韧带复合体变得无力后，就可能发生动态失稳，侧方滑移，旋转脱位，和侧弯进展。还有一类是成人侧凸是继发于椎体解剖学改变，如医源性或创伤引起的动态失稳，以及代谢性骨病、脊柱原发或继发肿瘤所引起的脊柱侧凸，在此暂不讨论。

自然史

成人侧凸自然史迥异，未被充分认识。通常，角度小于45°并拥有较好的整体序列的侧凸一般随时间进展很缓慢。相反，度数较大、整体序列失平衡的侧凸在成人期每年进展1°以上或更多。老年退变性侧凸的患者每年可增加3°以上或更多。总的来说胸腰弯和腰弯较稳定的胸弯更容易进展。对于年长的患者，因为椎间盘、小关节突及韧带的退变会加速侧凸的进展。

保守治疗

保守治疗适合大多数成人侧凸，尤其是那些合并轻度畸形，只是单纯的机械性背痛的患者。当然那些因为各类生理/心理因素不适宜行手术治疗的重度畸形患者也可以选择保守治疗。保守治疗包括多种模式的组合，通常是非甾体类抗炎药，物理治疗，低强度的有氧训练、控制体重，和戒烟。少数病例可以使用胸腰支具或胸腰骶支具制

动来缓解暂时的疼痛，但是支具治疗并不能改变成人侧弯自然史，并可能导致椎旁肌肉功能失调和皮肤相关的并发症。应避免使用麻醉类镇痛药物，在疼痛管理专家的指导下使用非麻醉类镇痛药物（加巴喷丁、普瑞巴林）、肌肉松弛剂（环苯扎林、美索巴莫），必要时可短暂应用麻醉类镇痛药。然而，一旦考虑手术，我们鼓励减少甚至停用麻醉类镇痛药，以避免术后遇到疼痛控制的问题。

手术治疗

适应证

- 大角度的侧弯伴有严重的椎体旋转或滑移，伴或不伴整体失平衡（冠状面或矢状面失平衡）；
- 畸形进展或整体失平衡；
- 保守治疗无效的轴性或放射痛，严重影响日常生活质量和功能活动；
- 脊柱畸形影响肺功能；

另外，手术患者需要一般状况良好，心理状况稳定，稳定的家庭社会支持以协助康复，术后良好的依从性。然而，由于成人侧弯患者年龄大多数为50~60岁，这些患者容易合并有糖尿病，自体免疫性疾病，心血管疾病之类显著影响手术结局的疾病，应通过多学科联合治疗最优化患者身体状况。同样术前需考虑到：如吸烟，营养不良，维生素D缺乏，骨质疏松这些危险因素的控制，以降低围手术期并发症。

表 23.1	成人特发性脊柱侧凸与退变性脊柱侧凸临床特征的比较	
	成人特发性脊柱侧凸	**成人退变性脊柱侧凸**
主诉	背痛、躯干高度减低、整体失平衡	背痛、躯干高度减低、下肢痛、下肢麻木无力、神经源性跛行、整体失平衡
体征	神经功能完好、侧凸具有一定柔韧性	典型的僵硬性侧凸、活动时疼痛、腰神经根性症状
影像学表现	早期退行性改变、椎间盘高度的丢失、轻中度的小关节突增生、骨密度良好	中度–重度的退行性改变、椎间盘突出、终板炎、骨质增生、椎体滑移、可能出现骨质疏松和椎体压缩性骨折
侧凸进展	侧凸在儿童时期已存在、超过45°的侧凸每年进展超过1°	中老年（50~60岁）开始出现胸腰弯和腰弯每年进展可达到3°或更多

手术策略的制订与选择

融合节段

手术策略制定应个体化，基于患者的症状、年龄、体格检查、影像学、一般状况和患者对手术的预期来综合制订手术方案。术前对于内科疾病控制与详细的计划有助于降低并发症。

首选的手术策略是使用最小的手术创伤去改善患者症状，并持续改善功能活动和提高患者生活质量。

年轻的成人特发性侧弯，没有严重的腰椎退变，骨骼质量良好者适宜内固定，因此融合节段的选择与青少年特发性脊柱侧弯相似，上下融合端椎应该是稳定椎（最接近被 CSVL 平分）、中立椎（最小的旋转）。矢状位上，内固定两端不能止于局部有显著后凸的椎体，比较理想的是直的或前凸的节段。端椎在后凸顶点时通常是错误的，通常会导致进展的交界性后凸。另一个避免交界性后凸的重要概念是仔细准确地弯棒，以维持或重建重要的矢状位参数，尤其是腰椎前凸。

老年特发性脊柱侧弯的患者腰椎远端和僵硬的非主弯有着显著的退变，而退变性侧弯患者则表现为严重的退变并导致脊柱畸形。但以上两种类型的患者，在选择融合节段是都需要包括脱位、滑移、旋转畸形的椎体，有严重椎间盘退变（如真空征）的节段，存在椎管狭窄需要减压的节段，及有后路手术史导致后柱不完整的节段。制订侧弯矫正的计划时，应充分考虑非主弯，矫正后其应与骶骨平行。如果充分的矫正主弯，而不处理僵硬的非主弯，冠状位失平衡的纠正仍然无法令人满意。因此，如果不能充分矫正非主弯，则必须将主弯矫正至能维持冠状位平衡的程度。

一般来说，远端腰椎如果只有轻度退变，不伴有中央囊、侧隐窝和椎间孔的狭窄，不必进行融合。对于中度退变的间盘是否融合则有争议。如果远端融合椎选择位于退变椎体之上，存在理论上加重邻近节段退变的风险。尤其是融合椎位于 L5，腰骶断会出现移行综合征，导致背痛、放射痛和躯干前倾，再次手术风险因而加大。此种担忧应与增加融合节段的潜在风险进行比较，如

手术时间延长、出血量增加、假关节形成。跨过腰骶部进行融合引起的担忧似乎更多。L5 以上进行长节段融合而不跨过腰骶段，避免了腰骶部固定，从而避免可能需要的额外的前路椎间盘切除和融合，降低远端手术切口因为粪便污染造成的感染风险。保留 L5/S1 所带来的优势，如运动节段的保留，使得融合节段在 L5 或 L5 以上应充分被考虑。然而，融合腰骶段有时是必需的，如严重的 L5/S1 退变、L5 椎体倾斜、局部手术史、峡部裂或滑脱。最终，是否跨过腰骶段进行融合还需个体化，充分考虑患者畸形类型、整体脊柱序列、远端椎体退变程度，及术前危险因素的情况（表23.2）。

手术方法

成人脊柱畸形的手术治理基于每个患者的症状群、畸形特征，决定手术手术方案的重要因素包括：

- 需要减压的椎体节段。
- 矢状位和冠状位平衡。
- 融合长度。
- 柔韧性。
- 骨骼质量，及适应性内固定的情况。

对于成人特发性脊柱侧弯，不伴显著退变、脊柱平衡，一般单纯前路或者单纯后路即可。而退变性侧弯，或伴显著退变的特发性脊柱侧弯，多种手术策略都可能是选择，从一个或几个节段的减压到非常复杂的长节段固定融合，应用多节段减压、环形融合、截骨矫正、和足够的固定（表23.3）。

对于侧弯畸形轻，背痛不重，主诉主要是神经压迫相关的症状，退变局限，则专注在局部减压的手术方式是适合的。然而，此种术式应充分考虑到潜在据局部不稳定和加重畸形的风险。内固定和融合适于侧弯接近或大于30°，局部后凸，退变性滑移，或需要广泛后路减压。一些特定病例，如合并严重内科疾病不能耐受大的重建手术，局部减压融合手术可以提供理想的结局，降低大手术的并发症风险。

表 23.2 长节段融合终止于 L5 和骶骨 – 骨盆的优点比较

L5	骶骨 – 骨盆
优点	
保留腰骶活动度	避免发生 L5~S1 椎间盘退变和转换综合征的可能性
较低的假关节发生率	更好的手术畸形矫正效果
较少的手术时间和失血量	更好的长时间维持矫形
较低的远端伤口并发症和内固定相关临床症状	

腰弯为主弯，显著退变的病适宜于整个腰椎的固定融合并跨过腰骶段。另外，使用椎间融合的环形融合（前路或椎间孔入路），可以分担负荷增加稳定性，增加椎间孔高度简间接减压，增加融合接触面提高腰骶段融合率。环形融合也适于有侧方或旋转脱位的椎体，移植物补充塌陷椎间隙的失去的支撑作用，理论上相当于韧带整复效应。髓核与后纵韧带的重新紧张可以帮助脱位的复位和恢复脊柱序列。其他环形融合的适应证包括椎板切除术后的翻修手术、僵硬的后凸。尽管环形融合可以增加矫正、更好地融合，仍然需

要个体化依据预计手术时间、出血量和并发症风险进行选择。腰椎后凸丢失、胸腰段后凸、胸椎过度后凸，或轻度脊柱失平衡的患者需要考虑跨过胸腰段至下胸椎，有时甚至是上胸椎，如严重的矢状位或冠状位失平衡、僵硬的需要截骨的畸形，或者下胸椎骨骼质量不佳，或者翻修的病例（图 23.3）。成人侧弯需要截骨的情形不常见，但是对于严重的、僵硬的导致脊柱失平衡的畸形应该纳入考虑。虽然截骨最适宜于矢状位矫正、凸侧截骨也可以帮助冠状位的畸形矫正。另外，严重畸形可以选择前后路联合获得畸形矫正。然而，通过单纯后路的三柱截骨吸引了越来越多的兴趣。更多内容关于截骨技术将在固定的矢状位失平衡部分讨论。然而，截骨技术的应用需慎重。应由有丰富经验的脊柱畸形医生在特殊的手术间、麻醉团队帮助下来保证患者有最好的安全保障和临床结局。

脊柱固定

脊柱内固定用于提供成人侧弯所需的稳定和融合环境。腰椎椎弓根螺钉和胸椎椎弓根钉（或者钉钩交叉结合）是当下最先进的技术。每个节段理想的植钉可以帮助获得好的矫形和维持，头尾端双侧植钉可以降低潜在的内固定拔出及失效风险。骨质疏松的老年患者，骨骼质量或存在愈

表 23.3 退变性脊柱侧弯：手术策略

临床症状	减压	融合
有神经症状，轻到中度的背痛，轻度的畸形，没有不稳定	保留稳定结构的局限性减压	不是必需的，如果（侧弯）角度大于 30°，需要节段性的使用后路内固定和融合；局部的后凸，需要广泛的后路减压和小关节切除
伴有严重背痛的中到重度的畸形	不是必需的	节段性的后路内固定和融合
中到重度的畸形，严重的背痛，有神经症状	减压（必需的）	单纯后路或者前后路联合的内固定及融合
伴有矢状面不平衡的严重、僵硬型畸形，有或没有神经症状	在需要截骨和任何引起神经症状的节段减压	单纯后路 VS 前后路联合的内固定及融合

合困难的病例，如长期糖皮质激素的应用，自体免疫疾病，近期吸烟史都是内固定植入前应充分考虑的因素。骨水泥椎弓根钉强化，头端邻近椎体预防性应用骨水泥椎体成形术减少近段交界性后凸发生风险吸引了一些人的兴趣，然而这些方法并未被广泛接受。

对于特定的腰弯和胸腰弯，特别是年轻成人特发性侧弯，弯的柔韧性好，单纯前路的内固定是可以的。前路可以减少固定节段，避免后路相关的疼痛和较高的感染风险。前路手术会受患者解剖、之前腹部或腹膜后手术史、手术医生对胸腹入路的喜好、术后肺功能潜在的恶化风险。然而，对于大多数成人侧弯，腰椎的长节段固定融合是需要的。跨过腰骶段的固定在腰骶结合部远端需要四点固定。可能的话 S1 双侧双皮质固定，轨迹朝向骶前角。目前 S1 固定有许多选项，目前最先进的技术包括：

- S2 螺钉。

- 骶翼螺钉。

- 髂骨钉骨盆固定。

- S2AI 螺钉骨盆固定。

每项技术各有优缺点。S2 和骶翼螺钉相对于一些骨盆固定有较少的暴露和肌肉破坏。然而，S2 和骶翼螺钉均通过骶骨背侧薄的皮质和松质骨进行固定，对于剪切和抗螺钉拔出的力量不够。另外，为保护腰骶结合部 S1 螺钉对抗剪切应力，S1 远端的固定点理论上应该位于旋转中心（S1 后上角）的前方。因此，骶翼螺钉较 S2 螺钉由于具有更长的力臂而更具把持力。然而，骶翼螺钉需要透视引导，螺钉的误植有损伤 L5 神经根的风险。

大量的骨盆固定技术被描述过，然而髂骨螺钉是最常用的，S2AI 螺钉也越来越吸引大家的兴趣。两种技术均通过髂骨获得固定，然而髂骨螺钉需要更大的肌肉暴露，且需要侧块连接装置。相反，S2AI 螺钉避免了这两个缺点，但是有技术

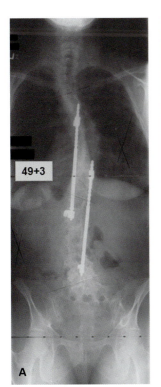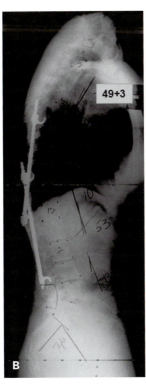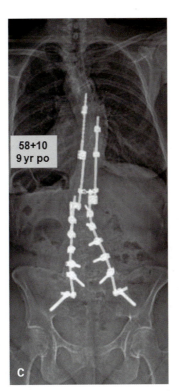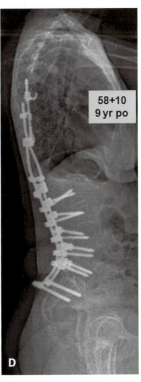

图 23.3 63 岁，女性患者，曾患青少年特发性侧弯未予治疗，出现背痛、外观畸形加重、身高降低数年。术前站立位 X 线片（A，B）。脊柱重建术后 5 年站立位 X 线片（C，D）。患者存在较大的冠状面畸形、胸椎过度后凸、矢状面失平衡以及骨质疏松，手术融合节段选择从 T1 至骶骨、骨盆固定

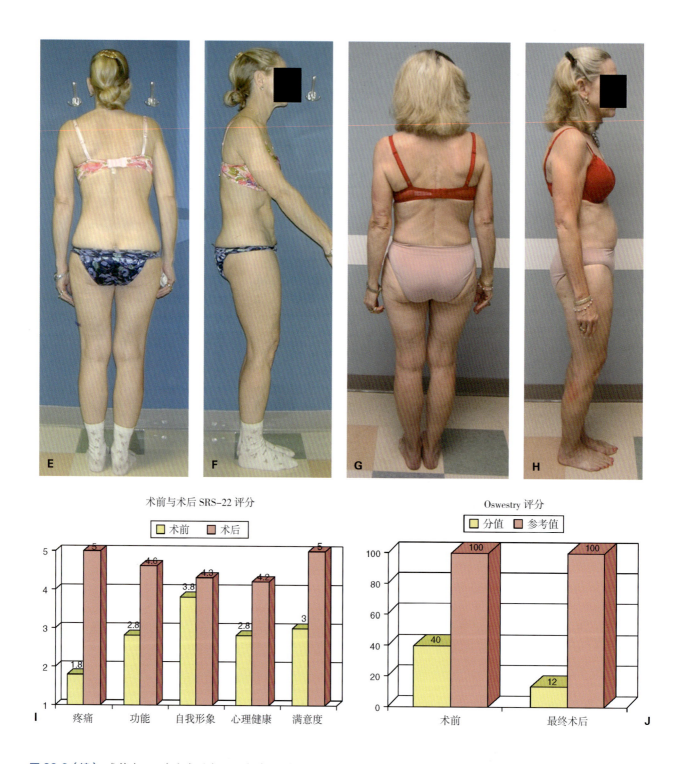

术前与术后 SRS-22 评分

□ 术前　■ 术后

疼痛　功能　自我形象　心理健康　满意度

Oswestry 评分

□ 分值　■ 参考值

术前　最终术后

图 23.3（续） 术前（E，F）和术后（G，H）外观比较。术前和术后 SRS 问卷调查表（I）和 ODI 评分（J）比较

表 23.4　传统的髂骨固定和 S2AI 骶髂骨盆固定技术的优点比较

传统的骶骨固定	S2AI 骶髂固定
优点	
传统的骨盆固定技术，解剖结构熟悉	对髂骨的显露和肌肉的破坏更小
无须透视引导可以可靠的完成	避免使用额外的侧向连接装置
无须破坏骶髂关节面	更不突出的螺帽和可能的更低的伤口并发症

要求，需要透视引导（表 23.4）。两种技术，正确的螺钉尺寸是必需的，通常需要直径 7mm 以上，长度 70mm 以上，虽然每个患者的骨盆形态都需要仔细评估。骨盆固定需要充分个体化，两种固定方式均较安全，且有效提高腰骶结合的稳定性，保护 S1 螺钉。

固定的矢状位失平衡

固定的矢状位失平衡，由于大家逐渐认识到矢状位脊柱畸形对患者结局的重要性，而需要我们对其进行扩展的讨论。尽管成人侧弯评估和治疗的一些方面已经讨论，矢状位失平衡在不同畸形中展现了非常复杂的特性，治疗这类患者需要增加额外的关注。

矢状位失平衡发生于弯型局部变化导致头部相对骨盆前倾时，包括一些组合：正常腰椎前凸丢失、胸腰段后凸，或胸椎过度后凸。尽管局部小的矢状位改变会被忽略，随着畸形的进展和柔韧性降低，许多代偿性机制来维持直立姿势包括：

- 脊柱其他区域的代偿性弯（腰前凸导致的胸椎前凸、颈椎过度前凸）。
  - 髋屈曲。
  - 膝屈曲。
  - 骨盆倾斜。

固定的矢状位失平衡，是一类与有症状的、超过躯体代偿能力的脊柱过度前倾相关的临床和影像学表现。由于直立姿势的易疲劳、疼痛、无法水平凝视和糟糕的外观，患者可出现显著的功能减低，日常生活质量下降。

病因学

矢状位失平衡的病因很多，可以是单个局部区域严重的序列失衡，也可是多个区域的中度改变，包括颈椎。少数成人侧弯会随着时间缓慢出现退变进展和畸形僵硬。随着正常的衰老，椎间盘脱水，随之高度丢失。如前述，腰椎前凸 80% 由椎间盘构成。椎间盘高度丢会导致前柱高度减少，腰前凸丢失。尽管单纯椎间高度丢失不会导致固定的矢状位失平衡，一些其他增加畸形的后凸的退变，包括向前或旋转的脱位、骨质疏松椎体的压缩骨折、椎间隙或者小关节自发融合。尤其是一些疾病，如弥漫性特发性骨肥厚、强直性脊柱炎，表现为严重的僵硬的后凸畸形，由于中轴骨自发融合和矢状位畸形，治疗上具有挑战性。另外，创伤性胸腰椎、腰椎骨折病例，会有保守治疗残存的后凸，或者手术后骨折融合前的矫正丢失引起的后凸。

另一个矢状位失平衡的病因是先前由于退变或畸形的手术史。历史上，青少年特性脊柱侧弯曾应用哈氏棒治疗，通过后柱的撑开，出现前凸的丢失。成年后这些患者出现固定的矢状位失平衡或者平背畸形，这是由于脊柱其他区域逐渐地不能代偿后路撑开器械所致的融合的序列畸形（图 23.4）。另外，退变手术由于没有维持好的腰椎前凸，甚至引起前凸，也对导致矢状位失平衡。腰椎手术获得腰椎前凸的方法有：术中体位髋关节充分后伸、正确地弯棒、锁紧螺帽之前加压合抱，或者行后路松解（如黄韧带和部分关节突的切除），或者进行截骨。然而，对于任何的融合，尤其是长节段，矢状位平衡会有多种原因出现恶化，包括不融合导致的短棒或内固定失效、远近端螺钉拔除、加速的邻近节段退变，或交界性后凸（端椎紧邻椎体的压缩骨折）。

手术计划

患者年龄、内科并发症、营养状况、肺功能和手术预期都是考虑手术时需要仔细评估的。术前应多学科联合诊治。讨论包括围手术期主要的并发症，患者的一般状况是否取得最优化，术后治疗的建议。术者应诚实地权衡手术的收益与风险。一些病例，由于患者一般状况相关的风险和并发症，会直接叫停手术。考虑这些之后，手术的目的包括：

■ 恢复局部矢状位序列，应用脊柱骨盆参数作为指导。

■ 重建良好的整体矢状位平衡（C7 铅垂线通过 L5/S1 间盘）。

■ 最小化围手术期并发症。

■ 改善直立和行走的能力。

■ 提供能接受的手术，和好的融合以降低远期失效的风险，邻近节段退变和交界性后凸。

侧屈位片有一定柔韧度的矢状位畸形单纯后路固定融合可能就足够，而不需要进行截骨。部

分小关节切除可以恢复腰椎前凸，矫正轻度到中度的矢状位失平衡。然而，僵硬的畸形，最有效的矫正是一个到多个节段的截骨。截骨背后的原则是通过短缩后柱恢复腰椎前凸，理想上应在畸形的顶点进行。

截骨方法越来越繁多，包括：

■ 后柱截骨（SPO，或 Ponte 截骨），伴或不伴椎间融合和结构性移植物。

■ 三柱截骨（3CO）

▫ PSO，经椎弓根截骨，一般在腰椎。

▫ VCR，椎体切除，一般在胸椎。

后柱截骨

后柱截骨，也称 SPO，是通过在后柱棘突间和小关节处"V"形切除。棘突和黄韧带切除后形成后柱缺损。通过切除头侧椎体的部分远端椎板，小关节突及未测椎体的上关节突（图 23.5），后柱缺损进一步扩大。后柱切除范围根据需要矫正的度数，一般根据 1mm 矫正 1°来估算。另外，腹侧

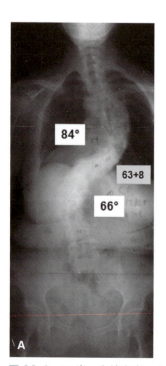
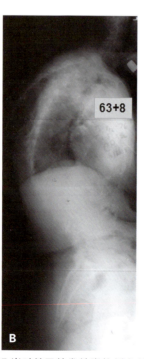
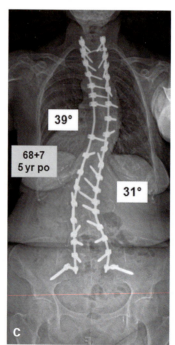
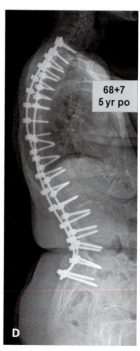

图 23.4 49 岁，女性患者，十几岁时曾因特发性脊柱侧弯行 T7~L4 固定融合手术，目前主诉背痛、行走困难、下肢根性疼痛，以及身体前倾。站立位 X 线片（A，B）示，腰前凸尚失、胸腰段后凸，矢状面前倾、失平衡。脊柱重建术后 9 年站立位 X 线片（C，D）。手术融合节段延长至骶骨和骨盆，行 L2/L3、L3/L4 后路截骨矫正矢状面失平衡，L4/L5、L5/S1 中央管和侧隐窝减压

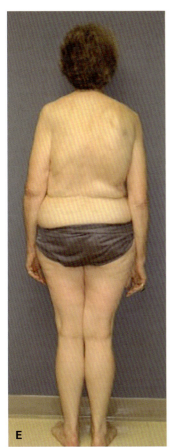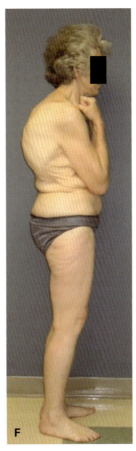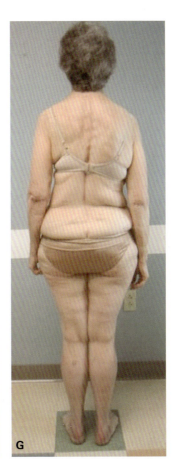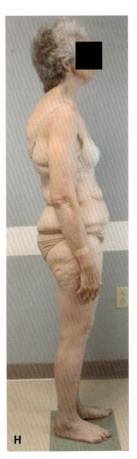

术前与术后 4 年 SRS-22 评分

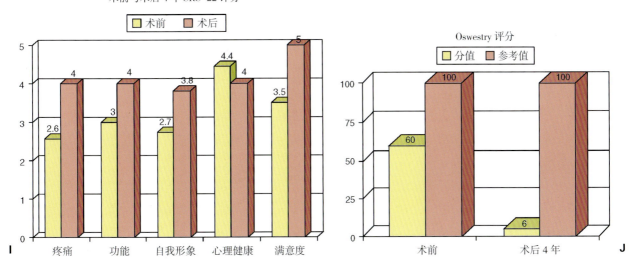

图 23.4（续）　术前（E，F）和术后（G，H）外观比较。术前和术后 SRS 问卷调查表（I）和 ODI 评分（J）比较

图 23.5 后柱截骨术的矢状面示意图

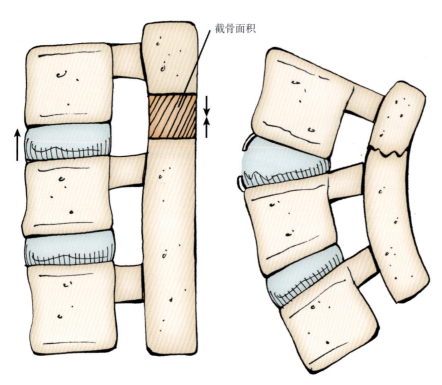

截骨面积

的椎板和关节突应切除足够，截骨闭合前应仔细检查以避免医源性中央管、侧隐窝或椎间孔的狭窄。当切除和减压完成后，通过局部内固定加压合抱闭合截骨处。此操作使中柱作为支持，楔形张开前方椎间隙。

后柱截骨的优点包括：

■ 可以多节段操作。

■ 提供温和的矢状位矫正。

■ 后柱结构不广泛移除。

■ 可以通过行椎间融合增加矫正和融合接触面积。

■ 不会显著增加手术时间和出血量。

■ 不需要对神经进行操作。

■ 手术可在脊柱任意节段进行，甚至是脊髓或者圆锥水平。

缺点包括：

■ 每个节段矫正量约为 10°。

■ 之前椎间融合或自发融合影响椎间隙的铰链效果。

■ 椎间隙的前方延长会增加相邻血管结构的

风险。

■ 截骨闭合过程中潜在的医源性椎管、侧隐窝，或椎间孔狭窄。

如前述，后柱截骨不必一定要行椎间融合和结构性移植物。环形融合对于年轻患者一般不需要，因为局部椎间隙有一定的柔韧性，通过多个前方椎间盘张开可以获得好的矢状位矫正。然而，一些病例在后柱截骨后可以通过椎间融合和结构性移植物支撑获益：

■ 僵硬、固定的椎间隙，通过前路松解和椎体间撑开可以获得更多的矫正。

■ 截骨闭合后前方椎间隙过度张开。

■ 局部有之前的不融合、骨骼质量不佳、滑移、动态不稳定，或椎间盘真空征。

■ 矢状位矫正不够。

■ 长节段固定到骶骨，L4~L5 和 L5~S1 的椎间融合可以保护内固定。

三柱截骨

三柱截骨对于一些病例，如之前有环形融合

术史、AS 或 DISH，有时是需要的以获得良好的矢状位矫正。PSO 一般在腰椎进行，而 VCR 一般在胸椎。

　　PSO 是经椎弓根的包括后柱的楔形截骨。SPO 手术节段，先切除椎板、黄韧带，应完全切除关节突以避免截骨闭合时神经影响。双侧椎弓根去除松质骨、神经，尤其是出孔根，应在完全直视下，不受任何的压迫。经椎弓根去除椎体内的松质骨至前皮质。接着椎体侧方的三角形皮质骨被切除，和椎体后壁的矩形皮质骨切除。前柱作为旋转点，短缩中柱和后柱，前方皮质和椎间隙高度得到保持（图 23.6）。截骨闭合可通过体位利用

重力作用，或者利用节段内固定加压使中柱和后柱的骨界面互相接触加压。然而，一些病例中截骨面不能完全闭合，之前移除的自体松质骨，或者支撑移植物、Cage 可以放置在缺损部位。当截骨闭合后，应再次检查神经，尽管有时会出现硬膜囊褶皱，却不能有任何神经受压的情况。

　　截骨节段选择需根据畸形的特征，但一般选择后凸最大的局部进行。同样量的角状截骨，远端的椎体可以获得更大的矢状位失平衡矫正。一般，一个节段 SPO 可以获得 30°~35° 的矫正，是 CVA 向后移位 12~15cm。有些病例，在胸椎进行 PSO，然而损伤脊髓的风险使得这一技术相关应用

图 23.6　A. PSO 截骨术切除范围示意图。B. 中后柱闭合恢复前凸

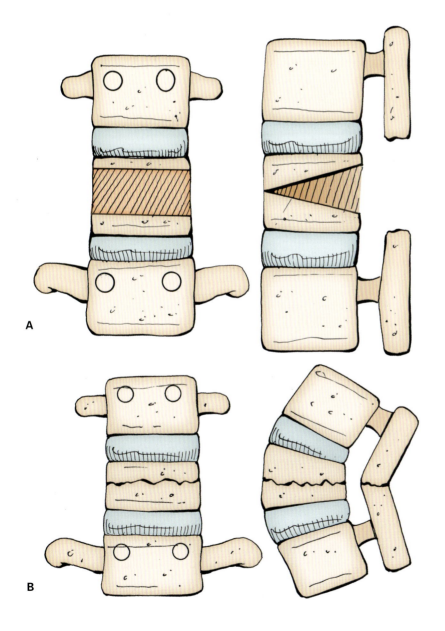

受限。一般 PSO 在 L1 以下、L2 或者 L3。理想中是腰椎前凸的顶点，远离圆锥，且有空间使得不必非要跨过腰骶结合部进行固定。SPO 相对后柱截骨的优点：

- 通过单节段可以获得好的矫正。
- 由于截骨界面的闭合是松质骨界面，可以获得潜在的好的矫正维持和融合；
- 一般不需要前路或椎间融合；

VCR 是另一种三柱截骨，一般只用于严重的、僵硬的胸椎畸形。VCR 允许通过单纯后路进行畸形矫正，而不是前后路联合，避免了经胸或胸腹入路。VCR 与 PSO 相比的区别在于完全的前柱切除，允许在截骨闭合后脊柱的短缩，从而避免了脊髓的张力。详细的 VCR 操作步骤不再本讨论范围内。与 PSO 步骤不同之处在于，双侧肋骨切除，牺牲单侧胸椎神经根，切除至少一个椎间隙。另外，VCR 过程中稳定性较 PSO 差，需要应用临时棒预防无意中的脊柱旋转或移位，而避免将脊髓置于相关风险。另外，VCR 几乎总是需要重新在截骨处重新植骨，可以是移除的松质骨，或者结构性移植物（Cage）以提供稳定和融合接触界面。VCR 融合率也不如 PSO 高，因为 PSO 是骨与骨的界面。

并发症

尽管矫形有潜在的收益，成人畸形和三柱截骨手术需要有经验的医生和外科团队来最优化结局和减少并发症。老年患者更可能合并多种内科基础病，因此并发症发生风险更高。然而，不管任何年龄段，预计在 10 以上的手术原则上要分期完成。成人畸形总的并发症发生率是 40% 左右，大部分是可以处理的。然而，患者术前应充分告知严重并发症的风险，包括心肌梗死、中风、瘫痪、失明、静脉血栓和死亡。患者术前应行一般状况的最优化，包括营养状况的评估。积极的术后管理，包括早期制动、肺功能锻炼、减少麻醉药物应用，和避免老年患者术后谵妄。另外，营养不良（白蛋白、前白蛋白、总白蛋白

和转铁蛋白减少）应该通过营养师的帮助得到纠正。围手术期的全肠内营养以减少并发症和切口不愈合问题的发生，尤其是老年患者和造口患者。

脊柱融合术后感染报道的发生率为 2%~6%，前路手术感染率相对很少。浅表切口并发症和缺损可以通过局部护理处理。然而，切口部位持续术后 1 周以上的持续渗液，需要考虑筋膜层缺损，直接与深部交通。一旦怀疑深部感染，细菌培养和药物敏感应进行以选择合理的抗生素治疗，也可以是反复的灌洗和清创。关闭切口前局部应用抗生素粉末越来越流行，但是安全性和有效性并未被证实。

术后发生神经损伤的风险为 5%~10%，严重僵硬的畸形，需要减压的翻修手术，需要三柱截骨的，风险可增至 15%。术中神经电生理监护是高度推荐的，包括体感诱发电位、运动诱发电位和选择性神经肌电图。神经监护仪可以有效地发现早期的脊髓和圆锥损伤，从而允许及时的干预和最小化神经损伤。尽管神经监护诸多优点，术中唤醒试验仍然是金标准，尤其是怀疑神经根受压时，这是监护仪所不能可靠监测的。

减压与截骨，由于硬膜外静脉和骨面会增加出血，翻修病例需要硬膜和神经的游离，硬膜撕裂和脑脊液漏的风险会显著升高。

成人畸形总的假关节率为 5%~30%，是由多种因素导致的（表 23.5）。腰骶段、胸腰段和后柱广泛切除的融合失败率高。假关节可以在术后 5 年时被发现，一般症状和征象是：脊柱序列改变；内植物松动，周围骨有光圈或透亮带；螺钉拔出；内固定断裂。

结论

成人脊柱畸形矫正治疗复杂而具有挑战。尽管并发症时有发生，脊柱重建手术可以显著改善患者疼痛、功能、外观和满意度。但是，应该告知患者，手术不代表治愈。虽然能显著改善症状和生活质量，术后仍可能残存轻度到中度的不适

表 23.5　成人脊柱矫形长节段融合术后假关节形成的风险因素

因素

- 年龄
- 伴发疾病
- 吸烟
- 翻修手术
- 固定于骶骨
- 骨质疏松
- 减压后更少的（脊柱）后方结构
- 较差的骨质情况（比如进行过放疗，使用糖皮质激素）
- 融合节段的增加
- 只进行后方手术
- 非节段的固定

及活动受限。最后，成人畸形是一类病因和严重程度迥异的疾病，没有单一的范式可以充分帮助制订手术计划。认真评估症状、体格检查和影像学表现对于选择患者，选择最小的手术达到想要的目标而制订治疗方案非常重要。

参考文献

[1]	Auerbach JD, Lenke LG, Bridwell KH, et al. Major complications and comparison between 3-column osteotomy techniques in 105 consecutive spinal deformity procedures. Spine (Phila Pa 1976) 2012;37:1198–1210.

[2]	Baron EM, Albert TJ. Medical complications of surgical treatment of adult spinal deformity and how to avoid them. Spine (Phila Pa 1976) 2006;31:S106–S118.

[3]	Bernhardt M, Bridwell KH. Segmental analysis of the sagittal plane alignment of the normal thoracic and lumbar spines and thoracolumbar junction. Spine (Phila Pa 1976) 1989;14:717–721.

[4]	Bridwell KH, Lewis SJ, Lenke LG, et al. Pedicle subtraction osteotomy for the treatment of fixed sagittal imbalance. J Bone Joint Surg Am 2003;85(3):454–463.

[5]	Buchowski JM, Bridwell KH, Lenke LG, et al. Neurologic complications of lumbar pedicle subtraction osteotomy: A 10-year assessment. Spine (Phila Pa 1976) 2007;20:2245–2252.

[6]	Charosky S, Guigui P, Blamoutier A, et al. Complications and risk factors of primary adult scoliosis surgery: A multicenter study of 306 patients. Spine (Phila Pa 1976) 2012;37:693–700.

[7]	Edwards CC 2nd, Bridwell KH, Patel A, et al. Thoracolumbar deformity arthrodesis to L5 in adults: The fate of the L5-S1 disk. Spine (Phila Pa 1976) 2003;28:2122–2131.

[8]	Farcy JP, Schwab FJ. Management of flatback and related kyphotic decompensation syndromes. Spine (Phila Pa 1976) 1997;22:2452–2457.

[9]	Gelb DE, Lenke LG, Bridwell KH, et al. An analysis of sagittal plane alignment in 100 asymptomatic middle and older aged volunteers. Spine (Phila Pa 1976) 1995;20(12):1351–1358.

[10]	Glassman SD, Berven S, Bridwell K, et al. Correlation of radiographic parameters and clinical symptoms in adult scoliosis. Spine (Phila Pa 1976) 2005;30:682–688.

[11]	Glassman SD, Bridwell K, Dimar JR, et al. The impact of positive sagittal balance in adult spinal deformity. Spine (Phila Pa 1976) 2005;30: 2024–2029.

[12]	Kim YJ, Bridwell KH, Lenke LG, et al. Pseudarthrosis in adult spinal deformity following multisegmental instrumentation and arthrodesis. J Bone Joint Surg 2006;88:721–728.

[13]	Lagrone MO, Bradford DS, Moe JH, et al. Treatment of symptomatic flatback after spinal fusion. J Bone Joint Surg Am 1988;70:569–580.

[14]	Rose PS, Bridwell KH, Lenke LG, et al. Role of pelvic incidence, thoracic kyphosis, and patient factors on sagittal plane correction following pedicle subtraction osteotomy. Spine (Phila Pa 1976) 2009;34:783–791.

[15]	Sponseller PD, Cohen MS, Nachemson AL, et al. Results of surgical treatment of adults with idiopathic scoliosis. J Bone Joint Surg Am 1987;69:667–675.

[16]	Tsuchiya K, Bridwell KH, Kuklo TR, et al. Minimum five-year analysis of L5-S1 fusion using sacropelvic fixation (bilateral S1 and iliac screws) for spinal deformity. Spine (Phila Pa 1976) 2006;31:303–308.

[17]	Weinstein SL, Ponseti IV. Curve progression in idiopathic scoliosis. J Bone Joint Surg Am 1983;65:447–455.

第七部分　代谢和炎症性疾病

第二十四章　炎症性关节炎

Jason C. Eck
Scott D. Hodges

脊柱炎症病变多因退变性疾病导致为主，同时也有一些其他少见的疾病可诱发脊柱炎症改变。如炎症性关节炎，是这类疾病最常见的共性，包括类风湿性关节炎（RA）和血清阴性脊柱关节病。血清阴性脊柱关节病又包括强直性脊柱炎（AS，见第二十五章）、弥漫性特发性骨肥厚（DISH）、反应性关节炎、银屑病关节炎和肠病性关节炎。

炎症性关节炎患者的诊断和治疗具有特殊的挑战性，必须准确地与退变性疾病加以鉴别，才能得到有效的治疗，否则会导致治疗失败，甚至出现严重的并发症。本章对以上各种炎症性关节炎的特点，包括对其相关解剖、发病机制、流行病学、分类、诊断和治疗等方面，进行综述。

类风湿性关节炎

相关解剖

RA 是关节滑膜组织的慢性炎症性病变，导致广泛的关节破坏、畸形和关节不稳，其最常见的侵犯部位包括手、足和颈椎。庆幸的是，在过去的 20 年，药物治疗 RA 不断有实质性的进展，RA 导致脊柱受累的概率不断下降，其严重程度也越来越低。

RA 累及脊柱常见的部位为上颈椎，包括寰枕关节、寰枢关节、关节突关节以及钩椎关节等滑膜关节，它也能影响椎间盘、关节囊以及韧带等结构。最常受累的是寰枢关节，导致寰枢椎半脱位和不稳。炎症累及横韧带导致韧带松弛，继而发生寰枢关节不稳和向前半脱位。

寰枢关节不稳可导致齿状突后方形成血管翳，严重者可致脊髓受压。齿状突向后方脱位并不常发生，其原因多为齿状突被炎症破坏甚或出现骨折所致；如寰枢关节临近枕骨大孔处受累，可导致向头侧半脱位；如侧块和齿状突受累，可导致侧方半脱位。

下颈椎受累概率仅次于寰枢椎。关节突关节和关节囊结构受损，可导致颈椎后凸畸形以及下颈椎运动节段的半脱位。下颈椎节段性大于3.5mm 的向前半脱位可诊断为颈椎不稳，常常诱发严重的颈部疼痛，甚至导致脊髓、神经根、椎动脉及脊髓前动脉受压引起不同程度的神经损害，严重者可出现瘫痪、脑卒中甚至死亡。

发病机制

RA 是一种自身免疫反应性疾病，自身免疫的异常激发类风湿因子（RF）的产生，类风湿因子是滑膜针对自身 IgG 抗体分泌的 IgM 分子。80% 的RA 患者 RF 检测为阳性，类风湿因子在人体可激活巨噬细胞，同时诱发单核因子增值如白细胞介素 -1 和肿瘤坏死因子的产生。关节滑膜结构破坏往往是因为活化金属蛋白酶（包括原胶原酶和胰腺酶）的释放。破骨细胞的激活，可导致关节邻近软骨、肌腱和骨的破坏。由于成纤维细胞增殖和炎症细胞浸润，使滑膜肉芽组织增生导致血管翳的形成，这是类风湿疾病演变过程的主要特征。

流行病学

RA 高发于 40 岁和 50 岁左右女性。据统计，美国白人 RA 发病率为 0.5%~1%，由于严重的疼痛和残疾，大约一半的患者在发病 10 年之内丧失工作能力。95% 的 RA 患者可累及颈椎，10%RA 患者的最初发病部位表现为脊柱；约 86% 的 RA 患者可出现脊柱半脱位；11%~58% 的 RA 患者，可出现神经损害症状。

分类

如同其他任何一种疾病一样，一个可靠的分类系统能够协助诊断、指导治疗，以及有助于研究临床疗效。最新的 RA 分类系统是基于 2010 版美国风湿病学会 / 欧洲抗风湿联盟（ACR/EULAR）所制定的标准。此版分型在以往分类方案基础上，融合了最新的药物治疗进展。该标准新增加的内容包括急性期反应物和水平依赖性自身抗体标志物，包括抗环瓜氨酸肽抗体（ACPAs）。表 24.1 阐明了 RA 的分类标准。

表 24.1　2010 版美国风湿病学会 / 欧洲抗风湿联盟（ACR/EULAR）RA 分类标准

	受累关节	评分
A	1 个大关节	0
	2~10 个大关节	1
	1~3 个小关节（有或无大关节受累）	2
	4~10 个小关节（有或无大关节受累）	3
	> 10 个关节（至少 1 个小关节）	5
B	血清学（至少 1 项检查结果需要分类）	
	RF 阴性和 ACPA 阴性	0
	RF 弱阳性或 ACPA 弱阳性	2
	RF 强阳性或 ACPA 强阳性	3
C	急性期反应物（至少 1 项需要分类）	
	CRP 和 ESR 正常	0
	CRP 或 ESR 异常	1
D	症状持续时间	
	< 6 周	0
	> 6 周	1

诊断

大多数 RA 病例，当病变侵及脊柱时，已经因患者手足的受累而确诊。脊柱受累患者典型的症状是上颈部疼痛和僵硬，以及枕区头痛；症状以晨起时较重，活动后可不同程度改善。头痛多由于颈后部肌肉痉挛或枕大 / 枕小神经后支受压所致。出现半脱位的患者维持头部直立相对困难；严重者可出现意识丧失、晕厥和头晕等症状。血管翳或者半脱位压迫脊髓，可诱发脊髓型颈椎病症状。椎动脉受压可能引起颅神经麻痹、视力障碍、头晕、共济失调、发音障碍和 Horner 综合征。

Ranawat 创建了 RA 累及颈椎所导致的疼痛和神经功能受损的评分量表（表 24.2）。如果患者之前没有确诊 RA，需要进行如下实验室检查：全血细胞计数、血沉、RF 和抗核抗体。

评估 RA 最基本的影像学检查包括：颈椎正侧位、张口位、过伸过屈位 X 线片。评估颈椎稳定性的影像学参数包括：

■ 寰齿前间距（AADI）和寰齿后间距（PADI）评估寰枢椎稳定性（图 24.1）。

■ 腭枕线、McCrae 线、McGregor 线、Ranawat 指数、Redlund-Johnell 测量法，和（或）寰椎位置等

表 24.2　疼痛和神经功能评估——Ranawat 标准

疼痛评估		
分级	描述	
0	无疼痛	
1	轻度疼痛：间断性，仅需阿司匹林止痛药	
2	中度疼痛：需颈围领	
3	严重疼痛：阿司匹林或颈围领不能缓解疼痛	
神经功能评估		
分级	描述	
I	无神经功能损害	
II	主观感觉无力，且反射亢进和感觉减退	
ⅢA	客观查体发现麻痹和长束征，但能够行走	
ⅢB	四肢瘫痪不能行走，生活不能自理	

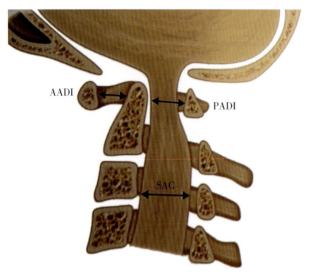

图 24.1 寰枢关节示意图表明了寰枢关节前间距（AADI）、寰枢关节后间距（PADI）和脊髓可用空间（SAC）

指标，评估是否存在颅底凹陷（图 24.2 和图 24.3）。

■ 下颈椎椎管直径评估下颈椎半脱位。

过伸过屈位 X 线片用于评估 AADI 和 PADI。AADI 是齿状突前缘与寰椎前弓相对面之间的距离，PADI 是齿状突后缘与寰椎后弓相对面之间的距离。通常应用 AADI 来评估寰枢椎前脱位的严重程度；成人 AADI 正常距离为 0~3mm，3~6mm 提示横韧带损伤，寰枢关节不稳；AADI 大于 9mm，提示齿状突周围韧带和关节囊等结构损伤较重，寰枢关节严重不稳，通常需要手术。该参数不适用于评估齿状突后方的血管翳。

PADI 对于神经功能的评估和预测更加准确。通常椎管内脊髓直径为 10mm，硬膜厚度 1mm，脊

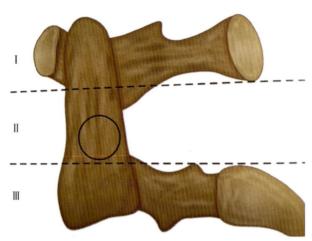

图 24.3 示意图表明了寰枢椎二者之间的位置关系

髓周围脑脊液深度 1mm，加起来共 14mm。所以 PADI 大于 14mm 的患者往往远期神经功能恢复较理想，因为椎管内有足够的空间容纳脊髓；如果 PADI 小于 10mm 则提示脊髓受压，神经功能恢复预后差。

颅底凹陷可导致严重的神经功能并发症甚至死亡，影像学评估颅底凹陷至关重要，但 RA 导致的骨质改变增加了影像学测量的难度。常用的评估颅底凹陷的影像学参数包括：

■ 腭枕线（Chamberlain 线）：硬腭后上顶点至枕骨大孔后上缘连线，颅底凹陷可表现为齿状突尖向上超过此线 6mm。

■ McCrae 线：枕骨大孔前后缘连线，颅底凹陷时可见齿状突尖向上超越此线。

■ McGregor 线：由硬腭后缘至枕骨鳞部最低点连线，即麦氏线，正常齿状突不应高出此线 4.5mm，若超过即为颅底凹陷。

■ Ranawat 指数：C2 椎弓根中心点与 C1 前后弓两侧交界连线之间的距离。男性 < 15mm/ 女性 < 13mm 提示颅底凹陷。

■ Redlund–Johnell 测量法：是 C2 椎体远端中心点至 McGregor 线画垂线，当该距离男性 > 34mm、女性 > 29mm，提示有颅底凹陷。

■ 在矢状位平片上，根据寰椎与齿状突的位置关系也可以诊断颅底凹陷。在矢状位平片上将齿状突平分为三等份。正常寰椎应位于齿状突头侧 1/3（Ⅰ区）；寰椎弓位于Ⅱ区，则属于中度颅底凹陷；

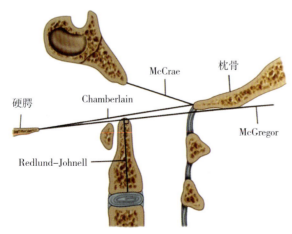

图 24.2 颅底凹陷的 X 线影像学测量

寰椎弓位于Ⅲ区，则属于重度颅底凹陷。

采用任何一种单一的参数评估颅底凹陷其敏感性均低于 90%。建议结合应用多种技术手段以提高敏感性和特异性，降低假阴性率。

通常情况下，下颈椎半脱位超过 3.5mm 可视为不稳定的影像学评价指标；但是有些学者认为，半脱位达到 2mm 就能增加神经功能损害的风险。下颈椎椎管直径为 14~23mm；椎管直径小于 14mm，就存在脊髓受压的可能。椎管直径比椎体半脱位的程度能够更好地预测神经功能损害的风险。

CT 比普通 X 线能更加清楚地提供了颈椎骨性结构的细节，对于测量和制订手术方案更有参考意义。怀疑椎动脉受损或需制订手术方案的患者，CT 血管成像的应用价值更高。因脑干、脊髓或神经根受压导致的神经功能损伤的患者，则需要行 MRI 检查，应用 MRI 成像，可以更好地明确血管翳及准确地测量颈髓角；颈髓角是指在 MRI 矢状位，沿脑干和脊髓腹侧表面画线所形成的角度，正常为 135° ~ 175°，小于 135°，提示有潜在脊髓病的可能。

非手术治疗

对于无神经功能损害和严重颈椎不稳的 RA 颈椎受累患者，建议非手术治疗。如间断性应用软质颈围领、物理治疗和药物治疗；患者往往对硬质颈围领耐受度较低。

RA 患者的主要治疗措施是药物治疗。药物治疗最初主要由内科医生或风湿病学家进行，然而对于脊柱外科医生来说，了解药物治疗方案和相关并发症很重要。NSIAIDs 药物能够有效缓解 RA 患者疼痛和炎症反应，同时可存在不少潜在的并发症，如胃肠道出血、肾功能损害和对心血管方面的影响等。糖皮质激素则更应避免长期使用以避免其带来的副作用。抗风湿类药物（DMARDs）疗效最佳，能够有效地缓解多数患者的病情。

最新的 RA 治疗基本原则包括：

■ 治疗方案必须基于 RA 患者和风湿科医生共同的决定。

■ RA 的首要治疗目标是通过减轻症状、预防结构性损害、恢复功能、参与社会和工作活动，最大化地提高长期的生活质量。

■ 消除炎症是达到上述目标的最重要的方法。

■ 根据 RA 的疾病活动情况，相应地调整治疗方案，以期得到最优的治疗效果。

生物制剂如肿瘤坏死因子抑制剂（TNFi）最近被证实可有效治疗 RA。由于生物制剂价格昂贵，成本效益研究建议对于没有接受过 DMARDs 治疗的 RA 患者，从性价比的角度应首选传统的 DMARDs 治疗，对于那些 DMARDs 治疗无效的患者，可选择生物制剂治疗。

手术治疗

RA 患者如果出现颈椎不稳、脊髓病或神经功能损害等症状时，则需手术治疗。较高的并发症发病率、免疫抑制、骨质量较差、皮肤和软组织条件较差等不利因素的存在都对外科医生具有相当的挑战。感染、刀口裂开、溃疡、内固定失败或脱落、食管穿孔、上呼吸道梗阻以及麻醉相关并发症等风险明显增高。

手术方式个体化，但手术治疗的总体目标如下：

■ 解除脊髓和神经根的压迫。

■ 稳定脊柱。

■ 矫正后凸畸形和半脱位。

寰枢椎是最常见的不稳部位。传统的 C1~C2 后路融合手术方式有 C1 侧块/C2 椎弓根螺钉固定、C1~C2 经关节螺钉固定和 C1~C2 钢丝捆扎固定。如骨质量较差，或者后路解剖关系破坏严重，无法安全地植入颈椎螺钉，则需将固定融合延长至枕骨。齿状突后方血管翳形成的患者，可行经口腔入路切除齿状突，很多患者在 C1~C2 关节固定后，局部恢复稳定，增生的血管翳也吸收消散。

颅底凹陷的手术治疗需行后路枕颈融合。有时需要切除 C1 后弓才能解除脊髓压迫。对于下颈椎不稳者，常用术式为后路椎板切除减压，同时行侧块或椎弓根螺钉固定。为了达到坚强的内固定和减少螺钉拔出的风险，有时需要将固定延长至上胸椎。

随着脊柱内固定器械的发展，固定效果、畸形矫正和手术疗效也得以提高。图 24.4 是一例 61

岁老年女性 RA 患者，C2~C7 后路减压融合术病史。由于多次摔伤导致神经功能损害进行性加重；进展为颅底凹陷和后凸畸形（图 24.4A~C）。接受翻修手术：取出原内固定物，C1~C4 行后路减压，C2~C5 行截骨，后路固定从枕骨至 T2（图 24.4D，E）。颈椎广泛受累的 RA 患者骨质量较差，常需要进行多节段固定，这样能够减少术后因内固定物拔出导致手术失败的风险。

RA 患者术后疗效与该疾病的具体的治疗方式和疾病严重程度呈正相关。寰枢椎融合术后疗效，要优于枕颈融合和下颈椎融合。关于术后神经功能缓解率，文献报道为 27%~100%；差异可能归因于患者的临床表现不同，手术适应证不同。术后只要能达到可靠的融合，疼痛的缓解率通常为80%~100%。

弥漫性特发性骨肥厚

相关解剖

弥漫性特发性骨肥厚（DISH）是一种以老年性

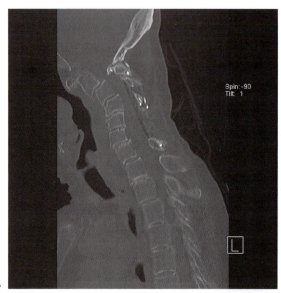

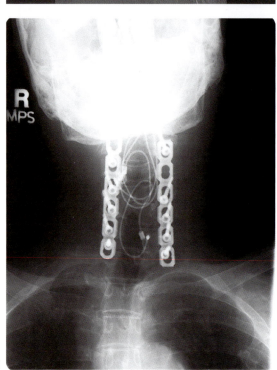

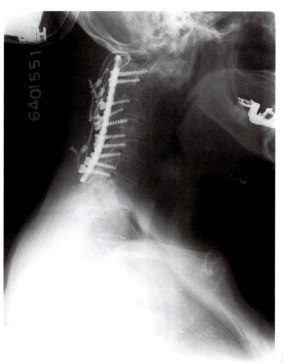

图 24.4 一例既往因颅底凹陷和后凸畸形患者行手术治疗患者的影像学。术前矢状位 CT（A），第一次术后侧位 X 线片（B），正位 X 线片（C）

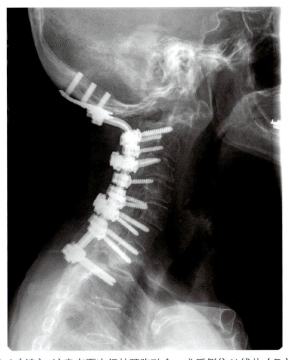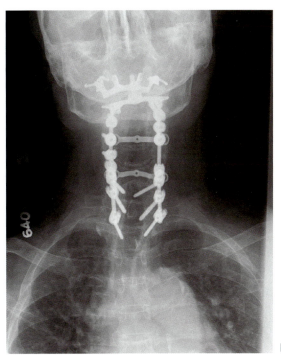

D　　　　　　　　　　　　　　　　　　　　　　　　E

图 24.4（续） 该患者再次行枕颈胸融合，术后侧位 X 线片（D）和正位 X 线片（E）

骨硬化增生为特征的系统性骨关节病，于 1950 年首次被系统报道。多见于胸椎，多孤立发病；颈椎和腰椎并不常见。典型影像学为在椎体前外侧边缘可见圆滑、无边界的韧带骨赘形成（图 24.5），椎间隙和关节突关节常不受累。由于脊柱左侧主动脉搏动的保护作用，该病变常位于胸椎右侧。同 AS 患者相比，DISH 患者合并骨质疏松少见。

发病机制

虽然很多外因和遗传性因素被认为是引起 DISH 发病的原因，但其病因尚未明确。与其他血清阴性骨关节病不同，DISH 与 HLA-B27 无直接相关。糖尿病、高尿酸血症、高脂血症增加了 DISH 的发病率，但上述因素与 DISH 的发病是否有直接关系，目前仍未知。

流行病学

DISH 最常见于 50 岁以上的患者，男性稍多于女性。发病率随着年龄的增长而增加。

诊断

DISH 患者典型的症状是腰背痛，影像学表现为广泛的脊柱僵硬。可并发肌腱炎，最常见于跟腱。颈椎受累患者可出现吞咽困难，除脊柱之外，手、骨盆、膝和肘关节为常见的骨化部位。该病尚无实验室检查手段确诊，但通常有一定规律可寻，以排除其他潜在的疾病。DISH 的诊断标准如下：

■ 至少连续 4 个椎体侧前方出现"波浪样"骨化。

■ 受累节段椎间隙正常；明显的退变性改变相对少见，如：椎体边缘硬化或"真空征"。

■ 无关节强直、骶髂关节侵蚀、硬化或关节突间的骨性融合

非手术治疗

大部分的 DISH 患者，支持疗法等非手术治疗是主要的治疗措施。包括调整活动方式、物理治疗、间断的佩戴支具和 NSAIDs 药物。对于 DISH 的治疗，目前国际上尚无官方的指南。

手术治疗

DISH 的手术治疗通常是针对合并骨折的患者。同 AS 患者一样，即使轻微的创伤，也能够增

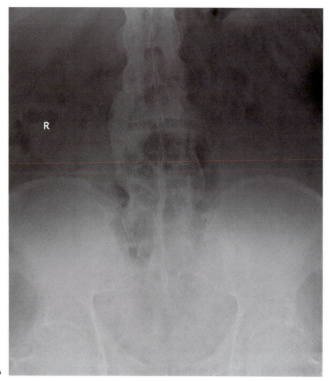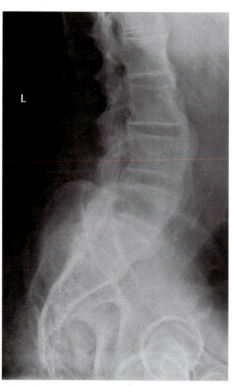

图 24.5 DISH 患者正位（A）和侧位（B）X 线片，可看到典型的圆滑、无边界的骨赘

加 DISH 患者骨折风险。DISH 患者在受到轻度创伤后出现新的异常活动，则需要评估有无骨折可能。X 线片漏诊率高；常需 MRI 或 CT 确诊（除非因为禁忌证无法行 CT 或 MRI）。大多数患者骨化节段的骨折是不稳定的，需要手术治疗。经皮椎弓根螺钉治疗骨折是一项新的技术，可以减少出血、周围软组织剥离以及感染风险势。与 AS 相反，DISH 脊柱骨折术后，与年龄和性别相关的发病率和死亡率都没有升高。

反应性关节炎（又称 Reiter 综合征）

相关解剖

反应性关节炎除了可以影响眼部、生殖系统、泌尿系统和消化系统之外，也可影响脊柱和其他关节。软骨的炎症反应可导致肋软骨炎和全身各个肌腱附着部位的疼痛。眼部炎症可导致结膜炎、葡萄膜炎，能够引起畏光。膀胱和前列腺的受累可能导致膀胱炎及前列腺炎。反应性关节炎可导致口腔、硬腭和软腭和舌头溃疡，及皮肤溃疡。

发病机制

顾名思义，反应性关节炎是指关节继发于生殖、泌尿或胃肠系统细菌感染后出现的免疫反应。这可导致关节和眼睛出现自发性炎症反应。该病被认为具有遗传倾向，HLA-B27 检测多为阳性。然而，感染是反应性关节炎的必要始发因素，典型的反应性关节炎常在感染之后 1~3 周发病。

流行病学

反应性关节炎最常见于 30 多岁和 40 多岁的患者，此年龄阶段处于性活跃期，在其他任何年龄阶段也可发病。男性患者生殖系统感染更容易诱发反应性关节炎，其他病因则无明确性别差异。

诊断

没有明确的实验室检查用于诊断反应性关节炎。诊断主要基于关节炎症状和眼睛、生殖、泌尿以及胃肠系统炎症症状。患者可出现脊柱、膝关节、踝关节、足和腕关节的疼痛和僵硬，关节肿胀、皮温升高和皮肤发红。关节受累常是非对称性的。

非手术治疗

NSAIDs 药物可有效缓解疼痛，短期应用糖皮质激素仅适合于较重和不能耐受 NSAIDs 药物的患者。如感染仍存在或处于感染初期的患者，可选择抗生素治疗。对于更严重的病例，可使用其他药物如柳氮磺胺吡啶、甲氨蝶呤和抗肿瘤坏死因子制剂。

手术治疗

反应性关节炎多无须手术干预；外周关节破坏严重患者，可选择关节成形术和关节融合术。

银屑病性关节炎

相关解剖

银屑病性关节炎是一种慢性炎症性关节炎，可影响中轴关节和外周关节。皮肤炎症之所以可以累及关节，主要由于解剖学上存在类似于血管组织与无血管组织之间的高张力区。皮肤组织的真皮硬膜外区和关节组织表面的肌腱骨区均属于此类型高张力区。

发病机制

遗传因素被认为是该病的主要病因，环境因素相关，包括创伤或感染也可致病。在银屑病性关节炎患者体内发现 CD4+ 和 CD8+ 等炎症细胞浸润，另外还发现各种炎症细胞因子和趋化因子，包括 TNF、IL-1，IL-6 和 IL-3。这些因子可增加破骨细胞的形成，最终导致关节破坏。

流行病学

银屑病发病率为 1%~5%；高达 50% 银屑病患者并发银屑病性关节炎。首发年龄为 40 岁，无明确性别差异。

分类

银屑病性关节炎分为 5 种临床类型：
- 非对称的少关节型和单关节型。关节炎可影响远端指间关节（DIP）、近端指间关节（PIP）和跖趾关节（MTP）。
- DIP 为主的关节炎。
- 致残性关节炎型。
- 对称性、RF 阴性多关节炎型。

14% 的银屑病患者可并发银屑病性脊柱关节炎。

诊断

银屑病性关节炎的主要诊断依据是临床表现，没有特异性辅助检查手段。胸腰椎 X 线片可见非典型的韧带骨化，合并或不合并骶髂关节炎、椎旁骨化和椎间隙破坏等。手指小关节的"笔帽样畸形"和跟骨侵蚀等临床表现，可以助诊。银屑病关节炎分类（CASPAR）研究小组制定诊断标准图表，临床意义较大（表 24.3）。在 CASPAR 图表中，患者至少 3 分，才能确诊为银屑病关节炎。由风湿病医生进行评估和确认，有助于该病的确诊。

非手术治疗

药物治疗为首选，包括 NSAIDs 和 DMARDs。对 DMARDs 治疗无效的患者，或开始出现关节结构破坏的患者，可考虑进行 TNFi 治疗。

手术治疗

银屑病关节炎的手术治疗通常用于外周关节，脊柱常不需手术干预。手术患者需要注意的是银屑病斑疹上细菌定植水平高于正常皮肤，但是否该类患者术后感染发生率会增高暂无统一定论。

表 24.3　银屑病关节炎 CASPAR 诊断标准

标准	评分（分）
银屑病证据	2
银屑病家族史或患病史	1
指甲病变：包括指甲剥离或小的病损	1
类风湿因子阴性	1
指炎（目前出现或风湿病学家曾经记录过）	1
放射影像学可见蓬松样骨膜炎	1

肠病性关节炎

相关解剖

肠病性关节炎是一种脊柱关节病，常见于炎症性肠病（IBD）患者。以侵犯中轴骨常见，也见于外周关节受累导致滑膜炎或指炎。10%~25%的患者可见关节外侵犯皮肤和黏膜，导致结节性红斑及坏疽性脓皮病。其他部位包括急性前葡萄膜炎、主动脉瓣关闭不全和心脏传导功能障碍等。

发病机制

肠病性关节炎的发病机制虽不确定，但肠黏膜炎症和关节炎之间呈直接相关。肠道淋巴细胞异常迁移至关节，可能导致肠病性关节炎；HLA-B27 与肠病性关节炎高度相关，所以也有人认为遗传因素可能是病因之一。

流行病学

IBD 患者合并关节受累的发病率为 15%~40%，且不受肠道手术影响。IBD 患者中轴骨受累的发病率为 16%，骶髂关节炎最常见。

诊断

对于肠病性关节炎，没有特异性实验室检查或诊断标准。主要诊断依据为典型的临床表现：IBD 患者合并炎症性腰背痛和（或）滑膜炎等症状。可出现骶髂关节强直症状，但是在普通平片上常无关节侵蚀及关节间隙变窄征象。这有助于在影像学上鉴别肠病性关节炎和早期 AS。

非手术治疗

大部分患者可进行综合治疗，包括休息、物理治疗和药物治疗（NSAIDs 和 DMARDs）。对于难治性病例，可进行 TNFi 治疗。

手术治疗

肠病性关节炎通常不需要手术治疗。除非这类患者出现关节强直、严重畸形或合并骨折。同 DISH 患者一样，肠病性关节炎患者合并骨折是非常不稳定的，需要手术治疗。

参考文献

[1] Aletaha D, Neogi T, Silman AJ, et al. Rheumatoid arthritis classification criteria: An American College of Rheumatology/European League Against Rheumatism collaborative initiative. Arthritis Rheum 2010; 62(9):2569–2581.

[2] Boden SD, Dodge LD, Bohlman HH, et al. Rheumatoid arthritis of the cervical spine. A long-term analysis with predictors of paralysis and recovery. J Bone Joint Surg Am 1993;75:1282–1297.

[3] Joaquim AF, Ghizoni E, Tedeschi H, et al. Radiological evaluation of cervical spine involvement in rheumatoid arthritis. Neurosurg Focus 2015;38(4):E4.

[4] Miyamoto H, Sumi M, Uno K. Outcome of surgery for rheumatoid cervical spine at one institute over three decades. Spine J 2013;13(11):1477–1484.

[5] Riew KD, Hilibrand AS, Palumbo MA, et al. Diagnosing basilar invagination in the rheumatoid patient. The reliability of radiographic criteria. J Bone Joint Surg Am 2001;83:194–200.

[6] Smolen JS, Breedveld FC, Burmester GR, et al. Treating rheumatoid arthritis to target: 2014 update of the recommendations of an international task force. Ann Rheum Dis 2015;75:3–15.

第二十五章　强直性脊柱炎

Adam M. Lukasiewicz
Jonathan N. Grauer

强直性脊柱炎是血清阴性型脊柱骨关节病，可导致脊柱相关的病残，典型特点是中轴骨骼的骨过度生长导致脊柱强直僵硬。强直性脊柱最常见于白人男性，通常表现为起病隐匿，进行性脊椎僵硬，伴不适和／或畸形。本章将重点介绍强直性脊柱炎，但是关于并发症和治疗部分，也适用于未分化脊柱关节炎和其他脊柱关节病（如银屑病关节炎、反应性关节炎、肠病性关节炎、未分化脊柱关节炎）。

临床表现

强直性脊柱炎通常进展数年，病程缓慢。最常见的首发症状是下腰背部疼痛，可能伴有臀部或腿部疼痛。强直性脊柱炎的主要症状是：

- 腰背痛，休息后无缓解。
- 过度后凸畸形。
- 附着点炎多见于跟骨。
- 外周关节炎，通常不对称。
- 其他自身免疫性疾病，如葡萄膜炎或虹膜炎。

强直性脊柱炎的背部疼痛通常累及腰部，随着病情的发展变得更为严重。像大多数炎症性关节炎，晨起疼痛严重，活动后改善。疼痛可能影响睡眠。

在强直性脊柱炎的病程中，通常在后期发展为脊柱畸形。通过关节破坏、融合骨赘，前凸丢失和后凸畸形而产生经典的弯腰的姿势，通过髋部和膝关节的屈曲以代偿脊柱过度后凸。

强直性脊柱炎主要是脊柱肌腱附着点（骨骼的韧带和肌腱的插入部位）的炎症性疾病。然而，四肢部位也可能出现炎症而引起疼痛和压痛。任何韧带或肌腱附着部位均可受累，跟腱附着点也是好发部位，可能导致跟痛。

1/3 以上强直性脊柱炎患者四肢关节受累，最常见的是髋关节，可能会导致病残。其次是肩关节，但肩部病变严重性通常不如髋关节。肘，膝和脚踝也可能受到影响。类似于脊柱，四肢关节炎也表现为骨过度生长和韧带骨赘形成。

其他自身免疫病症，特别是与 HLA-B27 相关的病症，均与强直性脊柱炎有关。前葡萄膜炎是一种典型的相关病症，可以在多达 40% 的患者发病。前葡萄膜炎也可能是强直性脊柱炎患者常见的症状。

强直性脊柱炎的症状严重程度因人而异，且与影像学表现不一定相关。虽然大多数强直性脊柱炎患者被认为在第二或第三个十年期间发病。但患者可能直到第五或第六个十年症状明显。患者可能首先因为并发症就诊，如脊柱骨折，而不是原发病的疼痛。

发病机制

强直性脊柱炎的发病机制尚不完全清楚。疾病过程的关键是：

- 与 HLA-B27 强关联。
- 滑膜和肌腱附着点炎症。
- 典型的骶髂关节炎。
- 脊柱的椎间盘和韧带发生骨化。

强直性脊柱炎与 HLA-B27 密切相关，HLA-B27 是主要组织相容性复合物 I 成分的等位基因，参与细胞内呈递 T 细胞的抗原。大多数研究表明，约 90% 确诊强直性脊柱炎患者 HLA-B27 阳性。大约 8% 的白种人 HLA-B27 阳性，检测阳性并不一定表示患有强直性脊柱炎。没有证据表明 HLA-B27 阴性的强直性脊柱炎患者发病机理不同。虽然大多数强直性脊柱炎患者 HLA-B27 阳性，HLA-B27 阳性人群中患强直性脊柱炎的约占 5%。

HLA-B27 和强直性脊柱炎之间存在联系是确定的，但是 HLA-B27 如何影响强直性脊柱炎的发生发展的机制尚不清楚。一种学说认为是 HLA-B27 呈递自身肽片段激活 T 细胞。有证据表明，蛋白聚糖可能是 T 细胞的靶点。弯曲杆菌和衣原体的感染是反应性关节炎典型的前驱感染，另一种 HLA-B27 型脊柱关节炎，被认为是 T 细胞靶点。然而，与反应性关节炎不同，强直性脊柱炎的特征在于并无前驱的感染。其他提出的机制是 HLA-B27 倾向于错误折叠，在内质网上产生应激并可能作为免疫靶标，或 HLA-B27 可以形成非典型复合物广泛激活免疫系统。复杂的免疫浸润存在于骨病变中，包括巨噬细胞和 CD4+ 和 CD8+T 细胞。在这种情况下，肿瘤坏死因子 -α（TNF-α）和白细胞介素 23 都被确定为炎症的重要介质。

强直性脊柱炎是一种强遗传性疾病。HLA-B27 解释了约 1/4 的遗传性。近期通过全基因组关联研究鉴定了许多其他基因，编码免疫介质及其受体的基因，以及参与蛋白质加工的酶均与强直性脊柱炎的发展相关。

肌腱附着点炎通常被认为是强直性脊柱炎的主要疾病过程。然而，针对强直性脊柱炎患者骶髂关节的研究表明滑膜炎导致关节破坏。病理是复杂的，所侵犯的结构因部位和疾病过程而不同。疾病进展的标志是导致骨和软骨侵蚀的炎症，纤维软骨增生和软骨骨化。机械应力可能会加速炎症过程，这可能有助于解释疾病中轴骨骼的趋势。骶髂关节几乎总是参与，最初表现为疼痛的骶髂关节炎，后期关节强直。在脊柱，表现为对纤维环边缘和椎体终板炎症，产生局部骨质疏松，关节间隙破坏。随着疾病的进展，纤维环骨化产生桥接椎体的韧带骨赘。关节突关节强直，后方韧带骨化。强直性脊柱炎脊柱疾病通常始于腰部，随着时间的推移而上升。因此，颈椎受累是老年人长期疾病的终末期表现。尽管广泛的骨化，患者通常较低骨密度，一半以上的患者可能是骨质疏松。

流行病学

强直性脊柱炎的患病率取决于人口的研究，在很大程度上反映了不同人群 HLA-B27 的患病率。在美国，总患病率约为 0.2%~0.5%，但这些预测都是基于 20 世纪 70 年代数据。在斯堪的纳维亚的部分地区，患病率可高达 1.5%，反映高患病率在这一人群中 HLA-B27。在美国的非裔美国人中，强直性脊柱炎的患病率约占白人人口的 1/4。此外，大多数非洲裔美国人强直性脊柱炎患者 HLA-B27 可能阴性。强直性脊柱炎主要影响男性，男女比例约为 2:1。有证据表明男性有更严重的脊柱改变。

这种疾病通常出现在年轻的成年人，平均发病年龄约为 25 岁。有些患者可能很多年无须处理，尤其是最初症状较轻。几乎所有病例在 50 岁前被确诊。也有 10 余岁时发病的青少年发病形式。

诊断

强直性脊柱炎的诊断是具有挑战性的，特别是在疾病的早期阶段。根据病史、体格检查和影像学结果从而明确诊断，诊断强直性脊柱炎的关键发现是：

- 腰痛，运动缓解。
- 骶髂关节炎的影像学证据。

正如前面所讨论的，由强直性脊柱炎引起的典型的腰痛是慢性的，并且通过运动得到缓解。

休息可能会加重这种情况。起止点炎、附属物关节炎、脊柱畸形和其他自身免疫性疾病的出现都提示有强直性脊柱炎。虽然这种疾病在年轻人中最常见，但在老年患者和妇女中也应该有这种疾病。如果病史提示强直性脊柱炎的，接下来的诊断步骤包括全面的体格检查和骶髂关节的 X 线片。

体格检查

体格检查主要了解关节活动度受限情况。腰椎屈曲活动度可以用 Schober 测试来评估。Schober 测试是在患者处于直立位的情况下，沿后正中线腰骶结合部为起点向上 10cm 处和向下 5cm 处进行标记，然后最大限度地向前弯曲脊柱，测量标记点之间的距离应该至少增加至 20cm。另外，还应评估腰椎过伸和侧屈的情况。坐位下评估旋转度。颈椎后凸用枕墙距离来评估，让患者背靠着墙，头部保持中立位。正常情况下，枕骨应该紧贴墙壁，所以距离应该是零。通过测量颌胸距评估颈椎屈曲情况，患者最大限度地屈颈，颌部触碰胸部。正常情况下，患者下颌能够触及胸骨。还应评估颈椎侧屈和旋转。由于强直性脊柱炎患者发生髋部屈曲畸形概率较高，所以手指至地板距离的测量很少应用。但是，髋部运动范围需要评估。还应在第四肋间隙的水平上进行胸部扩张，健康人胸部扩张至少 2.5cm，明显的达到 5cm，而强直性脊柱炎患者胸壁运动受限。以上体格检查有助于早期发现强直性脊柱炎患者。

骶髂（SI）关节的触诊或叩诊诱发疼痛。FABER（屈曲、外展、外旋）试验阳性提示骶髂关节炎，患者仰卧，检查者将患者患侧膝关节弯曲至 90°，然后外旋髋关节，同时对侧向下压髂嵴以稳定骨盆。疼痛复制意味着骶髂疾病。Gaenslan 试验也可以用来评估骶髂病变，患者仰卧位，一侧髋关节尽量屈曲，另一侧髋关节伸直，骨盆或下腰疼痛也提示骶髂关节疾患。相似地，Yeoman 试验，患者俯卧位，后伸髋关节，稳定同侧骨盆，出现疼痛，也提示骶髂关节疾患。虽然很多检查方法提示骶髂关节疾患，但是对于诊断强直性脊柱炎并无特异性。

实验室检查

实验室检查对于诊断强直性脊柱炎作用有限。红细胞沉降率（ESR）和 C-反应蛋白（CRP）水平可以帮助确定炎症性疾病的早期，但敏感性和特异性均较差。对于未达到强直性脊柱炎诊断标准的患者，ESR 和 CRP 可能有助于诊断未分化的脊柱关节病。另外，急性期的反应物对于判断疾病活动期有帮助。正如前面的章节所讨论的，可以进行 HLA 亚型的检测，但是 HLA-B27 并不是强直性脊柱炎特异性的诊断指标。

影像

长期以来，骶髂关节 X 线片是诊断强直性脊柱炎的重要手段。除了标准的前后位，Ferguson 位 X 线片也有助于了解 SI 关节情况。纽约分类标准包括影像学骶髂关节的分级：

- 0 级：骶髂关节正常
- 一级：关节边界模糊，病变可能。
- 二级：局灶性硬化或破坏，关节间隙正常。
- 三级：广泛的硬化或破坏，关节间隙改变或者不全强直。
- 四级：完全的关节强直。

根据纽约标准，强直性脊柱炎的诊断需要影像学分级结合病史，以及体检结果（如表 25.1 所示）。该标准有助于强直性脊柱炎诊断的标准化，

表 25.1　改良的强直性脊柱炎诊断纽约标准

临床标准：
腰痛和僵硬持续 3 个月以上，运动后改善
腰椎在矢状面和冠状面活动受限
相比正常活动范围，胸廓活动度受限

放射学标准：
双侧骶髂关节炎大于或等于 2 级
单侧骶髂关节炎大于或等于 3 级

确诊强直性脊柱炎：
符合 1 项临床诊断标准和 1 项放射学标准

可疑强直性脊柱炎：
符合 3 项临床标准或 1 项放射学标准（没有其他合理的解释的结果）

临床病史高度怀疑，结合影像上骶髂关节病变即可诊断强直性脊柱炎。

由于骨盆平片成本低、拍摄方便，通常作为首选影像学检查，但是在疾病的发生和影像学变化的出现之间可能存在一段时间的延迟。计算机断层扫描（CT）对于骶髂关节的早期硬化和破坏更为敏感检测更为重要，但是骨盆会承受更大程度的放射暴露。磁共振成像（MRI）可以发现早期炎症病变，有助于早期诊断，但是费用较贵。对于大多数患者来说，平片应该是首选，如果平片不能确认，或者临床高度怀疑骶髂关节病变，而平片没有显示，可以考虑 CT 或者 MRI 检查。

脊柱典型的影像学表现是椎体呈方形，前方凹陷消失。这一区域的炎症表现为 MRI 中 T2 加权信号增强，并被通俗地称为"闪亮的角落"，这是强直性脊柱炎的影像特征。随着疾病的发展，垂直的韧带骨赘更加明显。如果有足够的脊椎桥接和韧带骨化，平片显示典型的竹节样改变。如果棘上和棘间韧带骨化，前后位 X 线片显示为一条中线不透射线的垂直线，称为"匕首"征。

鉴别诊断

腰背痛相关疾病种类非常多，然而，与强直性脊柱炎最相似的疾病是 DISH 病（已在第二十三章中讨论）。两种疾病均涉及过度骨化，导致脊柱强直，并且男性更为常见。二者鉴别关键在于：

- 强直性脊柱炎患者的骶髂关节受累，而 DISH 病不受累。
- 强直性脊柱炎患者的关节突关节强直，DISH 病不同。
- DISH 病通常首先累及胸椎，而强直性脊柱炎最初累及骶髂关节，然后向上延伸。
- 强直性脊柱炎在 40 岁之前发病，而 DISH 病通常在 40 岁以后发病。
- 强直性脊柱炎特点是边缘韧带骨赘，而 DISH 病的特点是非边缘的韧带骨赘。

强直性脊柱炎的边缘韧带骨赘通常是垂直方向的，不会延伸到脊柱的边界之外。相反，DISH 病表现为大的、非边缘的韧带骨赘超出椎体边界，尤其是前方。

需要鉴别诊断的还包括血清反应阴性脊柱关节病，包括银屑病关节炎、反应性关节炎、肠病性关节炎和未分化的脊柱关节炎。患者的病史、体格检查以及影像学结果有助于鉴别诊断。

治疗

强直性脊柱炎的全面治疗应由风湿科医生协调。非甾体类抗炎药（NSAIDs）是治疗强直性脊柱炎的疼痛和僵硬的首选药物。各种 NSAIDs 药物疗效没有明显差别。大多数患者需要长期服用 NSAIDs 以缓解疼痛，尚无明确证据表明持续用药影响疾病的进展。阿片类药物可作为 NSAIDs 的协同用药。生物制剂 TNF-α 已被证明在改善疼痛、僵硬和日常功能方面有效。物理疗法和运动也是缓解症状的重要辅助手段。

强直性脊柱炎脊柱外的表现也需要关注。对于髋关节严重关节炎或强直的患者，通常需要全髋关节置换术。强直性脊柱炎可能伴发心肌传导异常和主动脉扩张，需要心脏科医生治疗。前葡萄膜炎的发作应该由眼科医生处理。

大多数强直性脊柱炎患者不需要手术治疗。手术治疗主要针对强直性脊柱炎骨折或者需要畸形矫正患者。另外，强直性脊柱炎伴寰枢关节半脱位的患者需要颈椎手术治疗。

一般术前注意事项

强直性脊柱炎可能伴有其它疾病，尤其是心脏和肺部疾病，需要进行细致的术前评估，包括心电图和肺功能测试。如果择期手术，骨密度也需要评估，因为强直性脊柱炎与骨质疏松相关。

强直性脊柱炎患者寰枢椎半脱位的外科治疗

强直性脊柱炎患者易发生寰枢关节半脱位，原因包括下位融合僵硬的脊柱导致关节应力增加，后凸畸形导致头部重量前移，以及炎症导致韧带松弛。大约 10%~20% 的强直性脊柱炎患者影像学上表现为寰枢椎半脱位，但是有明显临床症状需要手术治疗的患者较少。针对强直性脊柱炎患者，手术过程中摆放体位和气管插管时，需要考虑到寰枢关节半脱位导致的风险。有脊髓压迫症状的强直性脊柱炎患者，一般进行后路 C1/2 的固定融合手术。

强直性脊柱炎患者脊柱骨折的外科治疗

随着强直性脊柱炎的进展，患者并发脊柱骨折的风险增加。骨折的风险性难以定量，但是有横断面调查研究显示 10%~15% 的强直性脊柱炎患者出现脊柱骨折，研究中发现大多数骨折之前未曾确诊。强直性脊柱炎骨折风险的增加可归咎于：

- 骨质疏松症。
- 椎间隙融合的僵硬脊柱所致的应力增加。

如前所述，强直性脊柱炎患者通常表现为骨密度降低，增加了骨折的风险性。但是，没有证据表明这部分人群发生非椎体骨折的风险增加。

来自头部、胸腔和骨盆的正常机械载荷沿着僵硬的脊椎传导，杠杆臂延长，导致应力增加，颈胸部和胸腰部连接处更容易受到损伤。

即便无明显外伤史，脊柱骨折也可能发生。因此，对于强直性脊柱炎患者需要高度警惕脊柱损伤。任何明显的急性颈部或背部疼痛，都应该考虑骨折可能。由于韧带骨化和炎症改变，很难从平片判断骨折，因此即便平片没有骨折表现，通常建议尽可能进行 CT 或 MRI 检查。另外，新发疼痛也可能由于症状性椎间盘炎或残余运动节段的关节炎。

通常认为强直性脊柱炎患者大多数脊柱骨折发生于下颈椎。然而，统计数据显示腰椎和颈椎骨折的发病率相似，胸椎骨折相对较少。强直性脊柱炎患者脊柱骨折常见类型是伸展牵张性损伤，向后跌倒撞击后凸僵硬的脊柱。骨折通常经椎间隙由前向后发生断裂（图 25.1A）。

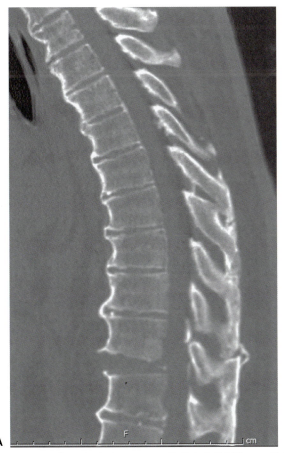 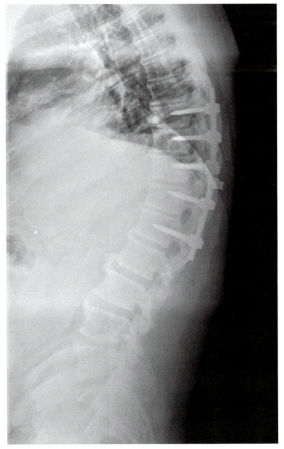

图 25.1 A. 68 岁的 AS 患者 T11~T12 伸展牵张性损伤。B. 长节段内固定术后

强直性脊柱炎患者脊柱骨折非常不稳定，绝大多数为三柱骨折。不仅骨和韧带结构断裂导致不稳定，而且骨折部位上下僵硬脊柱导致力臂变长，骨折部位活动性增加。大量文献报道，部分轻微骨折患者最初没有神经症状，一段时间后可能突然出现神经损害的表现。由于骨折的不稳定性和神经损害的高风险性，通常建议强直性脊柱炎患者脊柱骨折采用手术治疗。脊柱外科医生普遍认可使用类似于长骨干骨折固定理念，骨折端上下多节段固定（图25.1B）。

除了脊柱不稳定的风险，有证据表明强直性脊柱炎脊柱骨折患者发生硬脑膜外血肿的也风险增加，血肿可能压迫脊髓。脊柱骨折后硬膜外血肿发生率尚不明确，较早的文献报道颈椎骨折后硬膜外血肿发生率大约10%左右。

强直性脊柱炎患者常已有典型的后凸畸形，因此患者的管理更具有挑战性。仰卧位会导致脊柱过伸，有可能加重神经损害。因此，需要时刻注意神经功能监测，检查过程中患者半卧位，头和脊柱尽量维持在"损伤前"相对位置。

基于上述原因，手术体位摆放尤其重要。大多数脊柱外科手术台利于脊柱前凸，而强直性脊柱炎患者需要颈部轻度弯曲（使用Mayfield架）或胸腰段脊椎维持后凸的姿势（如置于Wilson架上）。对于后凸节段出现部分伸展而无神经损害的患者，可以手术固定于骨折后的过伸状态。疼痛和神经损害是脊柱骨折最直接的影响，漏诊或不恰当地治疗可能导致神经损害加重和畸形的进展。

与年龄、性别相当的对照组相比，强直性脊柱炎患者在围手术期的死亡率和并发症发生率均明显升高。而DISH病患者脊柱骨折的情况不同。而且，死亡率增加的风险一直持续到脊柱创伤康复后几年。

强直性脊柱炎后凸畸形的手术矫正

屈曲畸形是强直性脊柱炎的长期并发症。随着疾病的进展，腰椎和颈椎前凸消失，胸椎后凸明显增加。这样就产生了一个弧形的过度后凸的

脊柱（图25.2）。对于严重畸形患者，体检可见固定驼背姿势，患者不能平视。通常需要矫正的畸形集中在腰椎或者颈椎。胸椎较少，但矫正技术更具挑战性。

畸形评估

手术矫正之前，明确畸形的主要部位和程度非常重要。畸形的主要部位通过脊柱侧位片可以确定。屈曲畸形的程度采用颏眉垂线角来评估（图25.3）。患者直立，髋膝尽量伸直，颈部置于中立位或者正常的位置，通过患者眉弓和下颌连成一条直线，与通过髋膝的铅垂线之间的夹角就是屈曲畸形的角度。

根据需要矫正畸形的程度和减压范围，可以借助CT断层扫描来规划手术切除范围。通过CT也可以明确以往的骨折和其他病变。鉴于颈椎不稳定的严重危害性，建议强直性脊柱炎患者在手术体位摆放和气管插管前进行颈椎过伸和过屈侧位片检查，以了解颈椎稳定性。

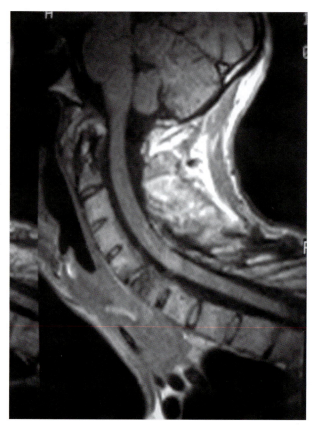

图25.2 颈椎屈曲畸形患者颈椎矢状位MRI

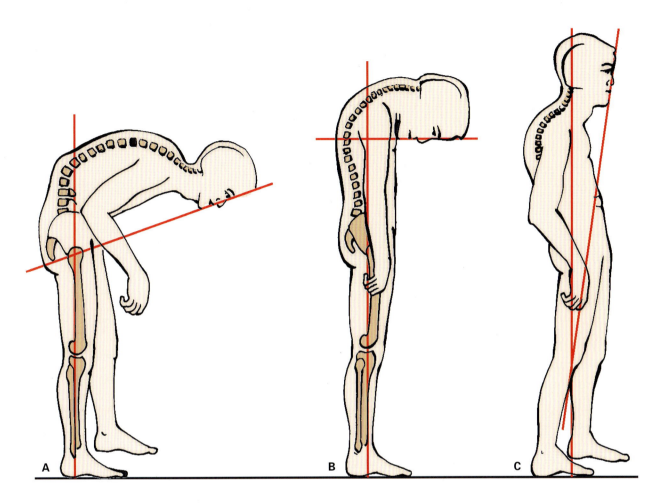

图 25.3　颏 – 眉垂线角用于评估畸形程度。患者站立，髋和膝尽量伸直，颈部处于中立位。通过眉弓和颏的连线，与垂直线形成的角度即为颏 – 眉垂线角。A. 腰椎畸形；B. 颈椎畸形；C. 术后矫正

适应证

截骨矫形手术的典型指征是脊柱畸形导致功能受损。严重的畸形导致患者不能平视，使行走到社交活动都变得十分困难。基本的个人卫生，甚至是刮胡子，也变得困难。吃饭和吞咽也存在困难。一般认为，功能障碍的程度和 50° 以上的颏 – 眉弓垂直角具有相关性。姿势代偿导致的严重的腰腿痛也会限制患者的日常活动。严重的病例，脊柱后凸畸形可以压迫腹腔脏器引起腹部症状。通常手术适应证是相对的，应该基于患者的总体健康状况考虑功能损害程度。功能障碍应根据患者的一般健康状况来考虑。畸形引起神经损伤是少见的，但是具有更强的手术指征。

禁忌证

禁忌证也是相对的。高龄，合并其他复杂疾病，全身情况差，都是相对禁忌证。脊柱骨质疏松也是手术的相对禁忌证。手术后的康复需要较长时间，患者必须有足够的心理准备。患者必须愿意接受截骨手术带来的风险，包括神经和血管损害。

腰椎截骨术

用于矫正强直性脊柱炎腰椎畸形的两种手术技术：

- Smith-Petersen 截骨术（SPO）。
- 经椎弓根截骨术（PSO）。

SPO 是最早文献报道的用于治疗脊柱后凸畸形的截骨术。SPO 属于开放楔形截骨术，后方结构被切除，前方结构张开，中柱作为支点，对引起僵硬的前柱骨折来完成矫正。而 PSO 是闭合性楔形截骨术，其中后柱和椎体的一部分被切除，通过闭合前、中和后柱，前纵韧带和完整的前方皮质作为支点。目前 PSO 矫正强直性脊柱炎矢状面畸形的主要手术方法。

一般注意事项

手术俯卧位摆放具有挑战性，畸形程度影响手术床的选择和正确体位摆放。和适当的定位将受到畸形的影响。胸部支撑和其他体位垫可能需要抬高或移动至足以适应脊柱后凸的程度。即使轻微外力，强直性脊柱炎患者也可能发生骨折，因此在移动和摆放体位过程中尤其当心。整个过程中都应该进行脊髓功能监测，唤醒试验可以应用。

Smith-Petersen 截骨术

采用后路中线切口显露腰椎。通过将颏-眉垂线角（或所需的矫正度）叠放在以手术节段为中心的侧位平片上以确定骨切除范围（图25.4）。通常截骨部位选择在 L3~L4，越靠近头端，主动脉破裂的风险越大。根据畸形程度，可能需要多部位截骨。通常颏眉垂线角以椎间盘为中心，朝向的楔形区域为骨切除区域。截骨术需要切除后方椎板，防止畸形矫正过程中马尾神经受到卡压。椎弓根也需要彻底切除以防止矫形后椎间孔狭窄。骨切除完成后，置入椎弓根螺钉，也可以在骨切除前置钉。然后，通过小心地伸展手术床，必要时施以手动压迫，从而关闭截骨部位。连接棒准确塑形以维持矫形，最后填充骨移植物。

该截骨术导致前柱断裂，因此中柱和后柱承担脊柱的机械载荷。脊柱的机械轴转移至截骨部位后方，从而维持压应力促进后方骨融合，而上位节段的载荷不会导致截骨前方闭合。

经椎弓根截骨术

采用后路中线切口显露腰椎。确定主要畸形节段，做三柱楔形骨切除，从后柱开始（图25.5）。然后切除椎弓根，再后是椎体皮质和松质骨。椎体前皮质和前纵韧带保留。楔形切除的两个表面应平坦，以便在截骨术闭合时良好的骨接触。闭合截骨缩短了脊柱，可能导致硬脊膜褶皱，因此切除相邻的椎板以确保闭合后的充分减压是至关重要的，否则可能导致神经损害。置入椎弓根螺钉，通过小心地伸展手术床闭合截骨面。最后连接棒准确塑形以维持矫形，填充骨移植物。

结果和并发症

严重屈曲畸形的矫正通常可以明显改善患者的功能和生活质量。目前尚无高质量的研究证据。但是回顾性研究显示大约 3/4 的患者获得了良好的畸形矫正，骨融合，以及无神经功能损害。比较 PSO 和 SPO 疗效的研究有限，二者差异不明显，一些证据也认为 PSO 的矫正效果更持久，但是增加了失血量和并发症的风险。

人群中与腰椎截骨相关的总的死亡风险尚不清楚，但老年人的死亡风险接近 2%。大多数死因是心脏和肺部并发症，与脊柱截骨术无直接关系，因此强调在手术前需要进行仔细地评估和谨慎地选择。有少见报道，SPO 并发主动脉破裂，认为是与主动脉连接紧密的前柱被延长所致。大约 2.5% 的患者发生不可逆的神经系统并发症，10% 患者的神经损害是可逆的。骨质疏松与强直性脊柱炎具有相关性，因此也有螺钉拔出和内固定失败的风险性。最常见的术后不良事件仍然是脊柱手术的主要并发症，包括肠梗阻和恶心。最近几年，随着强直性脊柱炎的药物治疗的发展，麻醉和手术技术的提高，与腰椎截骨术相关的并发症发生率和死亡率明显降低。

颈椎截骨术

强直性脊柱炎患者可能发生严重颈椎后凸畸

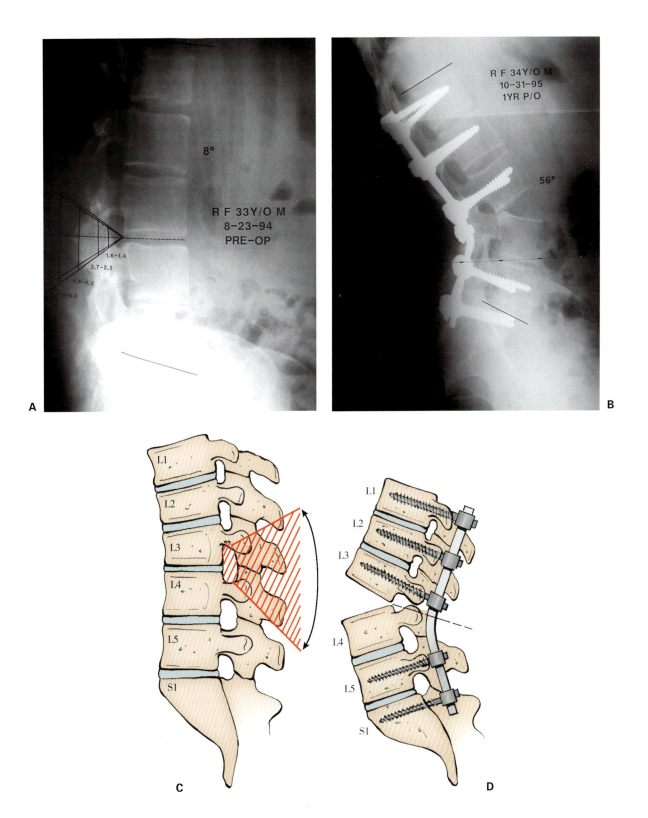

图 25.4　A，C. 矢状位 X 线片和示意图，颏眉垂线角叠加于腰椎，顶点位于 L3~L4 椎间隙。B，D. Smith–Petersen 截骨术后的侧面 X 线片和示意图，L1、L2、L3、L5 和 S1 的椎弓根螺钉固定，腰椎前凸恢复正常

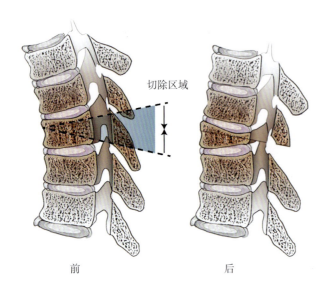

图 25.5 经椎弓根截骨术（PSO）

形，其发生率低于腰椎。因此，需要颈椎截骨术的强直性脊柱炎病例相对较少。颈椎截骨术可能发生脊髓或血管损伤等严重并发症，因此仔细选择患者、全面的术前计划和讨论至关重要。

一般截骨在节段进行。椎动脉通常在 C6 水平进入横突孔，所以可以降低椎动脉的损伤风险。在 C7~T1 节段椎管相对容积较大，减低折骨过程

中脊髓损伤的风险。如果发生神经根损伤，C8 神经根损伤导致的病残也低于头侧神经根损伤。由于疾病的发展，颈椎解剖结构模糊，术中细致辨别解剖标志和影像确认非常重要。

最早的文献记载，患者坐姿清醒状态下接受颈椎截骨术。然而，随着手术床和体位改进，神经监护技术的进展，越来越多文献报道，患者在全麻俯卧位下进行颈椎截骨术。术中采用 Halo 架固定头部，便于调整体位。通常，理想的矫正是保留 10° 的颏眉垂线角，容许患者行走和阅读时向下注视。

采用颈部后正中线切口，显露的范围取决于所需的矫正程度，通常为 C4~T2。与腰椎截骨术类似，矫正程度依据颏眉垂线角（图 25.6）。C7 全椎板切除，去除 C6 椎板下份和棘突，以及 T1 椎板上份和棘突。C7 和 T1 的椎弓根也必须部分切除以保证侧隐窝和椎间孔的足够空间，容许后部有良好的骨面接触。与腰椎截骨术一样，C6 和 T1 椎板的剩余部分应做底部切除，以避免截骨闭合后对脊髓的压迫。这一步骤非常重要，硬脑膜褶皱可能导致脊髓受压出现截瘫或四肢瘫。

楔形切除和减压后，通过抓住 Halo 架并将其

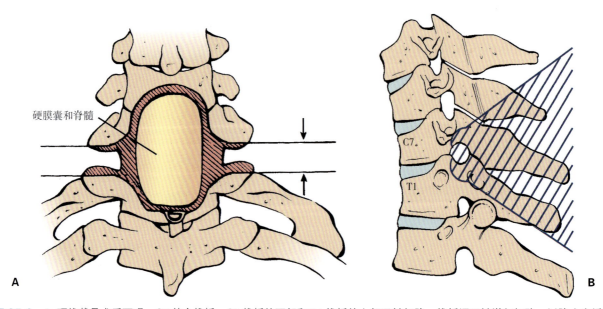

图 25.6 A. 颈椎截骨术后面观。C7 的全椎板，C6 椎板的下部和 T1 椎板的上部已被切除。椎板深面被潜行切除，以防止在矫正后压迫硬膜囊。C7 和 T1 的椎弓根也要部分切除，以防止截骨面闭合后 C8 神经根受压。B. 将颏眉垂线角叠加于颈椎的矢状图，显示矫正所需的切除范围

向后来伸展患者的颈部，闭合截骨部位，可以感受到经前部结构折骨。在操作过程中，注意观察截骨部位，以免出现平移。然后使用螺钉和连接棒固定以维持矫正。在围手术期患者维持 Halo 架固定。

结果和并发症

关于强直性脊柱炎患者接受颈椎截骨术的文献报道不多，因此疗效尚不明确。所有的病例报告中，颈椎后凸均矫正至预想的颏眉垂线角 10°左右。

颈椎截骨术最大的风险是折骨时损伤脊髓或椎动脉。在文献报道中严重脊髓损伤并发症发生率不尽相同，20 位患者中可能会出现 1 例脊髓损伤。关于永久性神经损害的报道包括 C7 完全损伤，以及四肢瘫。也有中风的报道。短暂性 C8 神经损伤最常见，多达一半以上的患者，通常在一

个月内恢复。也偶有围手术期和术后死亡的病例报道，但风险性难以评估。

参考文献

[1] Bridwell KH, Lewis SJ, Lenke LG, et al. Pedicle subtraction osteotomy for the treatment of fixed sagittal imbalance. J Bone Joint Surg Am 2003;85(3):454–463.

[2] Kubiak EN, Moskovich R, Errico TJ, et al. Orthopaedic management of ankylosing spondylitis. J Am Acad Orthop Surg 2005;13:267–278.

[3] Robinson Y, Robinson AL, Olerud C. Complications and survival after long posterior instrumentation of cervical and cervicothoracic fractures related to ankylosing spondylitis or diffuse idiopathic skeletal hyperostosis. Spine (Phila Pa 1976) 2015;40:E227–E233.

[4] Schoenfeld AJ, Harris MB, McGuire KJ, et al. Mortality in elderly patients with hyperostotic disease of the cervical spine after fracture: An ageand sex-matched study. Spine J 2011;11:257–264.

[5] Whang PG, Goldberg G, Lawrence JP, et al. The management of spinal injuries in patients with ankylosing spondylitis or diffuse idiopathic skeletal hyperostosis: A comparison of treatment methods and clinical outcomes. J Spinal Disord Tech 2009;22:77–85.

[6] Zochling J, van der Heijde D, Burgos-Vargas R, et al. ASAS/EULAR recommendations for the management of ankylosing spondylitis. Ann Rheum Dis 2006;65:442–452.

第二十六章　骨质疏松症

Trevor R. Schmitz
Raj D. Rao

世界卫生组织（WHO）将骨质疏松症定义为髋部或脊椎的骨密度（BMD）低于或等于健康成人的骨峰值 2.5 个标准差（SD）。测量值称为 T 值，以低于 35 岁女性平均骨量的 SD 作为计量单位。T 值介于 −2.5~−1.0 之间定义为骨量减少。在骨质疏松的情况下，伴有脆性骨折被称为严重骨质疏松症。

骨质疏松症的特征是正常骨结构的紊乱和骨密度的降低。骨结构异常与骨折风险增加相关，可导致骨骼畸形和局部疼痛。此外，骨密度的降低会导致内固定物的把持力不足，以至于内固定拔出和失败的风险增高，使得骨质疏松性骨折的治疗更加复杂。

流行病学

在美国，骨质疏松症影响着 800 万女性和 200 万男性，另有 1800 万人诊断为骨量减少。50 岁时，女性发生脆性骨折的风险为 40%，而男性为 13%。女性的发病率在 45 岁以后增加，但男性到 75 岁时才会增加。25% 的绝经后妇女会出现着椎体压缩性骨折（VCF），是这一人群中最常见的骨折。VCF 的发生率（100 万例骨折 / a）超过了髋部骨折（35 万例骨折 / a）和腕关节骨折（20 万例骨折 / a）的发生率。然而只有 30% 骨质疏松性 VCF 的患者得到了临床关注，因此实际发生率可能比现有报道更高。

2005 年，美国骨质疏松性骨折的直接花费高达 170 亿美元。因骨质疏松症就诊 250 万人次，住院 43.3 万人次，以及需要家庭护理 18 万人次。仅椎体骨折住院 7 万人次，其中半数以上出院后需要家庭护理。由于人口老龄化，预计至 2040 年，骨质疏松性骨折的数量和相关医疗费用可能翻倍甚至 3 倍。

相关解剖学

骨组织学

正常的骨组织由细胞外基质和嵌入在其中的细胞和构成。细胞外基质包括有机成分和无机成分。有机成分约占骨量的 1/3，主要由细胞、胶原蛋白和蛋白聚糖组成。无机成分构成剩余的 2/3 的骨组织，由磷酸钙晶体沉积而成的羟基磷灰石组成。

嵌入在细胞外基质中 3 种细胞包括成骨细胞、骨细胞和破骨细胞。成骨细胞是骨形成细胞，单层排列在骨小梁的外表面。成骨细胞参与了类骨质的产生和分泌，后者是骨基质的未矿化前体，主要由线状排列的 I 型胶原蛋白构成。类骨质沉积在骨表面，然后发生矿化。成骨细胞最终被他们分泌的骨基质包埋，便成为骨细胞。骨细胞位于骨陷窝中，占成熟骨骼中细胞的 90% 以上。骨细胞有细胞质突起，通过骨小管与其他骨细胞以及骨小梁表面的成骨细胞彼此联通。骨膜表面的成骨细胞和嵌入在骨内的骨细胞之间通过矿物离子的交换，促进矿物质稳态。骨细胞也可作为机械传感器，通过骨小管信号机制在骨骼对机械负荷的应答中发挥作用。破骨细胞主要作用是骨吸收，是一种多核的大细胞，多位于陷窝内，称为Howship 腔隙，也可位于骨小梁表面。破骨细胞来源于单核造血干细胞，以类似于巨噬细胞的方式进行骨吸收。

无机成分占骨骼干重的 60%~70%，由矿物羟基磷灰石［$Ca_{10}(PO_4)_6OH_2$］组成。羟基磷灰石是由矿物盐紧密堆积形成的，决定骨骼硬度和抗压强度。有机基质与无机物质之间的相互作用主要是通过磷酸钙纳米晶体进行的。细胞外有机基质成分类似于身体其他部位的结缔组织，被称为类骨质。90% 有机基质的主要结构蛋白是 Ⅰ 型胶原蛋白，Ⅰ 型胶原蛋白以重叠方式排列成束。

根据胶原纤维的排列方式不同，骨组织分为编织骨和板层骨。编织骨的组织学特点是胶原纤维排列紊乱，矿物质含量少。编织骨主要存在于胎儿的骨骼、骨折骨痂以及成骨细胞快速成骨的部位。随着时间的推移，这种编织骨逐渐被板层骨取代，这个过程被称为骨替换。板层骨的特点是胶原纤维平行有序排列，形成应力导向。胶原纤维的排列决定骨的抗牵张力。

根据板层骨几何排列不同，骨骼分为皮质骨或松质骨。皮质骨（致密骨）占骨总量的 80%，由紧密排列的骨单位组成，形成骨骼坚硬的外层（图 26.1）。骨单位沿骨长轴排列，由板层骨环绕血管腔构成。松质骨（骨小梁）占骨总量的 20%，构成了骨内海绵状腔隙，垂直排列的小梁骨通过水平支柱相连接。骨质疏松症的骨丢失不均衡地影响水平支柱，因此即使少量的骨丢失也会迅速破坏骨小梁的稳定性。与皮质骨相比，松质骨疏松多孔、密度低（松质骨 0.1~1.0g/cm³，皮质骨1.8g/cm³）。

骨的生理学

成骨细胞和破骨细胞组成基本的多细胞单元（BMU），是骨形成和骨吸收的基本单位。局部的骨形成是通过成骨细胞来完成的，成骨细胞通过

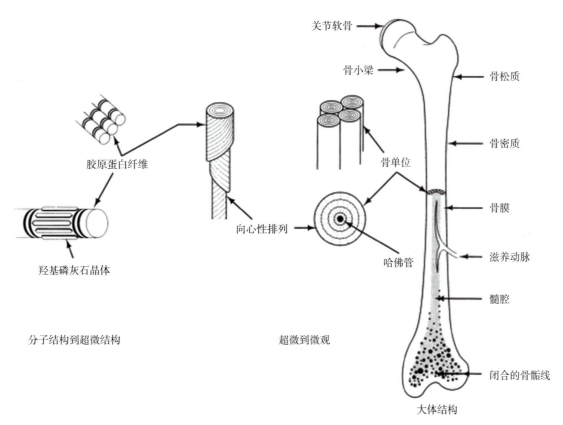

图 26.1　骨的微观和超微结构

增加类骨质的产生和抑制破骨细胞的骨吸收来增加骨量。骨吸收发生是由于破骨细胞的分化和激活。骨重塑是一个不间断的过程，在任何特定的时间点，高达10%的骨量在进行骨重塑。

在骨折修复、生理性骨转换、生长过程中骨骼重塑以及钙稳态等方面，骨重塑均发挥着重要作用。骨重塑过程是通过全身和局部BMU水平的信号机制来调控的。核因子κB受体活化因子（RANK）信号通路可以调控骨重塑（图26.2）。RANK是一种存在于破骨细胞和破骨前体细胞表面的受体，RANK配体（RANKL）由T细胞、骨细胞和成骨细胞释放，二者结合后刺激前体细胞向成熟破骨细胞分化，并激活成熟破骨细胞。骨保护蛋白（OPG）是由成骨细胞和骨细胞分泌，是与RANKL结合的诱饵受体，抑制破骨细胞的分化和激活。

骨细胞在骨重塑调控中的重要性逐渐得到认可。骨细胞分泌骨硬化蛋白，是一种成骨细胞的抑制剂，可以抑制骨形成。骨机械负荷降低、炎症和甲状旁激素（PTH）等均可刺激骨硬化蛋白的分泌。在骨代谢性疾病和骨质疏松性骨折也发现骨硬化蛋白增加。一种通过靶向骨硬化蛋白来恢复骨量的抗体（AMG 785；Amgen, Thousand Oaks, California）目前正在进行Ⅲ期临床试验。

PTH、维生素D、糖皮质激素和雌激素等激素可以通过RANKL信号传导通路维持血清钙稳态。低血钙可以促进PTH分泌，PTH通过促进1, 25-二羟基维生素D的合成、增加钙的肾吸收和增强骨吸收来提高细胞外钙离子水平。PTH通过与成骨细胞结合同时刺激RANK配体和各种细胞因子分泌导致破骨细胞的激活，从而促进骨吸收。维生素D的活性形式（1, 25-二羟基维生素D）通过促进胃肠道对钙的吸收和增加破骨细胞骨吸收来提高血清钙。糖皮质激素通过抑制成骨细胞和刺激破骨细胞而促进骨吸收。相反，雌激素通过下调信号通路成分和刺激OPG的分泌来抑制RANKL信号通路。

降钙素是一种骨吸收抑制剂，降钙素的特别之处在于其作用独立于RANKL信号通路。降钙素由甲状腺产生，血钙升高会刺激甲状腺分泌降钙素。破骨细胞有降钙素受体，与该受体结合可直接抑制破骨细胞介导的骨吸收。

骨质疏松和椎体骨折的发病机制

骨质疏松是在骨重塑过程中骨吸收速率大于骨形成造成的。在骨骼成熟后大约10年，骨量达到峰值，然后逐渐出现骨质流失。男性平均每年的骨量下降0.3%，而女性每年下降0.5%。随着绝经期雌激素的减少，女性的骨量下降增加到每年2%~3%，持续大约10年。

骨质疏松症分为3种类型。Ⅰ型（绝经后）骨质疏松症，是由于雌激素缺乏导致骨质丢失增加，在女性中的发生率是男性的8倍。发病率高峰在绝经后5~10年。Ⅱ型（老年性）骨质疏松症，是由于年龄相关的肾脏维生素D分泌减少，导致继发的甲状旁腺功能亢进和骨质丢失增加。通常发生在70岁以后，女性发病率是男性的两倍。Ⅲ型（病理性）骨质疏松症，继发于各种潜在的病理状态，最常见的原因是皮质醇水平过高。充分认识继发性骨质疏松很重要，首先应去除致病原因，再进行抗骨质疏松治疗。

多种因素可使脊柱容易出现骨量丢失和骨折。绝经后脊柱的骨矿物质丢失每年可达6%，而其他部位仅为2%~3%。骨密度降低是椎体压缩性骨折（VCF）最重要的危险因素，骨密度每降低1个SD，VCF发生的相对风险大约增加1倍。年龄增长和既往骨折病史也是VCF的独立危险因素。椎体的皮质骨较薄，椎体的松质骨与皮质骨的体积比为4∶1，而其他部位为2∶1。与皮质骨相比，骨质疏松症对松质骨的影响更明显。

VCF是由于椎体终板的负荷变化造成的。在健康的脊柱中，负荷通过椎间盘和松质骨均匀地分布在椎间盘终板界面。随着年龄的增长，椎间盘退变和松质骨结构的破坏影响了这种均匀的负荷传递，导致终板的负荷不均匀。另外，椎体内骨量分布并不均匀，在椎体的中心和前上部骨量较低。以上的因素导致不均匀的应力集中于椎体

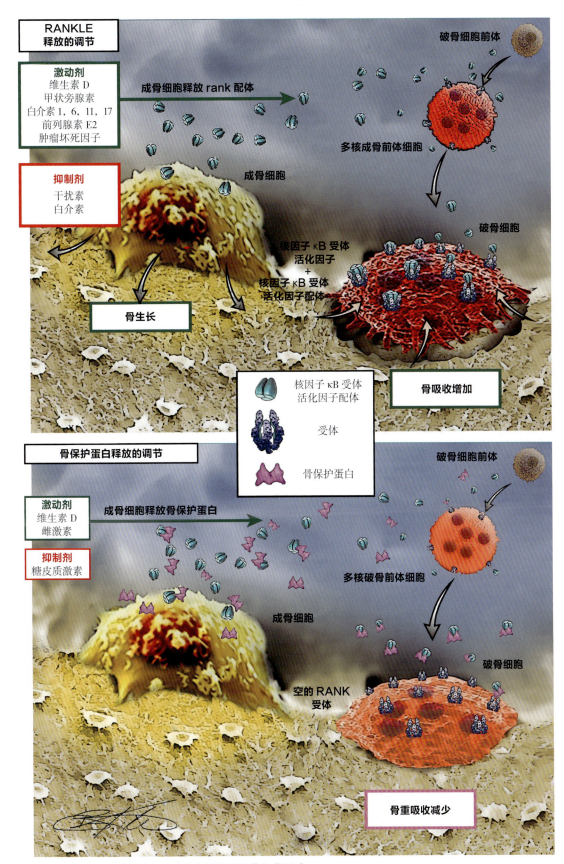

图 26.2 RANK 和 RANKL 信号在细胞水平上调节骨吸收和骨形成

骨强度最低的部位。发生1次椎体骨折后再发的风险增加5倍。由于胸后凸和腰椎前凸的增加，脊柱矢状面平衡的前移会增加压缩负荷，更容易出现压缩性骨折，在胸腰椎连接处最为常见。既往有VCF病史者再发新的VCF的风险增加5倍，而发生2次VCF后再发VCF的风险提高至12倍。

诊断

临床表现

椎体压缩性骨折（VCF）的特点为：老年患者，起病隐匿，局限性脊柱深部疼痛，站立位加剧，而平卧位缓解，偶有神经根受刺激或压迫导致的放射痛。1/3的VCF在骨折发生时并无明显疼痛，因此最初容易被忽视。那些在骨折发生时出现症状的患者通常描述为无明显外伤，另外高达30%的VCF发生在患者卧床期间。

通常会有单个节段的压痛，但并不是VCF的可靠体征。如果疼痛与骨折的节段不相关，则手术治疗可能会无效。其他急性表现包括身高降低和胸椎后凸畸形。胸椎后凸畸形可能导致肋骨靠近或触碰髂骨，从而引起不适。严重病例胸腔压力过高可导致肺功能受损，腹部突出，以及饱腹感和体重减轻。神经功能障碍比较少见。一项研究显示，只有2%的VCF患者出现神经功能障碍而需要进行手术减压。

脊髓受压引起的神经症状在VCF中并不常见，如果有的话，需要排除脊柱转移瘤。询问病史应该包括：是否有夜间痛、发烧、寒战、不明原因的体重减轻、癌症或感染的病史。如果出现以上危险信号，应考虑进一步影像学检查和病情评估以排除恶性肿瘤或者感染。

实验室检查

32%患有骨质疏松症的成年人生化检查显示骨代谢紊乱。所有疑似骨质疏松症的患者均需进行实验室检测，包括全血细胞计数（CBC）和综合新陈代谢（CMP）[肝功能（LFTs）、促甲状腺激素（TSH）和血清25-羟维生素D水平]。40%~90%的健康成年人血清维生素D含量降低，并且逐渐被认为是导致骨密度降低的常见原因。具体的骨质疏松继发原因的检查见表26.1。

影像学检查

当30%~80%的骨矿物质丢失后，X线片才会显示透光度增加。这是由于最初骨量丢失对松质骨影响较大，当骨量丢失达到30%时才会波及皮质骨。X线片可以显示骨折节段和椎体压缩的程度。4mm及以上的椎体压缩或者超过20%的椎体高度丢失（与上下邻近的正常椎相比）可诊断为VCF。与仰卧位片相比，立位片能更早地显示椎体的细微变化。骨折块向后移位最常见于发生在胸腰椎连接处的骨折。脊柱后凸角度可用于评估骨折进展。影像学上显示VCF的患者中，5%~20%的患者会有一处以上的骨折，所有有压痛的区域都应该进行影像学检查。部分患者2~3周后由于骨下沉后椎体压缩才比较明显。因此，很难通过X线片确定骨折发生的时间。

X线片出现如下表现应考虑恶性病变，包括上胸椎（T5以上）的骨质疏松性骨折、无外伤史或无骨质疏松的骨折以及椎体边缘皮质缺失。怀疑感染或肿瘤导致的压缩骨折，应该进行磁共振成像（MRI）检查。转移性肿瘤和VCF均显示了T1成像的低信号和T2成像的高信号。椎体后方骨破坏或硬膜外或椎管旁软组织病变提示恶性肿瘤。磁共振弥散加权成像也很有帮助，骨折的信号低于邻近椎体，而转移性肿瘤的信号高于邻近椎体。急性VCF在T2像和STIR序列（脂肪抑制序列）上信号均增高。

当患者无法进行MRI检查时，可选择CT和骨扫描（图26.3）。CT扫描有助于评估椎体后壁的完整性，并显示神经孔。CT脊髓造影可用于评估不能接受MRI检查患者的脊髓受压情况，但对急性VCF的评估作用有限。骨扫描对VCF有很高的敏感性，但特异性低，骨折愈合后2年内仍可显示阳性。骨折发生后72~96h内进行骨扫描，因为骨折部位放射性核素摄取不足，也可能出现假

表 26.1 骨质疏松症检查中常规实验室检查和继发性疾病实验室检查

常规实验室检查

全血细胞计数（CBC）	评估贫血（多发性骨髓瘤、酗酒、镰状细胞病）
综合新陈代谢（CMP）	骨质疏松症患者的钙、磷酸盐和碱性磷酸酶水平通常正常 多发性骨髓瘤和肾病患者的肌酐水平可能升高 镁含量下降可导致低钙血症 酗酒者的肝功能［丙氨转氨酶（ALT），天冬氨酸转氨酶（AST），胆红素和碱性磷酸酶］可能升高
促甲状腺激素（TSH）	应排除甲状腺疾病继发的骨质疏松症
25- 羟维生素 D	应排除维生素 D 缺乏的情况

继发性疾病实验室检查

血清蛋白电泳（SPEP）和尿蛋白电泳（UPEP）	鉴别多发性骨髓瘤
甲状旁腺激素（PTH）	疑似甲状旁腺功能亢进
睾酮和促性腺激素	患有骨质疏松的年轻男性应排除性腺功能减退
24h 尿钙水平	评估肾脏疾病中的高钙尿和低钙尿
尿游离皮质醇和肾上腺测试	疑似库欣综合征
抗麦胶蛋白抗体和抗肌内膜抗体	疑似乳糜泻
骨髓活组织检查	疑似血液疾病

阴性。单光子发射计算机断层扫描（SPECT）可以通过可视化技术显示重叠在平面上的骨结构（椎体、关节突、关节间部），将平面骨扫描的特异性和敏感性提高 20%~50%。

骨密度（BMD）评估最常用的是双能 X 线吸收测定法（DEXA）。DEXA 测量在腰椎，髋部和股骨近端的 BMD，BMD 数据报告为 T 值或 Z 值。T 值以低于 35 岁女性正常骨密度的 SD 为单位，而 Z 值是低于与年龄、性别、种族和 BMI 相匹配的人群骨密度的 SD 为单位。WHO 将正常 T 值定义为小于 1 个 SD，进一步的分类如表 26.2 所示。值得注意的是，WHO 诊断分类使用的 T 值不能用于绝经前女性、50 岁以下男性及儿童，而应使用 Z 值，且骨质疏松症的诊断不应该仅仅基于 DEXA 标准。Z 值 < –2.0SD 被归类为"低于预期年龄范围"，而 > –2.0SD 被归类为"在预期年龄范围内"。

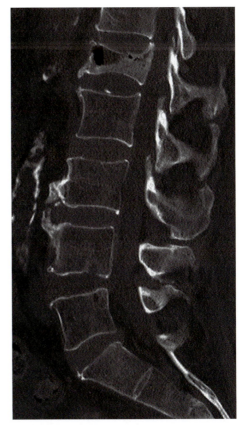

图 26.3 矢状面 CT 显示 L1 压缩性骨折内气 – 液平面

表 26.2 世界卫生组织指南：用于骨质疏松症的分类

分类	T 指数
正常	≥ −1.0
骨量减少	−1.0～−2.5
骨质疏松症	≤ −2.5 或更低
严重的骨质疏松症（已建立的）	≤ −2.5，有脆性断裂的历史

骨折的分类

VCF 在影像学上的特征是椎体高度丢失 4mm 以上或与上方或下方邻近的正常椎体相比高度丢失 20% 以上。VCF 可分为 3 个类型：楔形骨折、双凹型骨折和粉碎性骨折（表 26.3）。楔形压缩性骨折占 VCF 的一半以上，常见于胸椎中部，特点是椎体前部塌陷而椎体后壁完整。椎体前上部分的松质骨量减少可能是这种类型骨折发生增加的原因。双凹型压缩骨折约占 VCF 的 17%。这种骨折的椎体前、后壁都得以保留，而坍塌的是椎体的中间部分，这种骨折最常见见于腰椎。最少见的 VCF 是粉碎性压缩骨折，占 13%（图 26.4）。这类骨折的特点是整个椎体的塌陷，包括椎体前、后壁。其余 20% 的 VCF 为复杂性骨折，可合并上述 3 种骨折类型。

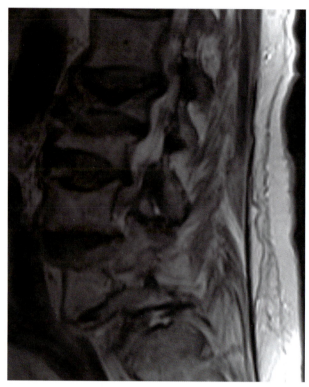

图 26.4 磁共振影像（MRI）展示了一个 L1 椎体粉碎性压缩骨折的矢状面。这类型压缩骨折是最不常见的

治疗

骨质疏松症的预防和生活方式管理

骨质疏松症的预防是治疗骨质疏松症及其后遗症最重要措施。目前美国国立卫生研究院建议 50 岁以上的人每天摄入 1000~1200mg 钙和 600~800IU 维生素 D 以预防骨质疏松症。有氧运动、阻力运动和负重运动都被证明可以增加或维持绝经后女性的 BMD。鼓励禁烟、限酒。预防跌倒可最大限度地降低椎体脆性骨折的风险，预防跌倒的措施包括更换家居用品、使用辅助设备、穿适当的鞋以及本体感受的训练。一些研究表明，太极拳和其他平衡性运动可降低 40% 的摔倒风险。

关于膳食补充钙和维生素 D 的益处的研究是不一致的，因为大多数研究并没有考虑到的基础膳食摄入量低的患者。两项 Meta 分析中高质量的证据表明同时补充维生素 D 和钙可以降低骨质疏松性骨折的风险，但单独补充维生素 D 则不能。

表 26.3 脊椎压缩骨折的分类和特征

类型	患病率	特点
楔形骨折	51%	椎骨前壁倒塌而后壁完好无损
双凹骨折	17%	椎体中部坍塌
粉碎性骨折	13%	整个椎体坍塌
复杂性骨折	19%	以上的组合

同时补充维生素 D 和钙后胃肠道症状略有增加、肾脏疾病显著增加但死亡率没有差异。尚无研究评估脊柱手术患者补充钙和维生素 D 的效果。在大鼠模型中，添加钙补充剂可以改善腰椎融合体积和机械强度。

药物治疗

绝经后的女性和 50 岁以上的男性伴有以下一项者应考虑抗骨质疏松症药物治疗，包括：髋部或椎体骨折、T 值 ≤ –2.5、BMD 低（T 值 –1~ –2.5）、10 年髋部骨折的风险 > 3% 或 10 年骨质疏松性骨折的风险 > 20%。骨折风险可以使用 WHO 骨折风险评估工具进行计算。最近的一项研究发现，在 67 岁或以上出现骨质疏松性骨折的女性中，只有 23% 在骨折后 6 个月内接受了 BMD 评估测试或抗骨质疏松药物治疗。

对于大多数人来说，医疗管理可以预防和减缓骨质疏松症的进展。抗骨质疏松药物治疗 1 年后，VCF 的发生率平均可降低 60%。目前用于治疗骨质疏松症的药物包括双膦酸盐、雷洛昔芬、降钙素、狄诺塞麦和特立帕肽。

双膦酸盐是一线治疗药物，分为两种类型：含氮型和简单型（也称不含氮型）。含氮的双膦酸盐（阿伦膦酸、利塞膦酸、帕米膦酸、伊班膦酸）可抑制法呢醇焦磷酸合成酶，这是破骨细胞用于骨吸收的一种酶。非含氮的双膦酸盐（替鲁膦酸钠，氯膦酸盐，依替膦酸钠）通过形成一种在细胞能量代谢中与三磷酸腺苷竞争的无功能毒性类似物来诱导破骨细胞凋亡。双膦酸盐治疗 1 年后可降低 40%~70% 的椎体和其他不全性骨折的风险。双膦酸盐对脊柱融合率的影响尚不清楚。最近一项对 18 种动物研究的系统回顾和一项临床试验得出了相互矛盾的结果。动物模型表明，双膦酸盐导致融合骨块的大小增加，但融合率降低。人体研究没有显示双膦酸盐对融合骨块有抑制作用，并提示双膦酸盐可能可以提高影像学上的融合率。双膦酸盐最常见的并发症是胃食管刺激。更严重的并发症包括非典型的转子下和股骨应力性骨折以及下颌骨骨坏死。双膦酸盐通过肾脏排泄，因此肾功能衰竭患者禁用。需要进行牙科治疗的患者应在治疗开始前进行牙科治疗。

雷洛昔芬是一种选择性的雌激素受体调节剂（SERM），作为一种骨性雌激素受体激动剂，可致破骨细胞骨吸收减少。雷洛昔芬防止骨质流失，并已证明可以使椎体骨折的风险降低 35%。没有证据表明它能降低其他不全性骨折的风险。雷洛昔芬降低了浸润性乳腺癌的风险，但是增加深静脉栓形成（DVT）和中风的发生率。

降钙素是一种直接与破骨细胞结合并抑制破骨细胞骨吸收的激素。通常用于那些不适用于其他骨质疏松治疗的患者。在一项临床试验中，它减少了约 30% 的 VCF 的发生并增加了 2% 的脊柱 BMD。降钙素具有镇痛作用，这使得它非常适合治疗急性 VCF。常见的副作用与鼻腔给药有关，包括鼻腔不适、鼻炎和偶尔的鼻出血。2013 年，FDA 在对 21 项随机对照临床试验进行荟萃分析后进行了一项上市后审查，结果表明降钙素治疗的患者恶性肿瘤的发生率增加。然而，FDA 的审查并不能确定降钙素的使用和恶性肿瘤发展之间有明确的因果关系。

狄诺塞麦是是一种与 RANK 受体结合的抗体，竞争性地抑制 RANK 配体，从而抑制破骨细胞活性。它增加绝经后妇女的 BMD，降低了椎体、非椎体和髋部骨折的发生率。当与特立帕肽联合给药时，BMD 比单独给药时增加更多。禁用于严重的低钙血症，除此之外有一个相对温和的副作用。

特立帕肽是一种重组 1–34 的甲状旁腺激素，与成骨细胞和肾小管细胞的激活受体结合，并刺激肠道对钙和磷的吸收。FDA 已批准将其用于绝经后骨折高风险的女性、低性腺性骨质疏松症的男性以及糖皮质激素性骨质疏松症。研究表明特立帕肽增加 BMD 的效果比其他治疗骨质疏松的药物更好。一项对进行了融合手术的绝经后骨质疏松伴有退行性腰椎滑脱患者的研究，比较了特立帕肽与双膦酸盐治疗组在骨融合方面的临床疗效。这项研究表明，接受特立帕肽治疗的患者在术后 8 个月平均骨融合率为 82%，优于接受双膦酸盐治疗的患者术后 10 个月平均 68% 的愈合率。在一项针对相同人群的独立研究中，对 3 组腰椎后外侧融合术后椎弓根螺钉松动率进行了比较：特立帕肽组、双膦酸盐组及对照组。12 个月时，特立帕肽组螺钉松动率（7%~12%）显著低于双膦酸盐组（13%~26%）和对照组（15%~25%）。常见的副作用包括短暂的高钙血症、恶心、头晕和头痛。在一项大鼠模型研究中显示使用特立帕肽会增加罹患肉瘤的风险，因此在美国该药物会带有一个黑盒警告。由于特立帕肽可能增加骨肉瘤的风险，因此禁用于 Paget 病。

椎体压缩性骨折的非手术治疗

大多数没有神经损害的 VCF 患者可以采取缓解疼痛、逐渐恢复活动、防止进一步的骨丢失和畸形等保守治疗。VCF 患者的早期活动可预防永久性功能减退、压疮、静脉血栓、肺栓塞、尿路感染、肺炎和进行性骨丢失。一项对正常人和椎间盘疾病患者的临床研究表明，当这些人卧床休息 17 周时，其 BMD 每周分别降低 0.25% 和 1.00%。

疼痛管理通常从对乙酰氨基酚和 / 或非甾体类抗炎药（NSAIDs）开始。肝病患者应谨慎使用对乙酰氨基酚。高血压、消化道出血、溃疡和肾脏疾病患者应该谨慎使用非甾体抗炎药。对于常规镇痛药不能有效缓解疼痛的患者，可使用短疗程的麻醉药物。麻醉药物除了导致生理依赖性外，还会引起老年人精神状态的变化和便秘。一些用于治疗骨质疏松症的药物已被证明可以减轻 VCF 相关的疼痛。一项随机、双盲对照试验表明，服用帕米膦酸盐 3 天后，30 天内疼痛有所减轻，且效果优于安慰剂。一项对使用降钙素治疗的 VCF 患者的荟萃分析发现，降钙素的使用也与治疗后几周的疼痛减轻有关。

佩戴脊柱支具有助于稳定骨折，同时能够防止畸形进展和减轻疼痛。支具提供的支撑可以减轻肌肉痉挛和疲劳。由于大部分 VCF 发生机制是屈曲 – 压缩，因此最常用的是过伸位支具或三点支撑支具，以限制胸腰部屈曲。与支具相关的并发症包括皮肤压疮和佩戴不适感，特别是老年患者。支具会导致活动受限和呼吸功能受损。然而既往的研究未能证明支具能防止局部后凸畸形的进展，其他研究在治疗 VCF 长期随访后发现使用和不使用支具并无差异。

椎体压缩骨折的手术治疗

经皮椎体成形术（PVP）和经皮椎体后凸成形术（PKP）是治疗 VCF 的常用手术方式。1987 年，椎体成形术最初作为一种治疗疼痛性血管瘤的方法。体检时脊柱疼痛的部位应与影像学骨折节段一致。应使用影像学检查包括 X 线、磁共振成像或骨扫描确认骨折的准确部位。经皮通过椎弓根入路将导针插入椎体中，然后将液态的甲基丙烯酸甲酯在压力下注入椎体。目的是稳定骨折并减轻疼痛。椎体后凸成形术是从 1998 年开始发展起来的，在注入骨水泥之前，通过膨胀的球囊来尝试恢复椎体高度。

多数作者建议在经皮骨水泥增强术之前至少进行 3 周的保守治疗。该过程是具有成本效益的，并且可以改善一些患者的功能，包括需要住院治疗的严重疼痛患者或在治疗前有严重功能障碍患者。椎体增强术的绝对禁忌证包括：疼痛改善或无疼痛患者、有椎体骨髓炎史、对骨水泥过敏、存在脊髓压迫的病理性骨折和不可逆的凝血障碍。相对禁忌证包括神经根病、椎体塌陷大于 70%、多发的病理性骨折以及在发生并发症时缺乏术中支持条件等。

骨质疏松患者的手术策略

骨质疏松症可增加术后内固定失败、延迟愈合、邻近椎体骨折和进行性后凸畸形的风险。在骨质疏松脊柱中，减少植入相关并发症的策略包括改变支架长度、环形内固定以及标准椎弓根螺钉置入技术的变化。在骨质疏松性椎体中用来降低内固定相关的并发症策略包括增加固定节段、360° 环形融合以及改变椎弓根螺钉置入技术等。

多个固定点可以降低内固定的张力。对于腰骶部骨密度较差的患者，应考虑使用骶骨和 / 或髂骨内固定，以降低骶骨脆性骨折的风险。应避免在颈胸椎或胸腰椎连接处放置内固定，以尽量降低内固定的张力和减少螺钉拔出。

尽可能使用椎弓根解剖允许的最大直径的椎弓根螺钉，同时要认识到椎弓根螺钉直径大于椎弓根直径的 80% 会增加椎弓根骨折的风险。增加螺钉长度可使内植物的撬拨点更前，从而减少螺钉矢状面的上下摆动。螺钉穿透椎体前壁可以增加拔出阻力，但增加了损伤血管和内脏的风险，因此这种方法只适用于血管分叉以下的骶骨。

椎弓根螺钉在轴位和矢状位的轨迹都会影响螺钉的固定，同时螺钉在横断面上的内聚增加了抗拔出力。如果椎体横断面的骨折正好位于椎弓根水平，内聚的两个椎弓根螺钉可能同时失效。在矢状面方面，椎体终板下方的软骨下骨与螺纹咬合可增加抗拔出强度。

在椎弓根螺钉周围注射聚甲基丙烯酸甲酯（pMMA）是一种常用的辅助方法，已被证明可增加椎弓根螺钉的 149% 抗拔出力。螺钉打入未硬化的水泥比打入硬化的水泥具有更大的强度。这种技术的风险主要是骨水泥渗漏。新的螺钉设计包括空心螺钉、有孔螺钉和可膨胀螺钉。通过空心螺钉注入骨水泥，理论上可以促进骨水泥注入。有孔螺钉使骨水泥限定在椎体内，防止水泥渗漏进入椎管。可膨胀椎弓根螺钉的插槽还有内栓，当内栓插入时使螺钉嵌入骨中。这些螺钉的使用未得到 FDA 批准，同时一项研究显示 5% 的这些螺钉在打入骨质疏松骨过程中发生折断。值得注意的是，这些新设计螺钉的抗拔出力都比不上打入预填充骨水泥中的传统实心椎弓根螺钉。

椎弓根钉-椎板钩系统已经被证明可以提高刚度和抗拔出力。椎弓根向内攻丝 1mm 也被证明可以增加螺钉的插入扭矩和抗拔出力。

从理论上讲，360°环状融合可以增加整体结构的稳定性，但在骨质疏松椎体中需要权衡内植物下沉或失败的风险。增加椎间融合器的横截面积、沿骨突环放置融合器、处理椎间盘过程中保持终版的完整性以及在骨质较好的软骨下骨中放置双皮质螺钉可以减少融合器下沉。

结局

VCF 非手术治疗的预后和结局

大多数患者骨折后 4 周内疼痛有显著改善，一些患者在急性损伤后会有一定程度的持续性疼痛，随着 VCF 数量的增加，慢性疼痛的风险也会更高。虽然支具可以在短期内减轻疼痛并改善活动能力，但没有证据表明使用支具可以改变 VCF 的自然愈合史、减少后遗症或提高长期疗效。最近的一项随机临床试验显示无论是否使用支具，骨质疏松性 VCF 患者的背痛症状改善无差异。

一旦出现 VCF，随后再次发生 VCF 的风险将增加 5 倍，并伴有复发性疼痛和进行性畸形。VCF 后脊柱矢状面平衡的前移可能会增加进一步损伤的风险。椎体高度丢失和胸腔压迫可导致肺功能下降，一个节段的慢性胸椎 VCF 可导致功能性肺活量（FVC）下降 9%。

由于功能下降和消极心理作用，VCF 可导致健康相关生命质量（HRQOL）下降。VCF 的绝经后妇女在受伤后 3 个月和 24 个月的身体和精神 SF-36 评分较低。另一项研究显示有 VCF 病史的患者中只有 13% 能够无困难地完成日常生活活动，40% 有困难，47% 需要帮助下才能完成。研究显示患有 VCF 的女性的身体意象不良、自尊心差、抑郁和焦虑的比例增加。

VCF 患者的住院率和死亡率都增加了。目前尚不清楚 VCF 是否直接导致了死亡风险的升高，或者 VCF 是否可以作为一般健康状况不佳的标志。受伤后体重减轻和身体功能下降也可能是原因之一。VCF 后的 5 年生存率为 61%，而同龄未发生 VCF 的患者为 76%。最常见的死因是肺部疾病。在男性中，VCF 导致死亡风险升高，并且每再次发生 VCF 后死亡风险进一步升高。

VCF 手术治疗的结局

2009 年发表的两项 RCTs 结果显示，与假手术组相比，椎体成形术并无有益的作用。然而，这两项研究都纳入了椎体强化前长达 12 个月发生的骨折，并且骨折的敏感度并没有得到 MRI 的一

表 26.4 椎体增强相关并发症发病率和危险因素

并发症	发生率	风险因素	备注
骨水泥渗漏	18%~88%	骨水泥黏度低、骨水泥体积增加、骨折的复杂性增加	1%的人有症状，这些患者中1%以下的人有神经并发症
邻近节段椎体骨折	20%~52%	低BMD、低BMI、椎间盘骨水泥渗漏	手术和非手术患者间风险无差异
栓塞	2%~20%	骨水泥颗粒和/或骨髓栓塞	如果与心肺梗阻相关，可能有症状

致性证实。另外，这些研究将椎体强化术与假手术相比，而并非与传统的非手术治疗作比较。因此，这些研究的有效性受到了质疑。自2009年这些研究发表以来，已有6项比较椎体强化术和保守治疗的独立RCT。一项对这些RCT的Meta分析结果显示：在早期和晚期（6~12个月）随访中，与非手术或假手术治疗相比，椎体增强术能更好地缓解疼痛，恢复功能，改善HRQOL。另一项前瞻性RCT在急性VCF中比较了椎体成形术和非手术治疗，结果显示椎体成形术可以改善早期的疼痛和身体功能，但在1年时，椎体成形术和非手术治疗的结果相似。根据这些研究，目前普遍认为对于MRI确诊的急性VCF经非手术治疗失败且仍有顽固性疼痛的患者，椎体增强术是一种有效的治疗选择。大多数研究表明，椎体成形术和椎体后凸成形术长期临床结局相似，但椎体后凸成形术的成本更高。

虽然通常认为骨水泥增强术是安全的，但是18%~88%的患者会发生骨水泥渗漏（表26.4）。骨水泥黏度降低、骨折复杂性增加、椎体成形术步骤增加以及注入骨水泥量增加会增加骨水泥渗漏风险。骨水泥渗漏大约在1%的患者中会出现症状，在这些患者中发生神经系统并发症的不到1%。骨水泥心肺栓塞的发生率为2%~26%。如果骨水泥栓子很大，肺部血流受阻，则可能会出现症状。

骨水泥强化被认为会增加相邻节段椎体骨折的风险。很难确定新的骨折是否是由于骨水泥强化手术本身造成的，因为在未进行骨水泥强化手术的患者再骨折的风险仍然很高。一项Meta分析发现，在接受椎体成形术的患者中，有21%发生了新的骨质疏松性VCF，通过分析发现低BMD、低BMI和椎间盘骨水泥渗漏是发生相邻椎体骨折的危险因素。另外，最近一项比较椎体成形术和非手术治疗的RCTs的meta分析发现，在首次VCF后的一年内，两组患者的再次发生骨折的概率都约为20%。

参考文献

[1] Anderson PA, Froyshteter AB, Tontz WL Jr. Meta-analysis of vertebral augmentation compared with conservative treatment for osteoporotic spinal fractures. J Bone Miner Res 2013;28(2):372–382.

[2] Blasco J, Martinez-Ferrer A, Macho J, et al. Effect of vertebroplasty on pain relief, quality of life, and the incidence of new vertebral fractures: A 12-month randomized follow-up, controlled trial. J Bone Miner Res 2012;27(5):1159–1166.

[3] DeWald CJ, Stanley T. Instrumentation-related complications of multilevel fusions for adult spinal deformity patients over age 65: Surgical considerations and treatment options in patients with poor bone quality. Spine (Phila Pa 1976) 2006;31(19 Suppl):S144–S151.

[4] Dodwad SM, Khan SN. Surgical stabilization of the spine in the osteoporotic patient. Orthop Clin North Am 2013;44(2):243–249.

[5] Han S, Wan S, Ning L, et al. Percutaneous vertebroplasty versus balloon kyphoplasty for treatment of osteoporotic vertebral compression fracture: A meta-analysis of randomized and non-randomised controlled trials. Int Orthop 2011;35(9):1349–1358.

[6] Hirsch BP, Unnanuntana A, Cunningham ME, et al. The effect of therapies for osteoporosis on spine fusion: A systematic review. Spine J 2013;13(2): 190–199.

[7] Kallmes DF, Comstock BA, Hegerty PJ, et al. A randomized trial of vertebroplasty for osteoporotic spinal fractures. N Engl J Med 2009;361:569–579.

[8] Kim HJ, Yi JM, Cho HG, et al. Comparative study of treatment outcomes of osteoporotic compression fractures without neurologic injury using a rigid brace, a soft brace, and no brace: A prospective randomized controlled non-inferiority trial. J Bone Joint Surg Am 2014;96(23):1959–1966.

[9] Martin DJ, Rad AE, Kallmes DF. Prevalence of extravertebral cement leakage after vertebroplasty: Procedural documentation versus CT detection. Acta Radiol 2012;53(5):569–572.

[10] Sale JE, Beaton D, Bogoch E. Secondary prevention after an osteoporosisrelated fracture: An overview. Clin Geriatr Med. 2014;30(2):317–332.

[11] Wang LJ, Yang HL, Shi YX, et al. Pulmonary cement embolism associated with percutaneous vertebroplasty or kyphoplasty: A systematic review. Orthop Surg 2012;4(3):182–189.

[12] Wardlaw D, Cummings SR, Van Meirhaeghe J, et al. Efficacy and safety of balloon kyphoplasty compared with non-surgical care for vertebral compression fracture (FREE): A randomised controlled trial. Lancet 2009;373:1016–1024.

[13] Zhang Z, Fan J, Ding Q, et al. Risk factors for new osteoporotic vertebral compression fractures after vertebroplasty: A systematic review and meta-analysis. J Spinal Disord Tech 2013;26(4):E150–E157.

第八部分 手术方法和技术

第二十七章 颈椎前后路手术的入路

Lance C. Smith

Jeffrey C. Wang

颈椎（C3~C7）前路标准的手术入路

手术适应证和禁忌证

颈椎前路手术常用于 C3~C7 不同类型的病变，包括：

- 前路颈椎间盘切除术。
- 椎体次全切除术。
- 脊髓减压术。
- 骨移植术。
- 内固定植入术。
- 前路椎间盘置换术。
- 前路齿状突螺钉固定术。

术前计划

术前评估应包括：静息时的头部位置、没有神经系统的症状下的颈椎可活动范围、颈动脉搏动（减少或杂音）和甲状腺（如甲状腺肿大，将影响术中暴露）。如果有既往手术史，并且如果外科医生选择对侧入路，则必须仔细评估患者是否有喉返神经（RLN）麻痹（可使用直接喉镜）。要用合适的影像学检查确定待处理病变的确切位置。此前放置的任何内植物必须仔细识别，如果需要移除，则必须做适当的术前移除规划。两侧椎动脉走行必须仔细关注并观察血管变异。

技术

患者取仰卧位于一张平坦手术床上。选择气管插管时体位时，应在患者术前评估所允许的安全屈伸范围内进行。如果使用标准方法无法得到安全可视的喉部，可直接使用光纤可视化喉镜来进行气管插管。气管插管应固定在手术入路的对侧。肩膀自然向后，可在肩胛骨之间放置一小圆枕使颈部在安全范围内轻度后仰。头部向对侧轻度旋转 10°~15°。触诊并标记胸锁乳突肌（SCM）的内侧缘，这是纵行切口的重要标识，尤其在多节段手术或需要延伸手术范围时。对于单节段或双节段手术，采用位于手术椎体上方横切口，位于自然皮肤皱褶内，术后瘢痕相对美观。体表标志常用于帮助确定切口的位置，如下所示：

- 舌骨：C3 椎体。
- 甲状软骨：C4~C5 椎间隙水平。
- 环状软骨；颈动脉结节（Chassaignac 结节）：C6 椎体。

切开皮肤，分离皮下组织，暴露颈阔肌，沿切口走行打开颈阔肌，进一步分离颈阔肌下深层组织，充分暴露至胸锁乳突肌（SCM）内侧筋膜边界，同时减少对周围软组织的暴力牵拉。有时可能很难辨别颈阔肌的轮廓，这与患者年龄和肌肉生理状况有关。在肌肉胸骨舌骨肌和胸骨甲状肌等肌肉鞘的内侧可触及气管，在这些肌肉鞘与胸锁乳突肌之间钝性分离表面覆盖的筋膜层。总的来说，颈前路入路通过 3 层筋膜：

- 颈深筋膜。
- 气管前筋膜。
- 椎前筋膜。

保持在颈内动脉鞘（通过感觉搏动）内侧，后内侧方向钝性分离逐步暴露脊柱。在低位颈椎水平（例如，C6~T1）分离中，肩胛舌骨肌可以作为标志，必要时可切断以便更好地显露。在这个间隙内可触及脊柱前部的翼筋膜和椎前筋膜（图27.1）。将气管和食管轻轻牵向对侧，暴露覆盖在椎前颈膜上方翼筋膜，切开筋膜层暴露颈椎前方表面。"Peanut"剥离器从中线处擦除颈椎表面组织，暴露颈椎前方的前纵韧带、颈长肌及下方的椎间隙。大的突出骨赘可能阻挡关节炎脊柱椎间隙的清晰识别。通常椎间隙位于"山峰"，而椎体中部常位于"山谷"。通过一根两段折弯90°（第一折弯距尖端1cm）18号脊柱针头标记椎间隙，侧位X线片可证实其处于正确的水平。

确定手术间隙后，要紧贴骨膜分离颈椎椎体和椎间隙前缘的颈长肌，以保护上面覆盖的交感神经链；在向侧方暴露，一旦发现椎体开始向后弯曲走向，立刻停止，因为向后外侧暴露过多容易损伤椎动脉。目前，钝头的牵开器如Cloward牵开器仍然被使用。解剖分离完成后，置入一长叶片深部自锁式牵开器于颈长肌表面，牵开器外侧为齿状叶片和内侧为光滑叶片，以减少损伤食管的风险。

关闭切口前，生理盐水充分冲洗切口，并检查是否有食道损伤，必要时放置引流管。微小的撕裂损伤可以通过经口向食道内注入靛蓝胭脂红（或蓝色食用色素）来显示。必须严格止血减少血肿形成和潜在的呼吸抑制的风险。如果肩胛舌骨肌被切断，则以标准方式进行修复。如果颈阔肌可以修复，可以用2-0缝线间断缝合进行修复，用4-0缝线皮下连续缝合关闭切口。

术后管理

如手术时间较短，患者通常可以在手术室内安全地拔除气管插管。如手术时间较长，拔管可能会延迟至气道肿胀消退。术后固定的需要和类型取决于术后脊柱的稳定性及手术累及的范围。当引流量小于10mL/8h时才能拔除引流管。当确定患者可以耐受固体食物时，其饮食可以从软的机械性饮食恢复到正常饮食。

并发症

有4%~5%的病例因喉返神经或喉上神经损伤导致发音困难。在C5以上的手术中，RLN麻痹的风险极低。

在以下情况被认为更可能损伤喉返神经：

■ 5%右侧手术与左侧手术相比（轻微的，可能没有统计学意义）。

■ 5%低于C5的手术（显著）。

■ 5%翻修手术（10%的病例）。

在左侧，喉返神经更一致的位于颈动脉鞘内

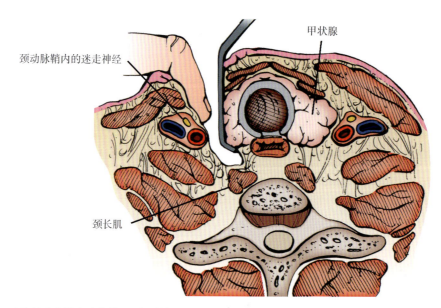

图27.1 浅层，在胸锁乳突肌和中线带肌之间分离。深层，在颈动脉鞘（外侧）和气管食管（内侧）之间分离

并且具有比右侧更少的内外侧变异。虽然左侧喉返神经以相对一致的方式下降环绕至主动脉弓下，右喉返神经在锁骨下动脉成环回喉之前并未延伸至远端。尽管存在这些解剖学差异，但一项研究显示喉返神经麻痹发生率在左右侧入路暴露之间的没有差异。

Horner 综合征可能是损伤了位于颈长肌上交感神经丛，在 C6 水平上风险最高。临床上通过以下症状进行诊断：

- 眼睑下垂。
- 瞳孔缩小。
- 干眼症。

不易识别的食管撕裂可能是晚期伤口感染和纵隔炎的原因。颈椎前路手术后任何迟发性感染都必须考虑食管撕裂。简单颈椎前路手术后的感染风险小于 1%。

如果血肿形成造成急性气道压迫，则需要紧急床旁减压。在闭合切口严格止血和使用引流管可以这种风险降到最低。未发现异常解剖或外侧过多的软组织剥离或椎间孔切开可损伤椎动脉。在椎间隙水平的远外侧分离组织时最容易损伤椎动脉。仔细的术前规划和术中剥离可以减少这种风险。

脊髓或神经根损伤的发生率小于 1%。避免在椎管中使用较大器械和避免对神经脊髓的直接压力，可以将神经损伤的风险降至最低。

上颈椎的经口和经咽入路

适应证和禁忌证

上颈椎的直接前方暴露可通过经口入路实现。它最常用于切除或清除感染和肿瘤（如齿状突切除术）。该入路可以暴露 C1~C2 关节和齿状突，并且在一定程度上暴露枕颈交界处前部和 C3 的上部。该入路的禁忌证是存在急性的口腔感染或上下颌病变，这会影响充分的显露。

术前计划

术前应检查并治疗口腔和牙齿感染。检查口腔是否有松动的牙齿以及口咽部后膜的完整性。

需要评估下颌活动性，因为它可能限制视野。一些患者伴有如巨舌症，使舌回缩困难，需要经中线分离入路（所谓的劈舌入路）才能获得充分地暴露。术前矢状磁共振成像或计算机断层扫描重建可用来确定硬腭和舌肌的位置，这也会影响暴露的范围。

技术

患者取仰卧位。首选气管插管，因为经鼻插管的管道会经过在口咽部前方的手术区域。轻度 Trendelenburg 卧位可以防止手术过程中冲洗液和碎屑进入患者气道。预防性应用包括革兰阴性谱的抗生素。

使用定制的矩形自锁式牵开器用来保持口腔张开和舌部下压。切口可以通过体表标志和术中 X 线片来确定。C2~C3 椎间隙可以在口腔的下方附近触及；C1 的前环可以在上方触及。如果不能确定，可插入针头并通过侧位 X 线片确认。

将四层筋膜层（咽部黏膜、咽缩肌、口咽筋膜和椎前筋膜）看作一层向下切开直至椎体（图 27.2）。然后用骨膜剥离器将筋膜作为一个单元从骨膜下向侧方剥离，直至 C1~C2 关节的侧块暴露。将软腭牵向头侧以暴露寰枕前膜（前纵韧带的枕骨附着点，它从 C1 环向上延伸至枕骨大孔）和齿突尖韧带（从齿状突到枕骨大孔）。舌头的下缩可以暴露 C3 椎体和 C3~C4 椎间隙。这些结构的暴露是其他入路无法比拟的。

手术完成后，用大量抗生素生理盐水冲洗切口，关闭的切口要具有水密性，因为这被认为是该手术入路降低术后感染发生率的主要因素。

术后护理

鼻胃管能最大限度地降低拔管后误吸的风险。患者常规留置插管至少 24h 直至口腔肿胀消失。如果需要延长气管插管时，可考虑早期行气管切开术。

并发症

经口入路显露就是要经过一个先天的非无菌区域，所以感染风险相对较高。在围术期常规

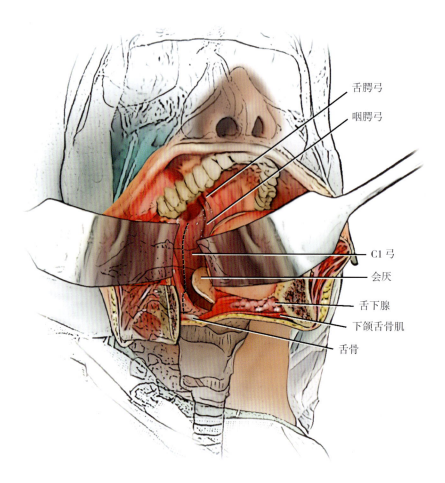

图27.2 经口入路暴露上颈椎

舌腭弓

咽腭弓

C1弓

会厌

舌下腺

下颌舌骨肌

舌骨

使用抗生素之前，早前报道其感染率高达66%。当代系列研究报道其感染率为0~3%，与其他颈椎入路相似。特定的抗生素预防，多层封闭缝合和避免使用脊柱内植物是感染率较低的原因。

其他潜在的并发症包括牙齿骨折或松动，舌裂伤和牙龈损伤。术中或术后气管内气囊封套丢失，可能会发生碎片和分泌物的误吸。早期拔管（24h内）可能导致急性呼吸窘迫，需要紧急再插管，这会造成不稳定脊柱的神经功能损害。

颈胸交界处的前路（C7~T3）

适应证和禁忌证

尽管最常用于肿瘤，但颈胸交界处的前路手术可用于前路椎体次全切除、椎间盘切除、骨折截骨、感染或畸形。由于上胸椎椎体的暴露依赖于主动脉弓的向下牵拉，大血管的先天性异常可能是相对禁忌证。

术前计划

T3及以上椎体的病变可以很容易显露，而T4病变则需要高位开胸手术来获得更好的显露。矢状位磁共振成像可显示胸骨柄、胸骨和锁骨与上胸椎和下颈椎的轴向关系。相对于脊柱较高的胸骨柄会妨碍手术节段的充分暴露，这时则需要一个经胸骨的入路。

技术

通常做一个"L"形的切口，中线部分从胸骨中部至胸骨切迹上方1cm处，然后偏向左侧，沿着锁骨中点上方1cm处横向切开。

沿着胸骨和锁骨前方表面骨膜下剥离暴露胸

骨和锁骨，可见到胸锁乳突肌的两个头附着于骨头深部。将肌腱从骨附着处游离，标记其末端并向上牵拉。可见胸骨舌骨肌和胸骨甲状肌肌腱，分离、标记、尽可能靠远端切除两肌腱并牵向近端，可见胸骨切迹下方的小面积脂肪组织，用"Peanut"剥离器移除。

仔细切除锁骨的内侧 1/3 和胸骨柄的矩形部分，保留对侧胸锁关节。骨膜层的深部是锁骨下静脉和胸腺。使用标准前方咽后入路的近端暴露脊柱。用钝性剥离器沿着脊柱前方表面仔细钝性分离，显露颈动脉鞘与气管 / 食管之间的间隔。在切口的下方放置一个狭窄的 Deaver 牵开器，牵开锁骨下静脉和主动脉弓。手术完成后，冲洗切口，筋膜层和胸锁乳突肌肌肉重新修复至原来骨膜套管中。

并发症

右侧喉返神经在右侧入路手术中损伤风险更高，因为它经常穿过下颈椎手术区域。胸导管在左侧入路时损伤风险较高，因它位于颈动脉鞘的外侧，深达锁骨下动脉和静脉，如有损伤，应在近端和远端缝合结扎以防止乳糜胸形成。

后路入路：枕部至 T1

适应证和禁忌证

后路是可扩展的，因为它可以用于从枕骨暴露到骶骨（图 27.3）。它适用于各种诊断，应用于以下情况：

- 后路器械的固定术和后方颈椎的融合术。
- 减压手术，如椎板切除术或椎板成形术。
- 后路颈椎肿瘤切除术。

后路手术是禁忌作为切除来自前方神经压迫的病变，如中央型椎间盘突出和脓肿。

术前计划

手术前应立即进行术前神经检查。术前评估应包括静息状态下头部位置和患者无神经系统症

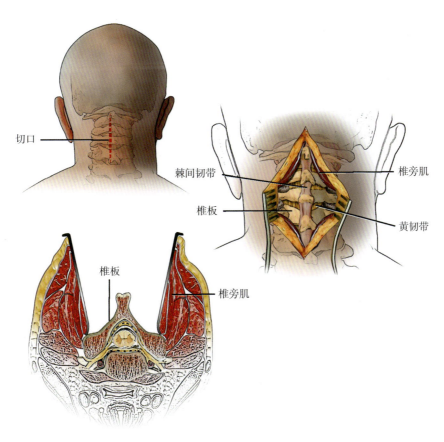

图 27.3　颈椎的后方入路

切口

棘间韧带

椎板

椎旁肌

黄韧带

椎板

椎旁肌

状下颈椎保护性的运动范围。如果脊柱是不稳定的，或者如果不能安全将患者的头部过伸至安全位置的情况下进行的气管插管，建议在清醒、纤维内镜辅助下行气管插管。合适的成像研究应该确认要处理的病变的的确切位置。对于返修手术，任何以前放置的内植物都应该被识别，并且制订合适的移除计划。应遵循双侧椎动脉的走行，并注意任何异常变异。

技术

取所需手术的区域上中线切口。沿着皮下组织至斜方肌筋膜解剖。切开筋膜后，通过项背韧带内相对无血管的平面进行解剖分离。随着棘突的尖端暴露，沿着骨膜下向两旁解剖分离保持棘间韧带的完整性。可以用夹子标记其中一个棘突，术中X线透视确定正确的水平。骨膜下剥离是在棘突和椎板上进行的，将椎旁肌从骨面上分离。注意保持关节突关节的完整性，或者除非决定在该水平的进行融合而进行暴露和去皮质化。如果手术不涉及C2或更高，则要注意保护附着于C2棘突的大量肌肉，

以帮助减少颈部疼痛和进行性后凸。

在枕颈部区域，暴露C1环应在距离中线1.5cm以内，以免损伤椎动脉（图27.4）。暴露C1~C2关节时必须小心，以避免破坏C2出口神经周围的静脉丛。这可以通过在C2骨膜下轻柔的钝器解剖分离暴露C2椎弓根来避免。在枕骨隆突水平向外解剖分离和牵拉可能会损伤枕大神经（头后部的感觉）。必须注意保持器械在骨膜下的水平解剖分离。手术结束时，用大量温热的生理盐水冲洗伤口。如果需要，可以将中型引流管和万古霉素抗生素粉末置于筋膜层的深处。常规缝合所有层（肌肉、筋膜、皮下组织和皮肤），并小心地关闭所有潜在的无效腔。

术后护理

与任何手术一样，根据颈椎的稳定性和手术医生的偏好来决定术后制动的时间。坚强内固定植入后可能不需要外部的固定。与颈前路手术相比，后路引流量往往更高。当每引流量小于10~20mL/8h时，可拔除引流管。覆盖伤口的敷料

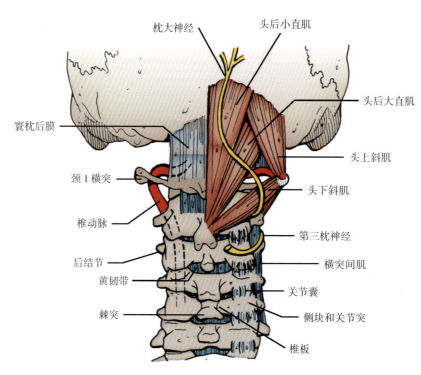

图27.4　C1环的中线外侧超过1.5cm处解剖可能会伤及椎动脉。在枕骨隆起处的外侧分离或牵开会损伤枕大神经（头部后部的感觉）。必须注意将器械保持在骨膜下水平

必须始终清洁干燥。应该相应地改变，根据防止皮肤浸渍和感染的需要做出相应的改变。

并发症

和颈椎前路手术相比，颈椎后路手术部位感染的风险较高。这是由于无效腔的可能性增加，以及颈后部软组织结构的血管相对减少。感染可能是需要再次手术的潜在的破坏性并发症。应该注意严格的无菌技术和轻柔的组织操作。使用带有万古霉素的抗生素粉末植入伤口可能有助于抵御感染。

在没有植入脊柱后路内固定的情况下，可能由于后方张力带的破坏而发生进行性后凸。脊柱后凸畸形大于10°的患者在决定不使用内固定的手术之前需要特别考虑。必须注意保护非脊柱器械固定或关节融合术的所有的韧带支撑力。

参考文献

[1] Beutler WJ, Sweeney CA, Connolly PJ. Recurrent laryngeal nerve injury with anterior cervical spine surgery: risk with laterality of surgical approach. Spine (Phila Pa 1976) 2001;26:1337–1342.

[2] Ebraheim NA, Lu J, Yang H, et al. Vulnerability of the sympathetic trunk during the anterior approach to the lower cervical spine. Spine (Phila Pa 1976) 2000;25(13):1603–1606.

[3] Fang H, Ong G. Direct anterior approach to the upper cervical spine. J Bone Joint Surg Am 1962;44:1588–1604.

[4] Hoppenfeld S, deBoer P. Surgical exposures. In: Orthopaedics. 2nd ed. Philadelphia, PA: JB Lippincott; 1994:25–29.

[5] Kurz LT, Pursel SE, Herkowitz HN. Modified anterior approach to the cervicothoracic junction. Spine (Phila Pa 1976) 1991;16:S542–S547.

[6] Lu J, Ebraheim NA, Nadim Y, et al. Anterior approach to the cervical spine: surgical anatomy. Orthopedics 2000;23:841–845.

[7] McAfee PC, Bohlman HH, Riley LH Jr, et al. The anterior retropharyngeal approach to the upper part of the cervical spine. J Bone Joint Surg Am 1987;69:1371–1383.

[8] Merwin GE, Post JC, Sypert GW. Transoral approach to the upper cervical spine. Laryngoscope 1991;101:780–784.

[9] Netterville JL, Koriwchak MJ, Winkle M, et al. Vocal fold paralysis following the anterior approach to the cervical spine. Ann Otol Rhinol Laryngol 1996;105:85–91.

[10] Succo G, Solini A, Crosetti E, et al. Enlarged approach to the anterior cervical spine. J Laryngol Otol 2001;115:994–997.

第二十八章　胸椎解剖和手术入路

Amandeep Bhalla
Andrew J. Schoenfeld
Christopher M. Bono

解剖

骨骼

胸椎（T）包括 12 个椎体，也被称为胸背部脊柱。椎体的大小从 T1 到 T3 逐渐减小，随后 T3~T12 的解剖学参数逐渐增加。从形态学上讲，胸椎和颈椎、腰椎截然不同，胸椎有肋椎关节、心形的椎体、独特的关节面朝向和细长的棘突。在过渡区，胸椎与远端颈椎或者近端腰椎具有相似的解剖特点。

胸椎的椎体相比腰椎的椎体小而窄，在轴面上，心形的椎体向两侧延伸成为椎弓根。胸椎体向后发散状的前低后高以及相应椎间盘特征性表现，共同形成了 20°~40° 范围内的胸椎后凸，超过 45° 或者小于 20°，被认为是异常。

胸椎的横突由于肋椎关节而向后成角，并与峡部相交。胸椎椎板表浅，向下形成粗大的棘突，与下位椎棘突重叠，呈叠瓦状。胸椎椎弓根起于上关节突基底向前内走行，但是，越向远端椎弓根向内成角逐渐减小。然而，在胸椎从上至下，椎弓根向内侧成角依次减小。近端胸椎的椎弓根较细，尤其是在脊柱畸形或者先天性异常椎体病例。通常情况下，T4 椎弓根最细。

相邻椎的上下关节突构成胸椎关节突关节。上关节突的关节面朝向背侧，而下关节突的关节面朝向腹侧。在上胸椎和中胸椎，关节面呈冠状位。在下胸椎，小关节的朝向变得更加呈矢状位。

胸椎的一个独特结构是两侧的肋椎关节。肋骨与胸椎共同围成胸腔，成为胸椎的所谓"第四

柱"，增加稳定性的同时限制胸椎的屈、伸和旋转能力。肋骨后端与胸椎之间有两处关节（图 28.1）。

- 肋头关节。
- 肋横突关节。

肋骨与同名椎体在椎间隙稍下方相关节。例如，第八肋与 T8 椎的上肋凹和横突相关节。沿着第八肋上缘向后可以到达 T7~T8 椎间隙。

第一至七肋和胸骨相关节，称为"真"肋。第八至十肋和肋软骨相联结，称为"假"肋。第十一和第十二肋没有前方关节，也不和同名椎体的横突相关节，称为"浮"肋。

神经和血管结构

脊髓贯穿整个胸椎，胸神经根自同名椎体的椎弓根下方发出。例如，T10 神经根在椎体的椎弓

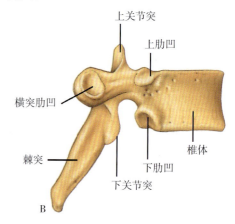

第七胸椎
侧位观

图 28.1　胸椎解剖

根下穿出。T1 神经支配前臂尺侧感觉，T2 支配腋窝处感觉。T1 运动神经支配手部骨间肌。胸神经皮支支配连续的躯干皮节，T4 神经皮支支配乳头区域，T7 支配胸骨下区，T10 支配脐水平。腹壁浅反射受远端胸神经根 T7~T12 支配。

胸椎、椎间盘和脊髓的血液供应来自降主动脉发出的髓血管，它和脊髓动脉通过椎间孔相交通，并在椎间孔处与胸神经根相伴行。脊髓前动脉和两条脊髓后动脉可能单独走行，也可能有广泛侧支循环的节段血管相连接。髓血管主要在 T3、T8 和 T10~T11 区域，在胸髓形成了"分水岭"区域。根动脉和脊髓前动脉相连，而大部分终止于软脊膜丛或者神经根周围。根动脉和前动脉结合处变得纤细，在交汇点血管环形成了一个"发卡"弯。脊髓根动脉中最大的一支，大脊髓动脉或者叫 Adamkiewicz 动脉，通常在 T10 或者 T11 水平进入椎管（图 28.2）。在某些情况下，由于解剖结构变异以致难以辨认，一旦损伤，可能发生脊髓缺血性损伤。

韧带

韧带结构维系胸椎稳定性，与颈椎和腰椎的韧带相延续。前纵韧带走行于椎体前方，与椎骨骨膜和椎间盘外层紧密结合。在椎管内，后纵韧带沿着椎体和椎间盘后方走行，而黄韧带相邻附着于相邻的椎板。黄韧带不是连续性结构，起于下位椎板上缘附近，头端止于上位椎板的腹侧中份，覆盖每一节段椎板间隙。棘上韧带和棘间韧带连接棘突。

肌肉

大部分的主要背部肌肉与胸椎相连接。最浅层的包括斜方肌和背阔肌，菱形肌和后锯肌构成中层（图 28.3）。下后锯肌起源于肋骨后部的下缘，止于下位胸椎 T10~T12 和近端腰椎的后部结构。上后锯肌止于近端胸椎。竖脊肌（例如棘肌、最长肌、髂肋肌）在几乎每节段胸椎都有止点。在手术分离过程中不同的肌肉层次、特定的肌肉及其止点并不明显。

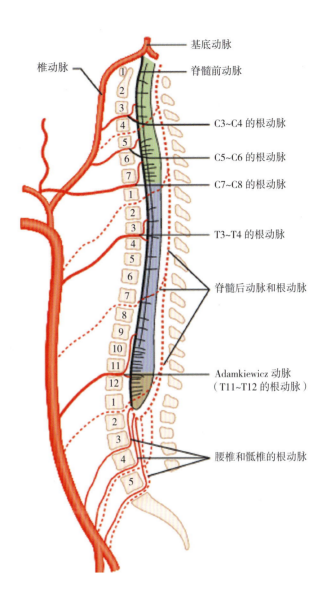

图 28.2　脊柱血液供应的解剖图，并描绘了从 T11 椎体下方进入椎管的 Adamkiewicz 动脉。这个大髓质血管的解剖位置可能高度变异

前方入路

适应证

胸椎前路手术可以用来处理下列情况：

- 肿瘤。
- 感染。
- 创伤。
- 退变性疾病。
- 畸形。

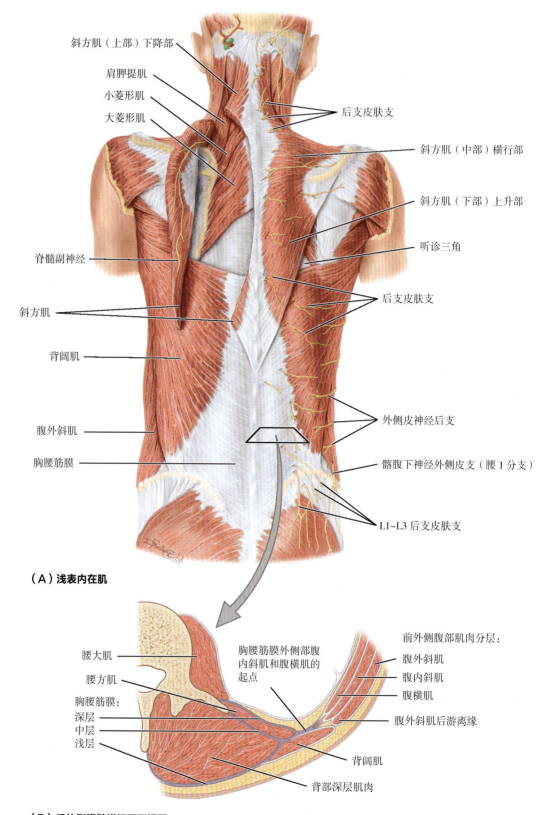

斜方肌（上部）下降部

肩胛提肌

小菱形肌

大菱形肌

后支皮肤支

斜方肌（中部）横行部

斜方肌（下部）上升部

听诊三角

脊髓副神经

后支皮肤支

斜方肌

背阔肌

外侧皮神经后支

腹外斜肌

髂腹下神经外侧皮支（腰 1 分支）

胸腰筋膜

L1~L3 后支皮肤支

（A）浅表内在肌

腰大肌

胸腰筋膜外侧部腹内斜肌和腹横肌的起点

前外侧腹部肌肉分层：

腹外斜肌

腰方肌

腹内斜肌

腹横肌

胸腰筋膜：

深层

中层

浅层

腹外斜肌后游离缘

背阔肌

背部深层肌肉

（B）后外侧腹壁横切面下视图

图 28.3　背部肌肉的解剖

术前准备

术前准备包括获得目标节段的准确影像学资料和预估需要暴露范围，包括肋骨切除和可能的膈肌切开。考虑到肺部并发症的风险性，对于吸烟者和或者有慢性肺部疾病患者，应仔细评估术前肺功能，必要时采用替代手术路径。前路手术无法到达对侧椎弓根和脊柱后方结构。与经验丰富的胸外科医生合作，有助于安全迅速地显露。

前路手术可以达到对硬膜囊直接减压和重建前柱的承载功能。需要考虑的是后方减压或者稳定性手术的必要性，以及再次手术时机。

技术

经胸

经胸入路可以提供从 T2~T12 的手术暴露，近端受胸腔入口限制，而远端受膈肌限制（图 28.4）。上位胸椎（T3~T5）的前方暴露很难通过标准的开胸术实现，通常采用经胸骨入路，需要胸外科医生协助心脏和大血管周围显露。该手术路径并发症发病率高。而经后入路到达椎体和椎间盘，可以避免相关并发症。所谓的微创前路手术逐渐得到推广，主要依靠特殊牵开器和影像学引导，安全地显露胸椎前方。近些年来，对于胸腔镜脊柱手术的关注度逐渐降低。

患者侧卧位，手术侧向上。对于脊柱侧凸手术，通常从凸侧进行。对于上胸椎病变（T2~T6），更倾向于从右侧手术以避开左侧的主动脉弓和大血管。对于下胸椎和胸腰段病变（T7~T12），更倾向于左侧入路，因为牵拉主动脉较腔静脉更安全。建议采用双腔气管内导管便于选择性肺通气，手术侧肺萎陷有助于术野显露。

从椎旁肌的边缘向远侧做弧形切口，经过目标节段的肋椎关节，通常肋椎关节位于椎体的上部，上位椎间盘的尾端。对于解剖关系的了解有助于制定手术计划和术中确定目标节段。

切开待切除的肋骨骨膜，然后沿着肋骨表面做骨膜下剥离。注意保护走行于肋骨下方的血管神经束，后方在肋横突关节处，前方在肋骨角

处切断肋骨。切除的肋骨可用于植骨。用胸腔自动撑开器牵开肋骨，经过肋骨床骨膜和深面的胸壁进入胸膜腔。然后胸膜小心地向中线牵开，每 20min 放松 1 次，以使萎陷的肺扩张。包括病变部位上、下各一节段切开壁层胸膜，在明胶海绵的辅助下钝性分离显露脊柱。应该注意保护跨越椎体中部的节段性血管，病变椎体节段血管可以结扎。在交感神经丛附近小心分离，以避免损伤。

显露椎间盘和椎体，椎间盘是向外凸出的，而椎体是凹陷的。通过影像学定位来确定正确的目标节段。为了便于处理椎间盘后方和椎管，需要在肋骨头和椎体相关节部位切除。椎弓根作为椎管的标志。如果进行椎体次全切除术，首先做头、尾侧椎间盘切除术，有助于确定椎体的后缘。手术完成后需要修复壁层胸膜，检查肺脏，胸腔引流管留置 2~3 天。

经膈肌

经膈肌入路可以到达腰椎，胸腰段，向头端最远可以显露至 T6。腰椎的显露涉及分离腰大肌和膈脚，胸腰段需要切开膈肌，切开壁层腹膜反折部显露胸椎。

经膈肌入路或者胸腹联合入路手术患者通常采用右侧卧位。弧形切口起于椎旁肌的边缘，沿第十或第十一肋，在远端沿着腹直肌鞘延伸。切开腹部肌层后，骨膜下剥离肋骨，注意保护肋间血管神经束。然后腹侧在肋骨和肋软骨交界处，背侧在肋角处切断肋骨。将肋软骨劈开并牵开，显露胸膜腔和膈肌。在劈开的肋软骨间隙，钝性分离膈下腹膜脂肪，从膈肌下表面和腹壁分离腹膜。这样可以提供膈肌两侧腹膜后隙和胸膜腔间隙的双侧视野。如果要显露 T12~L1，小心同侧半膈肌，连接胸壁的横膈膜至少保留 1cm，以便术后修复。这样，可见椎体和椎间盘。如果左侧入路，轻柔地牵开脾、胃和肾脏；如果右侧入路，轻柔牵开肝脏。然后牵开大血管，清晰显露脊柱。经胸腔手术时，必要时需要小心节段血管，避免损伤交感神经丛。关闭创口时按照切开部位修复膈膜和劈开的肋软骨至关重要。胸腔引流管通常

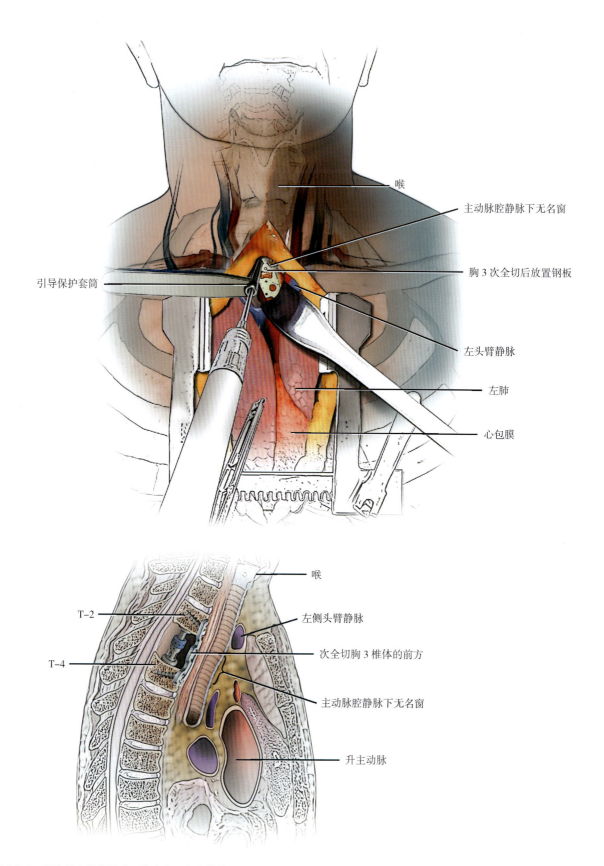

喉

主动脉腔静脉下无名窗

胸 3 次全切后放置钢板

左头臂静脉

左肺

心包膜

引导保护套筒

喉

左侧头臂静脉

次全切胸 3 椎体的前方

主动脉腔静脉下无名窗

升主动脉

T-2

T-4

图 28.4　经胸前入路的手术入路（上图）和横截面图（下图）

放置在第八肋间，逐层缝合腹部各层肌肉。

术后护理

由于前路手术较高的风险性，通常建议术后高等级住院护理。呼吸功能恢复至术前水平，X 线显示肺已复张，即可拔除胸腔引流管。当伤口的 8h 引流量小于 30mL 时也可拔除引流管。手术情况、脊柱稳定性和患者相关基础因素决定术后注意事项。鼓励尽早活动。

并发症

胸椎前路手术具有较高的手术并发症风险。通常需要多学科协作。呼吸系统并发症包括肺不张、肺炎和气胸，发生率 50% 以上。深部感染可能导致脓胸，需要应用敏感抗生素，必要时胸腔引流术或者胸廓切开清创灌洗术。经胸右侧入路，可能损伤胸导管导致乳糜胸，也可能胆汁反流至胸膜腔，如果出现上述情况，需要肠道休息和全胃肠外营养，并且可能需要翻修手术。术中也可能并发血管、神经或者硬膜囊损伤。术后患者也可能出现慢性胸部不适。然而，最严重的神经系统并发症是由于 Adamkiewicz 动脉损伤造成的脊髓缺血，Adamkiewicz 动脉是最大的脊髓前节段动脉，供应下半部分脊髓的血液，该血管起于左侧 T9~T12 节段，可以通过术前血管造影准确辨认。入路相关并发症还包括腹部疝和膈疝。

后侧入路

胸椎后路手术对脊柱外科医生来说更为熟悉，便于直接后方减压和器械固定。随着经后路处理腹侧结构技术的推广应用，也推动了胸椎后路手术的广泛应用。

适应证

同前路手术，后路胸椎手术也适于下列疾病：

- 肿瘤。
- 感染。
- 创伤。
- 退行性疾病。
- 畸形。

术前准备

术前应该有齐备的影像学检查。术前详细计划术中如何定位责任节段，肥胖患者和解剖变异的患者尤其应该关注。通常术前在矢状面全长影像中从骶骨向上计数，或者在冠状面影像中通过连接肋骨的椎体计数以确定责任节段，术中影像定位应与术前保持一致。影像学检查也应关注是否有脊柱裂或者后方骨性结构缺失，以免术中硬膜囊损伤。

术前计划和后路手术方式的选择关键在于是否需要处理胸椎腹侧结构。从无法到达脊柱前方的中线入路，到外侧腔外入路（LECA），手术入路越向外，越容易显露腹侧。但是，手术入路越靠外侧，可能由于解剖结构不熟悉，手术创伤也越大，并发症发生率更高。而后外侧入路的优势在于不仅可以处理胸椎前方的病灶，同时也可以兼顾减压和后方固定。因此，应该依据病变特点、是否需要显露胸椎腹侧、患者解剖特点以及术者的特长和经验，选择中线入路，经椎弓根入路，肋骨横突切除入路（CTE）或者外侧腔外入路（LECAs）。

技术

中线和经椎弓根入路

经中线入路直接到达胸椎后方结构。患者采用俯卧位，在胸骨和髂骨翼下适当放置衬垫，腹部悬空。经正中线入路切开皮肤，直接显露至后方筋膜，然后切开筋膜。采用电刀骨膜下剥离椎旁肌，以减少出血。将椎旁肌向两侧牵拉以显露椎板，关节突关节，必要时包括横突。责任节段透视确认前避免损伤关节囊，以致干扰邻近节段。

经椎弓根入路采用标准的后正中切口，然后向两侧显露，直至关节突关节外侧，以便于切除关节突关节到达椎弓根。一旦显露椎弓根，使用胸椎椎弓根开路器穿过椎弓根到达椎体，然后用磨钻或者刮匙去除椎弓根内松质骨，皮质骨壳通过椎板咬骨钳去除。经椎弓根入路可以到达头侧的椎间隙，进行椎间盘切除手术。经双侧椎弓根入路可以进行双侧椎间盘切除术，甚至椎体切除术。经双侧椎弓根入路行椎体切除术时，椎体的侧壁通过高速磨钻去除，而后壁保留以保护硬膜囊。一旦椎体内松质骨切除完成，将椎体后壁向腹侧打入椎体内。最后，进行椎体间结构性植骨。

肋骨横突切除术

　　CTE 入路和 LECA 入路都可以不经胸腔或腹腔而到达胸椎腹侧。通常根据胸椎前方病灶相对于硬膜囊的位置选择手术入路。两种入路均可到达硬膜囊腹侧，经 LECA 入路即使跨过中线也可在直视下操作，而 CTE 需要通过触觉反馈盲视下完成对侧减压，因此后者对于越过中线的病变不是最佳选择。但是，与 LECA 入路相比，CTE 入路创伤更小，出血更少。

　　患者俯卧于 Jackson 床，采用后正中切口。棘突双侧骨膜下剥离显露至横突，对侧显露的目的是便于置入椎弓根螺钉。涉及稳定性的骨切除术之前，通常在对侧采用连接棒进行病变上下的多节段

固定，以维持脊柱稳定性。由中线向侧方分离，抬高竖脊肌，显露肋骨的内侧部分。进行同侧半椎板切除，并在切断肋横突韧带后将横突切除。切除内侧约 5cm 长度的肋骨，注意保护肋间血管神经和下方的胸膜。切除的肋骨备植骨。同时行尾侧肋骨切除有助于从椎体上分离胸膜。沿肋间动脉和神经游离至椎间孔处，然后进行结扎，建议在背根神经节近端结扎肋间神经以避免症状性神经瘤形成。切除椎弓根，应用刮匙和高速磨钻切除椎体。重建前柱，必要情况下同时行后路内固定。

侧方胸腔外途径

　　LECA 可以达到脊柱背侧和腹侧同时暴露，避免了第二次手术（图 28.5）。LECA 较 CTE 显露范围更大，更适于前柱重建。更多的肋骨切除和更靠外侧的手术路径提供了在硬膜囊腹侧更大的操作空间。与 CTE 相比，LECA 创伤更大，出血更多，导致更长的住院时间。

　　患者俯卧位，除了衬垫保护骨隆突外，还要牢靠固定，为了便于调整术中视线，可能需要旋转手术床。手术切口以病灶节段为中心，向上和向下跨多节段的弧形切口，逐层切开至胸背筋膜

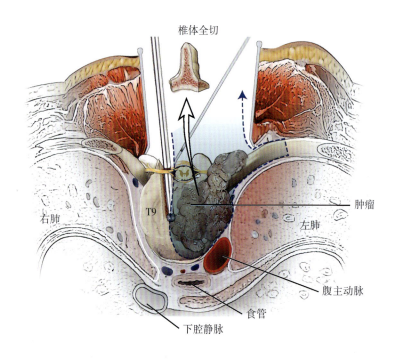

图 28.5　侧方胸腔外途径

椎体全切

右肺　　　T9

肿瘤

左肺

腹主动脉

食管

下腔静脉

浅层，适当游离，沿棘突纵向切开胸背筋膜，并在病椎水平横跨竖脊肌背侧。然后沿着椎旁肌外侧缘分离，或者纵向劈开肌肉显露肋弓。在 T2~T4 节段水平，由于肩胛骨的遮挡、肩胛骨周围肌肉组织，以及更小的胸腔范围，LECA 入路需要更多的肌肉剥离，并且工作窗更小。需要切开斜方肌、背阔肌和菱形肌。由于此入路需要经过椎旁肌下方，或者经椎旁肌间，因此存在肌肉坏死或者失神经支配的风险。

切开肋骨骨膜，由侧方向中线骨膜下剥离，注意保护肋间血管神经束和胸膜。切断肋骨，然后在肋椎关节和肋横突关节处将相应肋骨与病椎分离。为了扩大手术视野，也可同样方法切除下位肋骨。沿血管神经束向中线追溯至出口神经根和相应的椎弓根。肋间神经可以切断。用高速磨钻去除椎弓根，显露硬膜囊和出口神经根。进一步向腹侧暴露椎体的外侧壁和椎间盘的外侧。在充分显露硬膜囊侧方的情况下，进行椎体和椎间盘切除术。由于相对的切线路径，可以实现对侧椎弓根的骨性减压，以及椎体间支撑植骨。通过单独的胸背筋膜的内侧切口显露脊椎后方结构，进行必要的减压和固定。

术后管理

高质量的术后管理对于 CTE 或者 LECA 手术患者极其重要，包括神经系统检查，恰当的医疗复苏，必要时输注血制品等。由于失血量较大，通常需要延长住院时间。建议早期进行物理治疗。

并发症

LECA 常见的并发症是血胸或者胸腔积液。其他的肺部并发症包括肺不张和肺炎。在游离肋骨和肺萎陷过程中，精细操作有助于减少并发症。其他与后路手术相关的并发症包括神经损伤、大量出血、瘫痪、椎旁肌肉坏死和深部感染。当需要同时处理硬膜囊背侧和腹侧病变的情况下，LECA 的并发症可以理解为避免增加另一手术切口的代价。

参考文献

[1] Berry JL, Moran JM, Berg WS, et al. A morphometric study of human lumbar and selected thoracic vertebrae. Spine (Phila Pa 1976) 1987;12:362–367.

[2] Cohen ZR, Fourney DR, Gokaslan ZL, et al. Anterior stabilization of the upper thoracic spine via an "interaortocaval subinnominate window": case report and description of operative technique. J Spinal Disord Tech 2004;17:543–548.

[3] Fourney DR, Abi-Said D, Rhines LD, et al. Simultaneous anterior-posterior approach to the thoracic and lumbar spine for the radical resection of tumors followed by reconstruction and stabilization. J Neurosurg 2001;94(2 suppl):232–244.

[4] Karikari IO, Nimjee SM, Hardin CA, et al. Extreme lateral interbody fusion approach for isolated thoracic and thoracolumbar spine diseases: initial clinical experience and early outcomes. J Spinal Disord Tech 2011;24: 368–375.

[5] Lubelski D, Abdullah KG, Mroz TE, et al. Lateral extracavitary vs. costotransversectomy approaches to the thoracic spine: reflections on lessons learned. Neurosurgery 2012;71:1096–1102.

[6] Yu CC, Bajwa NS, Toy JO, et al. Pedicle morphometry of upper thoracic vertebrae: an anatomic study of 503 cadaveric specimens. Spine (Phila Pa 1976) 2014;39:E1201–E1209.

[7] Yu CC, Yuh RT, Bajwa NS, et al. Lower thoracic pedicle morphometry: male, taller, and heavier specimens have bigger pedicles. Spine (Phila Pa 1976) 2015;40:E323–E331.

第二十九章　腰椎的解剖与手术入路

Yu-Po Lee

解剖

人体脊柱共有 5 个腰椎，是脊柱中最大的椎骨，上连胸椎下延骶椎，椎体之间由椎间盘相连接。第一腰椎与最后一节胸椎（T12）通过椎间盘相连接（图 29.1）。但是，腰椎的解剖结构可能存在变异。在发育过程中第一骶椎与第二骶椎未融合，出现所谓的"移形椎"，将有 6 个腰椎，骶骨由 4 个骶椎构成，称为"骶椎腰化"（图 29.2）。相反，L5 的横突和骶骨融合在一起，只有 4 个腰椎，称为"腰椎骶化"。

腰椎椎体比颈、胸椎更宽大。上位腰椎椎板高度大于宽度，但下位腰椎的椎板宽度大于高度。椎板连接棘突和椎弓根。椎弓根形态因人而异，因不同腰椎节段而异。L1 的椎弓根内倾角大约是 10°，每下降一个节段该角度增加 5°，L5 倾斜角大约 30°（图 29.3）。了解上述参数对于准确置入椎弓根螺钉至关重要。

上、下关节突就是椎弓根与椎板交界处分别向上和向下的突起，上关节突的关节面朝向后内，而下关节突朝向前外。上关节突比下关节突更宽大，下关节突镶嵌于上关节突形成类似碗状关节面内（图 29.4）。横突的形态薄而细长，上位 3 个腰椎的横突是水平的，下位两个腰椎的横突略向上倾斜。上位 3 个腰椎的横突从椎弓根与椎板的交界处发出，但下位两腰椎的横突从椎弓根发出向椎体后方延续。乳突是上关节突后缘的一个卵圆形隆起。

腰椎前凸角范围一般是 32°~84°，平均为

50°。腰椎间盘前缘高度的增加是腰椎前凸的原因。除此之外，腰椎前壁高于后壁，也是腰椎前凸的原因。80% 的腰椎前凸归因于椎间盘，20% 归因于椎体的形状。腰椎前凸角 2/3 是由 L4~S1 组成，剩下的 1/3 是由 L1~L3 组成。随着人体衰老，椎间盘退变和压缩性骨折会导致腰椎前柱高度丢失，进而腰椎前凸减小。椎间盘退变或压缩性骨折会导致腰痛，腰椎前凸变小也会引起下腰痛。腰椎融合手术过程中，需要重建腰椎前凸，避免"平背畸形"。

脊髓圆锥一般始于 T11，大多数男性终止于 L1~L2 椎间盘水平。相比男性，女性的脊髓圆锥往往终止于稍高的层面。脊髓圆锥少数情况下也会延伸至下位腰椎节段，伴有增粗的终丝。L1~L2 椎间盘水平以下主要是神经根，称之为"马尾神经"。在腰椎解剖中另一重要的组成部分是连接骨的软组织，包括韧带、椎间盘及肌肉，构成软组织复合体，既保证脊柱的灵活性，也维持脊柱的稳定性。

前纵韧带位于椎体前方，上起寰椎下至骶椎，是一条长而宽的纤维带，非常坚韧。它与腹侧椎间盘及椎体的骨膜相连，对于防止脊柱过伸，维持脊椎的稳定性具有重要作用。后纵韧带走行于椎体后方，较前纵韧带窄，且不如前纵韧带坚韧，它的主要功能是限制脊柱过度屈曲。椎间盘由纤维环和髓核构成。纤维环是由同心圆状的纤维软骨组成，其中纤维软骨在椎体之间斜向走行。纤维环是椎体间最强有力的连接，但是仍然有一定的活动度。髓核位于纤维环中央，发挥轴向负荷

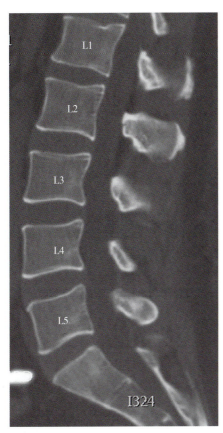

图 29.1　腰椎侧位 X 线片

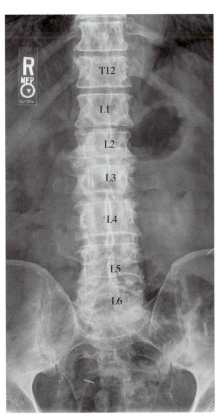

图 29.2　腰椎正位 X 线片显示 6 个腰椎

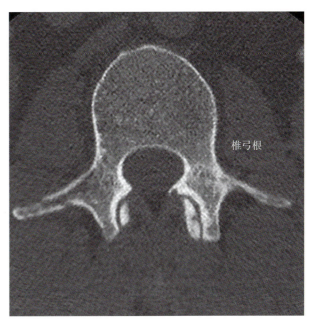

图 29.3　轴位 CT 像显示椎弓根

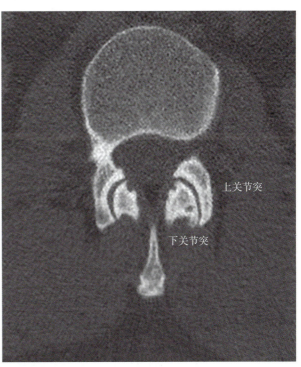

图 29.4　轴位 CT 像显示上关节突（SAP）和位于其内侧的下关节突（IAP）

减震器的作用。

　　后方椎板间由黄韧带连接，黄韧带是由宽厚的弹性纤维构成。棘突之间由较为薄弱的棘间韧带和坚韧的棘上韧带连接。背部固有肌包括竖脊肌群（棘肌、最长肌和髂肋肌）和横肌群（半棘肌、多裂肌和回旋肌）。这些固有肌的作用是维持脊柱姿势和支配脊柱活动。创伤会导致肌肉功能受损。另外，对于这些肌肉解剖结构的了解也有助于手术入路的选择。

前入路腰椎手术

旁正中切口腹膜后入路（L3~S1）

适应证和禁忌证

前路手术适用于L3~S1的各种病变，包括：

- 前路椎体间融合手术（ALIF）。
- 椎体次全切除。
- 脊髓减压。
- 脊柱侧凸矫形。

术前计划

术前评估包括检查腹部是否有瘢痕，既往腹部手术史会使手术入路变得复杂，术中组织瘢痕粘连导致分离过程中血管和腹膜的撕裂。术前利用影像学检查对病变进行精准定位。对于年轻男性病例，应该关注逆行射精和不育的潜在风险，患者方面可以考虑预存精子，手术医生应该尽可能选择后路手术。

手术方法

正侧位X线透视可帮助定位手术切口位置。术前应预防性应用抗生素。导尿管有助于降低膀胱内压。对于术后肠梗阻的患者，应用鼻胃（NG）管进行胃肠减压。采用本技术可以更好地显露下腰椎及骶骨前方。横行切口可用于大多数单节段和一些双节段病例，正中偏左的切口可以暴露L4~L5和更头端的椎间盘。前路手术的解剖标志包括：腹白线（中线沟），耻骨联合，以及脐（通常在L3~L4水平）（图29.5）。

切开皮肤及皮下组织后，最先显露的是腹外斜肌及其与半月线的移行部分，半月线由3层腹部肌肉的腱膜和筋膜构成，包括腹外斜肌、腹内

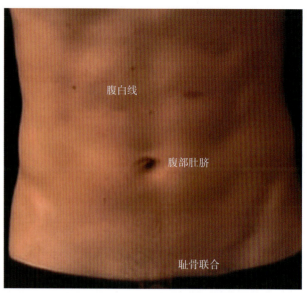

图29.5 腹部解剖标志：脐、耻骨联合及腹白线

斜肌和腹横肌的一薄层。腹直肌牵向内侧，显露腹直肌鞘后层和道格拉斯线。下腹部的弓状线、半环线及道格拉斯线都是横行走向，是腹直肌鞘后层下界的标志。弓状线上方，腹内斜肌腱膜分为前后层包裹腹直肌上。弓状线下方，腹内斜肌和腹横肌腱膜融合并穿过腹直肌表面。因此，弓状线以下，腹横筋膜上紧连着腹直肌。弓状线位于脐与耻骨嵴连线1/3处，但是存在个体差异。腹壁下动脉供给腹直肌下半部分的血液，术中避免损伤。

由腹膜前钝性分离至腹膜后间隙，扪及腰大肌，然后到达脊柱前方。用纱布或戴手套的手指仔细分离腹横筋膜下面的腹膜，钝性将腹膜与侧腹壁分离，向内侧牵开腹腔内容物。分辨腰大肌，左髂动脉和左髂静脉（图29.6）。用手、拉钩或者纱布球将腹膜与左髂动脉和静脉分开。辨识椎间盘。为了更好地暴露L3~L5，需要向外侧牵拉腰大肌。髂腰静脉可能需要结扎。下腔静脉和腰静脉的变异往往影响手术路径。生殖股神经，输尿管和交感神经链需要注意保护。上腹下丛经过骶骨前方，在L5~S1椎间盘下方应避免直接用电刀剥离。骶正中动脉和静脉的可以结扎或双极电凝烧灼。辨识动脉分支处，将髂血管向外侧牵开，显露L5~S1椎间盘。

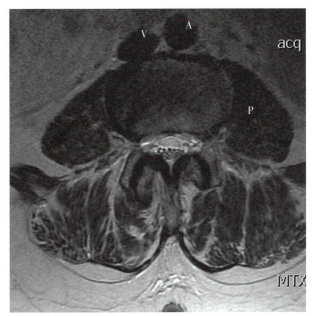

图 29.6　腰腹部的横切面图。腰大肌（P）、主动脉（A）和腔静脉（V）

经前路腹膜后入路（L2~S1）

腰椎的腹膜后入路，通常采用 S 形肾切口或斜切口。切口起于腋中线肋骨最低点与髂嵴之间，向远端延伸至腹直肌鞘的边缘。切口的位置取决于手术节段。L5~S1 切口在脐和耻骨联合连线的下份，L4~L5 切口在脐和耻骨联合连线上份，L3~L4 在脐水平，L2~L3 位于脐以上。切口长度取决于外科医生经验和显露方便程度。肌松有助于增加腹壁的活动度和减少显露时肌肉收缩。首先，尽可能在侧方分离肌肉，因为此处肌肉较厚，穿透腹膜的可能性小。向内侧肌肉变薄，逐渐和筋膜融合，腹膜也比较表浅，在腹直肌鞘外侧最有可能误穿腹膜。逐层分离腹外斜肌、腹内斜肌和腹横肌。置入自动撑开拉钩时应避免误伤腹膜。腹横肌通常非常薄甚至不清晰。根据肌纤维走行钝性分离腹横肌，显露腹横筋膜。

先在切口侧方打开腹横筋膜，用镊子提起腹横筋膜，用钝剪刀剪开腹横筋膜。腹膜后的脂肪组织为进入腹膜外隙留有了足够的空间。识别腹膜和腹膜外的脂肪。从侧方进入腹膜后间隙，钝性分离腹膜和腹横筋膜。若腹膜有撕裂应该立即修补。识别腰大肌。生殖股神经位于腰大肌表

面，脊椎位于腰大肌内侧，可能部分被腰大肌遮蔽。确定主动脉和椎间盘位置。椎旁的交感神链就位于腰大肌内侧。输尿管与腹膜的下表面向内侧反折。

确定了椎间盘位置后，用钝性拉钩从左至右牵开椎间盘表面软组织。椎体凹下去似山谷，椎间盘是隆起的，形似山丘。腰静脉是水平分布的。下腔静脉与腰静脉可能存在变异。其中最重要的是髂腰静脉，从右至左围绕 L5 椎体，汇入左椎旁静脉系统。如果必要时结扎髂腰静脉，注意结扎位置应远离下腔静脉，因为下腔静脉的血管壁破损后很难修补。有时候也可直接夹闭髂腰静脉。静脉结扎后给予离断，下腔静脉和静脉结构可以获得更大的活动度。

术后管理

短时间手术后，孩子通常可以在手术室内复苏。根据脊柱的稳定性决定术后使用何种类型固定支具。预防性抗生素应用至 24~48h。鼻胃管有助于减少术后恶心呕吐。24h 引流量小于 30mL 即可拔除引流管。

并发症

术中可能损伤主动脉、下腔静脉，以及髂总动、静脉。血管分叉处的骶正中动脉和静脉，也有可能在手术中损伤。一旦出血必须尽快止血，可以请血管外科和普外科医生来协助修补破损的血管。也可能发生动静脉血栓。动脉栓塞可能导致肢体缺血坏死。因此，术后应该检查患者下肢远端血管搏动和毛细血管反流试验。有些医生在手术一侧连接脉氧仪便于发现潜在的缺血性损伤。静脉血栓形成可能导致腿部肿胀，可以发生术后即刻，也可发生于术后几星期或几月后。下肢静脉彩超可帮助检测血栓。也可能并发输尿管损伤，因此应注意观察导尿管中是否有血尿或者尿量减少。

上腹下神经丛通常是看不到的，但是要时刻记住其位于血管分叉处。手术经过该部位时应当尤其注意。泌尿生殖系统的交感神经来自上腹下

神经丛，而副交感神经来自 S1~S4 神经根。阴部神经由 S1~S4 神经根发出，射精功能主要受交感神经控制，而勃起主要受副交感神经控制。上腹下神经丛的损害可能导致逆行射精和不育的发生。

后入路腰椎手术

后路

适应证和禁忌证

后路手术可用于 L1~S1 多种病理性情况，包括：
- 微创腰椎间盘摘除。
- 椎板切除。
- 腰椎融合。
- 脊柱侧凸矫正。

术前准备

腰椎后路手术最常用的是后正中切口。该切口可以直接显露棘突，椎板，关节突关节，甚至椎弓根，以及所有节段的椎体侧方。

手术计划一定要考虑到可能存在的解剖学变异。髂嵴的连线（髂翼最高点），通常平 L3~L4 水平，也不完全准确。通过侧位 X 线片可以明确髂嵴线位置。除此之外，腰椎骶化或骶椎腰化容易使外科医生定位发生错误。对于腰椎脊柱裂或椎板间隙异常宽大的病例，显露过程中应避免损伤硬脊膜或神经根，因此在术前仔细研读影像学资料以明确是否存在解剖异常。

手术方法

患者取俯卧位，腹部悬空，有利于静脉丛直接回流入下腔静脉，减少椎管内静脉充盈。检查眼球是否受压，在骨隆凸处置入软垫保护。如果进行微创椎间盘摘除术或者减压术，可使用 Wilson 架或 Andrews 手术床，易于椎间隙的张开。腰椎融合术时，可以应用 Jackson 手术床以保证腰椎前凸。

在相应节段棘突间做后路正中切口，用电刀或者锐的剥离器在从棘突、棘间韧带、椎板、关节突和横突上剥离竖棘肌和多裂肌。剥离时适当牵拉骨膜下剥离可以减少出血。为了保留术后运动节段，术中避免损伤关节囊和棘间韧带。如果需要显露横突，在关节突关节外侧向腹侧分离可以探及横突。供应椎旁肌的节段血管位于关节突关节和峡部附近，如果损伤，应采用电刀烧灼止血。

椎管减压或椎间盘切除之前先去除黄韧带。表层黄韧带向外侧与关节囊结合。利用弯头或直头的刮匙，将黄韧带从上位椎板的尾端剥离（图 29.7）。通常由内侧向外侧连续性从椎板上剥离黄韧带。黄韧带覆盖椎板深面的尾侧 50%。用神经剥离子提起黄韧带，使其与硬脊膜分离，保护硬脊膜。Kerrison 钳可以用于咬除黄韧带，黄韧带切除后，可见硬膜外脂肪、硬膜囊、神经根、硬膜外静脉（图 29.8）。

如果进行椎间盘切除术或探查椎间盘，为了充分显露椎间盘，需要咬除部分椎板（椎板切除术）和充分切除黄韧带。可以用神经剥离子拨开行走神经根，神经拉钩向内侧轻柔牵开。避免过度牵拉，以免出口神经根张力过高。硬膜外出血时发生，可以使用双极电凝或明胶海绵止血。

如果进行全椎板切除减压，需要双侧骨膜下剥离肌肉，显露棘突、椎板和关节突关节，注意保护关节囊。减压过程中，两侧峡部必须显露清楚，避免损伤。棘突可用咬骨钳咬除。先用磨钻将椎板磨薄至薄层皮质，再用枪钳咬除椎板。为了保证神经根充分减压，侧隐窝与椎间孔需要探查。用神经剥离子压住硬膜囊可以显露侧隐窝，也有利于显露侧隐窝和椎间孔的黄韧带，予以充分切除。尾侧椎弓根的内侧是椎间孔内侧界的标志。关节突关节骨赘可能卡压出口神经根，减压时避免出口神经根损伤，以及过度切除关节突关节造成医源性不稳。通常切除小于 50% 的关节突关节不影响稳定性。

术后护理

患者在手术当天或者术后第一天即可下床活动。24h 引流量小于 50mL 即可拔除引流管。

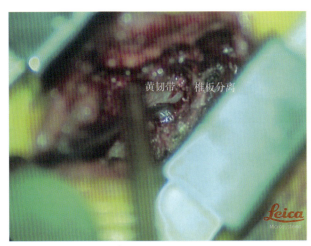

图 29.7　用带角度刮匙将黄韧带与椎板分离

黄韧带　椎板分离

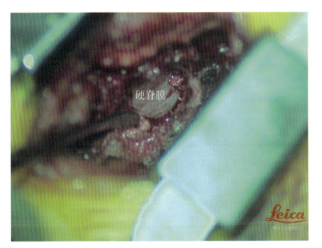

图 29.8　切除黄韧带后显露硬膜囊（Dura）

硬脊膜

并发症

　　神经损伤可能发生，常见原因术中牵拉或内固定影响。如果术后出现神经根症状，可以针对手术部位行 CT 检查。如果证实硬膜囊或神经根受累，需要考虑移除内固定或者重新减压手术。同时需要考虑稳定性问题

　　术中硬脊膜撕裂，并发术后脑脊液漏。显露、减压、置入螺钉或者去皮质化过程中都有可能撕裂硬脊膜。术中一旦确定硬脊膜损伤部位，应该充分显露（必要时咬除邻近骨质）修补硬脊膜。纤维蛋白凝胶可以增强修复效果。如果无法直接缝合，可以通过移植肌肉或筋膜来修补破口。如果不能达到充分密闭，可以在腰部放置脑脊液引流管，以减小脑脊液压力促进硬脊膜愈合。

　　感染偶有发生，单纯减压手术感染风险低于内固定或者融合手术。对于表浅感染，可以早期清创，伤口填塞或者闭合伤口放置引流。对于深部感染，一旦确诊，立即进行手术灌洗和清创。彻底冲洗后，引流管放置于深筋膜以下，密闭缝合。

参考文献

[1] Berry JL, Moran JM, Berg WS, et al. A morphometric study of human lumbar and selected thoracic vertebrae. Spine (Phila Pa 1976) 1987; 12(4):362–367.

[2] Bonne AJ. On the shape of the human vertebral column. Acta Orthop Belg 1969;35(3):567–583.

[3] Chernukha KV, Daffner RH, Reigel DH. Lumbar lordosis measurement. A new method versus Cobb technique. Spine (Phila Pa 1976) 1998; 23(1):74–79.

[4] Crofts KM, Wong DA, Murr PC. Anterior paramedian retroperitoneal surgical approach to the lumbar spine. Orthopedics 1994;17(8):699–702.

[5] Frymoyer JW, Newberg A, Pope MH, et al. Spine radiographs in patients with low-back pain. An epidemiological study in men. J Bone Joint Surg Am 1984;66(7):1048–1055.

[6] Goel VK, Kong W, Han JS, et al. A combined finite element and optimization investigation of lumbar spine mechanics with and without muscles. Spine (Phila Pa 1976) 1993;18(11):1531–1541.

[7] Gumbs AA, Shah RV, Yue JJ, et al. The open anterior paramedian retroperitoneal approach for spine procedures. Arch Surg 2005;140(4):339–343.

[8] Keller TS, Colloca CJ, Harrison DE, et al. Muscular contributions to dynamic dorsoventral lumbar spine stiffness. Eur Spine J 2007; 16(2):245–254.

[9] Krag MH, Weaver DL, Beynnon BD, et al. Morphometry of the thoracic and lumbar spine related to transpedicular screw placement for surgical spinal fixation. Spine (Phila Pa 1976) 1988;13(1):27–32.

[10] Pye SR, Reid DM, Smith R, et al. Radiographic features of lumbar disc degeneration and self-reported back pain. J Rheumatol 2004;31(4):753–758.

[11] Swanepoel MW, Adams LM, Smeathers JE. Morphometry of human lumbar apophyseal joints. A novel technique. Spine (Phila Pa 1976) 1997;22(21):2473–2483

[12] Vialle R, Levassor N, Rillardon L, et al. Radiographic analysis of the sagittal alignment and balance of the spine in asymptomatic subjects. J Bone Joint Surg Am 2005;87(2):260–267.

[13] Zindrick MR, Wiltse LL, Doornik A, et al. Analysis of the morphometric characteristics of the thoracic and lumbar pedicles. Spine (Phila Pa 1976) 1987;12(2):160–166.

第三十章　颈椎的减压术、固定融合术、关节成形术、椎板成形术

Jad G. Khalil
Jeffrey S. Fischgrund

颈椎管狭窄通常导致脊髓或神经受压，压迫可来自前方、后方或者前后方的致压物。椎管中央部分狭窄的表现类似脊髓病的症状，椎间孔狭窄的表现为神经根性症状。减压手术是治疗颈椎管狭窄的主要手段，减压之后常常需要重建。重建方式的选择取决于发病机制、减压范围、解剖学因素和手术医生的特长。本章将介绍颈椎管狭窄减压的适应证、多种减压技术，以及常用的重建技术。

颈前路椎间盘切除融合术（ACDF）

神经根型颈椎病通常由于来自颈椎前方结构的压迫，采用前路手术可以充分解除前方的压迫。导致神经根压迫最常见的原因包括：突出的髓核在椎间孔压迫刺激出口神经根，钩突的骨赘和围绕的韧带结构在椎间孔内或者近端压迫刺激出口神经根（图30.1A）。由于衰老和退行性病变导致椎间盘高度丢失，椎间孔的高度减少导致上关节突直接对出口神经根压迫。

特定的节段病变，典型症状表现为相应的神经根皮节分布，体格检查可以明确特定的神经根。患者可能同时伴有颈部轴性疼痛，但手术可以有效缓解神经根性症状，对于颈部轴性疼痛疗效不确定。掌握颈椎狭窄区域解剖结构对于充分有效地完成神经减压手术非常重要。

ACDF是解除颈椎前方压迫最常用的手术方式，也是手术治疗神经根型颈椎病的金标准。ACDF成功率高和并发症率低，不仅可以直接进行

神经减压，也可以通过椎间孔扩大达到间接减压的目的。直接减压是指直接切除致压物，例如突出的髓核组织、骨赘和后纵韧带，间接减压是通过椎间隙植入移植物，增加椎间孔高度，达到减压目的。

颈前路椎间盘切除融合术（ACDF）

体位和器械

患者取仰卧位，可以使用标准手术床，床头和床尾互换，这样较长的尾端在头侧便于术中摄片。在患者肩胛间区域放置治疗巾卷，可以防止颈椎后凸从而便于颈部前方结构的显露。头部放置在乳胶圈中，建议患者头部不要固定过紧，患者的前臂、肘、手放在身体两侧，轻柔的上肢牵引降低肩部高度（利于术中透视），我们通常不对肩部过度牵拉以免发生臂丛或颈神经麻痹。

器械准备对于顺利完成手术非常必要。术中可以使用高速磨钻进行椎体后缘骨赘和钩突切除。小刮匙也可用于椎体后缘骨赘和后纵韧带切除，以及外侧椎间孔减压。我们推荐使用叶片状的自动拉钩和椎间撑开器（如Caspar系统），另外放大眼镜和良好的照明系统或者手术显微镜均有助于手术。手术显微镜的优点不仅在于提高了术野放大倍数，而且助手与术者有相同的视野，有助于手术培训。然而，高质量的手术显微镜价格高昂，一些医院难以负担。我们发现应用高分辨率的放大眼镜（至少3.5倍）配合头灯系统也可以获得良好的手术视野。

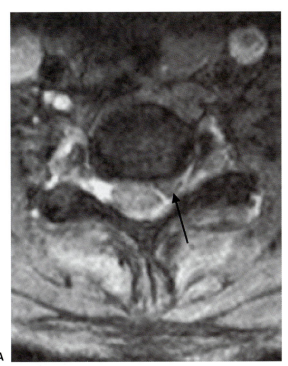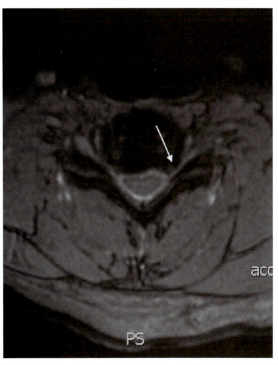

图 30.1 A. 后外侧软性椎间盘突出（黑色箭头）在进入 C6~C7 椎间孔时对 C7 神经根造成挤压。B. 矢状面显示 C7 神经根被椎间盘骨赘复合体压迫（白色箭头）

显露

ACDF 的手术显露在本书的其他章节已经提及，与减压相关的内容需重点赘述。我们推荐沿着皮纹作横切口，皮肤切口的定位参考皮肤表面的标记（舌骨、甲状软骨和环状软骨）。切口开始于中线旁，止于胸锁乳突肌内侧缘。切口长度大约两横指左右。对于多节段的减压，我们同样应用横切口，但增加切口长度至大约 3 横指甚至更长。值得注意的是如果需要延长切口，向内侧延长可以获得更多的显露。我们推荐横行劈开颈阔肌，尽管纵行或者斜行切开颈阔肌同样可以获得良好的显露。对于多节段手术，我们需要做广泛的颈阔肌下游离。节段越多，需要游离范围越广。采用此种方式可以显露 C2~T1 甚至直到 T2。当然，斜切口也可用于多节段颈椎手术，但是横切口更为美观，所以我们首选后者。然后，常规解剖和显露椎体前方，我们倾向于应用椎体内定位保护针进行定位，以避免对正常椎间盘的医源性损害。另外，也可以在椎间盘邻近的颈长肌上放置小止血钳进行定位。

前路椎间盘切除手术技巧

先用 15 号刀片切开纤维环，然后用髓核钳和大的刮匙摘除椎间盘组织。我们用 Leksell 咬骨钳切除椎体前方的骨赘，可以用 3mm 的 Kerrison 咬骨钳咬除头侧椎体下方的唇样骨赘。接着，用小的 Cobb 骨刀沿终板切除软骨部分，该步骤的关键在于快速均匀的终板软骨切除，减少对终板的刨削。应用高速磨钻切除钩突的内侧部分（图 30.2）。推荐切除钩突的内侧 1/2 以便打开椎间孔，增加植骨可用的空间，针对椎间孔严重狭窄的病例，我们切除了钩突的后侧部分。术中应避免到达钩突的侧方，否则可能导致椎动脉损伤。助手可以用 Penfiled 剥离器放置在椎体侧方予以保护。使用高速磨钻和小的刮匙来切除后方的骨赘。

前路椎间孔切开技术

首先充分显露钩突后方，用小的微刮匙从钩突后侧开槽，应用高速磨钻和 2mm 的 Kerrison 咬骨钳打开椎间孔，直到神经根探钩可以轻易进入椎间孔。操作过程中可以看到出口神经根，应

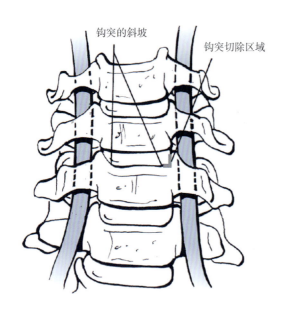

钩突的斜坡　　　　钩突切除区域

图30.2　钩状突的正常斜坡的示意图。钩突的内侧半通常被切除（灰色区域），这样可以更好地观察椎间孔位置的神经根。它还可以使椎间隙成方形以提供更大的植骨空间和提高终板接触面

避免进入椎间孔内的器械对神经根袖部的医源性损伤。如何判断侧方减压是否充分，通常神经根探子进入椎间孔，可以探及下位椎的椎弓根，如果椎间孔的内侧至下位椎的椎弓根比较松弛，即达到减压目的。在这个阶段，可同时切除突出至椎间孔的椎间盘组织，明确是否需要切除后纵韧带。

后纵韧带的切除

对于大多数病例，我们通常推荐切除后纵韧带，基于以下几点原因：后纵韧带本身可成为致压因素，导致椎管狭窄；脱出的椎间盘组织可能隐藏在后纵韧带后方；假如椎间盘塌陷严重的，后纵韧带可能阻碍椎间植入物对椎间高度的恢复。为了方便后纵韧带切除，先用微刮匙在后纵韧带纤维间开窗，然后用2mm Kerrison咬骨钳切除后纵韧带，可以交替咬除后纵韧带连带上下缘骨赘。建议在此过程中应用高性能放大镜或者手术显微镜系统。一旦后方的骨赘和后纵韧带被切除，我们可以清楚显露硬膜囊的腹侧。软组织和骨性结构的去除可以获得神经结构前方的充分减压。

颈椎前路融合术

减压完成，需要进行前路重建。颈前路的融合术是最常用的重建手术方式，是目前的金标准。以往，颈椎前路融合使用三皮质自体髂骨移植，而不使用内固定材料，局限性在于供区的并发症以及术后需要支具固定至局部骨愈合。为了规避这些缺点，经前路的内固定材料得到广泛应用。研究显示，使用自体骨移植或者同种异体骨移植结合钉板内固定的融合率是相近的。

前路椎间融合装置的选择

目前主要的椎间融合装置包括同种异体骨环和人工合成装置。人工合成装置包括金属制成的（钛）或者其他材料的，例如聚醚醚酮是最常用的椎间融合器（图30.3）。如何选择合适的椎间融合装置：应该有足够的中空区域放入移植物；椎间融合装置的弹性系数应与天然皮质骨接近，以免终板下沉或植入物断裂；椎间融合装置与终板保持充分接触，具有较高的摩擦力；在骨性融合前，椎间融合装置具有一定初始强度以承载来自椎间关节的压应力。

不同的假体材料具有不同的生物力学特性和骨长入特点，我们倾向于使用聚醚醚酮椎间融合器，由于其实用，费用低以及可透射线，便于在随后的复查摄片中判断融合是否充分。人工椎间植入物和同种异体骨环都有一个中空区域可以装载移植骨或者骨替代物。关于骨替代物可以有很

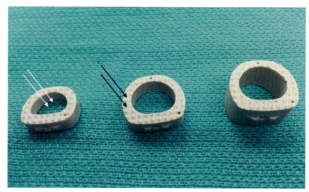

图30.3　PEEK Cage具有不同尺寸和高度；大的空间可供植骨（白色箭头），嵴可增加与终板的摩擦并提供即刻稳定性（黑色箭头）

多选择，我们更倾向于使用减压过程中收集的自体骨混合少量的脱矿骨基质（0.5mL）。

前路器械固定

采用颈前路钢板固定的目的是提高融合率、提供术后即时的稳定性、减少内植物下沉的风险。在单节段病变使用自体骨移植，使用钢板固定对融合率影响不明显，但是可以减少内植物塌陷。对于 2 个节段或多节段病变，使用前路钢板可以减少假关节发生率，因此认为前路钢板固定是多节段 ACDF 的标准步骤。锁定螺钉的出现取代了双皮质螺钉固定，提高了螺钉置入的安全性。推荐钢板的边缘距邻近节段椎间盘至少 5mm（图 30.4）。推荐使用钛钢板螺钉系统和单皮质螺钉固定；螺钉把持力不足可以使用双皮质螺钉固定。现在没有明确的证据表明钢板的冠状位对线是否影响临床疗效。我们常规放好钢板后，置入临时固定针，再摄前后位和侧位片，然后再置入螺钉。通常使用自攻型螺钉，因此在钻孔和螺钉置入之间，减少攻丝步骤。

可单独使用的颈椎椎间融合器

作为颈椎前路钢板螺钉的替代，可单独使用的颈椎椎间融合器自身带有内固定装置，例如螺钉或者插片，可以把融合器固定在椎体上。一些生物力学研究证实独立的内固定与钢板螺钉系统具有同样的稳定性，而也有研究认为其生物力学稳定性比钢板螺钉系统稍差。尽管二者比较的临床意义尚不明确，对于首次手术的病例，我们依然推荐经前路钢板螺钉系统固定。然而，对于翻修病例，钢板的取出具有一定挑战性，尤其是多节段融合术后，可单独使用的椎间融合器具有一定优势（图 30.5）。

颈前路椎体次全切除融合术

尽管 ACDF 是治疗颈神经根病的主要方法，但是一些病例，压迫脊髓神经的结构位于椎体后

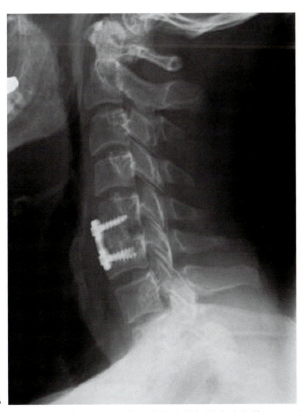
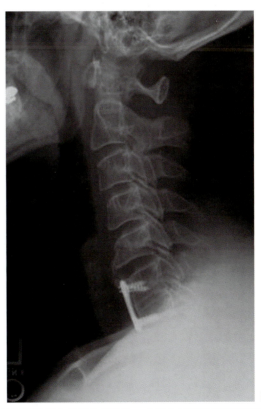

图 30.4 A. ACDF 钢板应尽量短，与相邻椎间隙存在间隙。B. ACDF 钢板放置在靠近头侧椎体，术后 3 年出现邻近椎间盘的退行性改变

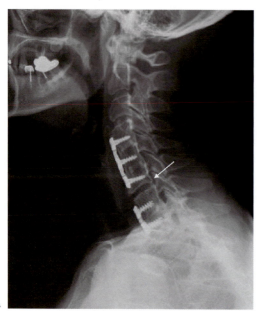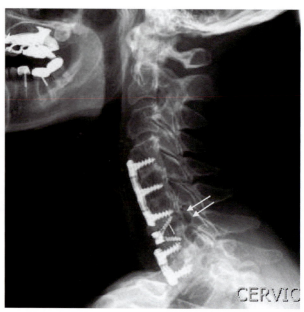

图 30.5 A. 既往 C4~C6 和 C7~T1 ACDF 患者的侧位 X 线片。两个手术都是在州外进行的。患者 C6~C7 狭窄（白色箭头显示严重的椎间孔狭窄）的脊髓神经根病。尽管可以尝试去除钢板，但有挑战性，且显著增加了手术的风险。B. 采用单独融合器进行重建，临床效果良好；椎间孔高度恢复，间接减压椎间孔（双箭头）

方，仅仅通过椎间盘切除手术无法到达该部位（图 30.6A，B），例如：后纵韧带骨化患者、巨大椎间盘突出伴钙化患者等。椎体次全切除术适用于减压范围需要到达椎体后方的，也适用于肿瘤和感染病例（图 30.6C，D）。尽管暴露和入路与 ACDF 相似，但是 ACCF 的某些步骤仍然需要关注。

术前注意事项

术前仔细阅读影像学资料，确定是否有解剖变异的血管。特别应该注意的是，文献报道双侧椎动脉的走行异常占到人群的 5%（图 30.7）。在椎体次全切除术中，忽略解剖变异可能会导致椎动脉的损伤。核磁共振扫描可以发现椎动脉变异，然而神经放射科医生却往往漏报。因此外科医生术前对影像学资料仔细阅读尤为重要，注意椎动脉的走行是否偏离正常路线。如果发现可疑的椎动脉走行异常，可行 CT 血管成像，但并非常规检查。

暴露和体位

对于术前颈部活动受限或者有 L'Hermitte 征

的患者，术中摆放体位应该格外谨慎。通常情况下，颈椎应保持中立位。应该了解患者术前颈椎活动度，麻醉诱导后的颈椎过伸不应超过术前的过伸范围。推荐使用 Gardner-Wells 颅骨牵引器，维持小剂量对线牵引（2.27~4.54kg）。在摆放体位前后分别检测运动诱发电位和体感诱发电位，如果诱发电位有变化，需要立即调整体位。对于脊髓病变的患者，麻醉团队应与手术团队密切配合，避免脊髓的进一步损伤，包括体温和血压的维持等，推荐平均动脉压维持在 85~90mmHg。

前路颈椎体次全切除术

显露完成后，先做拟切除椎体的头侧和尾侧椎间盘的切除，向后至椎体后缘，两侧至钩突。其次切除椎间盘至椎体的边缘，使其两侧都可以清楚的暴露钩状突。切除椎体时解剖标志非常重要，以钩突作为标志来确定骨切除范围相比其他表面解剖标志（如颈长肌等）更为可靠。要确定中线，保证椎体切除以中线为中心，避免偏向一侧。文献报道椎动脉及神经损伤的病例多数由于术区偏向一侧。类似地，通过椎体后缘来确定骨切除的深度。椎间盘切除后，进行椎体次全切除。

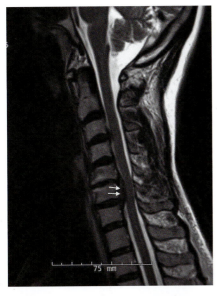

A

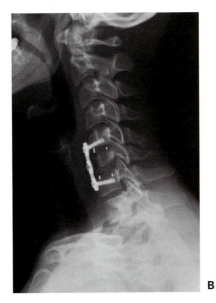

B

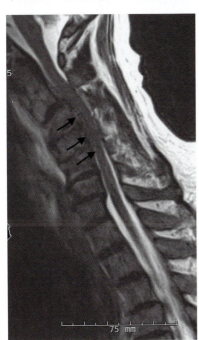

C

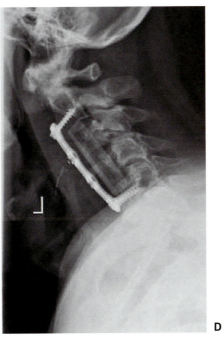

D

图 30.6　A. 突出椎间盘组织位于 C6 椎体后方。这个位置的突出无法通过单纯的椎间隙入路切除。B. 为了完全去除椎体后方椎间盘组织，C6 椎体次全切除是必要的。C. 位于 C3~C5 椎体背侧的硬膜囊腹侧脓肿。D. 进行多节段椎体次全切除和腓骨重建术

图 30.7　T2 轴位图像显示 C5 椎体水平椎动脉（箭头）椎间孔内侧移位。如果没有识别这种解剖变异，在进行椎体次全切除时有损伤椎动脉的危险

切除宽度术前通过核磁共振扫描进行初步确定。通常切除椎体宽度 15~17mm 即可达到充分的脊髓减压。常规在术前核磁共振扫描轴位像上测量脊髓横径，就是椎体次全切除宽度下限（图 30.8）。一般椎体次全切除的宽度不会超过钩状突之间的距离，因此术中清晰显露钩突非常重要。推荐使用 Leksell 咬骨钳快速咬除 90% 需要去除的骨质，仅剩椎体后方的薄骨片残留时，可以使用高速磨钻或者 Kerrison 咬骨钳进行切除。对于严重椎管狭窄的病例，使用 Kerrison 咬骨钳可能会占用椎管

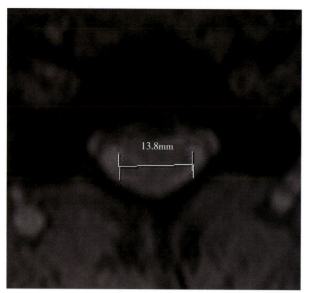

图 30.8 术前 MRI 轴位可测量脊髓横径。我们建议椎体次全切除的宽度至少要比这个测量值大几毫米

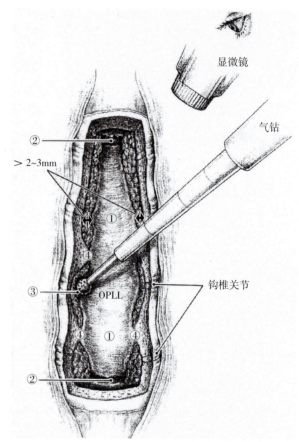

图 30.9 示意图描绘大块 OPLL 的漂浮技术。OPLL 的边缘用魔钻和枪钳游离，中央部分漂浮于硬膜囊表面。当 OPLL 较大且与硬膜囊紧密粘连时，该技术可提供更安全的减压

的空间，可以用磨钻切除后纵韧带浅层的椎体后壁。术者熟练地操作高速磨钻至关重要。推荐使用 3mm 侧磨的火柴头式的磨钻头，术中需要持续灌洗以避免热力损伤下方的神经结构。最后切除后纵韧带和下方的椎间盘组织。

对于后纵韧带骨化的病例尤其应该谨慎。如果不能直接切除压迫硬膜囊的骨化后纵韧带，可以从周边进行游离，而中间的部分可以留置并漂浮，同样可以达到减压的效果，已有相关文献报道（图 30.9）。

椎体次全切除后骨移植物的选择

颈前路单一椎体次全切除结合钢板固定融合可以获得满意的融合率和良好的临床疗效，因此也是临床常用的手术方法。而 2 个椎体的次全切除术结合前路的内固定融合术或者前后路联合的固定融合术融合率低于单一椎体切除术。3 个椎体次全切除术后的假关节发生率、内固定和移植物失败率均明显升高，建议增加后路内固定。

由于供体部位的并发症，目前自体骨移植（包括自体腓骨或者三皮质髂骨）很少应用于前路重建。同种异体骨移植联合钢板螺钉固定可以达到与自体骨移植相似的临床疗效。结构性的椎间融合

器也可以应用于前路重建手术。最常用的融合器是钛笼和聚醚醚酮融合器。推荐选择聚醚醚酮融合器，由于其良好的生物力学特性、不同规格和型号，以及便于填充切除椎体时收集的自体骨质。

颈后路减压融合术

颈前路减压还是颈后路减压更佳一直存在争议。大多数病例压迫处于前方，颈前路手术可以更加直接，减压充分可靠。但是颈后路手术也具有诸多优势，是脊柱外科医生的必备手术技术。以下将主要介绍颈后路手术的手术方式、适应证和手术技术。

后路椎间孔成形术

由于 ACDF 手术具有较好的临床疗效和较少

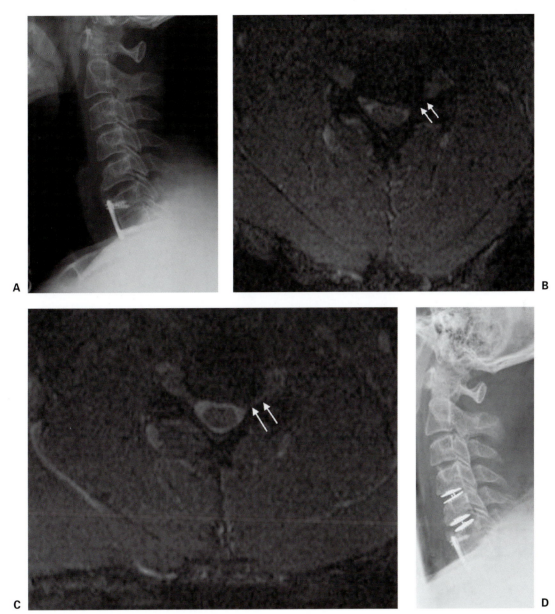

图 30.10 A. 既往 C6~C7 ACDF 患者术前侧位 X 线片。轴位显示（B）C4~C5 和（C）C5~C6 节段左侧椎间孔严重狭窄。D. 在不取出钢板的情况下，进行了两节颈椎间盘置换

的并发症，通常认为是手术治疗神经根型颈椎病的金标准。然而，对于定位准确的神经根型颈椎病患者，后路椎间孔扩大术结合部分椎间盘切除术也是一种可行的手术方式。与需行责任节段椎间融合的颈前路手术相比，颈后路手术不需要进行融合。对于一或两个节段的椎间孔狭窄的病例，可以采用后路椎间孔成形手术。

体位及手术方法

　　患者俯卧位，头部固定于 Mayfield 头架上，

颈部处于中立位至轻度屈曲位有助于椎板间隙张开。我们将床置于反向 Trendelenburg 位以减少静脉回流，从而减少术中出血。术中避免腹部受压。手臂应该置于身体的两侧和肩部轻度牵引避免对神经牵拉（图 30.12）。体位摆好后，在切皮前要进行 C 臂机透视定位。在颈部牵引和肩部向尾侧牵拉下透视，可以有助于显示颈椎。

　　如果行单侧椎间孔成形术，在对应责任节段的皮肤做小切口及骨膜下剥离，显露仅限于椎板和关节突关节交界处，避免对关节囊过度损伤。

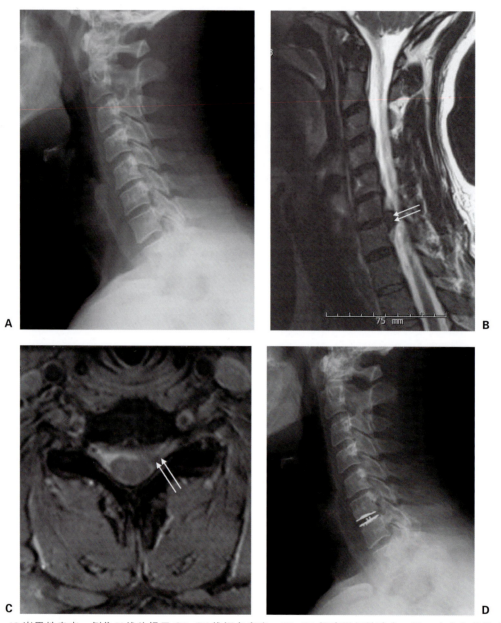

A

B

C

D

图 30.11　A. 42 岁男性患者，侧位 X 线片提示 C6~C7 椎间盘突出；C5~C6 轻度退行性改变。同一患者矢状位（B）和轴位（C）MRI 扫描显示软性椎间盘突出（箭头）。D. 2 年随访侧位 X 线显示内植物位置良好，邻近节段退变稳定

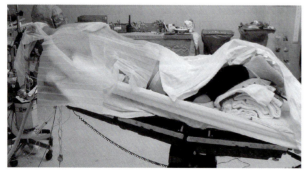

图 30.12　椎间孔切开术的患者体位

显露关节突关节的内侧 1/3~1/2。目标节段确认后，使用高速磨钻磨出椎间孔切开的范围。关节突关节的内侧 1/2 切除通常不影响颈椎稳定性。使用磨钻快速切除上位椎的下关节突，显露下位椎的上关节突的背侧皮质（图 30.13），继续用磨钻切除部分上关节突，直至一薄层的上关节突腹侧皮质，这时可以发现骨质颜色发生改变，由于下方硬膜囊袖而呈蓝色。应用磨钻时保持持续灌洗。我们不推荐用磨钻磨透上关节突的全层，而保留一薄

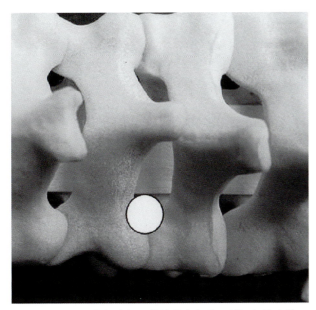

图 30.13 用于椎间孔切开的关节突切除区域。切除大约一半的关节突关节侧面。首先用磨钻切除下关节突，显露上关节突的背侧。然后用磨钻磨薄后枪状咬骨钳切除。用微型刮匙继续减压，直到神经钩能够自由进入椎间孔内

层皮质，从而避免对下方的神经根的热损伤和机械损伤。用微创刮匙掀起剩余的薄层皮质骨壳，打开椎间孔。接着使用 1mm Kerrison 咬骨钳向侧方减压。一旦小的神经探钩可以轻松进入椎间孔，表明减压范围已经足够。

另外，椎间孔成形手术可以应用小切口或者通道技术，建议在尝试微创手术之前应该熟练掌握开放手术技术。

颈椎病的后路减压术

前路减压与后路减压的指征

脊髓型颈椎病手术治疗的目的是中央椎管的减压。颈椎前路手术（ACDF 和 ACCF）可以达到对神经结构的直接和充分的减压，并且并发症发生率低。但是有些情况适用于后路手术。后路手术有其局限性和禁忌证。椎管狭窄后路减压手术基于的原则是去除椎管后方的结构可使脊髓向后漂浮从而远离腹侧的压迫结构。而对于颈椎后凸患者，脊髓向后漂浮受限，因此不适于后路减压手术。另外，后路手术需要广泛剥离椎旁肌，创

伤大。因此导致术后疼痛和肌肉痉挛增加，住院天数延长。此外，后路手术有着较高的切口延迟愈合和感染发生率，因此不适于糖尿病患者或者抵抗力低下患者。

相类似，前路手术也有其自身的局限性。首先，单节段 ACDF 手术假关节发生率为 5%~10%，而 4 个节段为 40%~50%。对于 1~3 个节段的融合手术，假关节发生率可以接受，前路手术仍是首选。当需要做 3~4 个节段的手术，可以考虑后路手术。其次，文献报道在多节段 ACDF 手术后气道并发症和吞咽困难的发生率显著增高，尤其是 COPD 和重度吸烟患者等。最后，一些多节段后纵韧带骨化的患者，由于硬脊膜与骨化的韧带粘连，增加了医源性硬脊膜损伤的风险。

总之，以下几方面有助于前路手术还是后路手术的选择：如果颈椎序列后凸，适于前路手术，单纯前路手术或者前后联合手术；如果颈椎序列是中立或者前凸，无论前路或后路手术都可以考虑；当需要减压 3 个或更多节段时，应该考虑后路手术，可以安全、快速地进行多节段减压，具有较低的并发症发病率和较高的融合率。我们倾向于前路手术行 3 个节段的减压，后路行 4 个或 4 个以上节段的减压。

脊髓型颈椎病患者术中体位和术前准备

如前所述，颈椎安全的屈伸范围需要通过术前体格检查来确定。我们推荐用 Mayfield 头架保持颈部中立至轻度的后伸位，尤其是做融合手术的患者，颈椎应避免屈曲。当做椎板成形术时，我们推荐颈部保持中立至轻微屈曲。手臂应放在身体两侧，腹部应悬空以减少静脉回流。平均动脉压力及室温应注意监控，详见前文描述。

后路椎板切除及融合手术技术

虽然单纯椎板切除术可以提供足够的脊髓减压，但是术后颈椎后凸畸形的发生率高。对于极度虚弱的患者，需要尽量缩短手术时间，可以考虑单纯椎板切除术。通常情况下，椎板切除术应同时行后路融合手术。

显露结束后，放置深层的自动牵开器，侧位透视确定节段。如果行后路减压融合手术，通常先准备螺钉孔。C2 和 C7~T2 通常使用椎弓根螺钉，而 C3~C6 使用侧块螺钉。在钻孔和攻丝后，我们一般先行椎板切除术，然后置入螺钉，以避免螺钉头的干扰。在减压之前准备螺钉孔的理由是尽量减少椎板切除后的操作避免误伤脊髓，由于脊髓失去后部结构的保护。在严重的和进行性神经损伤的情况下，应考虑先进行椎板切除术。

我们推荐整块椎板切除术，因为速度快、安全、避免脊髓附近重复器械操作。先在上位椎板的尾侧 1/2 和下位侧椎板的头侧 1/2 两侧开槽（图 30.14），推荐开槽部位在椎板和侧块连接部位内侧。术中使用高速磨钻需要持续灌洗以避免对脊髓的热损伤。椎板被整块掀起，助手协助游离下方的黄韧带和其他的连接结构。基于术前核磁共振扫描估计椎板切除的必要宽度。一般来说，在侧块和椎板交界处开槽，减压宽度应该足够。但是，稍微偏内的开槽可以大大减少硬膜外血管的出血。

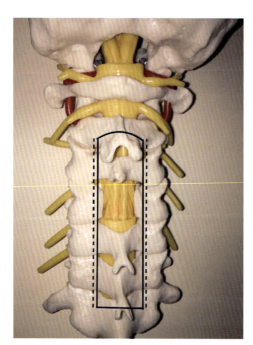

图 30.14 后路全椎板切除骨性切除位置。虚线表示侧块与椎板的交界处。实线表示切除区域。用磨钻横切头侧椎板，可以用下方的黄韧带作为魔钻和硬膜囊之间的屏障。由于尾侧椎板区域没有韧带保护，因此应在非常小心和持续冲水的情况用磨钻切除。骨槽正好位于侧块和椎板交界处的内侧，以减少外侧广泛的硬膜外血管的出血

椎板切除术后，置入螺钉和连接棒，C 臂机透视验证螺钉位置准确性和正常的颈椎序列。

后路颈椎椎板成形术

椎板成形术已经作为替代单纯椎板切除术治疗多节段颈椎管狭窄的一种手术方式。通常后纵韧带骨化和先天性颈椎管狭窄的病变范围广泛，是椎板成形术较好的适应证。在后纵韧带骨化的病例中，后纵韧带与硬膜囊腹侧粘连，行前路减压时，有较高的硬膜损伤风险，所以对于这部分患者，后路手术可能更加适合。

椎板成形术的禁忌证与后路减压手术的禁忌证相同，主要包括颈椎后凸畸形。如前所述，颈椎处于前凸和中立位，后路减压后脊髓可以获得满意"漂移"。也有报道显示对于轻度颈椎后凸患者也可获得良好的临床疗效（> 11°）。椎板成形术的相对禁忌证是伴有颈部轴性疼痛；这类患者通常采用椎板切除减压和固定融合手术。

椎板成形术包括单开门、双开门椎板成形术，以及"Z"字成形术。我们在临床中首选的技术是单开门椎板成形术，现介绍如下：

我们建议用 Mayfield 头架将患者颈椎固定于中立位至稍屈曲的位置。在后路椎板切除减压融合手术中，我们建议反向 Trendelenburg 体位以减少出血和眼内压。如果减压需要向头端延伸至 C2，我们推荐矢状面截骨术而不是从棘突上剥离项韧带。手术结束后通过棘突的骨性连接使韧带结构复位。

近端椎板先切开，然后是远端椎板切除术，例如，C2~T1 的椎板成形术，我们先做横向圆顶状截骨，切除 C2 尾侧的 1/2，接着切除 T1 头侧的 1/2。然后，我们一般从开门侧开始，通常选择神经症状较重一侧作为开门侧。如果需要同时行特定的神经减压，我们建议先行椎间孔切开术，然后进行开槽，这样可以避免在开槽后解剖学标志不清晰，从而降低脊髓损伤的风险。如果开槽太偏内，可能减压不彻底。如果开槽太偏外，可能影响关节突关节。用磨钻开槽，通常磨至腹侧仅剩一薄层骨，然后使用微型刮匙刮除，而不是用

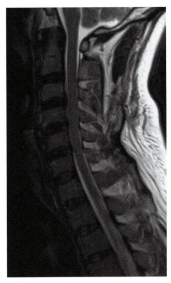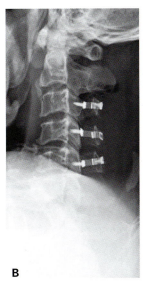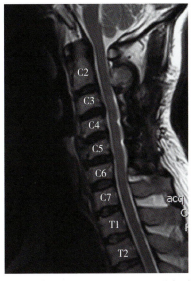

图 30.15 A. 40 岁男性，矢状位 MRI 显示进行性脊髓病，先天性椎管狭窄，椎管矢状径 4~5mm。B. C3~C5 椎板成形术，避免融合从而保持运动；注意，C4 椎板太薄，无法使用螺钉，钢板用缝线固定在椎板的钻孔上。C. 术后 22 个月 MRI 显示脊髓减压满意

器械猛然地进入。在铰链侧开槽，一般在椎板和侧块的交界处。磨钻钻头是从 90° 开始，然后稍微倾斜至大约 45°。开槽偏内会导致铰链不稳定；开槽偏外会使铰链非常坚硬，很难打开。在开门时，应尽量从对侧反复提拉，直至椎板弹起为止。

保持开门的方法包括肋骨移植、陶瓷、缝线和微型钢板。我们通常使用微型钢板，一端使用螺钉固定在侧块上，一端用螺钉或缝线固定在椎板上（图 30.15）。钢板也可以与骨移植物（肋骨移植或自体棘突）交替放置。

结论

总的来说，有多种颈椎减压和重建的手术方法。对于外科医生来说，应该熟悉所有这些手术技术。对于同一疾病，可能有多种可行的手术方式，因此如何选择最恰当的手术入路和内植物具有一定的挑战性。通常，我们选择能够获得满意减压的最微创的手术方式。前路手术耐受性好，并发症发生率低；因此，首先要确定单纯前路是否能够减压充分。在过去几年中 1~2 个节段的颈椎间盘置换得到了广泛接受，适于以神经或脊髓受压症状为主的年轻患者，病变节段无或轻度退变（图 30.10~ 图 30.12）。

然而在某些病例，前路手术具有较高的并发症发生率，包括大于 3 个节段的颈椎管狭窄，严重的后纵韧带骨化，严重的先天性椎管狭窄。应该考虑后路减压手术。如果没有手术禁忌证，椎板成形术优于后路固定术。椎板切除内固定融合手术也是一种治疗选择。

参考文献

[1] Balaram AK, Ghanayem AJ, O'Leary PT, et al. Biomechanical evaluation of a low-profile, anchored cervical interbody spacer device at the index level or adjacent to plated fusion. Spine (Phila Pa 1976) 2014;39(13):E763–E769

[2] Burkhardt JK, Mannion AF, Marbacher S, et al. The influence of cervical plate fixation with either autologous bone or cage insertion on radiographic and patient-rated outcomes after two-level anterior cervical discectomy and fusion. Eur Spine J 2015;24(1):113–119.

[3] Eskander MS, Drew JM, Aubin ME, et al. Vertebral artery anatomy: a review of two hundred fifty magnetic resonance imaging scans. Spine (Phila Pa 1976) 2010;35(23):2035–2040.

[4] Lunardini DJ, Eskander MS, Even JL, et al. Vertebral artery injuries in cervical spine surgery. Spine J 2014;14(8):1520–1525.

[5] Matsuoka T, Yamaura I, Kurosa Y, et al. Long-term results of the anterior floating method for cervical myelopathy caused by ossification of the posterior longitudinal ligament. Spine (Phila Pa 1976) 2001;26(3): 241–248.

[6] Sun Y, Li L, Zhao J, et al. Comparison between anterior approaches and posterior approaches for the treatment of multilevel cervical spondylotic myelopathy: A meta-analysis. Clin Neurol Neurosurg 2015;134:28–36.

[7] Zhang Y, Liang C, Tao Y, et al. Cervical total disc replacement is superior to anterior cervical decompression and fusion: a meta-analysis of prospective randomized controlled trials. PLoS One 2015;10(3): e0117826.

第三十一章　胸椎减压固定融合术

Ajinkya Rane
William Ryan Spiker
Michael D. Daubs

前言

胸椎减压和固定融合技术在胸椎疾病的治疗中是至关重要的。与颈椎和腰椎相比,有症状的退变性椎间盘疾病在胸椎中比较少见。因此,胸椎肿瘤、创伤和脊髓病的手术所占比例较大。病变的大小、位置,以及对胸椎稳定性的影响,决定手术的入路和内固定器械的选择。本章回顾了胸椎减压和固定融合的前、后路手术的适应证和手术技术。

胸椎减压的方式有很多,包括:
- 标准的后方椎板切除术。
- 经椎弓根减压。
- 肋骨横突切除术。
- 外侧腔外入路。
- 前路开胸术或胸腔镜椎间盘摘除术。

胸椎融合的技术包括:
- 椎板下钢丝融合术。
- 椎弓根和横突钩。
- 椎弓根钉 - 棒系统。
- 椎体钉 - 板系统。

后路减压

适应证
- 椎管狭窄。
- 硬膜外血肿。
- 硬膜外脓肿。
- 硬膜外或硬膜下肿瘤。
- 后方的骨肿瘤。
- 创伤。

标准后路椎板切除术

注意事项

椎板切除术于 1828 年首次由 Smith 提出,并在 20 世纪由 Hibb 和 Albee 逐渐推广;手术过程是通过减压胸椎管来增加脊髓和神经根的可用空间;它是通过后路来完成的,同时可以完成胸椎内固定融合,是处理硬膜下病变的理想方法。后路椎板切除术是大多数胸椎减压术的主要方法,优点包括直接显露后方的骨性和韧带结构以及可以避开前方的大血管结构。适应证包括:来自后方的椎管狭窄或关节变形的压迫、硬膜外脓肿或血肿、清除后侧的硬膜外或硬膜下肿瘤和许多脊柱创伤等。

需要注意的是,来自椎管前方的压迫,如爆裂骨折或部分肿瘤,可能需要后路和前路联合减压。对于肿瘤或者骨折导致的前方压迫病例,单纯后方也许不能达到对脊髓充分减压,如果不固定融合,甚至导致更加不稳定。因此,需要明确是否存在不稳定或者前柱缺乏支撑,以及是否需要融合手术以防止继发性后凸畸形。也要注意,如果存在椎弓根形态异常、过细或骨折,可能无法实施后路椎弓根螺钉固定融合。通过术前 CT 轴位像可以判断。

体位和术前准备

通常采用全麻俯卧位。应用 Jackson 架（或胶垫）摆放体位有助于术中避免腹部受压，防止硬膜外静脉丛扩张，减少术中失血。常规消毒铺巾，铺单范围要考虑到显露范围和可能的引流管放置。可以采用 C 臂透视机标记手术切口和确定手术目标节段。在胸椎手术过程中，有定位错误的手术风险。在减压过程中，推荐使用放大眼镜或显微镜。如果双侧减压（即全椎板切除术），建议固定融合。胸椎是自然后凸，后方结构的切除会影响脊柱的稳定，可能出现术后医源性后凸畸形。

显露

准确定位后，沿棘突做纵行切口，手术刀切开真皮和皮下层，电刀用于切割皮下组织并分离至深筋膜。彻底止血，保证术区无血状态。在棘突两侧切开深筋膜，显露浅表层的背部肌肉，上胸椎是斜方肌和菱形肌腱膜，下胸椎是背阔肌腱膜。利用 Cobb 剥离器骨膜下剥离棘突两侧上述肌肉组织，然后向外侧牵开。骨膜下剥离减少出血。然后，从棘突和椎板上骨膜下剥离内在肌肉（竖脊肌和横突棘肌）。如果需要固定融合，可以向外侧显露关节突关节延伸至横突尖部。自动牵开器可用于牵开肌肉显露术野。避免显露肋骨深面和峡部侧面，导致胸膜和神经血管束的损伤。使用电刀显露关节突关节过程中，如果不做融合手术，应避免损伤关节囊。

减压

充分显露后，可以进行椎板切除减压术（图31.1）。用高速磨头在两侧椎板和关节突接合处开槽。充分打薄后，接着用 2~3mm 的咬骨钳咬开，移除全椎板。尽可能整块切除，否则用枪钳逐步咬除。用 Woodson 或 Kerrison 咬骨钳将黄韧带的从邻近上、下椎板边缘游离。必要时切除部分关节突关节达到进一步减压。

经椎弓根减压术

适应证

- 外侧或后外侧的胸椎椎间盘突出。
- 外侧或后侧位置的局灶性狭窄，肿瘤和骨折块。

1978 年首次报道了经椎弓根减压术，主要用于切除突出的胸椎间盘。当脊髓腹侧受压明显，单纯椎板切除减压不充分，可以采用经椎弓根减压术。与标准的椎板切除术相比，显露范围要更广一些，需要显露至横突外侧，以便充分地暴露椎弓根和关节突（图 31.2）。切除横突的内侧部分，以便到达椎弓根外侧壁。用 Cobb 或剥离器沿外侧壁进行骨膜下剥离。肋骨内侧保持完整，胸膜位于肋骨的腹侧，得以充分保护。自动式牵拉钩有助于术中显露。进行半椎板切除术，可以探及椎弓根内侧壁和直视神经结构。椎弓根切除是通过高速磨钻由外向内进行，保留"蛋壳"样的内侧皮质。然后，Kerrison 咬骨钳切除剩余的皮质。椎弓根切除后，可以显露硬膜囊前外侧、神经根、椎体和椎间盘的背侧。无须牵拉硬膜囊，可以安全地处理椎间盘的后外侧部分。如果椎间盘有钙化，可以用磨钻切除上、下椎体的相邻北侧部分，向腹侧推移钙化物，远离硬膜囊和脊髓，从而安全地移除钙化物。针对创伤病例，也可以使用相同的方法切除碎骨块进行减压。

肋骨横突切除术

适应证

- 中央型椎间盘突出、向后移位碎骨块、肿瘤，或感染导致的、压迫来自腹侧的椎管狭窄。
- 纠正僵硬畸形。

肋骨横突切除入路首次报道于 1894 年，作为后外侧途径手术治疗脊柱结核和硬膜外脓肿患者。该入路避免了腹侧入路的并发症，在过去的几十年里，随着外科医生技术的提高，该入路的适应

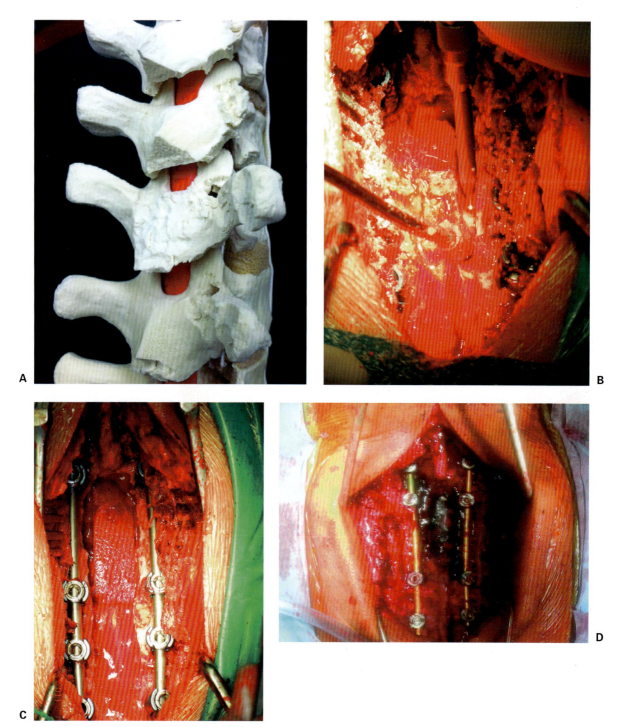

图 31.1 胸椎椎板切除术。A. 棘突及背侧皮质已经去除。B. 椎板双侧开槽。C. 胸椎椎板切除手术中照片。D. 胸椎椎板切除术中明显的硬膜下 / 髓内脊髓出血

证有所扩大。目前广泛用于处理胸椎前柱病变，过去通常经前入路治疗。肋骨横突切除入路尤其是上胸椎前柱病变的首选方式，由于上胸椎前入路更加困难，通常需要胸骨切开术或部分胸骨切除。

　　患者俯卧于可透 X 线的 Jackson 架上。强烈

推荐使用术中神经功能监测。此外，文献也报道采用侧卧位。手术台允许 360° 术中脊柱透视，可以旋转以便于调整术中视野。颈椎可以用三点式 Mayfield 架或 Gardner–Wells 架牵引，重量 4.55~6.80kg 保持稳定。患者上肢通常收拢置于患者身

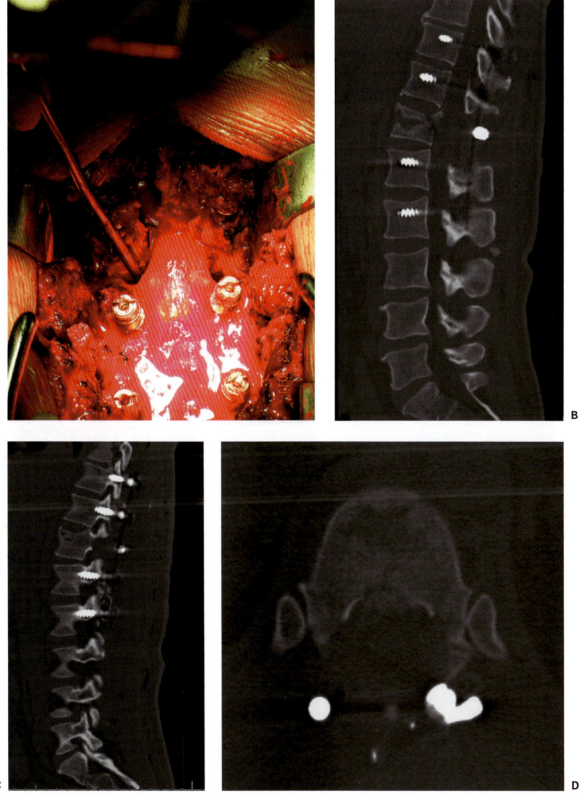

图 31.2　经椎弓根减压术。A. 双侧椎弓根减压。B. 经椎弓根减压治疗伴不全脊髓损伤的胸腰椎爆裂性骨折。C. 术后矢状位 CT 显示骨折复位和骨折块切除。D. 轴位像显示双侧椎弓根减压

体两侧。

后正中线切口，切开皮肤、皮下组织，直至棘突和背侧筋膜。另外，也可以使用半月形（或"J"形）的切口，朝向病灶一侧。严重的脊柱后凸畸形矫正也可用"T"形切口。当在颈胸段和上胸椎，浅层是斜方肌，深层是肩胛提肌和菱形肌，从中线向两侧骨膜下剥离，直至肋横突连接处，根据需要，进行单侧或双侧显露。

后路椎弓根螺钉固定通常在减压前完成。置入椎弓根螺钉后，在减压的对侧置入连接棒，单侧临时固定有助于避免减压导致脊柱不稳定甚至半脱位。

接下来，进行椎板切除术（图31.3A）。用咬骨钳切除横突。识别肋椎关节。必要时将肋骨与下方胸膜进行分离，有助于减少出血、降低气胸或直接肺损伤的风险。

肋间血管神经束位于肋骨的下方。肋骨切除的长度取决于前柱需要显露的范围（通常切除5~6cm）。肋骨切除后，沿椎体和椎弓根侧方行骨膜下剥离。专用的撑开装置用于保护和牵开血管、胸膜结构；高速磨钻用于切除侧方椎弓根和椎体（图31.3B）。在尽量确保安全情况下，椎体切除逐步向前、向后、向中线推进（图31.3C）；用角状刮匙和高速磨钻打薄背侧皮质骨（图31.3D）；随

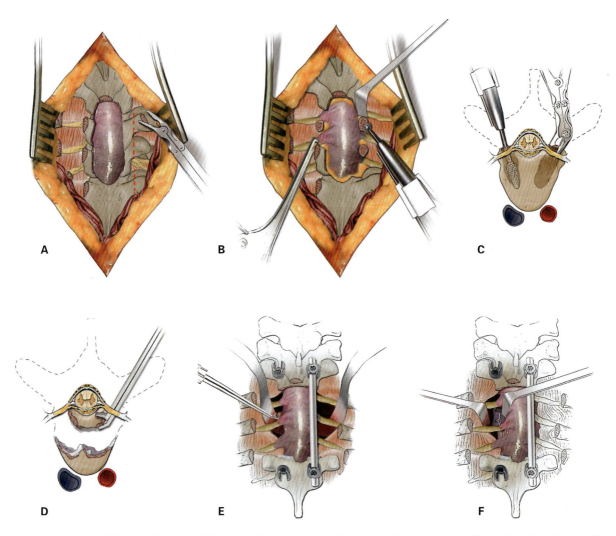

图31.3 A. 去除后部结构，包括棘突、椎板、关节突和横突。B. 使用骨刀、高速磨钻和／或枪钳去除椎弓根和椎体外侧部。C. 切除椎体和中间的椎间盘，逐渐向内侧延伸，到达对侧。D. 残留一薄层骨保护硬膜囊。E. 反向刮匙可以用来去除硬膜囊腹侧骨质。F. 置入椎间融合器

着进一步的显露，在后纵韧带（PLL）和硬膜囊之间钝性分离，然后切除后纵韧带，便于处理椎体。如果进行椎体切除术，需要用刮匙和咬骨钳将邻近的椎间盘和软骨终板去除。双侧同样操作步骤。为了避免脊柱不稳定，可以在对侧置入连接棒。在硬膜囊和剩余的背侧皮质之间放置一个扁平的器械，向腹侧推挤，从而切除椎体背侧皮质（图31.3E）。

完成椎体切除术后，置入椎间支撑装置（如：钛笼、可扩张融合器、PMMA 水泥块、异体骨支架）（图 31.3F）。为了促进骨融合，移植骨和骨替代物放在融合器内和融合器周围。放松撑开装置，置入同侧连接棒。在最后的锁紧前，进行双侧加压。

后路内固定融合术

由于胸椎的后凸和载荷，减压术后通常辅以后路固定融合。胸椎后部结构通常发挥张力带作用，一旦切除，如果不做固定融合手术，可能导致进行性后凸和迟发性神经损害。单侧椎板切除手术，不包括棘间韧带切除，可以不进行固定融合手术。如果行全椎板切除手术，需要内固定融合。

胸椎内植物选择的重要因素包括：
- 损伤机制或病因。
- 不稳定的方向和程度。
- 稳定结构损伤位置（前、中、后柱）。
- 涉及椎体的数量和每一椎体损伤的柱。
- 骨和韧带损伤情况。
- 患者骨质量。
- 基于患者因素预期的生理负荷水平素。
- 可供选择内植物和术后固定情况。
- 外科医生对手术技术的熟悉程度。

单纯钩棒、钢丝和钢丝－棒系统

单纯钩棒、钢丝和钢丝－棒技术用于胸椎后路固定开始于 20 世纪 60 年代，并且延用至今。充分证实了其有效性，也为现代脊柱内固定系统奠定了基础。对于需要棘间固定的患者，Luque 分段钢丝固定仍然适用。Luque 系统提供了良好的抗旋转和抗剪切稳定性，但是对抗屈伸和轴向载荷的作用较小。Luque 系统适用于由于创伤或肿瘤原因导致屈曲压缩骨折的骨质疏松患者，以及麻痹性脊柱侧凸畸形需要节段长固定者。

切除棘间韧带，完成部分椎板切除减压，然后进行椎板下钢丝节段固定。用 Kerrison 咬骨钳去除黄韧带，显露硬膜囊和硬膜外脂肪，以确保钢丝或者线缆安全通过椎板下方；钢丝牵引器或16~18g 的钢丝重叠，形成一个"S"形或鱼钩形，从椎板的尾侧缘轻柔地、尽量减少向下的压力以避免损伤下方的硬膜囊和神经根。在牵引器或者钢丝的头端出来后，用钳子固定住，施加恒定的向上力量，使钢丝抱紧椎板。通过椎板后再弯曲钢丝，以防止钢丝误入椎管。然后，线缆或钢丝固定在准确塑形的 Luque 棒或矩形棒上。Luque 棒的短臂应该固定在对侧的 Luque 棒的长臂下方，形成矩形。最初 Luque 棒设计用于中立位固定，但是通过棒的尾端固定，自由端作为杠杆固定在椎板上，可以矫正后凸畸形。

通用脊柱内固定：胸椎钩和椎弓根螺钉

椎弓根钩

椎弓根钩放置于胸椎下关节突深面，不进入椎管，因此较椎板钩有优势。然而在胸腰椎交界处，胸椎关节突关节呈矢状面方向，使置钩更具有挑战性。下关节突的尾侧部分是用骨刀或磨钻切除。骨切除的量至关重要，切除过少会导致椎弓根与钩连接不紧密，切除过多会导致钩切入椎弓根，减少钩的把持力。术中需要选择合适规格的椎弓根钩和进行恰当的骨切除，以获得较好的把持力。大多数通用系统都采用分叉椎弓根钩。

椎板钩

椎板钩可以放在椎板的头侧或尾侧下。头端向下的钩和尾端向上钩联合应用固定于连接棒，抱紧形成钳状。钳状结构可置于内固定装置的头端或者尾端。为了放置钩，需要游离黄韧带。可以用 Kerrison 咬骨钳为放置钩创造空间，尤其是椎板头侧向下的钩。为了确保最终植入物位置正确，可以先插入试模。

横突钩

胸椎横突可作为钩的固定点。放置横突钩前，先剥离横突的肋横突韧带。横突钩朝向尾端，通常与朝向头端的椎弓根钩联合应用。偏心钩可用于消除在冠状面上横突与椎弓根固定点之间的距离。由于 T11 和 T12 横突较小，不足以提供足够的把持强度，所以胸腰段横突钩慎用。与螺钉相比，钩提供更大的骨-内植物接触面积，更适于

作为承受三点弯曲应力内固定结构的末端部分。然而，在后凸畸形的顶椎应慎用钩，因为应力可能导致钩进入椎管压迫脊髓。

椎弓根螺钉

置钉前，首先应了解胸椎椎弓根解剖变异。胸椎椎弓根与相应椎体向后外侧方向成角（图31.4A）。从 T1~T12，椎弓根的内侧角逐渐减小。椎弓根的矢状面通常与横突平行（图31.4B）。椎弓根是椭圆形的，头尾直径大于内外侧直径。内壁的厚度是外侧壁的 2~3 倍。T4 椎弓根通常是最窄的。

椎弓根钉置钉的标志是横突、峡部和关节突

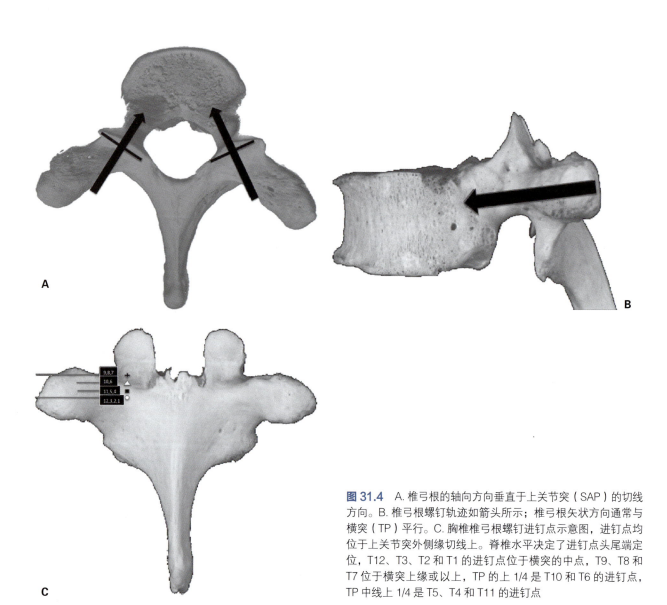

图 31.4　A.椎弓根的轴向方向垂直于上关节突（SAP）的切线方向。B.椎弓根螺钉轨迹如箭头所示；椎弓根矢状方向通常与横突（TP）平行。C.胸椎椎弓根螺钉进钉点示意图，进钉点均位于上关节突外侧缘切线上。脊椎水平决定了进钉点头尾端定位，T12、T3、T2 和 T1 的进钉点位于横突的中点，T9、T8 和 T7 位于横突上缘或以上，TP 的上 1/4 是 T10 和 T6 的进钉点，TP 中线上 1/4 是 T5、T4 和 T11 的进钉点

关节；在胸椎处，进钉点位于关节突关节中垂线外侧与横突上 1/3 横线的交点（图 31.4C）。而腰椎进钉点是关节突的外侧与横突中线的交点。

首先使用高速磨钻去除进钉点皮质，再用开路锥钻入椎弓根。探针在起始 20mm 弧向外侧，以减小侵入椎管的风险；达到椎管的腹侧后，探针弧向内侧，以减少椎体外侧壁破裂的风险。使用球探探查钉道的连续性和底部，以确保钉道没有皮质破裂。使用 C 臂透视机确定椎弓根钉的位置。螺钉的直径根据术前 CT 扫描结果决定，也可以依据攻丝的直径判断。螺钉长度可以通过深度测量或者术中透视来确定。侧位透视有助于调整螺钉矢状面方向。

术中需要融合的节段数量取决于许多因素。对于脊柱创伤病例，需要综合考虑骨折粉碎程度、后方复合体的损伤情况、脊髓神经受压部位、后凸畸形等。通常认为，长节段固定融合，至少包括病变节段的上下各 2 个节段，能够提供更大的稳定性。短节段固定，仅固定骨折邻近的椎体，可能不够牢固，以致缺乏长期稳定性，尤其是在胸腰椎交界处，可能具有较高内固定失败和进行性畸形发生率。

完成置入椎弓根螺钉后，使用棒纵向连接螺钉。不同系统的连接棒表面特性可能有差异，最终目标是增加连接强度。根据胸椎的矢状面生理性后凸，预弯连接棒，棒的预弯角度决定畸形矫正的程度。

通用内固定系统部件连接使用了多种机制，棒的表面特性和啮合机制影响整体结构强度。使用螺帽将连接棒固定于椎弓根钉，然后尾端固定，通过撑开实现骨折复位和畸形矫正，锁紧螺帽以维持矫正后的脊柱对线。横连接通过防止棒的旋转和平位来增加内固定强度。最后，通过 X 线透视确定内固定的位置，以及脊柱矢状面和冠状面的对线。

融合

用骨刀或半圆形骨凿切除部分下关节突，显露关节突关节和上关节突软骨面，然后去除软骨，显露渗血的松质骨面。清除融合节段椎板和关节突表面软组织，然后用高速磨钻行去皮质化。使用电凝彻底止血，如果椎板切除部位骨面出血，可以使用浸润凝血酶的可吸收明胶海绵细致止血。冲洗创口，填充骨移植材料。切除的椎板可以作为自体骨移植材料。放置术后引流管，以防止硬膜外积液。依次缝合椎旁肌腱膜和深筋膜，皮下组织和皮肤。无菌敷料覆盖切口。

微创脊柱内固定术

研究表明，对于大多数胸椎疾患，椎弓根螺钉是切实可行的固定方法。由于胸椎的毗邻关系以及椎弓根直径较小，神经并发症发生率高，因此置钉具有一定挑战性。经皮椎弓根螺钉的优势在于，减少术中失血和肌肉损伤，以及缩短住院时间。此外，脊柱导航系统的发展也促进了经皮螺钉技术的广泛应用。微创固定融合手术适于初次以及翻修的胸椎手术。C 臂透视机辅助下，在椎弓根表面置入牵开椎旁肌的扩张套管，依次置入导丝、进行攻丝和拧入螺钉。置入连接棒或者纵向连接器。对于微创胸椎椎弓根螺钉来说，有相对较少的禁忌证，如肥胖（体重指数 > 40），重度的脊椎滑脱（Ⅲ度或Ⅳ度），以及之前的内固定手术需要延长或者取出，都是相对禁忌证。目前尚无微创胸椎椎弓根螺钉技术应用的长期随访结果。

导航和 CT 引导系统

导航系统用于开放和微创手术中提高置钉准确性。关于导航辅助下置入胸椎椎弓根螺钉的准确性的文献报道结果不统一。最近的研究表明，与传统徒手置钉相比，基于 CT 导航、二维 X 线导航和三维 X 线导航辅助下置钉的准确性更高。然而，2007 年 Kosmopulos 等进行的一项 Meta 分析结果显示，无论临床还是尸体标本研究，与传统置钉技术相比，导航辅助下的胸椎置钉技术无明显优势，结果与腰椎相反。

计算机辅助手术，也被称为手术导航，利用软件系统和表面标记，外科医生能够实时跟踪和监控手术工具的位置。根据术前或术中磁共振或CT影像构建三维模型。通过跟踪手术工具上的传感器或者发射器以获得工具的空间位置，位置被叠加在三维模型上。传感器可以采用电磁、声学或光学技术。当前计算机导航系统的几个潜在缺点值得注意。

■ 术前影像学检查后和手术过程中，解剖结构的变化会导致严重影响。例如，术中骨折复位或者脊柱滑脱复位。

■ 如果在手术过程中任何标记发生移动，需要非常耗时的重新匹配过程。手术过程中任何标记移位都可能导致匹配不准确。

■ 视野有限，每次仅可操作3~5个椎体。因此，长节段脊柱畸形手术可能需要多次匹配。

■ 目前光导航精度约为0.3mm，电磁导航为0.5~0.9mm，相对于胸椎的直径而言，还是较大的。

■ 鉴于高昂的前期投入和可能需要的维护成本，成本效益仍然是值得关注的问题。

前路减压术

适应证

■ 肿瘤。

■ 感染。

■ 创伤。

■ 畸形。

前路胸椎减压的方法包括开胸手术和胸腔镜技术（VATS）。各种肿瘤、创伤性、感染性和先天性疾病都适用于前路减压和内固定术。降低手术并发症最重要的一步是首先确定前路手术是否必要。前路手术可以达到安全、有效的神经结构减压，重建前、中柱，恢复正常脊柱序列，置入移植物或者融合器。

伴有严重的椎体塌陷和后凸畸形的不完全性脊髓损伤病例，应考虑前路减压和固定融合，特别是有明显的椎管内占位。伴有严重畸形的感染病例也是前路减压、重建和固定融合的适应证。

转移性肿瘤通常首先侵及椎体，因此采用前路椎体切除术。其他适应证还包括先天性或者退变性脊柱侧凸，以及医源性胸椎畸形。

胸骨切开术

对于患有严重心肺疾病的病例，不适于胸骨切开术。胸骨切开术常常会导致术后疼痛，如肋骨切除、牵拉和放置胸管的部位。通常需要胸外科医生协助显露。颈前入路胸骨切开术可以充分地显露T1~T3。为了避免损伤右侧喉返神经，一般倾向于左侧入路。改良切口包括切断锁骨和游离抬高胸锁乳突肌。一些外科医生认为与改良手术入路相关的并发症较多，并且提出了经胸骨柄入路，或者后方肋横突切除入路。

胸廓切开术

传统的开胸术适用于T3~T10的上中胸椎。为了避开主动脉，许多脊柱外科医生倾向于从右侧胸腔入路在奇静脉后方显露胸椎。但是，左侧病变通常需要左侧胸入路。通常在病变水平，切开胸膜，减压，完成椎体切除术，进行脊柱重建和前路固定。

胸腔镜技术

VATS适于中段胸椎（T4~T11）偏前方较小的病变，并且非肥胖患者。该技术具有明显的学习曲线，需要专门的设备和培训，胸外科医生协助显露。胸腔镜手术过程中，需要同侧肺萎陷，一般倾向于右侧入路，除非有广泛的左侧病变。胸腔镜可以显露T2~T12，同侧上肢尽量外展。胸腔镜下可以完成减压、椎体切除，重建和前路固定手术。内镜辅助下胸椎间盘切除术适于治疗伴有脊髓压迫、行走困难、下肢无力或者括约肌障碍的腹侧椎间盘突出。与其他微创手术类似，胸腔镜手术具有切口美观、术后疼痛轻微和住院时间短等优点，缺点是不能到达对侧椎弓根和后方结构。

经前路椎体切除减压术

经前路显露胸椎，可见凹陷处是椎体，而凸

起处是椎间盘。首先切除目标椎体上、下方的椎间盘，用尖刀片沿上、下终板切开椎间盘。切开前纵制带，摘除椎间盘的前部分后，再进行椎体切除术。一般采用长柄15号尖刀片切开纤维环，然后用刀片、直骨刀或Cobb剥离器沿上、下终板去除大块的椎间盘。用刮匙和髓核钳来完成部分或完全的椎间盘切除术。向背侧可探及椎弓根，以便辨认椎管，明确向后减压的深度，定位椎体侧面。如果椎体前方软性肿瘤，可以用刮匙或超声吸引器进行有效的切除。对于致密的病变，可以通过骨刀切开，切除部分椎体。然后用弯骨刀或者大刮匙去除大部分椎体。空腔有助于切除残余的椎间盘和椎体。在操作过程中，时刻避免器械进入椎管。剩余的椎体可以用咬骨钳、刮匙和高速磨钻去除。

直到的半椎体切除或椎体全切除完成后，再对钙化的椎间盘或骨化的后纵韧带进行直接减压。椎体的后壁，即椎管的腹侧，是最后切除部分，可以通过后方凹陷的皮质来识别。在后侧骨皮质和后纵韧带移除后，从同侧椎弓根到对侧椎弓根减压硬脊膜。直视下可见对侧的椎弓根，用神经剥离子可以探及头尾侧硬膜外间隙。硬膜外的骨折碎片或肿瘤可以用常规或反向的刮匙安全去除（图31.5）。

对于创伤或者病理性骨折脱位病例，可以通过前路实现复位。直接复位方法是用大号的Cobb或刮匙撬拨复位。如果直接复位困难，可以采用

间接复位，以减少器械进入椎管的风险。对于脊柱后凸畸形病例，通过在畸形的顶点施加压力以达到矫形，操作过程中始终注意观察减压部位。如果后纵韧带完整，有助于复位。新型内固定系统可以借助撑开器达到复位的目的。前方撑开结合后纵韧带牵拉整复，可以使向后移位的骨折块复位。椎体间撑开器也可以达到同样的效果。

前路内固定

前路内固定系统一般置于椎体侧方，为了避免血管或内脏损伤，通常采用低切迹设计。使用咬骨钳或者高速磨钻处理椎体表面，便于钢板与椎体表面贴合紧密。也需要切除融合节段内的肋骨头。通过以上处理，最大限度地增加骨和板接触面积，以防止异常应力。使用锥子为螺钉和螺栓开孔，防止在椎管、大血管或脏器附近器械的滑动。螺钉应该保持10°的前倾角，以避免进入椎管（图31.6）。板在椎体侧面正确的定位是避免螺钉位置不当的关键。最常见的错误是板放置偏椎体前方。探及椎弓根和椎管有助于确保正确置板。一般来说，采用双棒牵张/压缩装置矫正脊柱后凸时，即使轻微的牵张力量也可能牵拉或者损伤血管导致脊髓损伤。通常双皮质螺钉固定能提供椎体最大的把持力，然而，需要注意避免超过椎体对侧皮质2~3mm。

钉棒系统

前面已经提及Ziekle通用脊柱系统，Kaneda前路侧凸矫形系统和Kostiuk–Harrington系统等钉–棒系统。虽然部分钉棒系统仍在沿用，仍然适于某些临床病例，但是低切迹的椎体钉板系统应用越来越广泛。

钉板系统

目前临床应用的有多种低切迹的钉板系统。板通常放置于椎体的前外侧。尽管这些系统可以进行撑开，对于骨质疏松病例，椎体间的撑开器可以提供更均匀的撑开力量。置入双皮质螺钉具

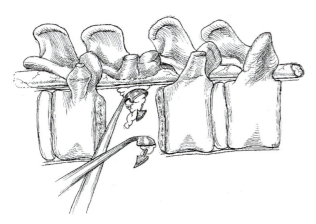

图31.5　椎体次全切除示意图

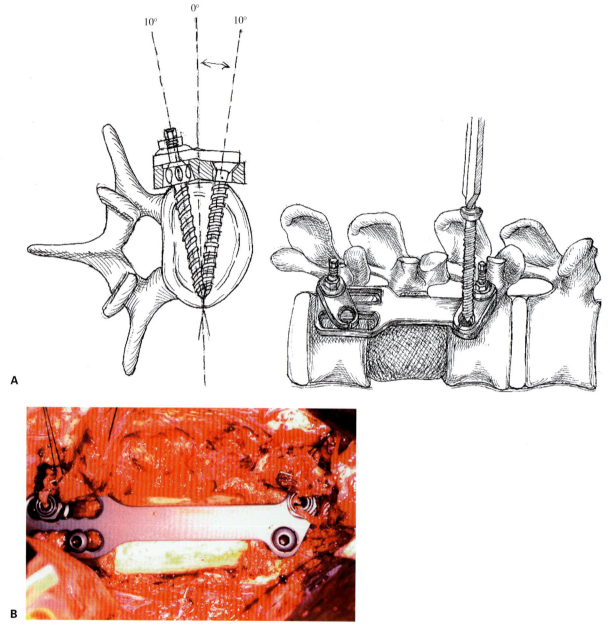

图 31.6　A. 前路螺钉固定。螺钉向椎管方向倾斜 10°，螺栓和螺钉之间形成三角关系。螺钉应该到达对侧皮层。通常情况下，螺钉较螺栓长 5mm。B. 术中钉板和移植物的最终位置照片

有一定风险性。术中也要注意避免螺钉和螺栓向下或向上进入移植物和椎间盘。钢板太长会增加邻近节段退变的风险。

　　近期有报道 VATS 辅助下进行胸椎侧凸的矫形手术治疗，包括椎间盘摘除，切除韧带结构，以及安放椎体螺钉和棒，减少了手术对胸腔的干扰。尽管该技术具有降低失血量和减少手术瘢痕的优点，但是与后路手术相比，手术时间更长，重症监护病房住院时间长，以及并发症发生率高。

前柱椎体重建

　　椎体间植入物承载沿脊柱前柱传导的轴向、屈曲和牵张应力。通常在撑开状态下放置植入物，随后压缩使植入物的两端与上下椎体的终板密切接触。

　　对于椎体肿瘤切除手术病例，患者的远期预后和恶性肿瘤细胞动力学是移植物选择的重要依据。合成的植入物，如钛笼、甲基丙烯酸甲酯、PEEK 融合器、碳纤维融合器等，可以提供即刻稳定性，适于侵袭性肿瘤，患者的预期寿命较短。

而对于预后较好的前列腺癌或者乳腺癌病例，可以采用自体或同种异体骨移植，可以减少假关节形成或者移植物移位等并发症。

参考文献

[1] Kosmopoulos V, Schizas C. Pedicle screw placement accuracy: a metaanalysis. Spine (Phila Pa 1976) 2007;32(3):E111–E120.

[2] Lubelski D, Healy A, Mroz TE, et al. Biomechanics of the lower thoracic spine after decompression and fusion: a cadaveric analysis. Spine J 2014;14:2216–2223.

[3] Manbachi A, Cobbold, RS, Ginsberg, HJ. Guided pedicle screw insertion: techniques and training. Spine J 2014;14:165–179.

[4] Nolte LP, Zamorano LJ, Jiang Z, et al. Image-guided insertion of transpedicular screws. A laboratory set-up. Spine (Phila Pa 1976) 1995;20:497–500.

[5] Tian NF, Huang QS, Zhou P, et al. Pedicle screw insertion accuracy with different assisted methods: a systematic review and meta-analysis of comparative studies. Eur Spine J 2011;20(6):846–859.

[6] Tjardes T, Shafizadeh S, Rixen D, et al. Image-guided spine surgery: state of the art and future directions. Eur Spine J 2010;19:25–45.

第三十二章 腰椎减压和固定融合术

Clayton Haldeman
Daniel Resnick

前言

减压的目的是解除神经压迫，避免神经损害的加重，缓解疼痛，以及改善功能。退行性疾病、创伤或医源性损伤会导致脊柱不稳，因此除了减压之外还需要融合手术。神经受压可能是由多种原因导致，包括中央管狭窄，椎间孔狭窄导致出口神经根受压和侧隐窝狭窄压迫行走神经根。腰椎管狭窄患者常表现为神经源性间歇性跛行或放射性下肢痛。绝大多数狭窄是由退行性改变所致，继发于诸如关节突关节肥大、增生的骨结构或者椎间盘突出、黄韧带肥厚或滑膜囊肿等软组织结构侵入椎管。腰椎滑脱是指一个椎体相对于另一个椎体的向前滑移，滑脱本身可以导致狭窄，也可以加重原有的狭窄，并导致临床症状的恶化。统计显示，65岁以上人群中，接受腰椎手术的最常见原因是腰椎管狭窄症。最近的SPORT研究证实，手术治疗的腰椎管狭窄和退变性腰椎滑脱的患者在疼痛缓解和功能改善方面明显优于保守治疗的患者。本章将重点阐述各种腰椎减压和固定融合手术方法。

腰椎减压术

微创腰椎间盘切除术

微创腰椎间盘切除术主要适用于由于椎间盘突出引起的疼痛或神经功能损害，经过非手术治疗治疗无效的患者。患者在手术当天即可下床活动并且在当天晚上或第二天早上出院。

根据患者和医生的情况，手术可以采用局麻、神经阻滞或者全麻。患者取俯卧位，借助Wilson架、Jackson床或者或双膝跪位于Andrews床上，利于减轻腹部压力和张开椎板间隙利于暴露。腹部悬空可以降低腹腔内压力，从而减少硬膜外出血。在无菌条件下插入穿刺针，应用术中C臂机定位确定手术节段。铺单范围应大于计划切口，便于术中延长切口。

切口采用椎间盘突出侧的旁正中切口，切开至腰背筋膜。中线旁开几毫米切开筋膜，用止血钳提起内侧筋膜和棘上韧带，剥离棘突上椎旁肌肉，可以用手指分离替代肌肉剥离来显露椎板。然后置入自动牵开拉钩，连接显微镜。

将不透射线的标记物放置于椎板下缘，再次用C臂机确定节段。按照作者的经验，10%～15%的病例可能会偏离初次定位的责任节段，通常建议二次定位后再进行椎板切除。椎板切除的外界应为关节突的内侧缘，避免破坏关节囊。使用Kerrison咬骨钳切除上位椎板的下份（例如L5～S1椎间盘对应L5椎板）达到半椎板切除。这样黄韧带得以显露，其头端附着点位于上位椎板中点的腹侧，尾端附着于下位椎板的上部，小刮匙打开，然后用2mm的Kerrison咬骨钳逐步切除黄韧带。

显露硬膜囊，在神经根肩部从外侧牵向内侧，显露突出的椎间盘。用11号刀片在椎间盘破口部位做"十"字形切口，大的椎间盘突出可能通过破口疝出。使用微创髓核钳和背侧弯角刮匙来摘除退变的髓核组织。冲洗器灌洗椎间隙内松散的、残余的髓核组织。最后一步是采用神经根探子探查硬脊膜下方以确保没有残余的髓核压迫。

显露时，内侧预留 3~5m 附着于棘突的筋膜有助于伤口闭合。在小切口内可以采用小直径的半环形泌尿外科缝合针缝合筋膜。然后 3-0 缝线缝合皮下，缝合伤口或者胶水闭合伤口。

据文献报道，手术导致的硬脊膜撕裂和脑脊液漏（CSF）的发生率高达 5%~8%。然而，根据高年资医生的经验，第一次接受微创腰椎间盘切除的患者发生硬脊膜撕裂概率为 0.2%（1/499）。如果术中硬脊膜发生撕裂，首先尝试使用精细（5-0 或 6-0）缝线进行直接缝合。如果难以直接缝合，可以使用肌肉或筋膜联合纤维蛋白胶闭合破口。腰椎间盘切除手术并发神经根损伤、血管损伤或者切口感染的概率低于 1%。

严格把握手术适应证，大量研究证实腰椎间盘切除手术可获得满意疗效。有研究表明，随访至初期发作后两年以上，手术组优良率 65%~90%，

而非手术组为 35%。此外，椎间盘切除术被证明具有较好成本收益。

腰椎椎板切除术和腰椎椎间孔减压术

椎板切除手术是美国最常用的脊柱手术方式，是通过去除椎板和棘突达到神经减压的目的（图 32.1）。如果存在侧隐窝或椎间孔狭窄，可同时行关节突内侧切除术或者椎间孔切开减压术。

患者俯卧位于 Jackson 床。如果进行有限的减压，切皮之前用穿刺针确定正确的减压节段。如果进行多节段手术，可以暴露至棘突后透视确认。通常在 C 臂机确认节段后，再进行骨结构切除。正中线切口显露至深筋膜，棘突旁切开筋膜，沿棘突骨膜下剥离至椎板。电刀或骨膜剥离器和明胶海绵可用于剥离椎旁肌，直至关节突关节的内侧界。当准备做全椎板切除时，需要双侧显露，但病变为椎间孔狭窄时，也可以单侧暴露完成半椎板切除术。术中避免损伤关节囊。

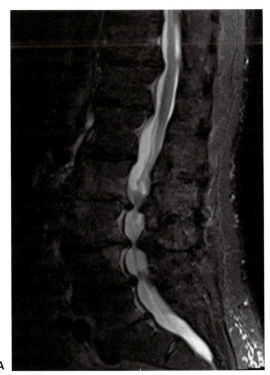
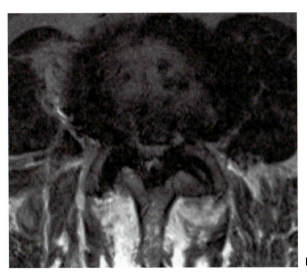

图 32.1　腰椎减压术。腰椎 MRI 的矢状面（A）和轴位（B）图像，82 岁，男性，间歇性跛行进行性加重 18 个月，表现为类猿型步态，在没有购物车或步行器辅助的情况下行走不超过 50 码（1 码 ≈ 0.91m），弯腰或坐位疼痛缓解，推着购物车可长时间行走。NRS 疼痛评分平均为 5/10，Oswestry 功能障碍指数为 50/100。由于脊柱序列正常，单纯接受 L2~L5 椎板切除减压术。术后 6 周，可以步行 1.6Km，疼痛指数为 0/10。术后 3 月，自诉没有功能障碍

用咬骨钳将棘突连着棘上和棘间韧带一起切除，然后使用高速磨钻来打薄椎板，最后用骨刀或 Kerrison 咬骨钳完成椎板切除。切除黄韧带也可以采用 Kerrison 咬骨钳。外侧的减压可以通过潜行切除关节突关节的内侧缘。下位椎的上关节突构成侧隐窝的顶部，且黄韧带附着其内侧部，为确保侧隐窝减压充分，应该向外侧减压至黄韧带边缘。

手术过程中，减压后硬膜外静脉出血，可用明胶海绵进行处理。椎间孔切开减压术通常是沿着出口神经根的走行，使用 Kerrison 咬骨钳在椎弓根上方和下方进行扩大。当神经根肩部显示良好，球头探针或角度刮匙可以沿着神经根的走行探查良好，说明椎间孔减压良好。

SPORT 研究纳入超过 600 例患者（278 例随机分组和 356 例观察），均表现为持续 12 周以上的神经源性跛行或放射性性腿痛。在 2 年和 4 年的随访中，与未接受手术的患者相比，手术组患者在疼痛，Oswestry 功能障碍指数和功能改善方面均有显著性差异。

腰椎融合术

当神经受压同时伴脊柱不稳定，应进行融合手术（图 32.2），常见于退行性腰椎滑脱症和腰椎管狭窄症的患者。目前大多数融合手术都辅助内固定装置，因为坚强椎弓根螺钉固定和／或椎体间融合术的融合率明显高于无器械固定的后外侧融合手术。其他的优势还包括术后不需要支具固定，早期运动，减少术后疼痛以及缩短住院时间。

然而，融合率提高与功能改善是否具有相关性尚不明确。是否采用内固定器械或椎体间融合手术取决于局部的解剖结构和患者的功能需求。

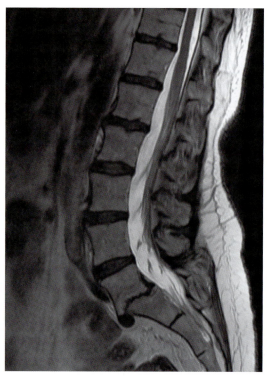
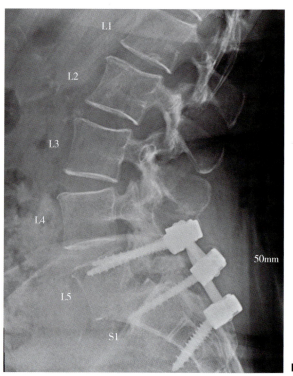

图 32.2 腰椎减压、固定和后外侧融合术。A. 矢状面 MRI 影像。60 岁，女性，腰痛多年，反复发作，接受过康复训练、NSAIDs、镇痛药和肌肉松弛药物治疗，5 次注射治疗（不清楚注射类型），一侧小关节突神经背外侧支切断术。目前主诉左、右臀部（左＞右）和腿部疼痛。除左侧 L5 分布区的感觉减退，其余检查正常。NRS 疼痛评分为 8~10/10，Oswestry 功能障碍指数（ODI）为 66/100。MRI 显示 L5~S1 滑脱，椎间孔狭窄但无中央管狭窄，椎间隙塌陷，直立位片显示无明显不稳定。B. 椎弓根螺钉固定结合后外侧腰骶融合术后侧位片。减压 L5 神经根需要切除关节突关节，因此融合结合内固定手术更可靠。患者表现为严重的骨质疏松，一侧的 S1 螺钉是松动的，延长固定节段至 S2。椎体间融合手术可能需要超过生理范围的力量以撑开椎间隙。减压骨可以作为自体骨移植材料填充在骶骨翼和 L5 横突之间。术后 6 个月的 ODI 为 30/100，术后 1 年为 10/100

相对年轻的患者，具有较高的椎间隙和较大的病变节段活动度，并且功能需求较高，通常采用更积极的手术策略。而对于老年患者，由于多数为稳定的滑脱，椎间隙较窄，并且活动量较小，通常采用单纯减压或者无内固定装置的融合手术。

无内固定装置的融合手术

如上述进行显露和减压。如果未使用内固定装置，不建议切除整个关节突关节，可能会导致术后即刻不稳定。显露范围向两侧达到关节突关节和横突。用高速磨钻来完成峡部、关节突关节的背侧和外侧，以及横突背侧的去皮质化。局部减压的自体骨去除软组织后剪碎用于植骨，通常植骨量是足够的。如果需要更多的植骨材料，可以取自体髂骨或者其他植骨材料。有文献报道，同种异体骨移植材料可能融合缓慢或不完全融合。植骨结束后，椎旁肌肉覆盖植骨材料，逐层闭合伤口。

腰椎椎弓根螺钉固定术

对于使用内固定装置的病例，术中减压范围可以更广泛。对于术前存在不稳定病例或者计划术中关节突关节切除病例，内固定装置可以提供即时稳定性。横突与上关节突外侧交汇点是腰椎椎弓根螺钉的进钉点。由于解剖结构的个体差异，术中影像对于确定矢状面的进钉角度非常重要。通常情况下，L4椎弓根在头尾方向上为0°，或者与患者的头部到脚趾的连线垂直。由于脊柱前凸，L5椎弓根有5°~10°的尾倾角度，而L3椎弓根有5°~10°的头侧角。术中透视或CT引导可以确定矢状面角度，或者减压后，可用探子探及椎弓根的轨迹。在冠状面上，越向尾侧，椎弓根内倾角越大，L1椎弓根向内倾斜5°，向尾侧每个椎弓根递加5°（表32.1）。置入螺钉的直径为椎弓根直径的70%~80%，长度应为椎体的60%~80%。术前进行测量，术中在通过影像进一步证实。

术中CT引导变得越来越普遍，如果使用恰当，可以提高椎弓根螺钉置入的效率和准确性。如果没有术中CT，也可以使用X线透视来确定螺

表 32.1 腰椎椎弓根螺钉轨迹

椎体节段	矢状位	冠状位
L1	头倾 10°~20°	5°
L2	头倾 10°~20°	10°
L3	头倾 5°~10°	15°
L4	0°	20°
L5	尾倾 5°~10°	25°
S1	多变的	30°

钉的轨迹和深度。根据解剖学标志，首先用高速钻头在进钉点开孔，然后使用弯曲的椎弓根开路器钻入椎弓根并进入椎体，再用球形探子探查螺钉通道，以确保没有突破皮质骨。使用丝锥扩大螺钉通道，再次用探子确认通道在椎弓根内。对于特殊病例，可以应用术中监测或实时成像等辅助手段，但尚未证明可以提高准确性。

测量连接棒的长度，切割并塑形成与预期的脊柱前凸一致的角度。然后将螺帽置于椎弓根螺钉头部的棒上，旋转并最终至锁紧。在关闭切口前，术中透视以确认螺钉的位置和整体序列。如果发现螺钉位置不佳，应该进行调整。在放置新螺钉之前，应该确保没有损伤硬膜囊，神经根或者周围血管（表32.2）。植骨材料的放置与无内

表 32.2 椎弓根螺钉穿破（骨皮质）后可能损伤的结构

穿破（位置）	可能损伤的结构
前方	髂血管
内侧	硬膜囊
外侧	（椎体）节段血管
尾侧	椎间孔内的神经根
头侧	椎间盘

固定装置融合技术相同。

椎弓根螺钉技术是目前最常用的增强融合效率的方式。然而，需要注意的是椎弓根螺钉技术是促进融合而不是融合的替代，如果没有骨性融合，螺钉结构最终一定会失败。

腰椎椎体间融合术

1906 年，Muller 首先报道了最早的前路椎体间融合术（ALIF），用于治疗 Pott 病。Lane 和 Moore 于 1948 年报道了应用 ALIF 技术治疗腰椎退变性疾病。1952 年 Cloward 介绍了后路腰椎椎体间融合术（PLIF），PLIF 技术具有一定挑战性，需要切除关节突内侧以便于椎间隙内双侧支撑植骨，植骨块来源于髂骨。随后，伴随着手术入路、材料和影像学的进步，椎体间融合技术不断发展。

目前经椎间孔椎体间融合手术（TLIF）是应用最广泛的，与 PLIF 相比，TLIF 手术路径更偏外，减少了马尾和腰骶神经根受损的概率，PLIF 采用中线路径，通过切除椎板进入椎间隙。虽然融合率相近，在多节段融合手术中 TLIF 的并发症更少。如今，该技术的进一步改进是直接的侧方入路。

不考虑手术入路，椎体间融合技术的优势在于植入物置于承重的脊椎前柱，这样有助于恢复脊柱前凸，并且融合效率更高。对于节段性不稳，症状性腰椎滑脱，伴矢状面或冠状面不平衡的畸形，复发性椎间盘突出，以及继发于假关节形成的腰痛的病例，均可考虑采用椎体间融合手术。对于椎间隙高度保持较好的相对年轻病例，适于 PLIF 和 TLIF 手术。对于单节段椎间隙塌陷、头尾方向椎间孔狭窄的病例，ALIF 手术是较好的选择，通过恢复椎间隙高度达到对椎间孔的间接减压。对于需要矫正较重畸形的或者不融合概率较高的病例，可以考虑 360° 融合结合椎弓根螺钉固定。椎体间融合与后外侧融合相比，最显著的优势是较高的融合率和矫正畸形的能力，但是可能存在更高的并发症发生率。

PLIF 和 TLIF

PLIF 和 TLIF 的主要区别在于进入椎间隙的入路。PLIF 是直接的后入路，允许较大范围的双侧减压。从内向外进行关节突的切除，操作空间位于行走根的肩上，通过向内牵开行走根暴露椎间隙。高年资医生更倾向于使用 PLIF 技术，尤其对于需要进行双侧减压的病例和 L5/S1 病例（由于髂骨阻挡，侧方入路存在困难）。TLIF 通常是取中线外侧 5~7cm 的后外侧入路，通过多裂肌和最长肌之间的间隙显露关节突关节，然后从外向内切除关节突，操作空间主要在出口神经根的腋下，神经根通常牵向头侧。TLIF 的优势在于可以改良为小切口技术，而 PLIF 手术需要传统的中线切口。但是 TLIF 难以完成行对侧直接减压。对于 L5/S1 以上节段仅需单侧减压的病例，作者倾向于使用 TLIF（图 32.3）。

TLIF 和 PLIF 都采用俯卧位，使用 Jackson 脊柱床，腹部自由悬空以降低腹腔内压力，保持髋关节伸直位以获得较大的脊柱前凸。切皮前应透视确定手术节段。

PLIF 通常取正中线切口向下至棘突和腰部筋膜，骨膜下剥离暴露至关节突关节和横突内侧。如上所述进行双侧椎板切除术，关节突关节内侧面切除术和椎间孔切开成形术。切除黄韧带，暴露硬脊膜和神经根的肩部。减压的碎骨保留用于植骨融合。通过双侧进行椎间盘的切除，用椎间盘铰刀刮除软骨终板。应该避免过度处理终板，否则导致轴向负荷承载能力下降；但是椎间隙处理不充分也会导致不融合。椎间隙处理完毕，首先植入减压的自体碎骨粒，然后植入结构骨块或者融合器。作者倾向于应用同种异体移植物，目前有多种不同的装置和内植物可供选择。在对侧重复进行上述步骤。植入植骨块或者融合器时，通常向内侧轻度倾斜。最后双侧置入椎弓根螺钉系统完成手术。

TLIF 通常取症状侧正中线旁开 4~5cm 处的切口。术前通过 MRI 识别椎旁肌之间无血管组织的平面，并且可以个性化确定切口距中线的距离和入路的角度。通常 3cm 切口，逐层切开，分离显露至关节突关节，使用可扩张的管状或者叶片状牵开器辅助暴露（作者习惯于使用颈前路牵开

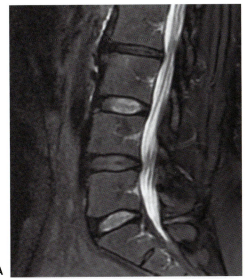

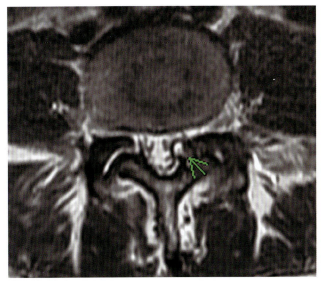

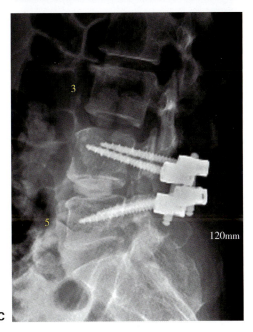

图 **32.3**　经椎间孔椎体间融合术（TLIF）。腰椎 MRI 矢状位（A）和轴位（B）图像。49 岁，女性患者，最初因为严重右下肢疼痛 2 年，考虑为 L4~L5 右侧关节突滑膜囊肿压迫右侧 L5 神经根，接受了微创囊肿切除术，术后疼痛缓解（术前 NRS 为 10/10，术后 12 月为 0/10，术后 12 个月 ODI 功能障碍指数为 4/100）。术后 18 个月左下肢开始出现类似的症状，疼痛逐渐加重 6 个月，复查 MRI 显示 L4~L5 左侧关节突滑膜囊肿，右侧也有复发。由于双侧关节突滑膜囊肿提示腰椎的慢性不稳，同时考虑患者积极的生活方式和接近正常的椎间隙高度，因此建议行囊肿切除同时椎体间融合手术（C），最终选择微创经椎间孔椎体间融合术（MIS TLIF）。术后 6 个月随访，NRS 疼痛评分为 0/10，ODI 指数障碍指数为 2/100

器）。用骨刀或磨钻切除关节突关节以便能充分显露椎间隙，减压的碎骨块用于随后的植骨，一般情况下需要切除入路侧上下椎弓根之间的所有骨质结构。显露出口神经根，并予以保护。内侧暴露至行走神经根的肩部。阻碍融合器进入椎间隙的骨赘可以用磨钻切除。按照标准方法处理椎间隙，保持前方和侧方的纤维环完整。椎间隙处理完成后，将减压的碎骨块植入椎间隙、压实，然后置入结构性移植物。同侧的椎弓根螺钉可以通过同一个切口置入，对侧椎弓根螺钉在影像辅助下经皮置入。

前路腰椎椎体间融合术（ALIF）

ALIF 是以上介绍的后入路手术的替代方案，优势是能最大限度地显露椎间隙，更完整地切除椎间盘，以及置入较大的融合器从而更好地恢复脊柱前凸。ALIF 的主要适应证是伴有顽固性腰痛的单节段退变性椎间盘疾病，而作者通常选择由于椎间隙塌陷导致椎间孔狭窄进而压迫 L5 神经根的病例（图 32.4）。这些病例往往是接受过成功的椎间盘切除手术，但是进行性退变加重，出现腰痛和复发的神经根病变。

一定程度的骨质疏松会导致内植物的下沉，

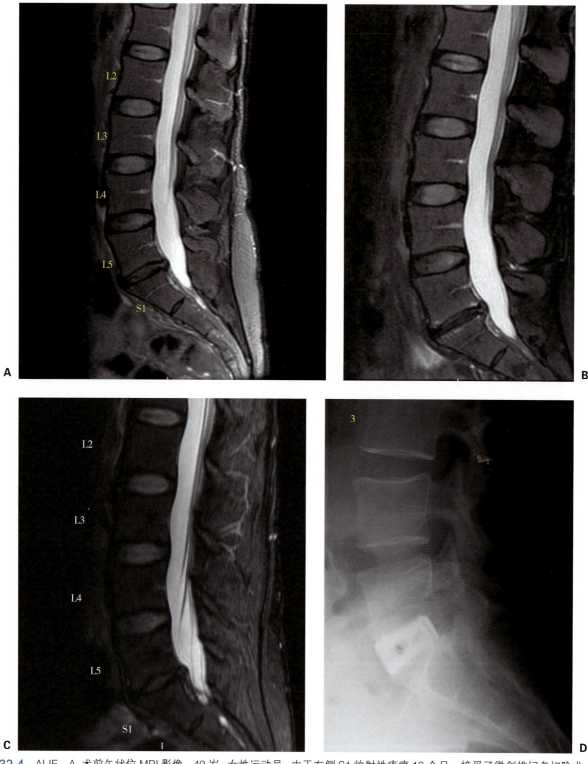

图 32.4 ALIF。A. 术前矢状位 MRI 影像。49 岁，女性运动员，由于左侧 S1 放射性疼痛 18 个月，接受了微创椎间盘切除术，术后症状缓解维持了 8 个月。B. 一次在冰上摔倒后，再次出现症状，MRI 提示椎间盘突出复发。短暂缓解后，第三次出现根性症状，表现在 L5 神经根分布区域疼痛，并且出现足下垂（踇背伸肌力 2/5）。C. 显示椎间隙高度逐渐塌陷导致头尾端椎间孔狭窄，患者接受了 ALIF 手术，椎间隙高度和椎间孔高度得以恢复（D）。术后 3 个月随访，足部肌力完全恢复，腰部和下肢疼痛评分分别为 0/10 和 0/10。融合后 3 个月的 ODI 评分为 2/100

是 ALIF 手术的禁忌证。骨质疏松症并非绝对的禁忌证，如果主要问题是神经受压，而腹侧入路并不能直接神经减压，因此应该考虑其他入路。对于有生育需求的男性病例，应作为手术禁忌，因为 ALIF 手术有导致逆行性射精（1%~6%）的风险，一般认为是由于下腹神经丛的自主神经损伤，神经丛在腹膜后间隙跨越腹主动脉走行。对于既往有腹膜后手术，单发输尿管或外周血管疾病的病例，可能增加手术入路的风险，应该更加严格把握适应证。

针对无神经根病变的慢性腰痛病例，通常需要严密的评估，经过一定时间多种方式的保守治疗，才考虑手术治疗。戒烟非常重要，可以通过血液中尼古丁和一氧化碳试验测定，持续使用尼古丁是腰痛手术的禁忌证。减重（或至少参与一项减重计划），有证明文件的参与多学科脊柱康复计划，参与心理咨询，包括失败的危险因素的评估（如抑郁症，继发性获益）以及恐惧回避行为的认知治疗，以上均需在手术前完成。物理治疗（包括灵活性训练和核心肌肉力量训练）也应该进行。手术前还应咨询疼痛管理专家。一些医生建议术前腰围试验，如果反应良好可能预期较好的手术疗效，但目前尚无证据支持。

ALIF 手术的最常应用节段是 L4~L5 和 L5~S1。手术体位是仰卧位，通过垫圆枕或屈曲手术床维持腰椎前凸，便于显露椎间隙。左侧切口，从主动脉侧方显露脊柱，容易牵开，一旦损伤，主动脉比腔静脉更容易修复。通常普通外科医生或血管外科医生比较熟悉本入路，可以协助显露。如果从髂前上棘向耻骨联合引一条线，平行于该线在其内侧做手术切口。

摆好体位后，我们可以使用术中 C 臂透视机来协助计划手术切口。首先分开腹直肌前鞘，将腹直肌的外侧边缘牵向内侧，识别腹直肌后鞘。将腹直肌后鞘纵向切开，进入腹膜前间隙。移开腹膜内容物并牵拉至中线，识别并保护输尿管。侧方为为腰大肌，向内侧可探及椎体。对于 L4~L5 节段，应该向内侧牵开主动脉和腔静脉，为了便于显露，通常需要结扎髂腰静脉。对于 L5~S1 水平，可以在髂总血管之间进入椎间隙。连接在手术床上的牵开器系统与固定在椎体上的牵开钉配合显露。术中透 C 臂透视机确定正确的手术节段和中线，避免血管和神经损伤风险。

在腹侧切开纤维环，保留侧方一小部分纤维环的完整。完整摘除椎间盘组织。根据病变情况和椎间隙的撑开程度，后方纤维环可以切开，但是通常不建议，除非在直视下良好的视野并且有明确的指征。切开后方纤维环和后纵韧带可能面临硬膜外出血和脑脊液漏的风险，这两种风险都不能从前方入路得到很好的处理。椎间隙处理完成后，植入合适大小的内植物。对于单独使用的 ALIF，作者倾向于带有前凸钛融合器和 rhBMP。另外，还有很多不同特点的内植物可供选择。

生物力学研究证实，与单独融合器相比，结合腹侧钢板系统能够提高过伸和侧屈的稳定性。目前市场上也有一些钢板和植入物一体化的装置。当存在 360° 不稳定，或者低融合率风险，可考虑辅以后路融合。如果为了增加固定强度辅以后路固定，经皮椎弓根螺钉系统可以减少手术时间和失血量。

结论

目前有很多种可供脊柱外科医生选择的腰椎减压融合手术入路和方式。在确定手术方式之前，需要仔细全面评估患者的症状、体征和影像学资料，常常可能不止一种选择，可以进一步根据患者的期望值和目标做出决定。

参考文献

[1] Atlas SJ, Keller RB, Wu YA, et al. Long-term outcomes of surgical and nonsurgical management of sciatica secondary to a lumbar disc herniation: 10 year results from the maine lumbar spine study. Spine (Phila Pa 1976) 2005;30(8):927–935.
[2] Burkus JK, Gornet MF, Dickman CA, et al. Anterior lumbar interbody fusion using rhBMP-2 with tapered interbody cages. J Spinal Disord Tech 2002;15(5):337–349.
[3] Dhall SS, Choudhri TF, Eck JC, et al. "Guideline update for the performance of fusion procedures for degenerative disease of the lumbar spine. Part 5: Correlation between radiographic outcome and function." Journal of Neurosurgery: Spine 2014;21(1): 31–36.
[4] Findlay GF, Hall BI, Musa BS, et al. A 10-year follow-up of the outcome of lumbar microdiscectomy. Spine (Phila Pa 1976)

1998;23(10):1168–1171.

[5] Groff MW, Dailey AT, Ghogawala Z, et al. Guideline update for the performance of fusion procedures for degenerative disease of the lumbar spine. Part 12: Pedicle screw fixation as an adjunct to posterolateral fusion. J Neurosurg Spine 2014;21(1):75–78.

[6] Humphreys SC, Hodges SD, Patwardhan AG, et al. Comparison of posterior and transforaminal approaches to lumbar interbody fusion. Spine (Phila Pa 1976) 2001;26(5):567–571.

[7] Koebbe CJ, Maroon JC, Abla A, et al. Lumbar microdiscectomy: a historical perspective and current technical considerations. Neurosurg Focus 2002; 13(2):1–6.

[8] Lurie JD, Tosteson TD, Tosteson AN, et al. Surgical versus non-operative treatment for lumbar disc herniation: Eight-year results for the spine patient outcomes research trial (SPORT). Spine (Phila Pa 1976) 2014;39(1):3–16.

[9] Mummaneni PV, Dhall SS, Eck JC, et al. Guideline update for the performance of fusion procedures for degenerative disease of the lumbar spine. Part 11: Interbody techniques for lumbar fusion. J Neurosurg Spine 2014;21(1):67–74.

[10] Peul WC, van Houwelingen HC, van den Hout WB, et al. Surgery versus prolonged conservative treatment for sciatica. N Engl J Med 2007; 356(22):2245–2256.

[11] Resnick DK, Watters WC 3rd, Mummaneni PV, et al. Guideline update for the performance of fusion procedures for degenerative disease of the lumbar spine. Part 10: Lumbar fusion for stenosis without spondylolisthesis. J Neurosurg Spine 2014;21(1):62–66.

[12] Resnick DK, Watters WC 3rd, Sharan A, et al. Guideline update for the performance of fusion procedures for degenerative disease of the lumbar spine. Part 9: Lumbar fusion for stenosis with spondylolisthesis. J Neurosurg Spine 2014;21(1):54–61.

[13] Rosenberg WS, Mummaneni PV. Transforaminal lumbar interbody fusion: technique, complications, and early results. Neurosurgery 2001;48(3): 569–575.

[14] Tosteson AN, Tosteson TD, Lurie JD, et al. Comparative effectiveness evidence from the spine patient outcomes research trial: surgical vs. nonoperative care for spinal stenosis, degenerative spondylolisthesis and intervertebral disc herniation. Spine (Phila Pa 1976) 2011;36(24):2061–2068.

[15] Weinstein JN, Lurie JD, Tosteson TD, et al. Surgical compared with nonoperative treatment for lumbar degenerative spondylolisthesis. Fouryear results in the Spine Patient Outcomes Research Trial (SPORT) randomized and observational cohorts. J Bone Joint Surg Am 2009; 91(6):1295–1304.

[16] Weinstein JN, Tosteson TD, Lurie JD, et al. Surgical versus non-operative treatment for lumbar spinal stenosis four-year results of the Spine Patient Outcomes Research Trial (SPORT). Spine (Phila Pa 1976) 2010; 35(14):1329–1338.

第三十三章 颈椎与腰椎椎间盘置换术、棘突间装置和运动保留术

John M. Rhee
Bradley Moatz

颈椎关节成形术

背景

颈椎前路椎间盘切除减压融合（ACDF）用于治疗保守治疗无效的神经根型颈椎病和脊髓型颈椎病已经超过 50 年。1958 年，Smith 和 Robinson 首次描述的这一手术程序，椎间盘和与软骨下骨一起被切除，间隙填充自体髂骨植骨。Clowards 随后报道了使用圆柱状同种异体骨移植替代自体骨。20 世纪 90 年代开始使用钢板固定减少了术后制动的需要。由于其在缓解神经压迫症状的高成功率，这一手术方式至今作为治疗脊髓压迫症状的黄金标准。然而，ACDF 因融合消除了手术节段的运动功能，也存在假关节形成和（或）取骨区并发症。另一个需要关注的是 ACDF 加速相邻节段退变的可能性。尽管尚未有充分证据表明颈椎间盘置换术的优势，它可以保留节段运动避免、邻近节段退变，有利于早期功能恢复。

1956 年，Streenbruggh 在法国发布了第一个人工颈椎间盘的专利信息。6 年后，瑞典的 Fernström 在 133 名椎间盘切除患者中植入了不锈钢半球形的人工椎间盘，其中腰椎 125 例，颈椎 8 例。1995 年，McKenzie 报告了 67 例 Fernström 手术患者 10~20 年的随访数据，有很高的成功率并且 95% 的患者认为手术是值得的，其中只有一个患者需要取出假体。然而，最终由于假体过度活动导致假体经常侵入椎体终板，在随后的 20 年里人工颈椎间盘不再受到欢迎。

20 世纪 80 年代使用的人工腰椎间盘帮助人们恢复了对人工颈椎间盘的兴趣。在东德的 Chartie 医院工作的 Drs.Kurt Schellnack 和 Karin Buttner-Jans，设计了三片式三明治样假体，由两端金属终板和中间一个可滑动聚乙烯内芯组成。1984 年，第一例 SB Chartie 人工腰椎间盘假体置换手术在柏林完成，当然也存在着假体下沉和断裂的问题。

目前 FDA 批准的设备

以下颈椎间盘替换产品是在撰写本书时，获得 FDA 批准的：

- Prestige TM ST 人工颈椎间盘（Medtronic Sofamor Danek，Memphis，TN）。
- Prodisk-C 人工颈椎间盘（Synthes，Inc.，New York，NY）。
- Bryan 人工颈椎间盘（Medtronic Sofamor Danek，Memphis，TN）。
- Secure-C 人工颈椎间盘（Globus Medical Inc.，Audubon，PA）。
- PCM 颈椎间盘（NuVasive，Inc.，San Diego，CA）。
- Mobi-C 颈椎间盘（LDS Spine USA，Inc. Austin，TX）。

Bryan 人工颈椎间盘由两个钛合金外壳和聚氨酯核组成。该假体的终板有一层有利于骨长入的多孔的涂层，因此没使用器械固定在椎间盘空间内。其核心部分是被填充有生理盐水的聚氨酯护套包围，为了容纳潜在的磨损碎屑并作为初始润滑剂。

Prodisc-C 由两个中间带柄的钴铬钼合金终板和超高分子量聚乙烯（UHMWPE）内核组成。这种

形状的假体设计和人工腰椎间盘 Prodisc-L 相似。

多孔涂层运动人工间盘假体或 PCM 颈椎间盘系统，由两端金属片和超高分子量聚乙烯（UHMWPE）内核组成。它具有宽的曲率半径可以在外侧提供更多的终板支撑。终板外表面是磷酸钙涂层和锯齿样突起，有助于其锚定至终板。

还有很多其他的假体还在发展完善中，以维持节段运动，椎体排列和椎间盘高度为目标。此外，它们应该产生最少量的可能会引发炎症反应的磨损碎屑，还要具有与 ACDF 相当的益险比。

活动范围

人工颈椎间盘置换术与 ACDF 相比，能保留更多的运动功能，因此可以避免邻近节段的退变。多项研究表明，与 ACDF 相比，人工颈椎间盘置换术后患者的颈椎节段活动度更接近生理值。Auerbac 等报道，与 ACDF 相比，人工颈椎间盘置换术增加了颈椎的活动度，并且这种差异持续至术后 2 年。Goffin 等用电影荧光透视法测量 40 例患者在过伸过屈位时的相邻节段活动度。他们发现，人工椎颈间盘置换组的活动范围与正常志愿者组相同，几乎具有同步运动模式。融合组的整体运动范围缩小，但邻近节段运动范围增加。

邻近节段退变

ACDF 诱导加速退变的潜在风险集中在相邻节段。值得注意的是，邻近节段退变是手术节段上位或下位节段退变的一种放射学表现。Goffin 等对行前路融合治疗的患者进行了长期随访，发现影像学退变发生率为 92%。Gore 和 Sepic 随访了接受过 ACDF 术后平均 5 年的 121 例患者。他们发现，25% 的患者之前的颈椎病继续发展，25% 患者有了新的颈椎病。Baba 等对 106 名接受了 ACDF 的脊髓型颈椎病患者做了平均 8.5 年的随访，25% 的患者在融合节段上方的出现了椎管狭窄，但邻近节段退变与临床症状之间没有关系。此外，同样要记住的是，正常的年龄增长也会导致邻近节段的退变。邻近节段退变是由于 ACDF 加速还是自然史，人工颈椎间盘置换术能否比 ACDF 减少邻近节段退

变的发生，还有待研究。

邻椎病是指导致临床症状（疼痛或神经功能障碍）的邻近脊柱节段的退变。Hillibrand 等对 374 位患者做了长达 21 年的随访，在手术后的前 10 年中，邻椎病发生率相对恒定，每年约为 2.9%。此外，接受颈椎前路融合患者中有 25% 在融合后的 10 年内有出现新的症状。有症状的邻近节段退变好发于 C5/C6 和 C6/C7。与直觉相反，与单一节段融合患者相比，多节段融合患者不容易发生邻近节段退变。作者的结论是，邻近节段退变更有可能归因于颈椎病的自然史而不是融合手术本身。

颈椎前路融合导致临近节段代偿运动丧失的概念可能是正确的。生物力学研究强烈支持融合术后邻近节段运动学的改变。DiAngelo 等发现，颈椎前路融合后邻近节段运动增加以弥补手术节段运动的损失，而人工椎间盘置换术既没有改变手术节段也没有改变邻近节段的运动。Eck 等在尸体的模型中，于 C5/C6 模拟融合之前和之后，分别测量了 C4/C5 和 C6/C7 椎间盘内的压力。他们发现椎间盘内压力在头侧和尾侧分别增加 73% 和 45%。Gurvinder 等在融合模型中进行有限元分析发现，一个节段的融合可导致屈伸和旋转运动范围增加 30%，当融合两个节段时，这个数字会翻倍。尸体研究的批评者指出，上述研究存在固有的设计局限性，包括：无法模拟真正的骨性融合、难以评估椎旁肌肉的稳定作用、仅评估即刻而非长期的改变和无法评估临床相关性。

ACDF 潜在的并发症

一些研究报道了融合节段数量与假关节形成之间的直接关系。Brodke 和 Zdeblick 报告了单节段 97% 的融合率和 3 个节段 83% 的融合率。Bohlman 等报告了单节段融合 11% 的假关节形成率，在多节段融合中，假关节形成率增加到 27%。假关节形成的患者大约 2/3 是有症状的，其中 17% 需要翻修手术。当前单段的 ACDF 手术，使用同种异体骨和钢板固定融合率接近 90%。

与 ACDF 术中需取自体髂骨相比，颈椎盘置换术不需要从髂骨取自体骨从而减少手术时间和

术后相关并发症的发生率。骨移植并发症如疼痛和感染据报道在18%~30%的情况下发生。颈椎间盘置换术也不再需要钢板内固定术。一方面，接受颈椎融合术后，许多患者需要佩戴托并需要持续一段时间的制动；另一方面，接受颈椎间盘置换术的患者，因为没有融合的目的，可以在术后2周内恢复正常活动。应该注意的是，一个随机对照研究发现，ACDF术后佩或者不佩戴颈托没有差别。因此，术后制动并不是ACDF的普遍劣势。

选择合适的患者

与脊柱融合术类似，颈椎间盘置换术的成功取决于正确的患者选择。颈椎间盘置换术的适应证包括：

- 有症状的颈椎间盘突出或颈椎病在一个或多个节段引起的神经根性症状或轻度颈髓压迫症状。
- 与ACDF类似，那些没有显著的神经症状者应该先接受非手术治疗。

尚未证实的相对适应证，包括3个或3个以上有症状的节段或融合节段的邻近节段。

颈椎间盘置换术的禁忌证包括：

- 颈椎不稳。
- 骨髓炎。
- 感染。
- 骨质疏松症。
- 严重的关节突关节病突。

如患者之前存在后纵韧带骨化、强直性脊柱炎、弥漫性特发性骨肥大等可发生运动功能丧失的情况，则不适合颈椎间盘置换。颈椎间盘置换用于治疗颈椎间盘退变引起的颈部轴性疼痛尚不明确。颈椎间盘置换术应用于严重颈椎病尤其是脊髓型颈椎病患者仍有争议。我们认为，颈椎间盘置换术最适用于伴有软性突出、症状相对较轻的年轻颈椎病患者。

临床结果

迄今为止，在美国食品药品监督管理局（FDA）

器械临床研究豁免（IDE）协议指导下，已经完成5项关于颈椎间盘置换的随机临床研究。这5项研究都是大型多中心前瞻性随机临床研究，比较人工颈椎间盘置换术和同种异体骨植骨联合钛板固定的ACDF之间的差异。这些研究是由以产品批准为目标的企业赞助进行的。从统计学上来说，这些研究并没有证实有哪一种技术是优于其他的。

Mummaneni等进行了一项包含541例患者的多中心前瞻性随机研究，比较Prestige ST假体置换和ACDF之间的差异，其中Prestige Ⅱ假体置换组276名患者，ACDF对照组265名患者。临床结果包括颈部残疾指数（NDI）、SF-36健康调查量表、颈部和手臂疼痛评分。两组患者均用放射影像评估运动角度和融合情况。最近发表了患者术后定期随访至7年的数据，541例患者中有395例（73%）（212例置换组和183例对照组）完成7年的临床随访。术后1.5个月两组患者都取得了显著的改善，这种改善维持了7年。术后7年随访结果，置换组患者NDI从术前的基线改善至37.5，对照组至31.9，两组差异有显著统计意义（$P=0.002$）。两组患者7年间整体神经功能的改善和维持率，置换组（88.2%）较对照组（79.7%）高并且差异有统计学意义（$P=0.011$）。假体保持的7年平均活动度为6.75°。置换中的后续翻修手术或附加固定术明显较低。此外，包括相邻节段的后续手术发生率在置换组（4.6%）低于对照组（11.9%）。

Zigler等近期报告了FDA主导IDE研究的5年数据，它评估了ProDisc-C假体相对于融合的安全性和有效性。来自13个地方的209例患者（103例ProDisc-C和106例ACDF）被随机分组接受治疗，用NDI评分、颈部和手臂疼痛视觉模拟量表（VAS评分）、SF-36评分、神经系统检查、不良事件发生率，以及患者满意度VAS评分来评估临床结果。ProDisc-C组2年随访率为98.1%，ACDF组为94.8%。ProDisc-C组5年随访率下降至72.7%，ACDF组则为63.5%。在术后2~5年，这两组患者的所有临床结果与基线相比，统计学和临床上都有显著改善。术后5年，ProDisc-C组患者的颈部疼痛强度和频率明显低于对照组。目前，还没有关于 ProDisc-C 假体失效或假体移位的报告。作者还注意到，术后 5 年，置换组患者的手术节段运动功能得以保留并且 5 年内再手术（手术节段或邻近节段）率为 2.9%，而对照组再手术率则为 11.3%

Sasso 等报告了 FDA 引导的 IDE Bryan 人工颈椎间盘多中心研究 4 年的随访结果。242 例患者被随机分至 Bryan 椎间组，221 名患者被分至 ACDF 组，一个安全性和有效性指标的综合变量——总体成功率为主要的预后评估指标，同时还进行了继发测定的评估。对 Bryan 组 181 例患者和 ACDF 组 138 例患者的 4 年随访发现，两组的 NDI 评分都较术前大幅下降。2 年随访时置换组患者的 NDI 得分明显改善并持续至 4 年随访。Bryan 置换组和融合组患者的 4 年整体成功率分别为 85.1% 和 72.5%（$P=0.004$）。第 48 个月，Bryan 置换组患者的平均活动范围为 8.48°。两组患者的总体和严重不良事件发生率、手术节段和相邻节段继发翻修率也类似。

Coric 等进行的一项前瞻性、随机多中心研究，报告了 Kineflex C 人工颈椎间盘置换和 ACDF 治疗单节段颈椎病的 2 年随访结果。主要评价指标包括 VAS 评分和整体临床成功率，颈椎间盘置换组更有优势。两者患者的 NDI 评分都有显著改善但 24 个月内无显著差异。尽管颈椎间盘置换组患者的邻近节段影像学退变明显较低，但两组患者邻近节段的再手术率无明显差异，。

Phillips 等报告了一项 342 例患者（189 例 PCM，153 例 ACDF）前瞻性、随机性研究 2 年的随访结果。术后 2 年随访发现，颈部和手臂疼痛分数、NDI 评分、SF-36 评分和神经系统症状较术前基线都显著改善。PCM 组患者术后 2 年的 NDI 平均分值较低，但两组患者的严重手术相关不良事件发生率或再次手术率无统计学差异。与 ACDF 组相比，PCM 组患者的吞咽困难发生率更低，满意度更高。

值得注意的是，尽管这些 IDE 研究具有很高的质量，但它们并非没有排除固有的偏见，这可能会对研究结果产生重大影响。FDA 研究的批评者指出，研究设计中存在一些固有的偏见。例如，非盲试验可能导致患者在选择时产生偏倚，人工间盘置换被认为是较新的、前沿的技术，因此是"更好"的选择。此外，再次手术的决定，在大多数情况下并不是一个完全客观的决定而且肯定会受到外科医生和患者的偏见的影响，这也会影响翻修手术或不良结果的发生率。由于患者相信人工间盘置换可避免在网上看到的所有 ACDF 的缺点，他们更能忍受可能遗留的症状，因为他们相信已经得到更好的选择。在大多数的研究中，返回工作的时间更有利于人工颈椎间盘置换术，但这可能是由于外科医生对人工间盘置换术患者术后的制动较 ACDF 更少，而不是人工颈椎间盘置换术的固有优势的反映。另一个可能招致批评是对照组融合患者的总体的成功率只有 70%。在临床实践和其他研究中，这个总体成功率要高得多。在 IDE 研究中和之外的 ACDF 患者结果差异，可能的原因之一是与所谓的"买家懊悔"有关，这些患者希望在试验中被分配至椎间盘置换组，但最终被随机分配到传统的 ACDF 组。最后，长期随访数据的研究因随访率相对较低所限。

手术技术

颈椎间盘置换术的入路是标准的 Smith-Robinson 入路，与 ACDF 入路相似。值得注意的是，如果术中发现或透视影像较差无法行椎间盘置换的情况，应做好融合手术的准备。患者取仰卧位，肩后部可垫一小毛巾，使颈椎处在一个轻度前凸的位置。两肩可向下牵开，但要避免过度牵引，尤其手术节段位于 C6/C7 水平时，确保术中颈椎侧位影像清晰显示。

手术过程中，应采取谨慎的止血措施，以最大限度地减少失血，防止血肿形成，因这可能导致异位骨化。使用可调节的 Caspar 撑开器，提供椎间盘手术的空间。术中侧位透视用于确定合适的定位针和中线位置，这对于颈椎间盘置换术和 ACDF 来说是非常重要的。同样重要的是，要确定双侧的钩椎关节，因为这将有助于定位到解剖学的中线。大多数人工颈椎间盘系统需要去除后纵韧带，以防止后方栓系并保证合适的假体尺寸。终板的准备工作因使用的假体类型而异。通常，制造商为这部分手术提供专门的工具。使用术中透视检查确定假体的尺寸和位置。重要的是要确认在目标椎间盘水平上获得正确的正位和侧位图像，以确保正确的假体力线（图33.1）。在使用试模进行椎间隙评估后再植入假体。关闭切口前，骨蜡封闭 Caspar 撑开器钉道留下的螺丝孔，切口止血完毕后，常规方式闭合切口。

手术后，有人建议单节段颈椎间盘置换患者颈托固定1~2周，多节段颈椎间盘置换患者固定3~4周。也有人选择不使用颈托固定。患者可在术后2周内服用非甾体类抗炎药，以防止异位骨化。患者可立即恢复到正常生活，也可于手术后6周开始物理治疗。

并发症

颈椎前路手术入路相关并发症包括食道损伤、椎动脉损伤、吞咽困难／发音障碍、硬膜撕裂、声带麻痹、咽部血肿、感染、脊髓或神经根损伤。假体并发症如骨折或脱位相对罕见，但也可能发生。术中假体尺寸选择不佳或长时间缺乏骨长入可导致假体移位、松动或医源性畸形。生物因素也可能导致骨植入界面的失败，导致下沉、脱位或椎体骨折。宿主对假体的反应可导致发生异位骨化或炎症。当身体对磨损颗粒产生反应会触发炎症细胞因子释放，引起炎性反应。

腰椎间盘置换术

背景／腰椎间盘置换术的基础理论

腰椎间盘退行性疾病是腰痛的常见原因。如果保守治疗失败，患者和他们的主治医生可能会考虑手术。虽然有争议，腰椎融合术治疗慢性盘源性下腰背痛一直被认为是"金标准"。这是由于难以确定椎间盘是否为疼痛的根源。腰椎融合长期的结果和潜在的并发症包括假关节形成、自体取骨部位不适、邻近节段退变。腰椎间盘置换术替代融合术就是为了避免这些并发症同时缓解疼痛。然而，治疗

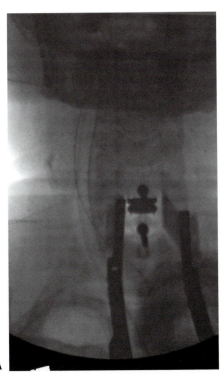
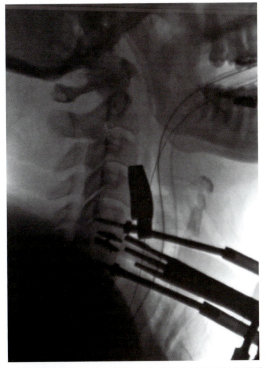

图 33.1　在手术过程中，在使用术中透视检查时，应该用试模来验证假体的大小和位置。这确保了最终选择的假体大小和位置在正位（A）和侧位（B）视图上都是理想的。重要的是要确认这些正位和侧位是真正的正位及侧位图像，确保假体的对线良好

轴性下腰痛的主要困难仍然在于发现实际的疼痛发生源头。因此，在绝大多数情况下我们一般不推荐椎间盘退变的轴性下腰痛患者行手术治疗。

腰椎间盘置换的起源于 20 世纪 50 年代末，Fernström 从腰椎后路在椎间隙内植入不锈钢球形假体。目的是恢复椎间隙高度，同时保持脊柱的运动功能。长期随访结果很差，沉降率高合并椎间孔狭窄。20 世纪 80 年代早期，Schellnack 和 Buttener Jans 植入了 Charité SB 假体。从那时至今，在欧洲已经有成千上万的假体植入。作为一项随机对照研究的一部分，美国于 2000 年 3 月完成第一例腰椎间盘 SB Charité Ⅲ 假体置换术。

生物力学因素

正常的椎间盘能够承受几十年的各种压力负荷包括行走时可达身体重量的 2.5 倍的压力，举起重物时几乎达到了身体重量 10 倍的压力。椎间盘变性发生于 30 岁后髓核逐渐开始失去水分并皱缩。然后压力转移到周围的纤维环，这使得纤维环更容易变弱和撕裂。脊柱的前柱在退变前承担大约 80% 的压力负荷，但随着椎间盘退化，更多的负荷由脊柱后柱结构来承担，尤其是关节突关节。腰椎间盘置换术并不包含关节突关节，因此需要在术前进行仔细的检查。年龄、直立的姿势、两足行走都将不可避免地导致连锁退变反应。

脊柱运动学被描述为有 6 个自由度，包括：屈伸、左右侧弯、左右轴向旋转以及前后、左右、上下的轴向移动。每个运动节段展示了个体广泛的多样性，即使同一个个体的不同节段也不相同。腰椎屈伸展范围从 12.7°（L1~L2）到最大发生在 L5~S1 节段的 19.6°。因为每个脊柱水平运动的异质性，腰椎间盘置换不太可能复制患者自然解剖的确切特征。生物力学和运动学研究发现腰椎融合邻近节段的活动与颈椎类似。屈伸过程中，邻近节段过度活动，椎间盘内压力也随之增大。

植入物的设计

腰椎间盘置换术的假体设计是复制一个完整的运动节段，而不是一个完整的运动生物力学的

原生态椎间盘。早期试图模仿原生态椎间盘的弹性假体已被证实由于机械故障效果不佳，最终已被市场淘汰。腰椎间盘置换假体作为滑动旋转关节的活动范围大于弹性假体。滑动关节模型对假体的机械性能需求减少而转移到天然组织。

腰椎间盘置换术中的限制型假体概念指假体限制椎体运动节段在自然运动范围内的能力。例如，非限制型假体不会限制椎体运动节段运动超出了生理范围，而过度限制型假体会将运动限制在比生理状态更小的范围。非限制型假体包括与轴向旋转相关的 Charité 假体、Prodisc-l 假体和 Maverick 假体。然而，这些假体在压缩 - 牵拉平面却是过度限制型。Charité 假体有一个移动核心关节，可在矢状和侧向平移的极限生理情况下限制活动，因此是无限制型假体。另一方面，ProDisc-L 假体和 Maverick 假体在特定平面上是过度限制。通过增加限制，运动节段的整体稳定性也增加。这可能导致活动范围减少和终板受力增加。体外研究表明，限制减少会导致关节突关节应力增加。

ProDisc 假体是在 20 世纪 80 年代末设计的，由上下钴铬钼 3 种合金成分的终板和配适在下终板的超高分子量聚乙烯核心构成。上下终板通过一个中央龙骨和两个突起固定在椎体。假体是模块化设计，提供了 2 种尺寸的终板、3 种高度的聚乙烯核心、2 个角度的脊柱前凸角。自 1999 年 12 月以来，目前设计的 ProDisc 假体已应用于欧洲的 8000 多名患者。在美国，ProDisc 假体被批准用于 L3~S1 的水平（图 33.2）。

美国 FDA 于 2004 年 11 月批准了 SB Charité 假体，该装置是 20 世纪 80 年代初在东德设计的，随后进行了数次重新设计，最终版本于 1987 年推出。它由两个金属合金终板和一个超高分子量聚乙烯制成的独立滑动核心组成；从理论上讲，聚乙烯的核心更接近于生理活动。终板通过一些高度 2.5mm 的齿状突咬合在椎体上；与 ProDisc 假体一样，Charité 假体也被批准用于 L4~S1 节段。以 Charité 命名的假体在 2010 年终止使用。在撰写本文的时候，Charité 假体已经从市场上撤回，它的

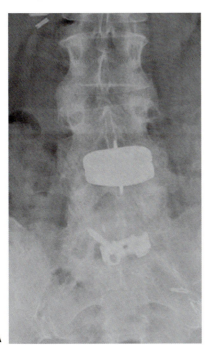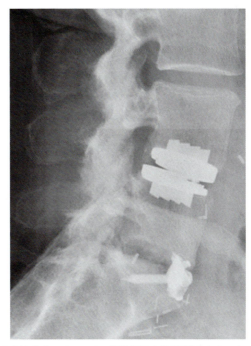

图 33.2　正位（A）和侧位（B）X 线片显示一位经历了杂交手术的患者，在 L5~S1 节段行前入路椎间融合术，在 L4~L5 节段行腰椎间盘置换术

继任者 INMOTION 假体也没有在美国市场销售。Maverick 假体取消了聚乙烯组件，采用了一种金属 – 金属，球 – 窝式关节形态。撰写本文的时，由于专利侵权诉讼，Maverick 假体没有在美国市场销售。

适应证

腰椎间盘置换术的适应证是由于椎间盘退变引起的慢性下腰痛，经过持续 6 个月以上保守治疗无效。盘源性疼痛局限于一个节段，年龄为 18~60 岁的患者，且无超过 I 度的腰椎滑脱。禁忌证与前路腰椎融合术类似。我们应该询问患者既往腹部手术的类型和数量，因为既往腹部手术瘢痕会导致严重的血管并发症。活动性感染或植入部位的感染是腰椎间盘置换术的另一禁忌证。影响骨骼质量的条件，包括 Paget 病和骨软化症，是假体下沉的高危因素。另外，被定义为双能 X 线吸收量测定骨密度 $t \leqslant -1.0$ 的骨量减少或骨质疏松症也是腰椎间盘置换术的禁忌证。其他的禁忌证包括对假体的过敏、腰椎滑脱、既往外伤所致的椎体压缩以及如椎间盘突出导致的孤立的神经根压迫症状。如上所述，应该对关节突关节情况进行严格的评估。如果关节突关节退变明显，腰

椎间盘置换术后的运动可能会引起疼痛。此外，严重的关节突退变和伴随的增生会导致椎管狭窄。主要担心的问题是假体脱位，这可能会导致灾难性的血管并发症。最后，许多外科医生提倡在腰椎间盘置换术之前行椎间盘造影检查，尽管这不是 FDA 临床试验的要求。

临床结果

几个多中心的 FDA 随机临床研究对腰椎间盘置换术和腰椎融合的安全性和有效性进行了评估。Charité 试验是一项非劣效性研究，将 304 名患者随机分为两组，腰椎间盘置换组使用 Charité III 假体（$n=205$），前路椎间融合组使用自体髂骨和 BAK 椎间融合器，进行 2~5 年随访。入选标准是 L4~S1 单节段椎间盘退变性疾病、没有神经根病变的背部和（或）腿部疼痛、VAS $\geqslant 40$、ODI $\geqslant 30$、6 个月以上的保守治疗无效。主要的评价指标：VAS、ODI 和总体临床成功率（定义为 ODI 有 25% 的改善，没有假体失败，没有重大的并发症，也没有神经功能的恶化）。患者满意度作为次要的评价指标。2 年随访结果中，腰椎间盘置

换组患者的 VAS 平均改善为 −40.6%，而腰椎融合组为 −34.1%，腰椎间盘置换，置换组患者的平均功能损害较基线改善 −24.3%，腰椎融合组患者为 21.6%，这两种差异均无统计学意义。5 年随访结果中，腰椎间盘置换组患者的满意度评分为 78%，融合组为 72%，尽管只有 57% 患者的数据来源于最初的随机分组人群；影像学评估手术节段平均运动范围，腰椎间盘置换组患者为 6.0°，融合组为 1.0°，这两组数据也无统计学意义。

ProDisc 假体研究也被设计成一项非劣效性研究，将 236 例患者随机分为两组，ProDisc-l 假体组（n=161）和腰椎环形融合（股骨环形同种异体植骨前路融合、后外侧自体髂骨植骨融合辅助椎弓根螺钉固定，n=75）。入选和排除标准与 Charité 假体研究相似。临床成功评估使用 4 个临床预后指标和 6 个影像学预后指标（ODI 增加 15%、SF-36 改善、手术节段无再次手术、无神经功能损害、无假体移位、无沉降和骨吸收透亮带等）。另外的评价指标包括功能障碍与 VAS 疼痛评分，并报道 2 年和 5 年的随访结果。

2 年随访结果，两组患者的平均功能损害评分改变（ProDisc 组 −28.9% 和融合组 −22.9%）、VAS 疼痛分数变化（ProDisc 组 −39%，融合组 −32%），均无统计学意义，两组患者的并发症发生率和再次手术率（ProDisc 组 3.7% 和融合组 5.4%）也无明显统计学差异。随访率为 81.8% 的 5 年随访结果显示：ProDisc 组和融合组患者的功能指数与基线相比都有显著改善；8% 的 ProDisc 组患者和 12% 的融合组患者接受了二次手术；节段活动在 3~5 年减少了 0.5°，尽管仍在正常范围；两组患者的 VAS 值较术前均降低了 48%，满意度仍保持在 77% 的高水平，表现为 82.5%。ProDisc 组患者仍然愿意选择置换，而只有 68.0% 融合组患者愿意选择融合。

对 Charité 和 ProDisc 假体持批评意见的学者列举了许多对研究方法的顾虑。例如，在 Charité 假体研究中对照组使用的 BAK 融合器引发了很多争论。在进行这项研究时，BAK 融合器是 FDA 唯一批准的融合器，它最好的临床效果应用于椎间隙塌陷的患者。而 Charité 假体研究的一个排除标准是椎间盘高度小于 4mm，这就导致了对照组患者的临床成功率较低（46.5%）的偏倚，这与其他研究结果明显不同（临床成功率 85%~95%）。

用 ODI 增加百分比来定义临床成功率应用于 Charité（25%）和 ProDisc 假体（15%）研究中，被认为试验不够严谨也遭到批评，他们认为。几位作者指出，与临床上相关的 ODI 增加始于保守治疗方案的 30%，并且在更昂贵 / 更具研究性的方案中，这个数字会更高。Resnick 和 Watters 指出，这两项试验都没有将阿片类药物的使用或疼痛缓解作为临床成功标准。在 Charité 假体试验中，被认为取得了临床成功的患者中，有 64% 在手术后的 2 年里使用了麻醉止痛药。在 ProDisc 假体试验中，没有明确定义疼痛位置，这可能导致对照组的偏倚，因为在对照组中，需要采集自体髂骨作为融合植骨材料。最后，考虑到置换组平均年龄只有 39 岁和未证实的腰椎假体的追溯记录，这两项试验都只有 5 年的随访期，时间还不够充分。

手术技巧

腰椎间盘置换术的外科手术入路与前路腰椎间融合术相似。术前应仔细检查评估患者的影像学结果以确定患者血管与椎间隙的相对位置。患者取仰卧位于可透视的手术床。对于 L5~S1 节段，患者骶骨后面置入衬垫以减少腰椎前凸，这将使 L5~S1 间隙处于更易于接近的垂直方向，便于假体的植入。

常取腹膜后入路，因为与经腹膜入路相比，它可以减少逆行性射精和肠梗阻的风险。该入路始于横行或水平皮肤切口，然后根据皮肤切口方向切开腹直肌筋膜，钝性分离并向外侧牵开腹直肌，将整个腹膜囊从腹壁上钝性移开，沿腰大肌方向后外侧分离组织，常用一个环状铰链式的牵开系统帮助牵开腹膜和大血管。一旦椎间盘显露，就用一个不透 X 线的标记物来标记。术中透视检查来确定椎间盘节段和椎间盘的中心。

然后进行完整的椎间盘切除术，刮除上下椎体的软骨终板。如发现椎体终板有后唇，应将其平滑以优化假体和椎体之间的接触区域，然后植入试模并透视。最后选择的假体应尽可能插入并置于椎间隙的后方。正位透视来检验假体是否位于椎间盘中心，侧位透视来验证假体的深度。假体位置满意后，可吸收线缝合筋膜并关闭切口。

手术后，患者从清淡液体饮食开始逐步过渡。伤口愈合前，使用紧身腰围。伤口愈合后，可开始物理治疗，避免在最初的 6 周内进行伸展练习。术后 3 个月可开始低冲击运动练习。

并发症

腰椎间盘置换的并发症可分为两组，早期并发症和晚期并发症。早期并发症与腰椎前路手术入路相关，包括：

- 血管损伤。
- 尿性囊肿。
- 淋巴囊肿。
- 侵入腹膜。

据统计，在手术暴露期间血管损伤发生率为 1%~5%，终板骨折可在术中发生，好发于假体植入或椎体骨床准备过程中。慢性并发症包括感染、骨质溶解松动、沉降、移位、关节突关节炎以及异位骨化。

棘突间撑开器

设计原理

自 1958 年起，为了治疗椎间盘突出和节段性不稳定，棘突间的植入物开始出现。Knowles 装置是一个临时植在棘突间的不锈钢柱状体，这个装置经常移位，很快就变得不受欢迎。目前，市场上有几种不同的棘突间撑开器，它们都是作为长期植入物而设计。虽然这些装置在设计上有所不同，但它们共同的生物力学目标是通过撑开相邻的两个棘突来阻止椎间的伸展。

神经源性的间歇性跛行病理特征是马尾和腰骶神经根的外界压迫，导致其血管供应、神经代谢及轴突传导的破坏。它导致神经系统症状，包括下肢的运动无力、疼痛、感觉异常和感觉缺失。神经性间歇性跛行的患者常诉在购物车上弯腰时可行走更长的距离。这就说明了椎管狭窄的体位依赖性以及由此产生的神经源性间歇性跛行。在腰椎伸展的时候，黄韧带向前皱褶，纤维环向后膨起，造成中央椎管和侧隐窝的狭窄。相反地，腰椎屈曲时则拉伸了增生的黄韧带，导致了椎管面积的相对增加。棘突间装置的设计原理，就是利用这种在许多椎管狭窄患者中存在的姿势缓解现象。棘突间装置也可通过分担关节突关节和纤维环后方负荷的方式来治疗关节突综合征和盘源性下腰痛。

有研究报道，棘突间装置植入可使椎管面积增加，平均扩张 18%~22%。Richards 等报告，在 MRI 尸体的研究中，X-Stop 棘突间装置增加了 18% 的椎管面积，椎间孔面积也随之增加。Lee 等报告，在 X-Stop 棘突间装置植入后，椎间孔面积增加了 22mm^2（增加了 37%）。Swanson 等在一项尸体研究中发现，在使用一种棘突间装置后，后方的纤维环和髓核的压力分别减少了 63% 和 41%。

适应证

一般情况下，棘突间撑开装置适用于 50 岁以上的患者，有神经源性间歇性跛行症状：背部 / 臀部 / 或腿部疼痛，弯腰时可改善症状；MRI 和（或）CT 脊髓造影证实诊断，经过 6 个月以上保守治疗失败；狭窄应只限于一或两个节段。禁忌证包括手术节段的强直、严重骨质疏松症伴有骨折病史、明显的脊柱侧弯和 > 25% 的腰椎滑脱症。棘突间装置的理想患者为中度至重度神经源性跛行合并有外科直接减压禁忌证。在美国，棘突间装置应用于无间隙性跛行的患者被认为是实验性的，作者从未这样做过。

临床疗效

Zucherman 等报告了一项多中心、前瞻性、随机对照临床研究的结果，将 X-Stop 棘突间撑开装置与非手术治疗进行比较。患者被随机分配到 X-Stop 组（n=100）或非手术治疗对照组（n=91），分别接受接受 X-Stop 棘突间撑开装置置入术和持续的非手术治疗，包括卧床休息、腰围固定和硬膜外注射。术后 2 年，X-Stop 组与对照组患者的症状严重程度评分分别比基线高出了 45.4% 和 7.4%。X-Stop 组与对照组患者的平均物理功能得分分别提高了 44.3% 和 0.4%。总的来说，X-Stop 组 73.1% 的患者对他们的治疗感到满意，而对照组的患者只有 35.9%

一项前瞻性随机对照研究，比较 X-Stop 棘突间撑开装置与减压手术治疗神经性间歇性跛行的疗效差别。在这项研究中，50 名患者被分配到 X-Stop 组，50 名患者被分配到减压组。所有的患者都有单节段或两节段腰椎管狭窄和神经源性间歇性跛行症状，并在屈曲时改善。最主要的评价指标是 Zürich 跛行调查量表，辅助指标包括了 VAS 疼痛分数，SF-36 评分，并发症和再手术率。两组患者在术后 6 个月、12 个月、24 个月，其主要和次要评价指标都有显著的改善，两组结果相似。然而，X-Stop 组中有 13 名患者（26%），减压组中 3 名患者（6%）接受了进一步的手术。13 名 X-Stop 组再次手术患者中有 11 人是因其症状没有缓解。

棘突间撑开装置的几个问题依然让人担忧。这些植入物被设计成增加节段性的脊柱后凸，这可能会对相邻的节段产生负面影响，目前，尚无长期的临床资料显示，棘突间撑开器能增加脊柱后凸的效果。棘突间撑开器的放置也可能会损伤棘上和棘间韧带，这可能影响抵抗屈曲的能力。此外，关节突关节有助于整体的节段稳定性，撑开关节突关节可能会进一步导致节段不稳。棘突间撑开装置另一个潜在的并发症是随着时间的推移，会出现棘突断裂或渐进性的沉降。

手术技巧

不同的椎棘突间撑开装置有着其特定的手术技巧和置入程序。下面是对 X-Stop 棘突间撑开装置的概述。患者侧卧于可透 X 线的手术台或俯卧于带有 Wilson 架的 Jackson 床上，以获得最大的屈曲角度。正侧位透视确定手术节段后，做后正中线皮肤切口。切开双侧筋膜以暴露棘突的上下端，逐步扩张器撑开棘突间空间，直到棘突间紧张度合适，根据试模的大小选择合适的棘突间撑开装置植入。手术后，患者可以活动。后续护理包括伤口评估和复查 X 线片，以确保合适的植入位置。

参考文献

[1] Bohlman HH, Emery SE, Goodfellow DB, et al. Robinson anterior cervical discectomy and arthrodesis for cervical radiculopathy: Long-term followup of one hundred and twenty-two patients. J Bone Joint Surg Am 1993;75:1298–1307.

[2] Burkus JK, Traynelis VC, Haid RW Jr, et al. Clinical and radiographic analysis of an artificial cervical disc: 7-year follow-up from the Prestige prospective randomized controlled clinical trial: Clinical article. J Neurosurg Spine 2014;21(4):516–528.

[3] Hillibrand AS, Carlson GD, Palumbo MA, et al. Radiculopathy and myelopathy at segments adjacent to the site of a previous anterior cervical arthrodesis. J Bone Joint Surg Am 1999;81:519–528.

[4] Sasso RC, Anderson PA, Riew KD, et al. Results of cervical arthroplasty compared with anterior discectomy and fusion: Four-year clinical outcomes in a prospective, randomized controlled trial. J Bone Joint Surg Am 2011;93(18):1684–1692.

[5] Zigler JE, Delamarter R, Murrey D. ProDisc-C and anterior cervical discectomy and fusion as surgical treatment for single-level cervical symptomatic degenerative disc disease. Spine (Phila Pa 1976) 2013;38(3):203–209.

[6] Boden SD, Davis DO, Dina TS, et al. Abnormal magnetic-resonance scans of the lumbar spine in asymptomatic subjects. A prospective investigation. J Bone Joint Surg Am 1990;72:403–408.

[7] Carragee EJ, Paragioudakis SJ, Khurana S. 2000 Volvo Award winner in clinical studies: Lumbar high-intensity zone and discography in subjects without low back problems. Spine (Phila Pa 1976) 2000;25:2987–2992.

[8] Guyer RD, McAfee PC, Banco RJ, et al. Prospective, randomized, multicenter Food and Drug Administration investigational device exemption study of lumbar total disc replacement with the CHARITÉ artificial disc versus lumbar fusion: Five-year follow-up. Spine J 2009;9:374–386.

[9] Zigler JE, Delamarter RB. Five-year results of the prospective, randomized, multicenter, Food and Drug Administration investigational device exemption study of the ProDisc-L total disc replacement versus circumferential arthrodesis for the treatment of single-level degenerative disc disease. J Neurosurg Spine 2012;17:493–501.

[10] Patel VV, Whang PG, Haley TR, et al. Superion interspinous process spacer for intermittent neurogenic claudication secondary to moderate lumbar spinal stenosis: Two-year results from a randomized controlled FDAIDE pivotal trial. Spine (Phila Pa 1976) 2015;40(5):275–282.

[11] Siddiqui M, Nicol M, Karadimas E, et al. The positional magnetic resonance imaging changes in the lumbar spine following insertion of a novel interspinous process distraction device. Spine (Phila Pa 1976) 2005;30:2677–2682.

[12] Zucherman JF, Hsu KY, Hartjen CA, et al. A multicenter, prospective, randomized trial evaluating the X STOP interspinous process decompression system for the treatment of neurogenic intermittent claudication: two-year follow-up results. Spine (Phila Pa 1976) 2005;30:1351–1358.

第三十四章　微创下后路减压固定融合术

D. Greg Anderson

由于微创脊柱外科手术与传统手术相比，可以减少并发症的发生，所以最近几年得到医生和患者越来越多的青睐。微创脊柱外科手术是一系列的方法，其目的是保护脊柱周围的软组织，以减少切口相关并发症的发生。虽然在脊柱各个部位的微创外科方法都已经报道，其最主要的是通过神经和肌肉间隙入路，减少牵拉肌肉的力量，避免剥离肌肉及尽量保留支配肌肉的神经和血管的方法，以达到最大限度上显露病变部位进行手术。熟练运用微创手术方法，可以与传统开放手术达到同样的手术视野，并且减少软组织损伤，降低术中出血量、减少术区感染，并且增加康复的速度。本章将会回顾微创脊柱手术方法，并且重点阐述手术小技巧。

微创下腰椎髓核摘除术

腰椎间盘突出症是脊柱外科最常见的疾病之一。手术目的是取出压迫神经的椎间盘，进行神经根减压，达到神经根彻底松解的目的。小切口髓核摘除术是目前最成功并且最经济的手术方法。小切口髓核摘除术可以通过可扩张通道系统实现，而可扩张通道是目前运用最广泛的微创脊柱外科手段。还有少部分脊柱外科医生运用类似于关节镜的内镜技术，从椎间孔入路进行髓核摘除术。对于才开始学习微创脊柱外科的医生来说，小切口髓核摘除术是一个理想的学习手术的方式。

术前常规预防性使用抗生素，下肢弹力袜。麻醉后患者取俯卧位，手术床需用能透过放射

线的，例如 Jackson 手术床（Mizuho OSI）（图 34.1）。常规消毒铺巾，侧位片确定手术间隙（图 34.2）。这一步是必需的，以确保能够准确地到达术野。手术切口一般位于椎间盘突出侧，中线旁开 2~3cm。触摸骨性标志，通过侧位片确定手术入路。定位成功后，切开皮肤约与通道直径等大，直接切开皮肤和腰背筋膜。在手术区域使用骨膜剥离子分离椎板上的肌肉后，逐级放入工作通道（图 34.3）。确定皮肤与椎板间的深度后，选用合适的通道，再次侧位片确定通道的位置正确无误（图 34.4）。

手术显微镜可以对术区放大和照明，所以其可以提供更好的手术视野。并且，显微镜的镜片可以使术者在狭小的通道中清晰地观察到手术野。相比之下，头灯就不能提供如此良好的手术视野。早期也使用过内镜系统，但是此系统只能提供二维术野，而且在术中极容易沾上血迹，故目前已

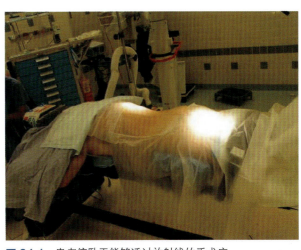

图 34.1　患者俯卧于能够透过放射线的手术床

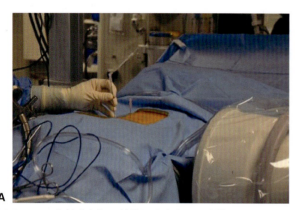

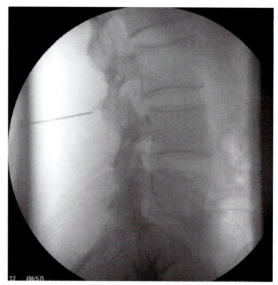

图 34.2 A. 腰穿针确定切口的位置和方向；B. 侧位片上腰穿针的图像

较少使用。

通过手术显微镜所提供的术野和照明系统，使用电凝切除骨表面剩余的软组织。接着使用传统开放手术器械进行椎板切除术。作者更喜欢使用高速磨钻将椎板磨薄，然后使用导弯枪钳切除椎板，接着切除黄韧带后就可以暴露椎管和硬膜外间隙。修剪关节突内侧的骨性结构后即可暴露神经根的肩部。椎弓根是此手术中一个重要的解剖标志，通常使用球状探子探及此结构。其重要性主要体现在可以通过椎弓根确定游离髓核的位置，并与术前影像做对比。再次使用球状探子探查硬膜囊腹侧，通常此处可探及椎间盘突出。神经拉钩可以更大程度上暴露突出的椎间盘。作者

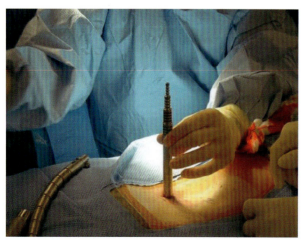

图 34.3 逐级扩张脊柱周围软组织

一般不切开纤维环，而更偏向于使用 Penfield 探子刺入突出髓核表面的膜性结构。通过已经破裂的纤维环，取出椎间盘组织。椎间盘内和椎管内松弛的髓核均需切除。确保所有游离髓核切除后，再次探查神经根确保无压迫。

冲洗术野并仔细止血后，缓慢退出通道，在此过程中，使用双极电凝止血，然后关闭手术切口。在切口皮下局部使用镇痛药后辅料覆盖切口。唤醒患者后，根据具体情况安排出院时间。

微创手术方法治疗腰椎管狭窄症

随着人口老龄化，腰椎管狭窄症的发病率也逐年增高。其主要临床表现是在站立和行走是出现下肢放射痛（单侧或双侧），平卧和前倾时症状减轻。影像学研究显示狭窄的椎管主要来源于关节突增生、黄韧带肥厚以及椎间盘突出。当保守治疗，如非甾体类抗炎药、物理治疗和硬膜外注射无效时，则可采用手术治疗。

微创下治疗腰椎管狭窄症的术前准备和体位与治疗腰椎间盘突出症相似。术前给予预防性抗生素和下肢弹力袜，给予麻醉，患者取俯卧位于能透过放射线的手术床上。术区常规消毒铺巾，定位手术切口。对于需要双侧减压的患者，手术切口应比常规切口更靠外，这样可以将通道向外

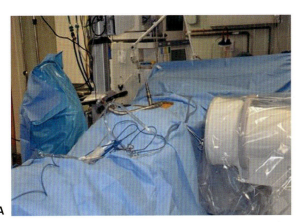
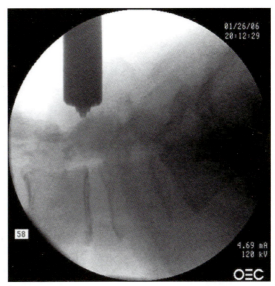

图 34.4　A.侧位片确定通道位置准确无误；B.侧位片上显示扩张导管和通道

倾斜，切除棘突基底部，达到对侧减压。作者一般在中线旁 4~5cm 处。用腰穿针再次确定手术切口，并且确定手术入路。

切开皮肤和腰背筋膜，用骨膜剥离子剥离椎板上的肌肉，然后逐级放入扩张通道。选择合适长度的通道并固定于手术床。侧位片再次确定通道位置无误。

清除椎板上残余的软组织就可以看到骨性结构。注意确定峡部的位置，以确认椎板切除的具体位置，并确保峡部无断裂发生。

使用高速磨钻切除同侧半椎板，然后使用小号刮匙在黄韧带背侧将黄韧带与椎板和棘突基底部分离。向外倾斜通道，在棘突基底部磨出约 1cm

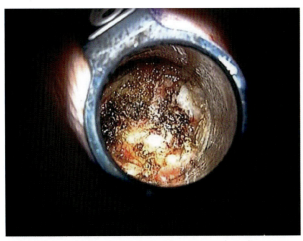

图 34.5　通过通道观察的手术视野

的范围。松质骨出血可用骨蜡止血。继续使用高速磨钻磨出对侧腹侧椎板。在骨性解压完成之前，黄韧带均应保留完整，这样可以避免硬膜囊损伤。当磨除到对侧关节突时，可以将上关节突腹侧与黄韧带分离。用磨钻将关节突内侧磨薄后，枪钳切除部分上关节突以达到充分减压。

骨性结构磨除完成后，用刮匙将黄韧带从周围结构上分离，然后切除黄韧带，暴露下方的硬膜囊。球状探子探查硬膜囊的外侧缘、椎弓根和椎间孔。刮匙和枪钳从关节突内存切除增生的骨性结构以彻底松解双侧侧隐窝。切除上关节突尖部后就可以达到椎间孔的减压，然后切除头侧椎板的头端。在此过程中，可用脑棉片将硬膜囊向内推开以避免硬膜囊损伤。再次用直头或弯头枪钳进行椎间孔减压。弯头枪钳主要用于同侧减压，可以给术者提供合适的角度。背侧减压完成后，用球状探子探查椎管腹侧，以寻找腹侧的压迫，例如椎间盘组织。大多数患者都伴有椎间盘突出，但是只要神经根足够松弛，并且没有游离椎间盘突出，均可以不切除椎间盘。

减压过程中经常发现滑膜囊肿，而且此囊肿经常与硬膜囊有粘连。术者可用钝头探子将囊肿和硬膜囊分离并切除。如果无法分离囊肿，则将囊肿切开，使囊液流出。注意不要强行分离囊肿，以造成硬膜囊撕裂。

减压完成后，彻底冲洗术野并止血。取出工作通道并对周围软组织止血。逐层缝合切口。在切口周围软组织注射长效局部麻醉药物后无菌敷料覆盖切口。唤醒患者后根据具体情况安排出院。

微创下经关节突腰椎间盘融合术

当腰椎出现明显不稳时，应行椎间融合术。腰椎融合术的手术适应证包括腰椎滑脱症、腰椎退变性侧弯以及由于退变导致的椎间隙变窄引起椎间孔狭窄。微创下腰椎融合术有多种方式，但是最常用的是经关节突腰椎融合术（MIS-TLIF）。理论上，MIS-TLIF与微创下腰椎减压术有相同的优势，但是融合手术的优势更为明显，因为融合手术的适应证更为广泛。术者应掌握各种微创下腰椎融合术的技巧，包括神经减压、椎间盘处理、植骨以及内植物的植入，例如，椎间融合器和椎弓根螺钉。

MIS-TLIF的术前准备于单纯减压术相似。全麻后，患者俯卧于能透过放射线的手术床。摆放体位时注意将患者摆正，这样在术中透视时才能获得准确的图像。常规给予抗生素和下肢弹力袜，然后透视下确定手术切口。通常选用后正中线旁双侧切口，选择切口时需注意在同一个切口内能够进行椎管减压和椎弓根螺钉植入的操作。

我们推荐选择症状较严重的一侧进行椎间融合器的植入。首先切开皮肤和腰背筋膜，将工作通道置于关节突上，然后通过正侧位片确定通道

位于椎间隙的延长线上，这样能够更好地处理椎间隙。切除关节突，将切除的骨性结构保留进行椎间植骨。根据椎管狭窄的情况，决定是否需要倾斜通道进行对侧减压。

进行椎间融合术时，向内牵拉走行根以暴露纤维环的后外侧，并切开纤维环进行椎间隙处理。如果椎间隙塌陷，则需使用椎间撑开器重新恢复高度。用刮匙和刮刀将软骨终板和髓核从骨性终板上剥离并取出。在取出椎间盘时应注意保护骨性终板的完整，并且保留纤维环的完整性，以限制移植材料向外退出损伤周围组织。

椎间盘切除后，用试模测试合适的椎间融合器。目前，有很多种椎间融合器可供选择。最终的目的是将椎间融合器放置于椎间隙前方以恢复腰椎的前凸。

在安防椎间融合器之前，需将移植骨放置于椎间隙内，并用其包裹椎间融合器，然后植入椎间融合器。剩余的空间继续填入移植骨。用X线片确认融合器在椎间隙内的位置（图34.6）。

然后准备植入椎弓根螺钉。目前，有多种植入椎弓根螺钉的方法。有些术者偏向于首先在植入融合器的一侧，在直视下植入椎弓根定位针和导丝。另外一些术者更偏向于在植入椎间融合器之后，进行经皮椎弓根螺钉的植入。我们在此将介绍第二种方法。

植入椎弓根螺钉的时候，获得准确的正侧位图像是至关重要的。在正位片的引导下，植入椎弓根定位针。在植入融合器的一侧，选用减压的

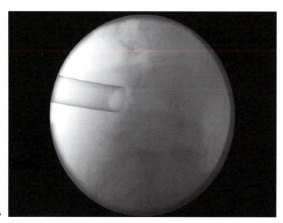
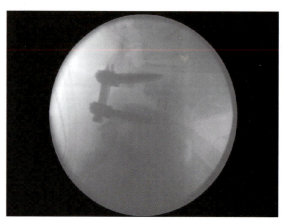

图34.6　A. 侧位片上显示椎间融合器放置的位置；B. 手术结束时的侧位影像

切口进行定位针的植入。在对侧需重新切口进行操作。

切开皮肤和筋膜后，用手指钝性分离肌肉并触摸到横突。将穿刺针定位于横突和上关节突的交点。通过正位片判断定位是否准确。在正位片上，穿刺针的尖端应在椎弓根的 9 点（左侧）或 3 点（右侧）方向。如果穿刺针没有在此位置，则需调整穿刺针。然后用骨锤将穿刺针刺入骨质几毫米。通过 X 线片再次确穿刺针的位置以保证没有滑移。接下来在皮肤上方 20mm 处假想一条线，以限制穿刺针的深度。穿刺针进针角度应与上终板平行，并且根据椎弓根角度的不同，选择合适的外展角度。然后刺入椎弓根 20mm，并在正位片上确定深度。此时，穿刺针尖端应位于椎弓根与椎体交界的地方。此时，尖端应位于椎弓根内侧 1/2~3/4 的位置，以保证穿刺针安全通过椎弓根最窄处。再将穿刺针向前刺入 20mm 进入椎体。放入导丝，取出穿刺针。所有椎弓根植钉方法同上。

利用侧位片确定导丝的位置。在侧位片上，攻丝扩大椎弓根，然后植入椎弓根空心螺钉。在操作的过程中，用手握住导丝，以避免其向前移动。调整螺钉深度一致，以方便连接棒的放入。在植入椎弓根螺钉后，可以根据需要进行肌电图检测椎弓根内壁是否破裂。

根据内植物厂商提供的方法，植入合适长度的连接棒。在锁定之前，应进行加压，这样可以增加腰椎前凸以及避免融合器向后滑移。

常规关闭切口，皮下注射长效局麻药物以减轻术后疼痛。术后常规卧床，根据具体情况安排出院。

结论

微创脊柱手术目前得到了越来越广泛地使用，与传统手术相比，它可以降低手术并发症，加快术后康复。但是微创脊柱手术学习曲线较长，手术难度较大，术者应有充分的准备。对手术细节的把握是此手术的关键。和其他脊柱外科手术一样，选择合适的适应证才是成功的关键。

参考文献

[1] Atlas SJ, Keller RB, Wu Y, et al. Long-term outcomes of surgical and nonsurgical management of lumbar spinal stenosis: 8–10 year results from the maine lumbar spine study. Spine (Phila Pa 1976) 2005;30:936–943.

[2] Palmer S, Turner R, Palmer R. Bilateral decompression of lumbar spinal stenosis involving a unilateral approach with microscope and tubular retractor system. J Neurosurg 2002;97:213–217.

[3] Park P, Foley KT. Minimally invasive transforaminal lumbar interbody fusion with reduction of spondylolisthesis: technique and outcomes after a minimum of 2 years' follow-up. Neurosurg Focus 2008;25(2):E16.

[4] Tosteson AN, Skinner JS, Tosteson TD, et al. The cost effectiveness of surgical versus nonoperative treatment for lumbar disc herniation over two years: evidence from the Spine Patient Outcomes Research Trial (SPORT). Spine (Phila Pa 1976) 2008;33(19):2108–2115.

[5] Weinstein JN, Tosteson TD, Lurie JD, et al. Surgical versus nonoperative treatment for lumbar spinal stenosis four-year results of the Spine Patient Outcomes Research Trial. Spine (Phila Pa 1976) 2010;35(14): 1329–1338.

第三十五章　自体骨移植术

George M. Ghobrial
Matthew J. Viereck
Scott D. Boden
James S. Harrop

新鲜自体骨移植术是指将同一个体的骨组织从一处转移到另一处的手术过程。对于脊柱融合来说，新鲜自体骨是最理想的移植材料。自体骨包含了骨移植材料所需的 3 种特性：骨发生（其内含有大量具有分化能力的干细胞）、骨诱导（非胶原性质的骨基质蛋白，包括促进骨融合的生长因子）和骨传导作用（可使骨沉淀的羟基磷灰石和胶原支架）。并且，虽然同种异体骨和异种骨的并发症发生率比较低，如免疫排斥和疾病传播，但是自体骨移植由于其良好的组织相容性，可完全排斥此并发症的发生。

获取自体骨的操作有一些局限性，其中包括在多节段融合手术中无法得到足够的骨量，翻修手术中由于此前取骨部位的手术增加了再次取骨的难度，以及儿童大量骨缺损修复术中需要大量的骨组织。供骨部位疼痛也是自体骨移植的一个重要的并发症。Albert 与其同事对自体骨移植患者随访 2 年发现，供骨部位疼痛的发生率为 26%。另一项研究对 100 例运用髂棘部位供骨的患者进行了 10 年的随访，发现供区疼痛发生率可达 37%。腓骨骨移植和肋骨骨移植技术的供骨部位疼痛的发生率较低，但是可能引起其他并发症的增加。腓骨骨移植的主要并发症为腓总神经损伤，骨筋膜室综合征以及损伤踇长伸肌。而肋骨骨移植技术的主要并发症包括肺损伤导致肺不张，肺炎甚至持续性支气管扩张（表 35.1）。

最常用的供骨部位是髂后上棘，因为此处可提供大量的皮质骨和松质骨。在前路腰椎间盘融合术中使用骨块移植可有效地提供生物力学力量。这种骨移植材料的皮质部分可提供有效的强度，它也被称作三面骨（皮质包括髂骨的内外表面和髂），其他的还有双面皮质骨骨块（包括髂骨内外两面的皮质骨，表 35.1）。在脊柱后侧和后外侧（如横突）等非负重区使用自体骨移植时，则不需要保持皮质骨的完整性。这些骨块可被制作成皮质松质骨条，小的骨块，细小的皮质松质骨粒或松质骨粒。

骨移植类型

松质骨移植

与能够提供机械强度的皮质骨移植相比，松质骨移植具有更强的骨传导、骨诱导和骨发生的作用。在植骨床中，早期松质骨几乎没有机械支撑力量，直至血管化和骨交联形成后。松质骨中成骨细胞和骨细胞早期可以诱导骨形成。而且松质骨的多孔结构还可以诱导血管快速地生长，这可以进一步是成骨前体细胞的进入。骨形成通常与骨吸收伴随，成骨细胞在骨小梁上沉积，同时破骨细胞将无活性的骨小梁吸收（爬行替代）。最终，所有移植的松质骨被受体部位的骨组织再吸收并且替换。当脊柱收到应力后即开始重塑和融合过程。在人体中，此过程通常持续 6~12 个月。

皮质骨（支撑植骨）移植

皮质骨移植通常适用于早期就需要提供结构支撑的部位使用。从结构上，皮质骨比较致密，比松质骨更加紧密，并且血管无法长入，且无法重塑。这种移植材料与受体脊柱的融合较慢。皮

表 35.1 骨移植术供骨区并发症		
供骨区	**并发症**	**发生率**
髂棘	供区疼痛（疼痛持续大于 3 月）	3%~49%
	神经损伤（股外侧皮神经、臀上神经、髂腹股沟神经、髂腹下神经、臀上神经、坐骨神经和股神经）	< 10%
	血管损伤（臀上动脉损伤、动静脉瘘和假性动脉瘤）	< 1%
	髂骨骨折（髂前上棘撕脱性骨折）	< 1%
	骨盆不稳（损伤骨盆环）	< 1%
	损伤骶髂韧带	不明确
	疝	< 1%
	腹膜穿孔	1%
	表浅部位血肿	1%~4%
	步态不调（外展肌力减弱）	< 1%
	感染（表浅组织和深部组织）	1%
	切口不美观（瘢痕）	不明确
	输尿管损伤	极少
	其他：增加住院时间、输血量和住院费用	不明确
腓骨	神经损伤（近端 1/3 损伤腓总神经）	5%~12%
	血管损伤（中段 1/3 损伤腓血管）	不明确
	骨筋膜室综合征	10%
	踇背伸肌力减弱	2%
	踝关节疼痛和失稳（切除远端腓骨）	
	其他：足下垂、皮肤坏死、感染、手术时间延长	
肋骨	肺炎	4%
	持续性支气管扩张	< 1%
	切口裂开	< 1%

质骨的骨形成作用较弱，在移植过程中，只有不到 5% 的皮质骨细胞可以存活。受体的血管和细胞通过皮质骨的 Haversian 系统长入。在皮质骨的边缘，破骨细胞隧道作用和重吸收作用将无活性的骨组织去除。直到死亡的板层骨完全被吸收后，骨形成才开始。在融合过程开始后，移植骨块的机械强度丢失 1/3。而重吸收过程可以持续数月至数年。早期，移植的皮质骨只在与脊柱接触的两个面产生融合（点融合）。最终皮质骨几乎无法完成完全的重塑，并且一直含有无活性的骨组织。

微粒状皮质骨移植

此种移植方法与松质骨移植一样，无法提供机械强度，但是它可以增加移植的骨量。

自体皮质骨松质骨混合移植

应用于脊柱融合术中最多的骨材料就是自体混合骨移植。它一般取自于髂棘或脊柱减压手术中获取的骨组织。其松质骨成分含有大量存在于骨髓的活性细胞，具有有利于血管长入的骨小梁组织环境以及骨诱导蛋白等特点，故有较强的成骨潜能。而皮质骨成分则有较强的机械强度，但是在这种移植方法中，皮质骨是否可以提供充足的支撑力量还有待进一步研究。

带血管蒂的皮质骨移植

带血管蒂的自体腓骨、肋骨和髂骨移植通常适用于供区血供较差的部位，例如放射线诱导的纤维化，或者术区周围曾接受放化疗。带蒂移植骨块因其有动脉血供而具有生物活性，不易发生明显的细胞坏死。在与供区融合的过程中，也不需要再血管化和爬行替代的过程。而移植物本身就是成骨细胞及其前体细胞的支架。带血管的移植骨在骨形成、血管生成、骨重吸收、机械强度以及融合速度方面都优于无血管的移植骨。但是在 6 个月之后，两者生物力学强度则无明显差异。带血管骨移植的不足包括供区骨坏死、手术时间延长以及医疗资源的过度使用。其效率取决于软组织蒂与受区结合的长度。当缺损部位长度超过 12cm 时，则带血管蒂皮质骨更有优势。

髂骨取骨术

髂前上棘取骨术（ICBG）

患者仰卧于手术台，但是在胸腰椎前路手术

时，也可在侧卧位完成。触摸髂前上棘并标记一个3cm手术切口。切口需通过髂前上棘最高点，这样可以避免损伤股外侧皮神经的穿支，此神经支配大腿前外侧皮肤。另外，如果切口过于接近髂前上棘，则有可能造成腹股沟韧带撕脱伤，从而导致慢性疼痛甚至血肿形成。通过术前影像确定髂前上棘的长度，从而确定手术切口长度。为了避免切口不愈合，手术切口一般选择髂前上棘上内侧2cm处。使用单极电凝分离皮下脂肪直至骨膜，将肌肉向两侧撑开。彻底止血后，使用摆锯在髂前上棘的腹侧和背侧切开骨组织（图35.1）。最后，用带角度骨刀从外向内将骨块取出，注意尽量避免干扰盆腔软组织。助手可在髂骨内侧保护软组织。使用含凝血酶的止血材料进行松质骨止血。如果使用骨蜡，需注意骨表面的突起物损伤手术医生。止血后彻底冲洗伤口。使用0号薇乔缝线缝合筋膜，2-0薇乔缝线缝合皮下组织然后缝合皮肤。对于脊柱感染的患者，作者推荐在脊柱手术之前行髂骨取骨术，因为污染的器械可能造成髂骨区域感染。

髂后上棘取骨术

由于髂后上棘在身体背侧，手术需采用俯卧位。在大多数人中，髂后上棘（PSIS）可在骶髂关节旁摸到。取骨时，可在髂后上棘处切一纵行切口，长度以充分暴露髂后上棘为准。由于臀上神经和臀中神经从髂后上棘附近走行（图35.2），损伤神经后可能造成供骨部位的麻木与疼痛，所以部分学者建议将手术切口选择在于髂后上棘纵轴线靠前2.5cm处，这样的切口可以减少医源性神经损伤的风险。臀中神经从骶孔向后穿出，然后穿过臀大肌并止于筋膜，支配臀部下内1/3的皮肤感觉。考虑到某些患者的具体情况，外科医生可以在腰椎手术切口内同时行髂后上棘取骨术。在这样的入路下，需要分离同侧骶骨和髂后上棘处筋膜。

许多学者认为沿髂后上棘的斜形切口更利于取骨，因为这样可以获得更大的暴露并且如需要更多骨组织时，可向尾端延长切口。用单极电凝均匀地分离髂后上棘处腹内斜肌和臀肌肌腹，这样可以减少关闭切口时所产生的张力。另外，手术切口不能设计在髂后上棘向内1cm以外，这样可能损伤骶髂韧带，造成骶髂关节不稳和疼痛。骨膜剥离的范围不能超过5cm，而且剥离时应使用骨膜剥离子。注意不要暴露坐骨切迹，因为臀上动脉以及神经走行于坐骨切迹的上内缘，在使用单极电凝的时候可能损伤神经与血管，以及过度牵拉造成

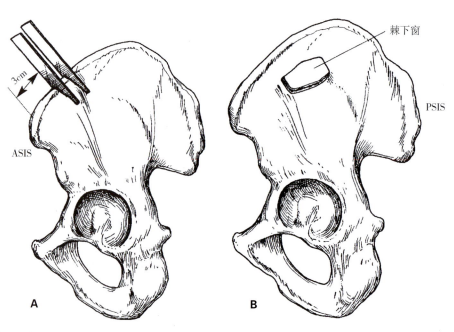

图35.1 髂前上棘取骨术，包括三面皮质骨移植（A）和棘下开窗取骨（B）

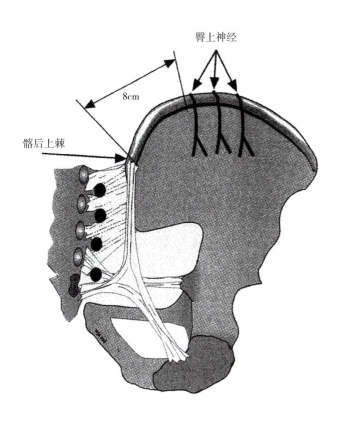

图 35.2 臀上神经与髂后上棘的相对位置关系

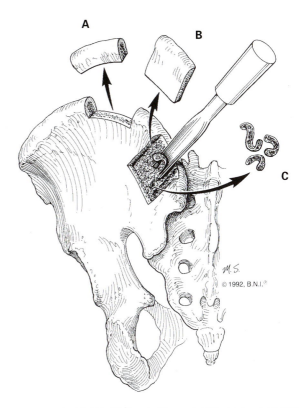

图 35.3 髂后上棘取骨术，包括三面皮质骨（A）、皮质骨混合松质骨（B）以及微粒骨移植（C）

神经和血管卡在坐骨切迹内，造成骨盆血肿。有极少部分病例，其输尿管和髂血管走行于坐骨切迹的深面，损伤后可能带来灾难性并发症。

　　充分暴露软组织后，用摆锯垂直切开骨皮质。用骨刀在骨皮质的后方刻槽，然后平行于骨槽的方向切入 1cm。髂棘取骨可以获得充分的松质骨和皮质骨（图 35.3），可以满足融合手术的需要。手术并发症主要包括供骨区的损伤，最常见的是持续性术区疼痛。在髂骨取骨时，可以采用多种方法，包括刮取法、掀盖法（图 35.4）、劈裂法以及棘下开窗法。

松质骨移植

　　在髂棘取松质骨可采用刮取法、掀盖法以及劈裂法。利用环锯刮取松质骨的方法较为微创，可以避免干扰肌肉附着处。在髂前上棘下方做一小切口，用环锯伸入髂骨松质部分即可取骨。进入 8cm 后，即可触碰到髂骨外侧壁。利用此方法，可以取到 6mL 松质骨。

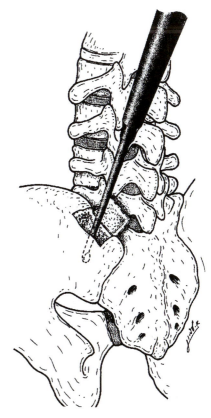

图 35.4 使用掀盖法行髂后上棘取骨术

掀盖法是在髂棘处取骨的另一方法。在髂前上棘（ASIS）后方3cm处做一水平切口，然后向后延伸6~8cm。然后向内推移髂棘则可进行取骨，这样可以保留骨膜以及髂肌和腹肌的附着点。

腓骨取骨术

之前有文献报道运用带血管腓骨移植进行脊柱重建手术，并且由于腓骨的力学强度强于肋骨，且其含有较多的滋养孔，所以手术疗效也更具优势。手术前应常规行下肢动脉造影术以判断腓骨的血供，重点观察腓动脉的情况。在严重的周围血管病变的患者中，会出现供区甚至下肢血供不良，所以是此手术的禁忌证。在动脉造影中，此类患者表现为腓骨中央滋养孔显影减弱或者不明显。由于腓骨移植后融合率较髂骨低，且并发症较多，所以很少使用。冰冻新鲜尸体髂骨移植则使用较多。在脊柱肿瘤患者行椎体切除术或者脊柱出现放射性骨坏死，需要性血管移植手术时，才考虑使用腓骨移植术（图35.5）。

在有经验的医院行腓骨取骨术时，并发症发生率相对较低。Shpitzer等报道了40例行腓骨取骨术的患者，有27%患者出现轻度并发症，主要是供骨区轻度疼痛、踝关节僵硬或者不稳。有学者建议尽量在膝关节和踝关节8cm以内保留肌肉，从而避免相邻关节不稳的发生。由于破坏了蹞长伸肌，部分患者会出现蹞背伸肌力减弱甚至背身不能的情况。还有部分文献报道在较小的骨组织中使用腓骨移植术也可能增加并发症的发生，例如在下颌骨中使用此方法。即使术前下肢动脉造影无明显异常，移植骨段也有动脉的情况下，移植的腓骨也可能发生坏死以及不融合的现象。虽然有报道，在缺损达20cm的地方，腓骨移植也可发生融合。在这种情况下，后路钉棒系统或者Halo支具的固定就显得尤为重要。有学者认为术后应常规使用骨显像以观察移植骨的存活情况。

结论

新鲜自体骨移植包含所有骨移植的理想条件，包括骨发生、骨诱导和骨传导的特性。由于取骨术可能造成供骨区的并发症，例如慢性疼痛、感染和神经血管损伤，则需要根据手术的不同选择合适的取骨术。

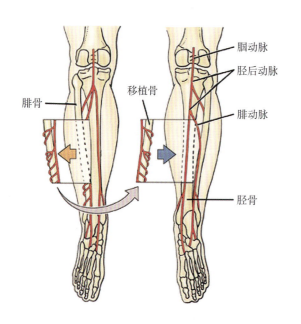

膕动脉

胫后动脉

腓骨   移植骨   腓动脉

胫骨

图35.5 带血管蒂腓骨移植时需考虑腓骨血供

参考文献

[1] Delawi D, Dhert WJ, Castelein RM, et al. The incidence of donor site pain after bone graft harvesting from the posterior iliac crest may be overestimated: a study on spine fracture patients. Spine (Phila Pa 1976) 2007;32:1865–1868.

[2] Freidberg SR, Gumley GJ, Pfeifer BA, et al. Vascularized fibular graft to replace resected cervical vertebral bodies. Case report. J Neurosurg 1989;71:283–286.

[3] Kurz LT, Garfin SR, Booth RE Jr. Harvesting autogenous iliac bone grafts. A review of complications and techniques. Spine (Phila Pa 1976) 1989;14:1324–1331.

[4] Mazock JB, Schow SR, Triplett RG . Posterior iliac crest bone harvest: review of technique, complications, and use of an epidural catheter for postoperative pain control. J Oral Maxillofac Surg 2003;61:1497–1503.

[5] Silber JS, Anderson DG, Daffner SD, et al. Donor site morbidity after anterior iliac crest bone harvest for single-level anterior cervical discectomy and fusion. Spine (Phila Pa 1976) 2003;28:134–139.

[6] Tubbs RS, Levin MR, Loukas M, et al. Anatomy and landmarks for the superior and middle cluneal nerves: application to posterior iliac crest harvest and entrapment syndromes. J Neurosurg Spine 2010;13: 356–359.

[7] Whitecloud TS 3rd, Butler JC. Anterior lumbar fusion utilizing transvertebral fibular graft. Spine (Phila Pa 1976) 1988;13:370–374.

第三十六章　脊柱手术的并发症

Jun Sup Kim
Samuel C. Overley
Steven McAnany
Andrew C. Hecht

严重的脊柱手术并发症可能会危及生命。一般而言，高龄、高体重指数（BMI）、合并多种基础疾病、术前存在神经病变等都会增加脊柱手术并发症的风险。多次手术、术前营养不良也会增加围手术期并发症的风险。根据发生的时期，脊柱手术并发症可分为以下几类：

- 术中并发症：发生于手术室内。
- 围手术期（术后早期）并发症：术后数天之内，通常在住院治疗期间。
- 术后并发症：手术以后数周至数年时间内。

术中并发症与下列因素有关：

- 患者体位。
- 术中显露、减压的技术。
- 脊柱内固定器械的植入。
- 自体骨移植的获取。

围手术期并发症包括：

- 表浅伤口的感染。
- 下肢深静脉血栓。
- 肺动脉栓塞。
- 尿潴留。
- 营养不良。
- 神经功能损害。

术后并发症包括：

- 术后远期脊柱失稳。
- 感染。
- 畸形。
- 假关节形成。
- 相邻节段退变。
- 硬膜纤维化。

- 蛛网膜炎。

术中并发症

体位

并发症从体位摆放就可发生。将患者从平车转移到手术台时，必须仔细保护呼吸道，特别是从仰卧位变换为俯卧位时，必须在面部均匀衬垫，以防止压疮形成。避免正面压迫眼睛，防止阻塞视网膜动脉而导致视力受损。避免直接压迫头皮，防止一过性甚至永久性脱发。除此之外还需注意的是，患者俯卧位时，置于不小于20°的反Trendelenberg体位，这种体位可以最大限度地减少对眼内静脉的压迫，降低缺血性视神经病变的发生风险。

术中体位摆放不当会导致周围神经的压迫、缺血、牵拉等损伤。这种损伤持续存在，其程度从轻度的牵拉伤引起神经内走行小血管的物理性破坏，到严重创伤撕裂神经内结缔组织引起出血和坏死。充分衬垫肘部、髋部、膝部等肌肉薄弱部位，能够避免损伤尺神经、正中神经、桡神经、股外侧皮神经和腓总神经。正中神经走行于肘窝处，理论上肘关节长时间过伸会导致正中神经损伤，上肢长时间旋前、悬吊也会直接损伤正中神经。前臂长时间过伸和旋前会使尺神经在手术台和肘管骨壁之间受压，仰卧位和细致地衬垫可以最大限度上减少此类风险发生。桡神经于肱骨中段的桡神经沟走行，之后穿过肌间隔，其损伤通常见于俯卧位、上肢未充分衬垫或由于疏忽导致上肢从手术台上垂下。侧卧位和俯卧位可能损伤臂丛神经、腋窝下垫腋窝卷（末端距腋窝5~10cm）或者避免肩关节过度外展可以减少此类损伤。

体位摆放过程中还应考虑体循环的静脉回流，避免压迫腹部，防止下腔静受压。体循环静脉回心血量减少会使心脏前负荷降低并出现低血压。下腔静脉回流受阻会增加脊髓硬膜外周血窦压力，进而增加失血量。

多节段椎管狭窄（TSS），尤其是接受椎管狭窄手术的高龄患者，摆放体位时更应引起重视。有案例报道，由于对 TSS 患者缺乏足够重视，术中体位摆放不当，可导致狭窄节段神经功能损害，严重者甚至出现四肢瘫痪。合并颈椎椎管狭窄的患者更易出现此类并发症，由于在俯卧位进行腰椎手术时，颈椎过伸易导致脊髓持续性压迫，故而在进行腰椎手术时，应小心谨慎地将患者颈椎置于中立位。对于此类患者，术前详细地问诊必不可少，确保术前无颈髓受压的表现。同理，颈椎疾病的患者采取俯卧位进行手术时，如果忽视腰椎管狭窄，则可能会出现急性马尾综合征。影像学研究示无症状高龄患者中，多节段椎管狭窄的发生率较高（8%~60%），提示术者行单节段的椎管狭窄减压手术时应同时关注其他节段的椎管狭窄。对于存在严重颈椎椎管狭窄或既往类风湿性关节炎病史的患者，术前都应该进行颈椎动力位片评估。

在脊柱侧凸手术中常使用 Gardner-Wells 钳或 Halo 环牵引，会出现 Halo 螺钉松动、椎动脉破裂至脑卒中等一系列并发症。固定针穿透颅骨内板的个案报道也屡见不鲜。此外，由于螺钉位置不当出现的并发症也有报道，如一过性的浅表动脉撕裂、眶上神经痛等。

手术显露

颈椎手术

颈椎前路手术可能会损伤血管和脏器，术中细致解剖和谨慎放置深部撑开器可将损伤风险降至最低。喉返神经位于食管和气管之间，在放置深部撑开器时，撑开器压迫气管导管球囊可损伤喉返神经（图 36.1），球囊放气和较低张力下充气可减少对喉返神经的压迫，降低术后声带瘫痪的发生率。此外，定期的放松撑开器可以最大限度降低对软组织的损伤；术中剥离颈长肌或撑开器叶片放置不当可损害交感神经链（位于颈长肌的腹侧），出现身体同侧霍纳综合征。

椎动脉在颈椎前后路手术时都可能损伤，尤其在 C1~C2 经关节突螺钉内固定时更易受损。颈椎前路手术时如果切除范围距中线过大，则有可能累及横突孔，损伤椎动脉。术者应特别注意术前 CT 扫描，明确两侧椎动脉有无异常变异，如椎动脉缺如或优势椎动脉。较轻的椎动脉撕裂伤可以用可吸收明胶海绵填塞，严重的话可能需要结扎止血。尽管大部分患者可以耐受单侧椎动脉结扎，但是极个别患者会出现症状性的基底动脉症候群，包括晕厥、眼球震颤、头晕或 Wallenberg 综合征（身体同侧面部和对侧四肢躯干痛温觉的缺失和眼球震颤、吞咽困难、发音困难），如果条件允许，修复损伤的椎动脉是明智之举。

食管损伤与深部组织感染高度相关。触诊胃管可以帮助明确食管的位置。将颈长肌从椎体前外侧的骨膜上剥离，深部撑开器贴着剥离的颈长

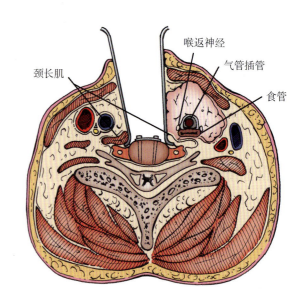

图 36.1 颈椎前路手术横断面解剖，撑开器置于颈长肌下方。喉返神经位于撑开器叶片和气管、气管插管球囊之间

肌肌腹边缘放置可以避免损伤食管。术中怀疑此类损伤时，从胃管内注入亚甲蓝染料有助于鉴别诊断。食管损伤后最常出现的症状是颈部疼痛、吞咽痛、吞咽困难、声音嘶哑，0.5%的患者会发展成颈椎骨髓炎和颈椎脓肿，因此，所有前路颈椎术后伤口感染应高度怀疑食管损伤，其临床表现包括发热、颈部触痛、颈部包块、体重减轻、心动过速、纵隔捻发音和呕血。许多学者认为内镜联合食道吞咽试验是确诊食道损伤的金标准。发现食道穿孔时首选手术治疗，但穿孔较小时可采取保守治疗，包括观察、静脉营养、放置胃管、胃造口术、预防使用广谱抗生素和防误吸等治疗措施，以防患者太虚弱不能耐受手术。有文献报道除了极小的穿孔，尤其是食管下段的穿孔，保守治疗发病率和死亡率较高，这种情况下应请胸外科或食管外科医生会诊。所有的颈前路手术关闭切口前都应该仔细检查食管。任何术中食管损伤都必须由经验丰富的外科医生修补，必要时可以用肌肉加强，例如胸锁乳突肌转移皮瓣修补术，适用于延误诊断或缺损较大无法一期修复的病例。

胸椎手术

胸腰椎前路手术可并发气胸、胸腔积血和乳糜胸。大量胸腔积血可能由椎体出血引起，这种情况下需术中用骨蜡填塞椎体静脉窦或者结扎各节段的血管进行止血。

胸椎前路手术也可能损伤胸导管。胸导管沿脊柱的走行比较复杂。在下胸椎它走行在脊柱右侧、主动脉和奇静脉之间以及食管后侧；在上胸椎，它横跨至左侧，走行于主动脉弓之后。曾有文献报道脊柱术后医源性乳糜漏。大多数乳糜漏不是很严重可自然愈合。术后怀疑乳糜胸，应诊断性胸腔穿刺和胸腔闭式引流。禁食水，即使低脂无渣的液体也会明显增加乳糜漏。传统观点认为：胸腔持续性乳糜漏超过6周是开放手术指征之一，也有专家认为为了防止进行性的蛋白和淋巴细胞丢失、最大限度地降低感染发生，应当在两周内进行手术治疗。

创伤和严重椎管狭窄会使脊髓对缺血更加敏感。前路手术通常需要牵拉和结扎不同节段的血管，结扎多个同侧节段动脉通常不会对神经造成损伤。但是，在某些情况下，例如在先天性畸形的矫正过程中，结扎节段动脉可能会损伤神经功能。

腰椎手术

腰椎前路手术多数为经腹膜后入路，极少情况下为经腹腔入路。通常优先选择左侧入路，因为主动脉比菲薄的下腔静脉活动度更大。左侧入路显露过程中最易损伤左侧髂总静脉。如果采取前路固定，螺钉应该从椎体外侧进入且避开大血管。在分离腹膜后组织，特别是在翻修时，极易损伤输尿管和大血管，因而在翻修手术前，应考虑术前放置输尿管支架。下腰椎和骶椎前方的交感神经丛损伤会出现逆行性射精甚至阳痿。

腰椎后路手术的血管并发症并不常见。在椎间盘切除术中如果突破前纵韧带，则可能损伤血管，髓核钳是最常导致这一并发症的元凶（图 36.2），

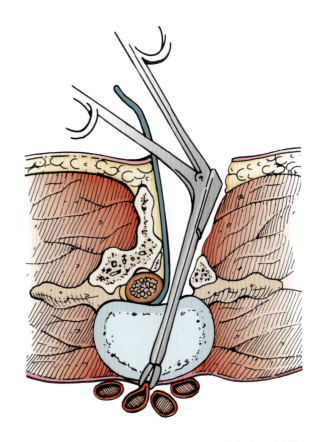

图 36.2 椎间盘切除手术中，如果前纵韧带破裂，髓核钳容易损伤前方的血管

此类并发症初期易被忽视，直到出现术中急性低血压。虽然椎间隙内大量出血等相关病例发生率在50%以下，但当患者出现迟发性腹肌紧张、腹痛、心动过速和贫血等症状时，术者应警惕可能出现血管并发症。当这种情况发生时，须请血管外科医生会诊并及时修复，此修复通常经腹前路入路进行。

以往侧方椎体融合术主要通过腹膜后脂肪和腰大肌间隙到达腰椎手术区域。该入路避开了主要大血管、输尿管和下腹部的交感神经，不需要专业的前路外科操作，而且可以保持后方稳定。然而，最近研究表明这种入路有着其特有的并发症，这些并发症和附近的腰丛有关。腰丛位于腰大肌深面，用解剖学术语表示是位于腰大肌后侧第三区域（图36.3）。此外，生殖股神经悬垂于腰大肌的表面，依次置入撑开器和长时间使用撑开器的过程中会出现神经牵拉伤。有文献报道腰神经根尤其是 L4 神经根的损伤，以及继发于 L4 神经根的损害的永久性运动神经功能障碍，多数情况下是暂时的 L4 神经麻痹，主要表现为股四头肌无力，

常见于经腰大肌入路的 L3~L4 椎间手术，有案例报道术前使用地塞米松可以降低这一并发症的发生率。由于腰丛的解剖结构特点，手术节段越低，神经损伤的风险越高，解剖学研究证实 L4~L5 水平的椎间盘手术在显露的过程中最容易伤及腰丛。

神经损伤

神经电生理监测技术在监测神经损伤中的作用

术中神经电生理监测利用电生理监测技术记录神经传导和神经传导过程中的电流干扰，可间接地反映潜在的或者已经发生的医源性神经损伤。体感诱发电位（SSEPs）可以显示脊髓后柱的上行感觉传导束。经颅电刺激动作诱发电位（TcMEPs）可以直接显示皮质脊髓束、脊神经根、周围神经以及神经丛的信息。间断性的经颅电刺激诱发的动作电位可以间接通过肌肉而被记录。实时肌电图可以评价神经根的完整性。刺激诱发肌电图可以记录传导信号，记录术中植入内植物时可能出现的神经根损伤。

SSPEs 数据包含波幅和潜伏期，术中持续记录的数据与基线值和最近获取的数值相比较，这两项指标中，波幅更有意义，术中波幅从基线值降低超过50%，常常表明出现神经损伤。不伴波幅变化的单纯潜伏期改变并不常见，但以下情况下可以出现剂量依赖性的单纯潜伏期延长：增加卤化物类麻醉药品、一氧化氮和体温过低。

和基线值相比，如果 TcMEPs 在肌肉复合动作电位波幅减少 ≥ 75%，术者应该警惕可能出现的神经损害。这提示术中可能存在机械牵拉导致的医源性损伤，或脊髓灌注压不足导致的缺血性损伤（通常源于平均动脉压减少）。

出现这些神经电生理的警报信息时，术者应首先排除麻醉因素，比如吸入的麻醉药物可能会影响 SSPEs 的潜伏期和波幅。TcMEPs 对脊髓缺血损伤敏感度和特异度都非常高，术者和麻醉医生应当密切配合，增加吸入氧气浓度、维持平均动脉压（MAP）在 90mmHg 以上、停止植入内植物和分离、牵拉操作、监测动脉血气、评价代谢状

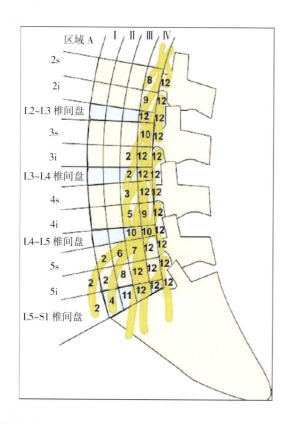

图36.3　腰丛与腰大肌的相对位置，经腰大肌入路的脊柱手术容易损伤腰丛

况和血象变化（警惕低血容量）。如果动作电位难以恢复，应该考虑唤醒试验，可以尝试使用甲强龙［30mg/kg 大剂量 5.4mg/（kg·h^{-1}）］。

硬膜损伤

脑脊液漏会出现体位性头痛、伤口并发症、脑膜炎、蛛网膜炎和假性脑膜膨出。术后顽固性脑脊液漏会出现伤口清亮的引流液或者皮下积液，临床表现为剧烈头痛且直立位置时头痛症状加重。无法确定引流液是否为脑脊液时，可取样检测 β2 转铁蛋白有助于明确诊断。如果硬膜撕裂而未进行修补，通常于术后数天至数月内进展为假性脑膜膨出。

术中发现脑脊液漏、术中硬膜切开应在手术完成前进行修复。第一步是显露硬膜破口，其次应遵循无张力修补原则并保证无液体漏出。可以用 6-0 聚丙烯缝线进行连续锁边缝合，近年来常常使用聚四氟乙烯缝线，这种缝线的直径比缝针的直径大，可以封闭每一针孔，修补后可通过 Valsalva 试验评估脑脊液漏修补情况。如果缝合后仍出现脑脊液渗漏，应该加强缝合，使用明胶海绵、自体脂肪或者纤维蛋白胶。更复杂的撕裂可能需要阔筋膜移植或者商用硬脊膜补片，严密的缝合筋膜和硬膜修补一样重要，因为筋膜严密愈合在防止皮肤形成窦道中发挥至关重要的作用。出现硬膜撕裂时，多数外科医生会避免使用引流管，因为负压引流会加重脑脊液持续渗漏，有研究认为只要修补得当，硬膜切开不会出现不良事件或严重并发症。

内固定

脊柱内固定会增加手术并发症。使用钉棒系统可以出现螺钉松动脱出、钉棒分离，或者棒断裂等情况，螺钉脱出通常发生于骨质疏松或腰椎后凸患者顶点位置。

内固定相关并发症通常发生于螺钉植入区。椎弓根螺钉位置不当可损伤血管、神经根、硬膜囊和脊髓。螺钉过短或螺钉位置距椎管过远都不是最佳固定位置，过于靠近中间和下方会侵入椎

管或椎间孔，导致硬膜囊撕裂或者神经根损伤。螺钉过长会累及椎体前方的结构出现大血管穿孔，甚至危及生命。据报道如果徒手植钉，椎弓根位置不良的发生率高达 2%~10%，椎弓根发育不良、严重畸形，或使用微创技术会增加螺钉位置不佳的风险，但多数情况下螺钉位置轻度偏差并不需要重新翻修或导致不良事件发生。

与传统的技术相比，图像辅助系统可以显著提高椎弓根螺钉植入的准确性。O 形臂和 3D 透视导航技术（ISO-C）使用移动 3D 成像平台准确评估椎弓根螺钉位置。一项关于术中 O 形臂辅助植钉的研究证实，O 形臂辅助下植钉的准确性接近 99%，比 CT 和 2D 的准确率更高，与 ISO-C 的准确率相当。

鉴于内固定位置不当会导致灾难性的并发症，近几年计算机导航技术已经成为脊柱手术的辅助手段。2D 和 3D 导航辅助技术都是利用红外相机或电磁场来确定术中内固定器械相对于患者解剖结构参考点的确切位置。通过导航算法生成一个视觉界面，为外科医生显示内固定的投影路径。最近一项 Mata 分析证实：导航手术导致椎弓根穿出的并发症显著低于非导航手术，而且两者的总手术时间并没有明显的差别。

骨移植获取

骨移植获取可产生不容小觑的并发症，最常见的是供区部位持续性疼痛。通常这种疼痛比手术相关疼痛更复杂且持续时间更长。虽然目前无法避免这种疼痛的发生，但多数学者认为有限的肌肉和骨膜剥离有助于减轻疼痛。

另一个常见的并发症是髂前上棘取骨区域股外侧皮神经的损伤，导致感觉异常性股痛。股外侧皮神经是腰丛的一个感觉分支，主要支配大腿外侧皮肤感觉。它从腰大肌的外侧发出，穿过髂肌的前缘到达髂前上棘，通常在腹股沟韧带以下髂前上棘以内进入大腿。牵拉髂肌可以损伤该神经，尤其是进行髂骨内板取骨操作时应注意保护。部分患者会出现解剖变异，该神经可能位于腹股沟韧带以上、髂前上棘外侧 2cm 区域，在分离的

过程中要仔细辨别这些可能的变异。

臀上动脉和神经在髂后上棘取骨时极易受损。臀上动脉从髂内动脉分出后通过坐骨切迹最高点进入臀部，在分离骨膜下组织时会损伤这些结构，也有可能被有齿撑开器无意间穿透。动脉一旦切断，会回缩至骨盆，此时需要进一步地切除部分骨质暴露血管残端、栓塞或前路分离结扎止血。一些研究也证实臀部神经的损伤，可能是后方取骨后导致疼痛或者感觉异常的原因。有学者报道髂后上棘取骨臀部神经损伤的发生率在 30% 左右。

由于取骨过程中髂骨上的应力增加，取骨的一侧可能发生骨盆骨折，这种情形常见于长节段腰骶段融合的老年骨质疏松患者，限制负重可以避免这一并发症。

围手术期（术后早期）并发症

伤口并发症

围手术期伤口并发症包括伤口裂开以及术后伤口感染，术后伤口感染会在另一节讨论。不伴感染的伤口破裂，在外科病例中发生率可以高达 1%~5%。在后方入路时这一比例明显增加，特别是颈椎和腰椎手术。此外，患者相关的风险因素包括：

- 高龄。
- 肥胖。
- 糖尿病。
- 吸烟。
- 免疫低下。
- 翻修手术。

通常围手术期抗生素应在切开皮肤前 30min 内使用，术后继续使用不超过 24h，也有些外科医生喜欢使用抗生素直到引流管或导尿管拔除。伤口如果持续引流，可以继续预防性使用抗生素。伤口有持续渗出时可以使用负压引流。如果持续性浆液引流超过 3 天，则要通过 MRI 辨别引流液的来源，一旦发现有硬脊膜破裂、脑脊液漏、血肿形成，则需要手术进行修复。即使未发现引流液来源，为了降低感染风险，一些外科医生仍然

选择再次手术探查冲洗。小的伤口裂开、皮下组织暴露可以通过口服抗生素预防感染，并通过包扎来实现二期愈合。在这种情况下，负压引流（NPWT）也可以作为一种辅助治疗手段。在脊柱内固定手术中，如果担心细菌在内植物表面种植，可以放宽再次手术和翻修的指征。伤口直接裂开暴露皮下筋膜或者伤口全长裂开，通常需要返回手术室进行重新冲洗和翻修缝合。高危伤口应该使用不可吸收的缝线并使用牢固的缝合方法（例如尼龙缝线连续缝合伤口），这种缝线可以保留一段时间，直到伤口完全愈合不会开裂。

静脉血栓栓塞症

围手术期静脉血栓栓塞性疾病（VTED）包括深静脉血栓形成和肺动脉栓塞。它取决于手术类型、手术时间、固定范围。术后 30 天或者更长时间都可能有深静脉血栓形成和肺动脉栓塞的危险，一些研究证实脊柱术后 VTED 的总体发生率是 1%~2%。男性患者、高体重指数（BMI）、80 岁以上的腰椎术后患者发生率最高。

VTED 高危患者通常在脊柱手术之前放置下腔静脉过滤器。这些过滤器是临时放置的，一旦患者超过了围手术时间窗口，则可以去除些过滤器，多数外科医生会在手术后 48h 内使用低分子肝素或者双香豆素进行预防。脊柱术后所有抗凝治疗的患者必须密切监测硬膜外血肿的发生，即使此类事件的发生率低于 1%。

营养不良

已经证实术后的营养状况对发病率和死亡率有着显著的影响。营养不良的程度和脊柱接受手术的节段相关，一项前瞻性研究证实，接受 6 个节段融合的患者需要至少 6 周时间恢复，而接受 13 个节段融合的患者需要 12 周时间恢复。围手术期营养失调在分阶段进行的前后路手术中尤其棘手，患者在两次手术间隙，很少甚至几乎没有肠内营养的摄入，再加上重大手术后的分解代谢状况，恶性营养失调会导致术后伤口感染、肺炎等并发症的发生率增高。有文献报道，前路和后路

分期手术之间肠外营养可以降低肺炎、尿路感染和伤口的并发症。

尿潴留

尿潴留在脊柱手术后经常被忽视。尿潴留的发生率在一些案例报告中可以高达38%，高龄、使用麻醉药品、术前使用β受体阻断剂是主要危险因素。行腰椎椎板切除术的患者较单纯髓核摘除术或颈椎手术的患者发生风险更高。长时间留置导尿会增加尿潴留的风险，这可能是由于留置导尿对膀胱三角区的机械刺激造成，使膀胱颈拉直和缩短。尿管在患者能够站立时就可以拔除。对于尿潴留的患者，应每6h进行一次尿道插管。

BMP 相关问题

RhBMP-2（重组人类骨形成蛋白）作为融合辅助工具已被广泛应用，并且被FDA批准用于腰椎椎间融合术，在很多病例中，特别是在腰椎后路手术和脊柱微创手术时，用于替代髂骨进行移植。据报道，RhBMP-2用于颈椎前路融合手术在术后早期不良事件的发生率高达40%，RhBMP-2超适应证用于颈椎前路手术导致的颈部血管性水肿也曾被报道。这种继发性水肿的气道压迫常常需要气管插管、糖皮质激素、重症监护以及二期手术等来解除手术区域的压迫。RhBMP-2增强后路腰椎间融合会导致新发的脊神经根炎。术后数据显示：有初步证据支持，腰椎后路融合术中使用RhBMP-2和使用髂骨移植相比，会加重腿疼和神经功能损害的程度。使用RhBMP-2导致术后脊神经炎的发生率不很明确，但是有研究推测：与对照组相比，其发生率可以高达2~4倍。RhBMP-2最常见的并发症是皮下积液、脊神经炎和异位骨化。

RhBMP-2的安全性开始受到质疑，FDA有研究表明：与对照组相比，使用RhBMP-2，2年和5年恶性肿瘤的发生率明显增加。然而RhBMP-2致癌的证据并不充分，系统综述和Meta分析发现BMP和肿瘤的形成和分化没有直接相关性。一项涉及467 916名医疗保险患者、平均随访2.9年的回顾性分析表明：和对照组相比，BMP致癌的相对危险度更低。然而，由于理论上存在致癌相关风险、可能加速转移以及缺乏确切的临床证据反驳这些可能出现的结果，很多外科医生依然反对在罹患恶性肿瘤患者身上使用RhBMP-2。

术后晚期并发症

假关节形成

假关节是内固定和非内固定融合的并发症。后路脊柱融合术后假关节的发生率在文献的报道为0~50%。假关节最常见的后遗症是疼痛。由于内固定装置对影像学检查的干扰，加之即使确切融合的患者也会出现持续性背痛，都给假关节的诊断增加了难度。螺钉断裂或者螺钉周围出现透亮区提示融合失败，同样的情况见于内植物下沉和螺钉脱出（图36.4），评价融合效果的金标准是

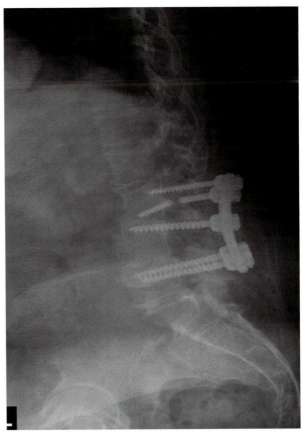

图36.4　L3~L5节段减压和融合术后假关节形成的X线侧位片，这种迹象表明内植物失败和螺钉脱出，L3区域出现了骨质疏松，该患者最终需要翻修手术

CT矢状位、冠状位三维CT重建和手术探查。

假关节的发生率随着融合节段数量的增加而增加。吸烟、高龄、营养失调、非甾体类抗炎药的使用都会降低融合成功率。腰椎术前6个月戒烟，其不愈合的发生率与不吸烟者几乎相当。

临近节段的退变

临近节段的退变是指发生于融合节段以上或者以下的节段退变加速。相邻节段的退变的原因可能是由于内固定对椎间关节的直接撞击或者周围组织的去神经化支配所致，其病理机制是椎间关节尤其是下关节突损伤。这种进行性退变在后外侧融合和椎体间融合发生率几乎相等，颈椎和腰椎融合10年内有症状的邻近节段退变的发生率为20%~30%。

融合器下沉

融合器下沉是指植入椎间融合器后椎间隙高度的降低，影响融合器下沉的因素包括椎体骨质的强度以及融合器与椎体的接触面积。例如，融合器太小可能导致接触面压力过大，从而引起下沉，这种下沉会造成序列丢失、高度减少、症状复发、运动幅度过大以及融合失败。胸椎标本上的生物力学实验证实：融合器面积至少应该覆盖椎体间隙面积的40%以上，以避免融合器下沉。

此外保留终板对于维持椎体骨质结构的完整性具有重要意义。终板暴露过多会降低椎体骨质的强度，特别是当剥离软骨下骨、暴露骨小梁时尤其明显，故而处理终板时尽量保留软骨下骨、并选择合适的融合器尺寸和位置对于防止融合器下沉至关重要。

腰椎手术失败综合征

腰椎手术失败综合征（FBSS）是指在一次或多次脊柱手术后出现的持续的或者反复发作的背部疼痛，伴或不伴神经根性症状。更宽泛的描述是指腰椎术后临床结果不符合患者术前的期望目标。目前，广泛引证的腰椎手术失败综合征发生率为10%~40%，这是一项较陈旧的研究，该研究涵盖不同人群、纳入标准较宽。

腰椎手术失败综合征的病因分为术前、术中和术后因素。术前因素包括患者和外科医生的因素。患者因素包括心理因素（焦虑、抑郁、疑病症）和社会因素（工伤补偿）；医生因素包括翻修手术和备选方案；术中因素包括技术欠缺（减压不充分、螺钉位置不当）、手术节段不正确以及未达到手术目的（极外侧椎间盘切除术）；术后因素包括疾病进展（椎间盘突出复发）、硬膜纤维化、手术并发症、出现新的脊柱不稳以及肌筋膜疼痛加重。

对腰椎手术失败综合征治疗是对因治疗，治疗方案有多种。一些腰椎手术失败综合征的残余症状在翻修术后会得到纠正。然而，对于社会和心理因素导致的腰椎手术失败综合征，则需要心理干预和社会支持。腰椎手术失败综合征保守治疗需要一个跨学科的治疗团队，包括医学治疗、抗抑郁药、认知和行为治疗、康复和疼痛专家咨询治疗等。

硬膜纤维化

如前所述，FBSS大致描述了腰椎术后效果不佳的状况，其中一部分极有可能是由硬膜外纤维化造成的，随着MRI检查的出现，脊柱术后发现了越来越多硬膜纤维化。

目前针对硬膜外纤维化的临床相关证据分歧较大。一些研究无法验证硬膜瘢痕和临床表现的相关性。然而，一项大样本、多中心、随机、双盲、前瞻性临床试验研究证实，硬膜瘢痕的存在会增加腰椎术后效果不良的发生率。一项对197例单节段椎板切除术和椎间盘切除术后行MRI增强扫描的研究表明：和无广泛硬膜瘢痕的患者相比，存在广泛硬膜瘢痕的患者复发性神经根性疼痛的发生率增加了3倍，该发现证实硬膜瘢痕的形成增加了腰椎间盘术后效果不良的发生率。

预防硬膜瘢痕形成的方法有许多。运用一些生物屏障如可吸收明胶海绵、明胶膜片、胶原蛋白海绵和纤维素海绵有助于防止硬膜瘢痕形成。脂肪移植、聚乳糖网（可吸收聚羟基乳酸网）和纤维蛋白胶对于硬膜瘢痕的形成具有中度的抑制作用，但不影响临床效果。更先进的屏障材料包括黏性羧甲基纤维素、碳水化合物聚合物片、胶原密封剂和硅胶管。在动物模型上，这些屏障显示对硬膜瘢痕的形成具有抑制作用，但是需要进一步深入研究以证实其在人体上是否有相同作用。

蛛网膜炎

蛛网膜炎是指脊髓表面、马尾和神经根周围蛛网膜层的病理性炎症，这种病变发生在硬膜内，常常是连续性病变，从轻微的蛛网膜增厚到影响脑脊液循环的瘢痕形成，患者可表现为一系列广泛的神经病学症状。导致蛛网膜炎的原因多种多样，既往使用脂溶性的造影剂进行脊髓造影和脑膜炎是造成蛛网膜炎的主要原因。腰椎手术失败综合征术后出现的持续性疼痛、麻木和无力，有可能是由蛛网膜炎导致。蛛网膜炎在多节段手术、翻修手术、术后脊柱感染、术中硬脊膜撕裂的患者中更为常见。

MRI 在确诊该疾病上与 CT 成像、脊髓造影有较好的一致性，Delamarter 等根据蛛网膜炎的 MRI 表现将其分为 3 型：

- 神经根集聚于硬膜囊中心部、附着于神经根鞘膜中心的团块聚集
- 神经根成团并附着于硬膜周围，呈现出空囊表现。
- 硬膜囊内软组织信号增多以及蛛网膜下腔中央型阻塞。

治疗的主要措施是口服药物（抗炎药物、神经保护药物）辅助物理治疗。鞘内注射吗啡、经皮神经电刺激和脊柱（脊髓）刺激器已经被证实无效。在特定的患者中，显微手术分离、纤维组织松解等手术能够产生较好的短期效果。但是随着时间的推移，这类手术显示的获益越来越少。考虑到治疗难度，集中力量预防发生至关重要。

结论

脊柱手术的并发症多种多样，对外科医生而言是挑战。这些并发症可以发生于手术治疗的各个阶段。在进行手术时，精确的技术操作、清楚预判手术每一步可能发生的并发症至关重要。围手术期的伤口、呼吸道管理、膀胱护理以及合理的营养支持必不可少。术后假关节形成、邻近节段退变、脊柱后凸、硬膜撕裂和蛛网膜炎可能在术后数月至数年内出现，定期随访和及时发现可能的并发症，能够为后期有效地干预提供更好的机会。

参考文献

[1] Apfelbaum RI, Kriskovich MD, Haller JR. On the incidence, cause, and prevention of recurrent laryngeal nerve palsies during anterior cervical spine surgery. Spine (Phila Pa 1976) 2000;25:2906–2912.

[2] Delamarter RB, Ross JS, Masaryk TJ, et al. Diagnosis of lumbar arachnoiditis by magnetic resonance imaging. Spine (Phila Pa 1976) 1990;15:304–310.

[3] Glassman SD, Anagnost SC, Parker A, et al. The effect of cigarette smoking and smoking cessation on spinal fusion. Spine (Phila Pa 1976) 2000;25:2608–2615.

[4] Glotzbecker MP, Bono CM, Wood KB, et al. Thromboembolic disease in spinal surgery: a systematic review. Spine (Phila Pa 1976) 2009;34:291–303.

[5] Glotzbecker MP, Bono CM, Wood KB, et al. Postoperative spinal epidural hematoma: a systematic review. Spine (Phila Pa 1976) 2010;35:E413–E420.

[6] Lenke LG, Bridwell KH, Blanke K, et al. Prospective analysis of nutritional status normalization after spinal reconstructive surgery. Spine (Phila Pa 1976) 1995;20:1359–1367.

[7] Ross JS, Obuchowski N, Modic MT. MR evaluation of epidural fibrosis: proposed grading system with intra- and inter-observer variability. Neurol Res 1999;21:S23–S26.

[8] Schoenfeld AJ, Carey PA, Cleveland AW 3rd, et al. Patient factors, co-morbidities and surgical characteristics that increase mortality and complication-risk after spinal arthrodesis: A prognostic study based on 5,887 patients. Spine J 2013;13(10):1171–1179.

[9] Schoenfeld AJ, Herzog JP, Dunn JC, et al. Patient-based and surgical characteristics associated with the acute development of deep venous thrombosis and pulmonary embolism after spine surgery. Spine (Phila Pa 1976) 2013;38:1892–1898.

第九部分 基础知识

第三十七章 脊柱融合的基础知识

Barrett S. Boody
Danielle S. Chun
Wellington K. Hsu

概述

脊柱融合是消除脊柱节段运动常用的手术方法，其发生过程通常在椎体表面被处理后首先出现骨沉积，随即发生重塑，最终获得融合。既往报道的假关节发生率可高达 5%~40%，但随着人们对宿主相关因素认识的不断深入和融合技术的不断改进，其发生率呈逐渐下降的趋势。了解脊柱融合过程中的骨形成机制、假关节发生的危险因素以及脊柱融合手术可以采用的各种技术手段和材料，是获得良好融合效果的关键。

骨愈合机制

成功的融合需要大量有活性的骨原细胞和骨祖细胞、充足的骨诱导生长因子、适宜生长的骨传导基质、血管供应、机械稳定环境以及适度的炎症反应等条件。保护局部血管以及周围的健康组织对骨性融合的启动较为重要，因而应尽量减少植骨床准备和内固定植入等操作对软组织的创伤。早期炎症反应的启动是影响融合效果的重要因素，术后伤口内形成的血肿提供了大量的趋化和诱导因子如血小板源性细胞因子（PDGF）、血管内皮生长因子（VEGF）以及转化生长因子 -β（TGF-β）等。细胞因子、前列腺素和激肽等旁分泌信号在随后的融合阶段发挥局部趋化信号的作用，能够刺激血管形成，使早期阶段的融合床血管化。中性粒细胞和巨噬细胞能够清除局部的坏死组织，使其适应融合骨块的生长。

融合床准备过程中的去皮质操作提供了骨髓来源的干细胞，并为即将发生的融合显露了充足的松质骨血供。脊柱融合常用的 3 个区域包括椎体间、后外侧（横突间区域）和椎板间 – 小关节突区域。横突是后外侧融合血供的主要来源，去除该区域的皮质骨可显露具有良好血供的松质骨。关节突峡部区域具有提供脊柱的结构性支撑的作用，并且松质骨含量很少，在去皮质骨时应尽量避免在此区域操作。对横突等后外侧结构的去皮质骨操作可通过手动工具（咬骨钳、骨凿等）完成，也可用电动磨钻完成。增加去皮质骨表面积可以促进骨原细胞和骨诱导信号的释放，并为融合块的生长提供更广泛的基础。

融合床准备好后，放入植骨块，有很多方法可以促进植骨融合。目前，关于哪种植骨材料最好还没有达成共识，传统的金标准依然是髂骨自体骨块。

自体骨块中存在大量骨原细胞，但植骨块的活性还受到植骨区的血供所影响，通常情况下移植细胞中只有小部分能够存活。在融合骨块血管形成之前，细胞往往依靠移植后局部的扩散获取营养，1~2mm 的距离范围内才有细胞存活。坏死的细胞需要被清除从而为成骨做准备，这就需要炎症细胞的进入，使得移植细胞已经脆弱的血供进一步受到影响。因此，植入过多的骨原细胞可能反而会因为坏死物增多，增加局部的生物负担，使融合的发生受到延迟或抑制。最佳植骨量目前尚不明确，可能与融合位置和期望的融合骨块大小有关，并因人而异。

Boden 等将脊柱融合的过程总结为炎症反应、修复和重塑等不同阶段。炎症反应期从术后植骨材料周围血肿形成开始，随之而来的炎症细胞和新生血管进一步促进了横突部位的膜内成骨。随后的修复阶段开始于对早期成骨的重塑，伴有坏死骨移植物的吸收。融合骨块的成熟开始于横突边缘的骨化形成，随后骨化逐渐向中央区域扩展；术后 3~4 周形成的软骨板进一步发生软骨内成骨，从而使融合骨块自外而内连为一体。最终的重塑阶段开始于植骨块的进一步分解吸收以及初始的融合骨块被骨小梁结构替代。融合骨块在结构上更接近皮质骨，因而在重塑阶段，松质骨 / 皮质骨的比例不断降低。

　　融合部位各种不同基因表达紧密调控着融合过程，3 种骨形成蛋白（BMP-2、BMP-4、BMP-6）在这一过程中反复出现。BMP-6 mRNA 的表达在融合早期（术后 2 天）和晚期（术后第五周）各形成一次高峰，BMP-4 mRNA 的表达在术后第一周形成高峰，BMP-2 mRNA 表达在术后第三周形成高峰，每次高峰都提示该生长因子在骨融合中独特而重要的作用。此外，融合床 BMP-2 表达的分布呈典型的空间异质性，BMP 基因在融合块外周比中央表达更早。这一空间异质性解释了临床上融合骨块中央骨愈合的滞后，并明确了一个有利于通过骨诱导蛋白包围提高融合成功率的敏感时间点。Morone 等发现在兔脊柱后外侧融合模型中将 BMP-2 加入自体骨，能够加速 BMP-6、Ⅰ型胶原和骨钙蛋白等早期骨形成标记物在融合骨块中央的表达，从而避免了对照组中出现的滞后效应。

骨移植核心概念

　　理想的骨移植材料应具备以下特性：
- 骨传导性。
- 骨诱导性。
- 成骨能力。

通常情况下"骨移植物"主要是指自体骨或异体骨（表 37.1），此外，还有各种材料可作为骨移植物的填充剂、增强剂或者替代物。填充剂一

表 37.1　脊柱手术常用的植骨种类和制备方法

植骨种类	骨移植物制备方法
自体植骨	松质骨 ■ 髂骨刮除法 ■ 髂骨活板取骨技术 皮髓质骨 ■ 髂骨单面骨条 三面皮质骨 ■ 髂骨块 无血管 / 有血管支撑骨块 ■ 腓骨 ■ 肋骨 ■ 髂骨
异体植骨	松质骨来源的非结构性颗粒骨 长骨皮质骨支撑物 脱钙骨基质

般只在加入自体骨或者其他骨移植物中才能发挥作用。这些产品能够增加骨移植物的体积，使其达到骨愈合所需要最低要求，且体积大小与融合率呈正相关。增强剂不需要增加骨移植物的体积便可提高其作用效果。骨形成蛋白（BMP）是常用的骨移植材料增强剂，它是一种具有较强骨诱导能力的生长因子，常被加入自体骨或异体骨中用来提高融合率。替代物具备骨修复过程中所需的各个要素，因而能够替代自体骨独立使用。骨移植物可因使用部位不同而起到不同的作用。例如，异体骨在颈前路手术当中可作为替代物使用，而在腰椎后路手术中往往仅作为增强剂使用。

　　骨移植物的成骨潜能与移植后有活力的成骨细胞或者祖细胞的数量直接相关。通常，移植的松质骨和皮质骨表面的成骨细胞是融合部位产生新骨的主要来源，自体骨或者骨髓抽提物（BMA）提供了这些成分，这与其他骨移植物如结构性异体骨或者陶瓷所起的作用不同。

　　骨移植物还可以发挥骨诱导特性，促进邻近的血肿、局部炎症反应区、邻近软组织以及处理后的骨床中祖细胞的分化、募集和迁移，从而成为具有成骨能力的细胞。目前研究最多、作用最强的骨诱导生长因子是 BMPs，属于 TGFβ 超家族（图 37.1）。虽然融合过程中需要各种不同的生长

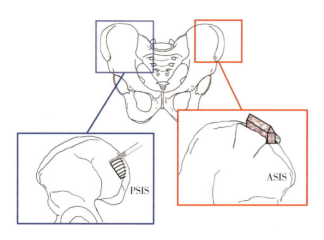

图37.1 髂骨植骨技术示例。图中是髂骨骨移植物获取技术的代表图。红框中显示松质骨移植物获取技术；蓝框中显示从髂后上棘外表面获取皮髓质骨条

因子（PDGF、TGFβ、VEGF 等），但 BMP 具有单独使用时即可促进成骨的独特性质。

骨传导是指骨移植物在期望融合的部位能够促进成骨细胞附着、沿支架结构迁移并促进血管长入支架。其效果主要取决于材料的孔径大小、表面结构、黏附性能、吸收率以及与骨诱导蛋白结合的能力。最近的研究和应用在使用骨传导材料负载骨诱导蛋白方面获得了成功。自体骨和异体骨具有较好的骨传导性能，同时市场上还有很多产品如胶原、陶瓷、珊瑚材料以及各种高分子聚合物能够提供这些性能。陶瓷材料常被用于骨科手术当中，包括天然珊瑚（碳酸钙）、珊瑚羟磷灰石或者复合成分（磷酸三钙）。这些产品的主要缺点是不具备骨诱导活性，因而主要被用作填充剂使用。

不融合的危险因素

不融合或延迟融合的宿主因素：

- 吸烟。
- 非甾体类抗炎药物应用的剂量与浓度。
- 骨质疏松。
- 多节段及翻修手术。
- 免疫抑制剂的使用。

吸烟

多项研究表明吸烟与脊柱融合手术中的延迟

融合及假关节形成相关，能够降低 10%~12% 的融合率。术后戒烟失败进一步降低了骨愈合的能力。然而，也有作者报道了吸烟患者接受单节段颈前路椎间盘切除自体骨植骨钢板内固定术（ACDF）、颈椎后路减压植骨内固定术、颈椎多节段减压自体腓骨植骨融合内固定术以及腰椎椎间植骨辅助 BMP 蛋白等手术后，获得了良好的融合效果。此外，戒烟后的残余效应能够持续多久依然尚不清楚。尽管关于吸烟及戒烟在脊柱融合中的作用研究仍在继续，目前有足够的理由推断吸烟对脊柱融合是有害的，能够增加本身存在其他危险因素的宿主融合部位假关节形成的风险。

骨质疏松

骨质疏松严重威胁了脊柱融合的效果。骨质疏松脊柱的骨量减少以及皮质骨和松质骨微结构的改变可能会导致螺钉松动，稳定性下降，从而使融合率降低。此外，骨质疏松患者的间充质干细胞成骨活性降低，也进一步影响了脊柱融合的成功率。Okuyama 评估了骨密度（BMD）对后外侧椎间融合固定的影响，发现较低的 BMD 水平与螺钉松动及不融合显著相关。

骨质疏松的药物治疗有很多选择。动物实验研究对脊柱融合期间二磷酸盐的应用效果有不同的结论。一些临床前研究显示阿仑膦酸钠治疗降低了融合率、融合骨块的强度以及骨性融合的组织学证据。然而，其他类似的临床前研究显示二磷酸盐对融合骨块的生物力学强度并无有害影响。二磷酸盐对脊柱融合影响的临床研究较少。Nagahama 等的研究显示骨质疏松患者行腰椎后路椎间融合术（PLIFs）使用阿仑膦酸钠治疗后融合率得到了显著提高（95%:65%），提示机械稳定性的提高克服了其他不利于骨融合的生物因素。

唑来膦酸（ZOL）是一类与羟磷灰石亲和力比同类产品更高的含氮二磷酸盐。在一项临床研究中，ZOL 组与对照组相比明显提高了融合率（75%:56%），改善了功能障碍及疼痛评分，降低了骨质疏松椎体压缩性骨折以及螺钉松动、下沉等不良事件的发生。

特立帕肽（Forteo）能够通过提高祖细胞分化和成熟提高成骨细胞活性。特立帕肽的临床前研究显示其具有提高融合率的潜能。若干研究评估了在骨质疏松模型中应用特立帕肽的效果，结果显示融合骨量、融合评分以及融合率均有所提高。其在骨质疏松骨折愈合中的效果也被证实，如桡骨远端骨折、股骨骨折、骨盆骨折等，并在一些具有挑战性的骨不连病例中取得了成功的疗效。

有关特立帕肽对人脊柱融合作用效果的研究较少。Inoue 发现骨质疏松患者使用特立帕肽治疗后椎弓根钉旋入扭矩与对照组相比增加了 20%。Ohtori 比较了特立帕肽与利塞膦酸盐在腰椎后路融合中的效果，结果显示特立帕肽组 1 年后的融合率更高（80%∶68%）。特立帕肽在脊柱融合手术中的效果明显，因而在伴有明显骨质疏松的矫形或多节段融合患者中应当考虑使用。

维生素 D

维生素 D 在骨形成、重塑及维持过程中发挥了重要作用。高达 70% 的脊柱融合择期手术患者维生素 D 水平偏低（< 30ng/mL），相关危险因素包括性别（男性）、年龄（40~60 岁）、体重指数（> 40）、糖尿病、吸烟以及维生素 D 摄入缺乏等。

虽然我们对维生素 D 水平在脊柱融合手术中的作用了解仍相对较少，但已知维生素 D 缺乏可能导致延迟融合、假关节形成以及持续性疼痛。目前维生素 D 缺乏导致假关节形成率升高以及临床疗效降低的机制尚不清楚，需通过更多的研究获得明确结论。

多节段融合及翻修手术

融合节段假关节形成的一个重要危险因素是融合节段的数量。长节段的骨移植对融合的力学稳定环境带来了挑战，往往需要辅助内固定以获得稳定。Wang 等报道了在两节段颈椎融合手术中使用前路钢板坚强固定后，融合率明显提高（假关节形成率分别为 0 和 25%）。在多节段融合手术中使用生长因子进行辅助也可以起到良好效果，Frankel 等通过使用 BMP-2 将颈椎融合率从 82%

提高到了 100%。尽管内固定及外源性生长因子提高了多节段颈椎手术的融合率，假关节形成仍然是长节段融合面临的一个难题。Shen 报道在前路异体植骨辅助 BMP 及锁定钢板固定的颈椎融合手术中，当融合节段从 3 个增加到 5 个时，假关节形成率也从 4% 上升到了 22%。

假关节形成在多节段腰椎融合手术中更常见，在多节段成人畸形手术中的发生率可高达 24%。Kim 等报道了长节段成人脊柱畸形融合手术中假关节形成的多个生物力学危险因素。各种宿主及手术相关因素往往也会增加翻修融合手术的难度，包括初次术后大量纤维瘢痕增生导致的局部生物环境及血供受损。与初次手术相比，这些因素的干扰可以导致更高的翻修率、感染发生率和更差的疗效。

非甾体类抗炎药物（NSAIDs）

NSAIDs 常被用来抑制术后炎症反应，降低阿片类药物的用量。然而 NSAIDs 在融合术后的应用与假关节发生的相关性逐渐受到了关注。NSAIDs 能够通过花生四烯酸通路抑制环氧化酶（COX-1 和 COX-2）的活性，最终阻断其下游促进炎症反应及导致疼痛的前列腺素的形成。NSAIDs 的使用与骨延迟愈合和（或）不愈合的相关性，在多个动物实验和回顾性临床研究中得以证实。目前有关骨愈合能力下降的机制尚有争议，骨延迟愈合和（或）不愈合很有可能与 COX 酶受到抑制后前列腺素水平下降，骨痂部位软骨细胞肥大和血管形成受阻有关。

一些与 NSAIDs 相关的临床研究提示其对脊柱融合的作用呈剂量相关关系。酮咯酸的使用与假关节的发生显著相关，并呈现明显的剂量效应。有研究也报道了双氯芬酸钠对单节段或双节段 PLIF 手术中延迟融合和不融合发生的剂量效应，高剂量双氯芬酸钠（> 300mg/d）比低剂量（< 300mg/d）使用发生延迟融合的风险明显升高。最近一项关于 NSAIDs 在脊柱融合手术中应用的 Meta 分析表明，NSAIDs 的使用剂量和种类不同，融合的效果有明显差异，正常剂量的 NSAIDs 应

用不会影响融合效果。此外，在椎间融合患者中，NSAIDs 的使用并未明显增加不融合的发生率。

骨移植物选择

自体骨——髂骨植骨块

髂骨植骨块（ICBG）具有良好的成骨、骨诱导及骨传导性能，长期以来一直被认为是脊柱融合植骨的金标准。术中通常会从邻近切口的髂后上棘采集骨块，取骨的方式也有不同报道（图37.2）。然而，取骨过程需要扩大剥离范围，或者增加额外切口，再加上取骨会带来术后疼痛、术中出血的增加等副作用，这些促进了合适替代物的使用。

皮质骨植骨块能够提供较好的机械稳定性，对于椎间融合来说较为适用。然而，这些骨块的骨单位中有成骨活性的细胞相对更少，离局部血供也较远。松质骨植骨块能够提供更好的骨传导、骨诱导以及成骨活性，但初始稳定性相对较弱。术后 6~12 个月，松质骨植骨块会完全吸收并被新骨替代，而皮质骨块则不会完全重塑。松质骨块通过替代物的爬行和同位新骨的形成被替代。支撑植骨随着移植骨的逐渐吸收，发生失败的风险越来越大。尽管无血管的腓骨自体骨可导致显著的供区并发症，但其仍然被用于需要结构性支撑的融合骨床，以及在术后放疗导致的纤维变性或

者术后有放疗或化疗需要时。

自体骨——局部植骨块

为了降低 ICBG 取骨时的并发症同时获得使用自体骨的优点，局部骨移植物是常用的选择。多项研究表明使用局部获取的自体骨植骨（棘突和椎板）与使用 ICBG 可以获得相同的融合率，但手术时间和出血量则更少。局部自体骨在体外显示出与 ICBG 类似的生物学潜能，其增殖效率、基因表达谱、生物标记物表达（如碱性磷酸酶）和矿化水平均类似。Ito 等比较了 PLIF 手术中局部自体骨和 ICBG 的使用，结果显示其融合率相同，但 ICBG 取骨时的并发症更高（11%~19%）。

局部自体骨取骨的要点之一是自体骨骨量要充足，平均体积需达到 14~25cm³。多节段融合往往需要辅助 ICBG 植骨才能获得更充足的植骨量。

异体骨

异体骨容易获取，无供区并发症，是脊柱融合常用的植骨选择。这些组织往往表现出较高的骨传导性，但在制备过程中，其骨诱导及成骨潜能则大部分丧失。

异体骨的使用安全性十分可靠，其免疫源性可被制备过程中的去细胞化、照射及冷藏（冻干）等流程所消除。新鲜冷冻植骨块可诱发较强的免疫反应，并有很高的致病风险，一般不直接用于

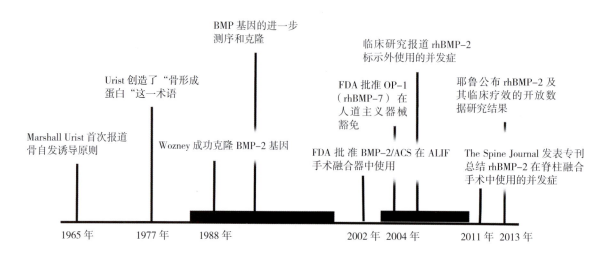

图37.2 BMP 在脊柱外科应用的重大历史事件

融合手术。冷冻后的植骨块用伽马射线或乙烯气体进行灭菌处理后储藏在 –70℃冷冻环境中，保存时间大约为 5 年。照射（2.5 兆拉德）和冻干的过程降低了移植骨块免疫源性的同时，异体皮质骨块的结构完整性也可被降低至 50%。有文献报道无论使用照射或未经照射的异体骨植骨，其感染率较 ICBG 均明显降低。使用异体松质骨植骨时，原位新骨形成往往先于植骨吸收；而使用异体皮质骨植骨时，植骨吸收往往先于原位新骨形成。

在一些特定区域如腰椎后外侧融合，异体骨的植骨融合率要低于自体骨。然而在其他一些成骨条件更好的部位，异体骨植骨可获得与自体骨类似的融合率，如腰椎椎间融合（> 94%）和多节段 ACDF（97.5%）。多项研究表明异体骨可作为自体植骨填充剂使用，其可能够获得与 ICBG 类似的融合率。

脱钙骨基质（DBM）是由异体皮质骨经酸脱钙加工制成的，其最终产物是包含非胶原蛋白、各种生长因子以及 Ⅰ 型胶原的具有骨诱导和骨传导活性的植骨块。目前市场上可选用的不同产品的骨诱导能力明显不同，甚至不同批次生产的同种产品效果也有差异。尽管 DBM 单独使用替代骨移植物的效果已得到临床前研究验证支持，但目前在各项临床研究中，仍仅作为自体骨填充剂使用。Epstein 报道了在单节段后外侧融合手术中椎板自体骨 +DBM 的融合率为 93%，而双节段的融合率为 91%。

生物合成植骨材料

陶瓷是最常用的人工合成植骨填充剂，包括磷酸三钙、硫酸钙和羟磷灰石。陶瓷是磷酸钙经高温烧结后形成的具有不同孔隙率、结构和成分的无机产品，其优点是灭菌后结构的完整性不受影响。临床上有各种不同类型的产品可供选择，包括块状内植物（多孔或致密）、颗粒状内植物或者薄层表面涂层。陶瓷的多孔结构能使增殖的间充质干细胞附着在植骨床上，这其发挥骨传导填充剂作用的关键因素。早期研究显示大于 100μm 的孔径适合骨长入，陶瓷的最佳孔径为 150~500μm，孔径大于 300μm 时能够同时促进骨形成和毛细血管长入。陶瓷材料的多孔结构和成分组成导致其力学性能易碎、抗折断和抗张力强度均较低。

基于上述特性，陶瓷材料通常被用作植骨材料的填充剂。Acharya 等报道了单独使用羟磷灰石 – 生物活性玻璃陶瓷与自体骨植骨相比融合率明显降低（5%∶100%）。动物实验也证实了单独使用陶瓷材料替代植骨的成骨体积较自体骨和异体骨明显更小。选择陶瓷材料时需要考虑其降解率，以保证其能够在体内维持至骨桥完全覆盖植骨床。羟磷灰石植入后在体内能存留 10 年以上，而磷酸三钙吸收较羟磷灰石快 10~20 倍。多项研究表明将陶瓷材料填充至数量较少的自体骨当中获得了良好的融合效果。硅酸化磷酸钙（Si-Ca-Phos）等一些改造后的陶瓷材料具有替代植骨的潜能。Naginemi 等在 108 例接受各种脊柱融合手术患者体内单独使用 Si-Ca-Phos，术后 12 个月融合率达 90%。作者认为硅酸盐通过表面的负电吸引了成骨细胞聚积从而发挥作用。

骨髓抽提物

BMA 可被用来提供骨诱导及成骨能力，从而提高融合率，并避免了 ICBG 取骨带来的并发症。骨髓中有核细胞密度仅为 0.01%~0.001%，有研究评估了利用浓度梯度离心提高有核细胞的浓度并将其加入陶瓷材料或 DBM 中作为复合材料的效果。尽管未浓缩的 BMA 也可以直接使用，但通过离心对提取物浓缩能够提高骨祖细胞的密度和纯度。多项研究结果显示选择性保留骨髓源性细胞、浓缩成骨前体细胞并加入骨传导基质，能够有效提高脊柱融合率。Muschler 等报道了使用脱钙异体骨粉作为滤网保留 BMA 中的骨祖细胞制成强化植骨材料，结果显示祖细胞浓度提高了 5.6 倍。BMA 可以与骨传导支架和载体同时使用替代植骨。骨髓在体内的采集可有多处来源，包括髂前上棘、髂后上棘和椎体等。Muschler 等研究了髂前上棘的骨髓采集，结果显示 2mL 骨髓抽提物中可采集 2100 个集落形成单位（成骨前体细胞）。他们同时建议采用多次低容量（1~2mL）采集的方法比单次大容量（4mL）采集效果更佳，因为 4mL 骨髓抽提物中碱性磷酸酶阳性的集落形成单位浓度降低了 50%。集落形成单位的产量下降与年龄和性别（高龄和女性）相关。经椎弓根椎体抽提物中的祖细胞浓度（71%）高于成骨分化能力相同的髂骨抽提物。在采用该方法时应注意避免不必要的椎弓根钉道扩大和同一椎体的反复抽吸。当与骨填充剂同时使用时，BMA 辅助的后外侧脊柱融合效果优于单独使用异体骨。也有一些研究认为浓缩和非浓缩骨髓抽提物加入陶瓷材料后融合效率未见差异，因而反对采用骨髓浓缩的方法。

骨形成蛋白

BMP 因其具有良好的骨诱导能力而被人们熟知，BMP 家族不同的蛋白显示各不相同的成骨诱导能力（表 37.2）。BMP 的制备方法已知有 3 种：

从动物或人皮质骨得到的纯化提取物，从已知 BMP 基因克隆得到的重组人 BMP（rhBMP），以及用携带 BMP DNA 的逆转录病毒感染宿主细胞的方法促进局部 BMP 的产生。目前，应用最广泛的是 rhBMP，同时基因治疗方法在动物实验和皮质骨提纯中也被大量报道。

BMP 通过与祖细胞表面 BMP 受体 I 和 II（BMPR-I 和 BMPR-II）结合发挥诱导成骨作用。BMP 蛋白与受体结合后，信号经由 SMAD 1、5、8 传导至胞内，与 SMAD4 形成复合体。SMAD 复合体继而进入核内与转录因子结合，促进与分化相关的不同基因的表达（图 37.3）。BMP 也会通过成骨细胞来源的 VEGF-A 促进局部血管的形成。在较低浓度下，BMP 促进软骨内成骨，促进前体细胞软骨分化并形成软骨基质，随后钙化重塑形成成熟的板层骨结构。相反，高浓度 BMP 蛋白促进膜内成骨，不通过软骨基础直接诱导骨形成。

表 37.2	骨形成蛋白 1~15 及其在胚胎发育和骨再生中的已知作用	
骨形成蛋白	**发育和骨再生中的作用**	**脊柱融合中的效果**
BMP-1	促进软骨形成	
BMP-2	在胚胎：促进背腹分化，颅面发育 在成人：诱导多能间充质干细胞分化成软骨细胞或者成骨细胞	88%~98%（单节段 PLF，随访 2 年时与 ICBG 相比较 Burkus 和 Dimar 等，2009）
BMP-3	抑制成骨	
BMP-4	在胚胎：辅助中胚层诱导、牙齿发育、肢体形成	
BMP-5	诱导软骨形成和骨生成	
BMP-6	诱导软骨形成和骨生成	
BMP-7	在胚胎：诱导眼、肾脏和颅面发育 在成人：促进成骨细胞增殖和分化	随访 36 个月与 ICBG 融合率类似（Vaccaro 等，2008）
BMP-8	诱导软骨形成和骨生成	
BMP-9	血管形成的强抑制剂	
BMP-10	在胚胎：维持心肌细胞的增殖活性，抑制内皮细胞迁移和生长	
BMP-11	在胚胎：促进中胚层和神经组织分型	
BMP-12	可能在大脑皮质运动区发挥作用	
BMP-13	在胚胎：肢体、头颅和中轴骨正常骨关节形成所必须	
BMP-14	促进软骨发生，肢体发育，骨折愈合以及肌腱生长	
BMP-15	在滤泡发育中可能发挥作用	

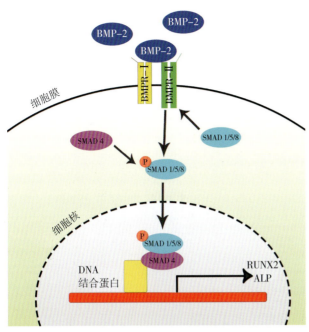

图 37.3 细胞水平 BMP-2 信号传导通路简图

BMP 促进骨融合的能力经过了各种动物模型严格的测试并获得了满意的效果。Park 等报道了在大鼠模型中使用 BMP 蛋白显著提高了成骨细胞相关标记物的早期表达水平（3 周时碱性磷酸酶、骨钙蛋白、RUNX2、SMAD1/5 表达水平），并且 12 周时的融合率也明显高于对照组（100%∶25%）。多项犬类实验研究也显示使用胶原蛋白负载 BMP-2 与自体骨相比获得了更快的融合速度、更高的融合率以及更大体积的融合骨块。

文献报道在脊柱融合手术中使用胶原蛋白海绵负载 rhBMP-2（INFUSE，Medtronic Sofamor Danek，Memphis，TN）替代植骨可获得接近 94% 的融合率。在多节段融合手术中使用 BMP+ 异体骨与 BM+ 异体骨相比可获得更高的融合率（100% vs 63%，后路翻修融合）。前路腰椎椎间融合手术中使用 BMP 明显提高了融合率（98%），降低了翻修率（10%），并且提高了术后 6 年随访的主观疗效。

相反地，早期在颈椎手术中使用 BMP 的热情已经因各种并发症的发生降温了。吞咽困难、气道梗阻以及血肿等严重并发症的发生使得脊柱外科医生在颈椎手术中会尽量避免使用 BMP。考虑到脊柱手术 BMP 相关并发症的发生可能与其高浓度有关，最近的研究评估了使用胶原、纤维带白

和透明质酸作为载体结合并将 BMP 运载到目标区域，在不影响成骨效果的前提下降低 BMP 使用的浓度和剂量。BMP 也可以导致颈后路融合手术并发症，术后伤口愈合并发症的发生率可达 15%，而使用 ICBG 的并发症发生率仅为 3%。

在腰椎手术中，BMP-2 可导致逆行射精、尿潴留、融合器下沉、神经根症状以及异位骨形成等不良事件的发生。融合器下沉可能由于 BMP 上调成骨细胞活性的同时也上调了破骨细胞的活性。颈前路手术融合器下沉的发生率达 40%，而腰椎手术则达 49%。

两亲性肽

目前临床上最常用的 BMP-2 支架载体材料是 1 型可吸收胶原海绵（ACS），但其并不具有对 BMPs 的特异性亲和力。因此，在最初将 BMP 植入体内时会出现蛋白的"突然释放"，在脊柱融合早期提供高剂量的蛋白，导致了诸多并发症的发生。为了预防超生理剂量 BMP 带来的副作用，理想支架材料的应用能够通过在脊柱融合期间提供生长因子的可控释放，降低局部的蛋白应用浓度。

两亲性肽（PA）分子自组装至纳米网格是一种具有良好前景的生物活性合成支架。组装后的纳米纤维结构能够潜在刺激细胞外基质的仿生模拟及结构特性。纳米纤维的交联能够允许羟磷灰石的直接矿化，形成与骨骼中胶原纤维与羟磷灰石结晶序列和结构类似的复合材料。

除了作为骨传导支架，PA 在体内也具有发挥骨诱导作用的潜能。Mata 等研究了磷酸丝氨酸残基附着的 PA 系统促进纳米纤维表面羟磷灰石晶体成核的效果，称为 S（P）-PA。在大鼠股骨缺损模型中，填充了 S（P）-PA 凝胶基质的实验组比无磷酸化残基的对照组具有更高的成骨活性。在对早期 S（P）-PA 支架改进的基础上，Lee 等报道了能够同时与内源性和外源性 BMP-2 结合促进骨再生的自组装 PA 纳米纤维凝胶。他们使用了有一段富羧基肽域和一个已知与 BMP-2 亲和力较好的片段的 PA 模型（BMP-2-PA），促进大鼠腰椎后外侧融合模型成骨，在没有使用任何外源性

BMP-2 的情况下融合率就达到了 42%。此外，与使用 ACS 支架材料相比，使用纳米纤维凝胶获得 100% 融合率的 BMP-2 剂量降低了 10 倍。

结论

通过对脊柱融合相关基础知识和核心概念的理解，脊柱外科医生能够提高融合手术的成功率，降低并发症的发生率。骨传导、骨诱导和成骨的概念使外科医生能够有针对性地选择合适的植骨材料促进脊柱融合。此外，通过对融合效果不佳的危险因素的了解，外科医生能够更好地认识到假关节形成的风险，并降低可控危险因素的发生。

参考文献

[1] Acharya NK, Kumar RJ, Varma HK, et al. Hydroxyapatite-bioactive glass ceramic composite as stand-alone graft substitute for posterolateral fusion of lumbar spine: a prospective, matched, and controlled study. J Spinal Disord Tech 2008;21(2):106–111.

[2] Boden SD, Schimandle JH, Hutton WC, et al. 1995 Volvo Award in basic sciences. The use of an osteoinductive growth factor for lumbar spinal fusion. Part I: Biology of spinal fusion. Spine (Phila Pa 1976) 1995;20(24):2626–2632.

[3] Boden SD, Schimandle JH, Hutton WC. 1995 Volvo Award in basic sciences. The use of an osteoinductive growth factor for lumbar spinal fusion. Part II: Study of dose, carrier, and species. Spine (Phila Pa 1976) 1995;20(24):2633–2644.

[4] Boden SD, Schimandle JH, Hutton WC, et al. In vivo evaluation of a resorbable osteoinductive composite as a graft substitute for lumbar spinal fusion. J Spinal Disord 1997;10(1):1–11.

[5] Burkus JK, Gornet MF, Schuler TC, et al. Six-year outcomes of anterior lumbar interbody arthrodesis with use of interbody fusion cages and recombinant human bone morphogenetic protein-2. J Bone Joint Surg Am 2009;91(5):1181–1189.

[6] Carragee EJ, Comer GC, Smith MW. Local bone graft harvesting and volumes in posterolateral lumbar fusion: a technical report. Spine J 2011;11(6):540–544.

[7] Grauer JN, Patel TC, Erulkar JS, et al. 2000 Young Investigator Research Award winner. Evaluation of OP-1 as a graft substitute for intertransverse process lumbar fusion. Spine (Phila Pa 1976) 2001;26(2):127–133.

[8] Gruskay JA, Basques BA, Bohl DD, et al. Short-term adverse events, length of stay, and readmission after iliac crest bone graft for spinal fusion. Spine (Phila Pa 1976) 2014;39(20):1718–1724.

[9] Lehman RA Jr, Dmitriev AE, Cardoso MJ, et al. Effect of teriparatide [rhPTH(1,34)] and calcitonin on intertransverse process fusion in a rabbit model. Spine (Phila Pa 1976) 2010;35(2):146–152.

[10] McLain RF, Boehm CA, Rufo-Smith C, et al. Transpedicular aspiration of osteoprogenitor cells from the vertebral body: progenitor cell concentrations affected by serial aspiration. Spine J 2009;9(12):995–1002.

[11] Muschler GF, Boehm C, Easley K. Aspiration to obtain osteoblast progenitor cells from human bone marrow: the influence of aspiration volume. J Bone Joint Surg Am 1997;79(11):1699–1709.

[12] Samartzis D, Shen FH, Matthews DK, et al. Comparison of allograft to autograft in multilevel anterior cervical discectomy and fusion with rigid plate fixation. Spine J 2003;3(6):451–459.

[13] Sengupta DK, Truumees E, Patel CK, et al. Outcome of local bone versus autogenous iliac crest bone graft in the instrumented posterolateral fusion of the lumbar spine. Spine (Phila Pa 1976) 2006;31(9):985–991.

[14] Wang JC, McDonough PW, Endow KK, et al. Increased fusion rates with cervical plating for two-level anterior cervical discectomy and fusion. Spine (Phila Pa 1976) 2000;25(1):41–45.

第三十八章　脊柱生物力学

Jordan M. Glaser
Sheeraz A. Qureshi

引言

生物力学的概念源于生物学和工程力学相关知识的结合。解剖学（形态与功能）和结构与机械性能的相互作用有助于理解结构相关问题的自然特性及其局限性。

对于脊柱而言，其生物学构成包括骨、软骨和椎间盘。这些结构以特定的形式排列，最终形成具有承重和应力传导功能的防护性管状结构。这一宏观结构被分割成由两块椎骨和中间的椎间盘组成的运动节段。本章旨在对一些基础的生物力学概念进行定义和介绍，探讨影响脊柱功能的物理特性，将力学原理应用到脊柱结构当中（单一运动节段和整体复合结构），评估外科手术及内固定对脊柱生物力学的潜在影响。

脊柱运动节段

脊柱的单一运动节段和整体运动分析应当基于其解剖学基础决定的生理学限制。对各种受力的测量应对比组成脊柱解剖结构的组织耐受力。应用全身定位系统可以为运动和力的方向描述提供参考平面。该坐标系统（定义了矢状面、冠状面和水平面3个平面，以及旋转运动的3个轴——x、y、z）的原点位于脊柱的基底部。脊柱的屈伸运动被定义为沿矢状面绕 x 轴运动，侧屈为沿冠状面绕 y 轴运动，旋转为沿冠状面绕 z 轴运动。力和运动因而可以绕不同的轴发生于任何平面中，并且可以任意组合，在任意一个运动节段中都存在出现不同力的矢量的可能。z 轴方向的力包括压力和张力，分别对运动节段的结构产生压缩或者牵拉的作用。这些结构可以包括骨性结构（椎体、椎弓根峡部或者关节突表面）、椎间盘或者关节囊。这些力可由搬重物的动作产生。压缩载荷可以使椎间盘压力升高，从而导致纤维环承受张力，并且可能使椎体终板发生变形。运动节段的张力则产生相反的作用，可沿应力方向拉长椎间盘的所有纤维。

运动节段还可能承受剪切应力，这些应力可以由推拉动作产生，力的向量沿 y 轴方向，与终板或者椎间盘与终板的界面垂直。剪切力向量也可朝向侧方沿 x 轴方向。剪切力可使沿受力方向的纤维环纤维产生张力，扭力也可以在纤维环纤维产生张力并沿运动方向延长。

除了产生剪切力，围绕轴的扭转或者弯曲也可以产生力矩。围绕 x 轴的旋转产生屈曲或者伸展力矩，沿着 y 轴的旋转产生侧向弯曲力矩，沿着 z 轴的旋转产生扭转力矩从而导致脊柱的扭转运动。旋转轴的相对解剖位置对于所产生的运动及其对涉及结构的损伤有较深的影响。

对于旋转轴位置概念的理解有助于弄清正常运动节段的运动多样性、外伤的机制或者退行性改变的作用。例如，对于腰椎运动节段的屈伸，正常情况下旋转轴位于 x 轴上椎间盘中央位置。屈伸运动使旋转轴的位置沿 y 轴发生平移，屈曲时轻度前移，伸展时轻度后移。脊柱运动节段超过骨骼、韧带、肌肉和解剖结构所决定的生理极限的大幅度伸屈运动可能导致损伤的发生。运用旋转轴的概念，我们可以根据轴的位置推测出损伤的类型。如果旋转轴位于椎间盘的中央，机械结构极限在屈曲位被突破，椎体和椎间盘的前方结构会承受压缩力，而后方结构会承受牵张力，这种运动类型可导致压缩或爆裂型骨折。如果旋转轴的位置位于纤维环前方，旋转轴后方的结构会承受运动节段屈曲所产生的牵张应力，在这种情况下，椎间盘组织会在张力作用下被破坏，椎体和后方结构会旋转运动并相互分离。如果旋转轴位于脊柱前方，运动节段的椎体沿轴屈曲，可因张力破坏导致屈曲牵张损伤，椎体前方和后方结构发生旋转运动并与相邻椎体分离（图 38.1和图 38.2）。

椎间盘退行性改变和椎间高度丢失也可能影响屈伸运动时旋转轴的位置。椎间盘退变可带来运动节段脊柱负荷和运动特征的变化。有文献报道退变椎间盘伸展运动时运动轴的后移较未退变椎间盘更明显，从而导致了后方结构负荷增加。

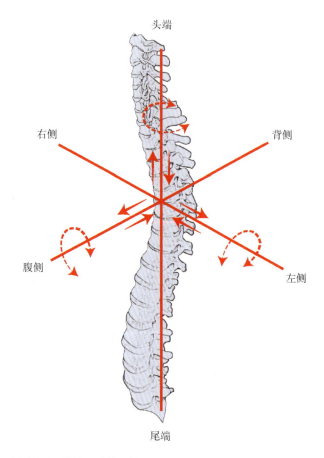

图 38.1 脊柱运动轴示例

脊柱运动节段耐受性

有研究通过对尸体标本的特定节段施加力的作用，研究了组织或材料强度、解剖结构、作用力和力的方向相关的极限值。这些极限值可体现脊柱结构在作用力或力矩下的耐受特征。然而，这些在尸体标本中进行的组织特性研究存在明显的局限性。这些组织并不能像活体组织一样具备适应或者提高耐受的能力，体外组织准备和处理技术也可能会影响其材料属性。对这些材料在多样性运动及耦合运动测试条件下相对强度的理解，也加深了对生物力学相关潜在损伤机制的认识。

肌腱的耐受力为60~100MPa，肌肉的耐受力明显低于肌腱，为32MPa左右。这一区别解释了肌肉发生失败的载荷条件比健康肌腱更低的原因。韧带的极限应力条件大约在20MPa，而骨的极限应力值很大程度上与作用力的方向有关。脊柱韧带的耐受力总体而言因脊柱的区域不同而不同，沿尾端方向呈递减趋势，虽然也有例外。骨的耐受力可从横向的51MPa到轴向压缩的190MPa。

单独考虑压缩耐受力，当其作用于脊柱运动节段时，终板被认为是体系中的薄弱点，其对载荷的抵抗能力与年龄和性别均有关（终板在年龄较大的女性个体中更容易发生损伤），女性终板耐受力比男性低2kN。根据Jager等总结的数据，使终板发生失败的力为2000~14 000N，符合正态分布特点。终板强度在尾端几节腰椎中以每节腰椎3kN递增，椎体头端的终板也较尾端终板更易发生损伤，这一损伤被认为是由上方髓核传递的压缩力所导致的。这一理论被Jager等整理的数据所支持，他们报道了椎体的强度比椎间盘低8kN。终板损伤可以发生在终板本身，也可以发生于支持终板的松质骨结构。有时椎间盘组织甚至会突出进入椎体并最终钙化，形成影像学所见到的Schmorl结节。终板被压缩进入椎体后会使髓核压力减轻，形成空腔使髓核组织抵抗压力的能力进一步减小，从而使纤维环承担更多的直接压缩负

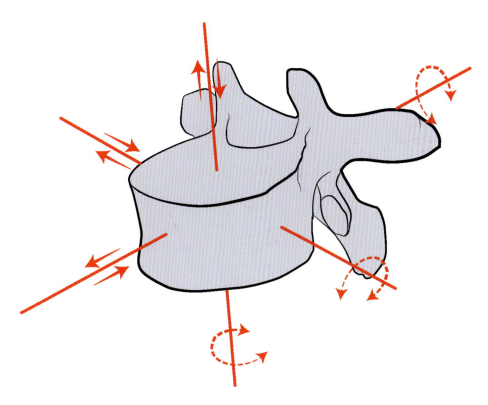

图 38.2 椎体及其运动轴

荷，而不是像在正常状态下力由髓核向外传导至纤维环形成环状应力。

在腰椎的伸屈运动过程中，不同的结构负责抵抗压缩应力。Adams 等报道了伸展状态下神经管结构（后结构）承受了 60%~70% 的作用力。前纵韧带和椎间盘限制了过度伸展，而关节突关节和棘突间韧带可能是最容易发生压缩应力损伤的结构。Adams 等报道了上腰椎作用力矩在 50~80N·m，成角为 5°~9° 时，屈曲损伤可导致结构性损伤；在下腰椎成角可为 10°~16°/节段。屈曲状态下最容易发生损伤的结构包括棘上韧带和棘间韧带。

对运动节段剪切作用力的研究表明椎间韧带和椎间盘纤维的走行并不能较好地适应平行于终板的作用力，在反复应力作用下，椎间盘纤维会发生蠕变。

对于扭力的抵抗，在正常活动范围内，30%~70% 的作用力矩成了关节突关节的压缩负荷，20%~50% 被椎间盘所承受，少于 15% 的被椎间韧带所承受。

脊柱复合结构

脊柱的单一运动节段相互结合，形成了能够承担复杂运动组合并沿不同向量传递应力的复合机构。耦合是指在不同平面同时发生的运动，这一关系包含了一个运动节段相对于另一个运动节段的运动方向性，因而脊柱内的耦合包含了许多运动节段的运动及其相对活动范围。

颈椎和腰椎的活动度比胸椎更大，运动耦合最常见。胸椎受胸廓、胸肋关节和椎体解剖形态的限制，活动度较小。脊柱不同部位的耦合类型也各有其特征性表现。例如，颈椎和胸椎的运动耦合特征性的表现为侧向弯曲时棘突向凸侧产生旋转。右侧弯时棘突转向左侧，左侧弯时棘突转向右侧。然而腰椎侧弯运动导致的棘突旋转，则呈现不同的运动机制。L5~S1 运动节段的运动耦合与下颈椎和胸椎非常类似，与腰椎其他部位的耦合则完全相反。体外和体内脊柱运动分析得到的耦合结果的不同显示了肌肉参与的重要性。体外研究结果显示侧向弯曲与脊柱的伸展相耦合，而体外研究则显示侧方弯曲和脊柱的屈曲相耦合。此外，Cholewicki 等报道的生物力学分析结果提示腰椎的运动耦合可以受到姿势的影响。

人体姿势、肌肉参与、肌肉疲劳、脊柱力线和退变等因素之间的相互作用是复杂的。Dubousett 创立了有关最佳姿势和站立位平衡的概念，将其命名为"经济圆锥"并因此而闻名。这一"圆锥"是指一个狭窄的空间或范围，身体可以在其中利用最小的消耗维持平衡，而不需要外部支持或者通过肌肉运动产生过多的能量消耗。站立个体的身体越接近这一圆锥的边界，维持平衡就需要更多的消耗。如果身体超过了这一圆锥范围，则需要外部支撑才能够维持直立姿势，因此人的重心通常在与足位置相关的一个特定范围内摆动。脊柱的失平衡会产生更多的能量消耗，为了维持姿势导致的肌肉活动增加会引起疲劳与疼痛。

评估脊柱平衡和整体力线有一些常见的影像学脊柱骨盆参数。冠状面上，Cobb 角测量和 C7 铅垂线的偏移是评估曲度与平衡最常用的参数。骨盆、肩胛带倾斜度、头颅与骨盆之间力线的评估也是可选择的影像学评估参数。在矢状面上有许多颈胸区域或者脊柱骨盆区域的角度以及距离的测量用来评估脊柱平衡。除了腰椎前凸角度测量外，胸椎后凸角、颈椎前凸角、骨盆倾斜角、骨盆入射角、骶骨斜坡角和矢状面平衡距离（SVA）也都在脊柱矢状平衡的评估中起了重要作用。骨盆倾斜角是骶骨终板中点与股骨头中心连线和铅垂线之间测量的角度，能够随代偿机制需要而改变。脊柱力线随年龄增大而改变，骨盆通过代偿性后倾维持脊柱骨盆力线，从而增大了骨盆倾斜角。骨盆入射角被定义为骶骨终板中点与双侧股骨头中点的连线与骶骨终板垂线所成的角，这一参数是由患者骨盆形态所决定的解剖学特征，因此其角度通常是固定的，并不因代偿机制而改变。这一测量通常代表腰椎通过腰骶关节相对于骶骨的入射角度，因此常被用来总体反映个体的腰椎前凸角和最佳力线。骶骨斜坡角是骶骨终板与水平线之间的夹角。这 3 个参数之间存在几何关系，

骨盆入射角等于骨盆倾斜角与骶骨斜坡角之和。SVA 是 C7 铅垂线的偏移距离，铅垂线由 C7 椎体中点垂直发出，其与骶骨上终板后缘的距离沿水平方向测量。正矢状平衡定义为铅垂线向前方偏移，负矢状平衡定义为铅垂线向后方偏移（表38.1，图 38.3~ 图 38.5）。

关于脊柱失平衡与患者自评疼痛与功能障碍之间的关系有较多报道。Schwab 等明确了患者自评疼痛与胸腰段后凸、L3/L4 终板倾斜、滑脱以及腰椎前凸角减小有明确的相关性。随后的一项随访研究再次证实了使用健康相关生命质量（HRQOL）量表（包括 ODI 和 SRS 问卷）所得的评分与症状的相关性。这一研究认为半脱位的增加与腰椎前凸的丢失导致了更差的临床疗效和更高的疼痛与残疾评分。Glassman 等也报道了HRQOL 的评分降低与 SVA 阳性的相关性。

Schwab 等评估了健康成年志愿者脊柱骨盆参数之间的关系，提出了站立个体的重力线会落在与足位置相关的一个狭小范围内的假说。他们同时也提出了重力线与脊柱骨盆参数之间的关系可能随年龄变化而改变。除了与脊柱骨盆参数的相关性外，重力线、足跟线和骨盆位置之间的相互关系也是了解年龄相关脊柱平衡变化的重要概念。虽然 C7 铅垂线的矢状面平衡距离常被用来评估矢状平衡，但它往往并不完全落在重力线的中心。Schwab 观察到重力线和脊柱之间的距离确实会随着年龄向前移动（与典型的 C7 铅垂线变化一致），但是在测力台上，重力线与足跟线的距离却随年龄增大保持不变。由此可知，重力线与足的位置相对固定，因而骨盆必须随年龄增大相对重力线与足的位置向后移动以保持平衡。

关于重建矢状平衡并改善可矫正角度参数的手术矫正目标，Schwab 等提出了指南性意见。对脊柱整体力线的矫正应努力使术后 SVA < 50mm，以改善侧方注视角度和站立姿势。将 C7 铅垂线矫正至股骨头连线后方能够明显改善 HRQOL 评分。术后骨盆倾斜角应尽量矫正到 20° 以下，其改善有助于恢复股骨 - 骨盆 - 脊柱力线，从而改善行走功能。为了获得患者特异性矢状力线，矫正后的

表 38.1　Schwab 等收集的正常射线照射角度测量表

参数	规范性价值和参考					
	Schwab 等, 2006	Berthonnaud 等, 2005	Viallie 等, 2005	Legaye 等, 1998	Boulay 等, 2006	Roussouly, 2006
患者例数	75	160	300	49	149	153
年龄	49.3 岁（18~80 岁）	25.7±5.5 岁（20~70 岁）	30 岁（20~70 岁）	24.0±5.8 岁（19~50 岁）	30.8±6.0 岁（19~50 岁）	27 岁（18~48 岁）
男女比例	0.56	0.95	0.63	0.56	0.52	0.52
SVA	−20±30	—	−1.4±2.7（−9.2~7.1）	—	—	35.2±19.4（−18.1~80.8）
T1–SPI	—	—	—	—	—	—
TK（T4~T12）	41±12	47.5±4.8（22.5~70.3）	40.6±10.0（0~69）	−43.0±13.0	53.8±0.1（33.2~83.5）	46.3±9.5（23.0~65.9）
LL（L1~S1）	60±12	42.7±5.4（16~71.9）	60.2±10.3（30~89）	−60.0±10.0	66.4±9.5（44.8~87.2）	61.2±9.4（39.9~83.7）
PI	52±10	51±5.3（33.7~83.3）	54.7±10.6（33~82）	−52.0±10.0	53.1±9.0（33.7~77.5）	50.6±10.2（27.9~82.8）
PT	15±7	12.1±3.2（−5.1~30.5）	13.2±6.5（−4.5~27）	−11.0±5.5	12.0±6.4（−2~30）	11.1±5.9（−28~23.7）
SS	30±9	39.7±4.1（21.2~65.9）	41.2±8.4（17~63）	−40.0±8.5	41.2±7.0（0.6~19.7）	39.6±7.6（17.5~63.4）

SVA. 矢状位垂直轴；T1–SPL. T1 脊柱骨倾斜角；TK. 胸椎后凸角；LL. 腰椎前凸角；PI. 骨盆投射角（骨盆投射指数）；PT. 骨盆倾斜角；SS. 骶骨倾斜角

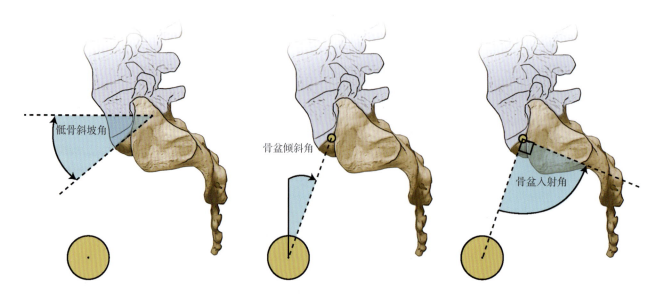

图 38.3 骨盆参数。骨盆倾斜角被定义为骶骨上终板中点 – 股骨头中心连线与铅垂线之间测量的角度（骨盆后倾时 PT 增加，骨盆前倾时 PT 减小）。骶骨斜坡角是骶骨上终板与水平线之间的夹角。骨盆入射角被定义为骶骨上终板中点与双侧股骨头中点的连线和骶骨终板垂线所构成的角。骨盆入射角 = 骨盆倾斜角 + 骶骨斜坡角

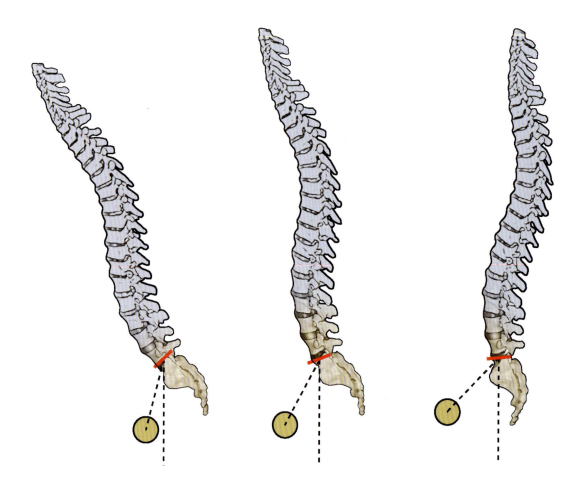

图 38.4 骨盆后倾示意图。对结构性畸形而言，骨盆后倾如何代偿脊柱畸形。左，骨盆无后倾，高 SVA；中，骨盆轻度后倾，中度 SVA；右，骨盆高度后倾，零 SVA

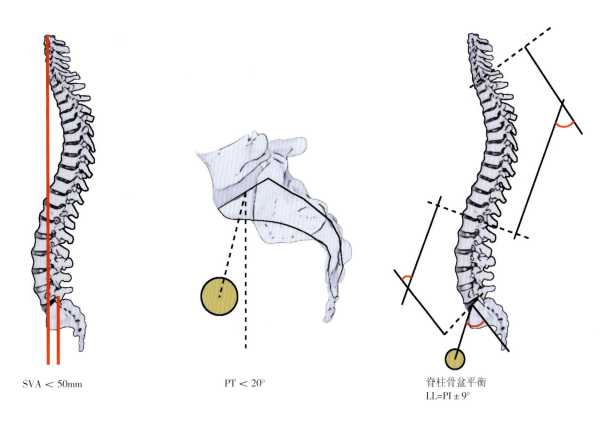

SVA < 50mm　　　　　PT < 20°　　　　　脊柱骨盆平衡
LL=PI ± 9°

图 38.5　矢状面力线矫正目标示意图。矢状面力线矫正目标。能够成功获得脊柱骨盆力线平衡的指标是：SVA < 50mm，PT < 20°，LL=PI ± 9°

腰椎前凸角应当在骨盆入射角的 9° 以内。

　　颈椎测量参数是参照与腰椎相同的原则推算而来的。根据 Ames 等的报道，对于颈椎前凸角度的测量主要有 3 种方法：Cobb 角度测量、Harrison 后切线法和 Jackson 生理应力线。Cobb 角度通常在 C2 和 C7 终板间量取。Harrison 后切线法是指沿每个椎体后方画平行线，再量取每条线之间的角度，节段角度之和构成了颈椎总体曲度。Jackson 应力线法是沿 C2 和 C7 椎体后缘表面画平行线，再测量二者之间的角度。颈椎矢状面移位是通过测量 C2 和 C7 铅垂线之间的距离得到的。另外一种评估脊柱总体平衡和移位的方法是测量重力线的中心。铅垂线按照与前述类似的方法测量，并可与 C7 或者骶骨终板的位置进行比较以了解其与整体或者局部平衡之间的关系。其测量起点从头部重心开始，从影像学上沿外耳道前缘向下。颈椎 SVA 被定义为测量 C2 椎体中央与 C7 上终板后缘之间的距离（与 C7 铅垂线测量与骶骨上终板后缘

之间的距离类似）。颏眉垂线角可用来评估水平注视角度。此角度为沿下颏与眉弓之间的连线与垂线之间的角度。Lee 等提出了胸廓入射角的概念，通过对固定解剖学的测量定义颈椎相对胸廓的入射角度。这一角度的测量与骨盆入射角的作用类似，都是通过患者的解剖特点判断最佳的前凸角度。T1 斜坡角和颈部倾斜角（与骶骨斜坡角和骨盆倾斜角类似）可通过对颈椎区域的入射角度的计算，为维持力线平衡的代偿机制提供额外信息。T1 斜坡角指 T1 终板平行线与水平线之间的夹角；颈部倾斜角指 T1 上终板中点 - 胸骨柄上缘连线与垂线所成的夹角。与骨盆参数类似，胸廓入射角等于 T1 斜坡角与颈部倾斜角之和。目前，颈椎影像学参数和 HRQOL 评分之间的关系并未像骨盆参数一样明确。一些作者报道了颈椎后凸畸形矫正的测量，并未发现临床疗效与颈椎前凸角度相关。Tang 等报道了较高的 C2-SVA 与较低的 HRQOL 评分相关，C2-SVA 大于 40mm 导致颈椎功能障碍

评分较低。更多的临床研究有待完成以进一步评估临床疗效、HRQOL 评分以及颈椎影像学参数之间的关系。

参考文献

[1] Adams MA, Bogduk N, Burton AK, et al. The Biomechanics of Back Pain. 2nd ed. Edinburgh: Churchill Livingstone; 2006.

[2] Cholewicki J, Crisco JJ 3rd, Oxland TR, et al. Effects of posture and structure on three-dimensional coupled rotation in the lumbar spine: a biomechanical analysis. Spine (Phila Pa 1976) 1996;21:2421–2428.

[3] Glassman SD, Bridwell K, Dimar JR, et al. The impact of positive sagittal balance in adult spinal deformity. Spine (Phila Pa 1976) 2005;30(18):2024–2029.

[4] Panjabi MM, Brand RA Jr, White AA 3rd. Three-dimensional flexibility and stiffness properties of the human thoracic spine. J Biomech 1976; 9:185–192.

[5] Schwab F, Lafage V, Boyce R, et al. Gravity line analysis in adult volunteers: age-related correlation with spinal parameters, pelvic parameters, and foot position. Spine (Phila Pa 1976) 2006;31(25):E959–E967.

[6] Schwab F, Patel A, Ungar B, et al. Adult spinal deformity—postoperative standing imbalance: how much can you tolerate? An overview of key parameters in assessing alignment and planning corrective surgery. Spine (Phila Pa 1976) 2010;35(25):2224–2231.

[7] Schwab FJ, Farcy JP, Bridwell K, et al. A clinical impact classification of scoliosis in the adult. Spine (Phila Pa 1976) 2006;31:2109–2114.

[8] Schwab FJ, Smith VA, Biserni M, et al. Adult scoliosis, a quantitative radiographic and clinical analysis. Spine (Phila Pa 1976) 2002;27:387–392.

[9] Tang JA, Scheer JK, Smith JS, et al. The impact of standing regional cervical sagittal alignment on outcomes in posterior cervical fusion surgery. Neurosurgery 2012;71:662–669.

[10] Villavicencio AT, Babuska JM, Ashton A, et al. Prospective, randomized, double- blind clinical study evaluating the correlation of clinical outcomes and cervical sagittal alignment. Neurosurgery 2011;68:1309–1316.

[11] Wang JL, Parnianpour M, Shirazi-Adl A, et al. Viscoelastic finite element analysis of a lumbar motion segment in combined compression and sagittal flexion: effect of loading rate. Spine (Phila Pa 1976) 2000;25:310–318.

[12] White AA 3rd, Panjabi MM. Clinical Biomechanics of the Spine. Philadelphia, PA: Lippincott-Raven; 1990.

第三十九章　椎间盘退变基础知识

Jimmy J. Chan
Woojin Cho
Alok D. Sharan

引言

脊柱具有复杂的结构，能够承受巨大的力学载荷并保持较大的活动度。脊柱主要的关节是位于 24 节椎体之间的 23 个椎间盘（IVD）。IVD 有时可被看作包含关节软骨的活动关节。所有 IVD 的高度总和占脊柱总长度的将近 1/3。每个椎间盘的直径大约为 4cm，其高度取决于每个节段的功能和机械载荷需要。总的来说，IVD 能够在椎体间传递轴向载荷并吸收机械能量，并允许脊柱完成伸屈、侧屈和扭转等较大范围的活动。

椎间盘的解剖

椎间盘由三部分组成：髓核、纤维环和软骨终板（图 39.1）。髓核位于椎间盘中央，呈半凝胶状，周围被较厚的软骨纤维环包绕。这两种结构都在软骨终板上下连续存在。每种成分都有其独特的性质以维持 IVDs 的功能和完整性。

髓核

髓核是一种位于椎间盘中央的胶冻样结构，能够吸收压力，平均分配静水压并分隔椎体。髓核是内胚层起源的脊索的残留物，脊索细胞在出生后开始逐渐减少。成年后，终板或者纤维环的类软骨细胞代替这些脊索细胞成为维持髓核内稳态的主要细胞成分。髓核是由大约 80% 的水和 20% 的干性成分组成的异质性结构。其中的干性成分由方格状随机排列的 II 型胶原和植于亲水蛋白凝胶中放射状排列的弹性纤维组成。蛋白多糖和胶原的浓度在中央最高，向外逐渐递减。参与椎间盘内水合作用的主要蛋白聚糖是来源于硫酸软骨素和硫酸角蛋白的呈强阴性并高度亲水的聚蛋白多糖。聚蛋白多糖具有渗透特性，能够将水吸入髓核当中并直接调节含水量，使椎间盘增压从而抵抗轴向载荷。当机械力作用于脊柱时，髓核在静水压的作用下发挥吸收震荡的作用，并将液压平均分配到各个方向以防止下方的椎体发生损伤，即使在脊柱屈曲或伸展状态下也能同样发挥作用。因此，任何蛋白多糖成分的改变可以改变椎间盘的含水量并进而影响其功能。年龄等因素可以改变蛋白多糖的成分并影响髓核抵抗轴向载荷的能力。脊柱承受的外界应力和增加的载荷也可以减少其含水及蛋白多糖成分。除了蛋白多糖外，分隔外层髓核和内层纤维环的移行区也较为重要。类似于骨骼中的骨骺生长板，移行区是代谢最活跃的区域，在髓核生长和重塑过程中起重要作用，受化学、激素以及机械信号紧密调控。移行区的功能随着年龄生长逐渐消失。

纤维环

纤维环包绕中央的髓核组织，决定了椎间盘的大小和形状。它是由 25 个胶原纤维组成的同心圆或板层结构组成，能够抵抗张力和剪切力。每层胶原呈 60° 沿垂直轴交替排列（图 39.2）。胶原纤维由弹性纤维连接形成 Sharpey 纤维，将纤维环连接至骨并能够抵抗径向张力，弯曲后能恢复其原来的排列状态。纤维环依靠髓核结构的完整性

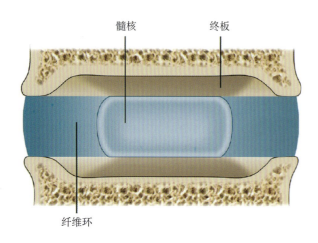

图 39.1 椎间盘：髓核、纤维环和终板

以避免向内塌陷。外层纤维环插入前纵韧带和后纵韧带以及邻近的椎体中。

纤维环由 65% 的水分和 35% 的干性成分组成，其中含有 55% 的胶原（Ⅰ 型、Ⅱ 型、Ⅲ 型、Ⅳ 型、Ⅴ 型），20% 的蛋白多糖，10% 的弹性纤维。Ⅰ 型胶原提供纤维环强度，聚集在外层承受压缩应力；Ⅱ 型胶原更具有弹性和伸缩性，使组织在应力条件下能够承受压缩并恢复原状，主要位于纤维环内层。胶原纤维为椎间盘提供抗张强度并将组织锚定在椎体上。纤维环内层通过 Sharpey 纤维和伴随的卵圆形细胞固定在终板上。

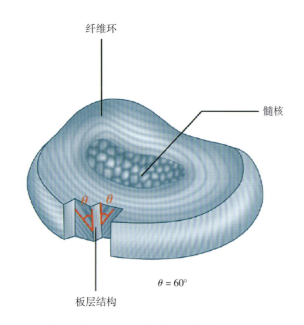

图 39.2 胶原纤维呈 60° 交叉形成的纤维环

外层纤维环的细胞呈现更多的成纤维细胞特征，形态细长，与胶原纤维平行排列。椎间盘髓核和纤维环内都有功能未知的特殊细胞，胞质内有由肌动蛋白及波形蛋白组成的细长突起（> 30μm）。

软骨终板

软骨终板位于椎体与椎间盘之间，对椎间盘起容纳和支撑作用。终板由两层组成，第一层毗邻骨质，含有钙化的软骨，被称为骨性终板。紧密排列的胶原蛋白形成坚强的屏障防止髓核突出进入邻近椎体，并吸收静水压力和来自机械载荷的压缩应力。第二层是被称为软骨终板的薄层结构，位于椎间盘和椎体的交界处（图 39.3），由透明软骨、Ⅱ 型胶原、糖胺聚糖以及水组成。软骨终板作为半透膜参与椎体与椎间盘之间的物质运输。物质扩散是由蛋白多糖调节的，因而任何蛋白多糖成分的变化都会影响终板的功能。终板厚度大约 1mm，中央最薄，毗邻髓核，能够横向支撑整个椎间盘。终板并不是直接附着在椎体骨质或者中央髓核组织的，它是由一薄层钙质黏合在下方椎体骨质的，通过内层纤维环与椎间盘直接连接。

颈椎、胸椎和腰椎的椎间盘

颈椎间盘横断面趋于椭圆形，前方较厚，后方较薄。颈椎间盘具有最大范围的活动能力，包括屈曲、伸展和侧方弯曲。C1 和 C2 之间不存在椎间盘，而是有一个两面凸起的关节软骨面，能够允许围绕齿突的最大范围的旋转。颈椎椎体的横径大于椎间盘横径，使椎体边缘几乎相互重叠。

胸椎椎间盘与颈椎和腰椎相比更圆，楔形更不明显。每个椎间盘几乎高度一致，并且与其他部位的椎间盘相比更薄。胸椎有额外的肋椎关节，在轴向载荷力作用下能够使稳定性增强 4 倍，胸椎的运动也因此明显受限。下胸椎的椎间盘较上胸椎显著增厚，明显增加了其活动度和轴向载荷能力。椎体的形态决定了胸椎的曲度。

腰椎椎间盘高度最大，前高后低，横断面趋于椭圆形。高度最大的椎间盘位于第五节，构成

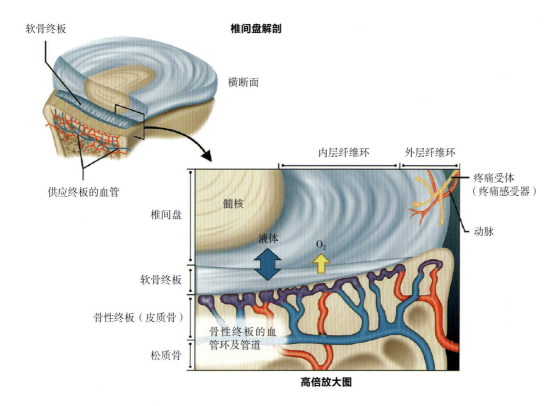

图 39.3　软骨终板结构放大观

了腰骶角。L4~L5 椎间盘最大，血供最为缺乏，而承重能力也最大，因其需要支撑上方躯干和上肢的主要重量。腰椎的正常曲度是由椎间盘前后高度差和椎体形态共同形成的。

生长因子

椎间盘不断维持着胞外基质合成与降解的内部平衡。分解代谢过程通常由降解蛋白如基质金属蛋白酶（MMP）和蛋白聚糖酶（ADAMT，一种解聚素和具有血小板反应蛋白元件的金属蛋白酶）所介导。这一大分子的精密平衡决定了基质的质量、强度以及椎间盘的机械功能，维持内稳态是防止椎间盘退变的重要原则。骨形成蛋白 -2（BMP-2）、成骨蛋白 -1（OP-1）、胰岛素样生长因子 -1（IGF-1）、成纤维生长因子（FGF）和白介素 -1（IL-1）等生长因子被证实在椎间盘内稳态的调节中发挥复杂的作用。这些因子中的任何一个调节失常都会导致椎间盘退变相关的合成和代谢失平衡（表 39.1）。

血管分布

尽管脊柱的椎体和椎旁肌肉有丰富的血供，椎间盘的血供却很有限。在早期发育过程中，血供随年龄增长最终消失，遗留一个基本无血管的体系。直接血供的消失是导致椎间盘容易退变的主要原因之一。除了能够接受微量血供的椎间盘

表 39.1　椎间盘退变中的生长因子

生长因子	功能	椎间盘退变时的浓度
BMP	合成聚蛋白多糖、Ⅰ型胶原和Ⅱ型胶原	下降
OP-1	合成蛋白多糖	下降
IGF-1		
FGF	调节软骨内平衡调节蛋白多糖代谢	未知
IL-1	蛋白多糖的降解和抑制	升高

外围部分，大部分椎间盘通过邻近椎体松质骨的扩散获得营养。终板有血管进入椎体，在终板与骨的交界处形成毛细血管床。

供应椎体的血管起源于主动脉形成节段动脉。节段动脉在胸椎区域被称为肋间动脉，在腰椎区域被称为腰动脉。这些节段动脉在前方、后方以及上下节段相互汇合形成一系列并行血供。节段动脉进一步在椎间孔区域发出多个骨膜动脉分支，沿椎体表面和侧面走行，成为供应椎体的主要血管。这些动脉的小分支穿过纤维环供应纤维环的外围部分，骨膜动脉的分支也会穿透椎体在终板形成毛细血管供应椎间盘。这些毛细血管中存在毒蕈碱样受体，能够根据外界信号调节血流供应。例如，吸烟会通过毒蕈碱样受体作用导致营养传输障碍。每个毛细血管网都会形成微血管环称为血管芽，由软骨下骨的血管网络组成。血管芽之间的最大距离约为 $50\mu m$，在髓核中的密度大约为 16 个血管芽 / $0.1mm^2$。血管芽的密度在椎间盘的中央区域最大，向外逐渐消失。这些结构使营养和氧气运送至无血管的椎间盘成为可能。血管芽的密度和完整性随年龄增长逐渐下降。

神经结构和疼痛通路

椎间盘的神经支配

与血管类似，只有外层纤维环接受神经直接支配，内层纤维环完全没有神经支配。显微解剖研究显示椎间盘的后方和后外侧部分由窦椎神经支配，侧方由灰交通支支配，前方全部由交感神经节的交感神经分支支配。脊神经共有 31 对（8 对颈神经、12 对胸神经、5 对腰神经、5 对骶神经和 1 对尾神经），椎体两侧各有 1 支。窦椎神经是脊神经的脊膜分支，具有双重起源。窦椎神经分节段起源于双侧，由交感神经系统灰交通支的自主神经根和脊神经根前支的躯体神经根共同形成。这些窦椎神经与节段血管伴行紧贴椎弓根下方通过椎间孔进入椎管，支配关节突关节、纤维环外层硬膜前方和后纵韧带。它们还发出分支支配上位和下位椎间盘，使得疼痛的定位变得困难。

生物力学

椎间盘的生物力学特性

椎间盘是能够吸收震荡、允许运动的非均质结构。非均质特性意味着椎间盘的生物学特性随空间方向变化而变化，使其可以既是有弹性的，同时也可以是僵硬的。

除了以上描述的弹性特点，椎间盘同时具有黏弹性特征。黏弹性意味着椎间盘具有时间相关的形变，同时也会出现迟滞、蠕变以及松弛现象。迟滞现象可以在反复载荷－去载荷的循环中出现能量丢失时观察到；蠕变是指在持续机械应力作用下，应变随时间延长而增加的现象；松弛是指形变持续存在，机械应力降低。

疲劳强度，或者是结构维持功能不发生失败的能力，对于椎间盘而言研究较少。

椎间盘的功能生物力学：压缩、牵拉、弯曲和扭转

压缩是指共线力有将物体推到一起的趋势，牵拉与压缩相反，共线力使物体分离。压力和拉力都是法向应力，与研究截面相垂直。压力可由重力、地面反作用力和肌肉收缩力形成。在正常椎间盘中，压力增加椎间盘内压并牵拉纤维环纤维。压力造成的椎间盘内压在平卧位时为 0.1MPa，而在站立位时为 1.10MPa，随后这些载荷直接放射到终板和纤维环。纤维环的内层也受到较小的压力并将其通过髓核的流体压力传导到其他椎体。纤维环外层吸收了因纤维排列导致的张力。在退变的椎间盘中，髓核不能吸收应力并将剩余部分传导至纤维环和终板。纤维环内层会承受更大的压力，外层会承受更大的张力。有意思的是椎间盘在抵抗单纯压力失败的情况下会发生终板的骨折，而不是椎间盘突出。

剪切应力被定义为沿作用平面平行方向的作用力。弯曲和扭转运动都有剪切应力成分存在，也是最容易导致损伤的运动。脊柱的弯曲包括前屈、侧屈或者伸展，在椎间盘不同部位同时存在压力、张力和剪切力。椎间盘凹侧的压力导致突

出，椎间盘凸侧的拉力导致纤维环的牵拉，弯曲过程中最大应力产生于外表面。

扭力来自轴向的旋转或者扭曲，造成椎间盘最大限度的损伤。扭转运动在纤维环同时产生张力和剪切应力，载荷与纤维环同方向，与水平面成斜角，在纤维中产生张力对抗旋转。剪切应力与纤维环方向垂直，因平行纤维之间的连接较为薄弱，剪切应力可能会导致纤维环破坏。这些生物力学原理解释了为什么扭转和弯曲活动是导致椎间盘突出的主要运动形式。

椎间盘退变性疾病

下腰痛影响了超过 70% 的成年人，并因此带来了巨大的经济成本。脊柱的疼痛可由多个来源产生，包括椎间盘、关节突关节、神经根、椎体、韧带和肌肉。大约 40% 的腰痛来源于椎间盘。椎间盘退变性疾病（DDD）的病因是多因素的，包括遗传原因、营养供应受损、反复的细微损伤以及机械应力、炎症和生物力学改变。微观退变表现为胶原蛋白比例变化，纤维性的 I 型胶原增加、聚蛋白多糖丢失，导致含水能力和椎间盘细胞的营养支持下降。宏观退变表现为传递机械载荷的能力下降、组织损伤增加、修复延缓、椎间盘进行性衰退。

椎间盘退变性疾病的危险因素

遗传因素

椎间盘退变的危险因素包括遗传因素、性别、年龄、机械应力和生活习惯。了解椎间盘退变对患者的教育以及早期诊断和治疗有着重要的意义。

椎间盘退变是正常的老化过程，在老年人群中更常见。研究表明椎间盘退变在男性开始于 20 岁以后，在女性开始于 30 岁以后。60 岁以后，97% 的人群都有椎间盘退变的表现，男性比女性出现早 10 年左右，但造成性别差异的原因尚不明确。生活习惯如吸烟以及反复机械应力刺激也被证明是椎间盘退变的危险因素。环境因素只能解释 2%~10% 的退变，而遗传因素可能对椎间盘退变的发生有更大的影响。

遗传因素和椎间盘退变的相关性的研究结果主要来源于单核子双胞胎研究。这些研究结果显示遗传因素决定了椎间盘退变风险因素的 29%-66%。接受椎间盘突出手术的患者中 47% 有家族史，而对照组仅为其 1/3。此外，研究表明椎间盘病变程度在有家族史的患者中更严重。研究显示 Taq I 和 Fok I 维生素 D 受体基因与椎间盘突出及椎间盘高度丢失有关。也有研究表明编码胶原蛋白、细胞外基质蛋白、蛋白聚糖、软骨、MMP 和其他椎间盘蛋白基因的破坏也与椎间盘退变相关。芬兰在一小部分人群中发现了一种胶原蛋白多态性，具有这种多态性的个体都出现了椎间盘退变。目前，研究者们正在尝试使用基因治疗延缓椎间盘退变，但这种治疗手段的安全性和有效性仍需在人体试验中进一步验证。

机械负荷

机械负荷也是可能导致椎间盘退变的原因之一。通常情况下，正常的负荷可以引起生理变化，导致蛋白多糖成分的升高；然而反复的微损伤或者受力超过可承受的强度可激发相关通路导致椎间盘退变。这一过程被认为是脊柱融合术后发生邻近节段退变的特异性机制。

椎间盘退变性疾病的病理生理学

椎间盘退变的生物化学变化

随着年龄增长椎间盘出现若干明显的生物化学变化。这些成分的改变被认为是椎间盘功能改变的基础，最终会导致不可避免的降解。首先，蛋白多糖的丢失导致了聚蛋白多糖分子的降解，组织中小片段渗出导致糖胺聚糖下降，渗透压和椎间盘基质的水合作用随之下降。研究显示人体能够通过合成其他形式的蛋白聚糖分子来代偿这一损失。核心蛋白聚糖和双链蛋白聚糖代替聚蛋白多糖成为退变椎间盘中主要的蛋白聚糖成分。

椎间盘的其他成分也可能出现改变。对于胶

原而言，纤维的数量不会发生改变，但其种类分布会发生变化，更多纤维性的Ⅰ型胶原形成替代了具有弹性的Ⅱ型胶原。此外，退变椎间盘中变性的纤维胶原含量升高，可能与酶活性升高有关。这些片段通过抑制聚蛋白多糖合成、提高酶的活性参与了退变的过程。已知的参与椎间盘降解的酶包括组织蛋白酶、MMP和蛋白聚糖酶（图39.4）。

营养

营养供应受损是椎间盘退变的首要病因。在发育过程中，早期的终板有微小的血管能够直接供应发育中的椎间盘。但随着骨化和骨骼成熟，这些血管逐渐消失，椎间盘便成为人体内最大的无血管组织，不能够直接接受重要营养成分的传输。纤维环内层和髓核依靠软骨终板毛细血管的扩散和椎间盘的渗透获取营养，虽然外层纤维环仍可直接通过血管获得营养，但其仅能为内层纤维环提供极少的营养物质。

年龄相关的软骨终板钙化或者软骨下骨硬化可以降低血管的通透性，给营养传输带来明显障碍。蛋白翻译后修饰也是降低营养供应的因素之一，非酶糖基化会形成晚期糖基化终末产物（AGE）并随年龄堆积，水分保持能力下降。血管和神经结构也会影响营养传输。青春期早期存在的一些供应椎间盘基质的动脉到成年时会逐渐消失；一些导致节段动脉及其分支血供减少的系统性疾病也会影响到达椎间盘营养的数量；动脉粥样硬化或者亲血栓状态如镰状细胞贫血、减压病、Gaucher病等都可以阻断终板内毛细血管血流使血供消失；骨膜动脉发出的毛细血管具有毒蕈碱受体，对震动和尼古丁有反应，短期震动或者吸烟可以通过调节毛细血管血流抑制营养传输。随着营养供应的减少，椎间盘细胞不能有效清除废物，纠正酸中毒，不能有效的合成维持椎间盘细胞外基质的分子，这些导致了细胞死亡以及蛋白水解酶的分泌，从而造成了细胞外基质的进一步降解。

炎症反应

随着年龄增长导致椎间盘退变，逐渐出现了髓核的水合作用下降，纤维环撕裂同时促进了血管再生和神经再生，以及能够导致终板关节软骨基质破坏的分解反应。这些因素刺激血管招募炎症因子介导的免疫反应，引起疼痛以及椎间盘内部新生感觉神经，导致椎间盘源性疼痛。

机体维持对炎症反应通路平衡的精密调节。椎间盘的损伤改变了脊柱的生物力学，促进了导致椎间盘退变的炎症反应发生，成为疼痛症状的来源。干扰素-γ（IFN-γ）、白介素-1β（IL-1β）和肿瘤坏死因子α（TNFα）是参与脊柱疼痛及椎间盘退变的主要炎症因子。炎症改变可以导致髓核和内层纤维环产生的MMP及ADAMT调节异常。IL-1β能够通过上调分解代谢相关的MMP-3和ADAMT-4的基因表达，抑制合成代谢相关的基质成分（聚蛋白多糖、Ⅰ型胶原和Ⅱ型胶原），趋

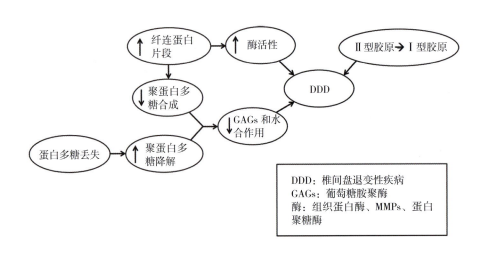

图39.4 椎间盘退变的生化级联反应

DDD：椎间盘退变性疾病
GAGs：葡萄糖胺聚酶
酶：组织蛋白酶、MMPs、蛋白聚糖酶

化其他炎症因子［IL-6、前列腺素 E2（PGE2）和一氧化氮］，扩大炎症反应。IL-1β 的水平被证实和椎间盘退变的严重程度直接成比例相关。TNFα 是另外一种炎症反应通路中的主要细胞因子，与 IL-1β 的作用类似。椎间盘源性疼痛患者的组织学证据显示机体对炎症级联反应的应答包括含有血管内皮生长因子（VEGF）、成纤维生长因子（FGF）和转化生长因子 -1β（TGF-1β）的新生肉芽组织形成。

目前，治疗方法如 NSAIDs 和激素注射都旨在降低炎症反应，改善疼痛症状，但是并不能重建正常的解剖结构。大多数脊柱相关疼痛的生物学研究都关注于基因治疗、干细胞移植和椎间盘移植。生物学治疗都通过在炎症反应过程中的特定时间干预来降低脊柱损伤。还有一些抑制 IL-1β、MMP 和 ADAMT 通路的治疗方法，但这些方法都有促进肿瘤生长的可能，并且增加了系统的额外营养负担。

生物力学

椎间盘生物化学成分的独立和累积改变对椎间盘生物力学性能有着显著影响，能够导致椎间盘退变。髓核中蛋白聚糖的丢失导致渗透压降低，继而含水量下降。脱水的椎间盘随后失去了分配、吸收压力的能力。

椎间盘退变自然史

1982 年，Kirkaldy-Willis 和 Farfan 介绍了一种三阶段模型描述椎间盘退变的生物力学变化：功能障碍、不稳和再稳定。功能障碍阶段一般发生于 20~45 岁，表现为引起髓核组织脱水的微损伤，以及脊柱正常内稳态环境的破坏。反复的损伤导致了纤维环的撕裂，造成椎间盘破坏，从而不能继续容纳髓核。当髓核组织超过纤维环的轮廓时就发生了椎间盘突出。此阶段患者主诉疼痛和活动受限。T2 加权 MRI 显示椎间盘信号降低和后方纤维环高信号区域。关节突关节退变随即发生并出现滑膜炎。

不稳阶段发生于 45~60 岁，表现为脊椎退变、

需求增多带来的脊柱不稳以及椎间盘成分分解造成的疼痛升级。蛋白成分、椎间盘水合作用以及椎间高度的下降造成了载荷的重新分配。椎间盘承受的能力低于正常轴向重量的 80%，增加的重量会进一步传递到关节突关节，导致垂直半脱位和关节突关节不稳。黄韧带和后纵韧带增厚导致椎管狭窄。患者会时常出现轴向腰痛，需要进一步干预才能缓解。T2-MRI 显示椎间盘信号进一步减低。

椎间盘退变的最后阶段是稳定阶段，一般发生于 60 岁以上的患者。关节突关节载荷过重或者椎间盘塌陷导致了骨赘形成，这是人体自身试图重建稳定性的重塑过程。骨赘、关节突增生、黄韧带冗余导致了椎管狭窄、僵硬、活动度降低，这些患者主要表现为神经源性间歇性跛行或者根性症状。MRI 检查可以显示上述解剖学变化。这一阶段可总结为蛋白多糖丢失、抗压能力下降、细胞外基质成分异常、纤维环和软骨终板细胞死亡增加。

结论

综上所述，脊柱是由椎间盘和两侧关节突关节组成的精密的三关节复合体。组成椎间盘的髓核、纤维环和软骨终板和谐工作，共同完成承受和分散机械压力的作用，并在各种脊柱运动中保持较大的活动性。本章阐述了可能破坏椎间盘内环境稳定性导致退变发生的诸多因素，包括营养供应、遗传、炎症和过度的机械负荷。了解椎间盘退变背后的病理生理学和基础科学对于探索延缓或逆转椎间盘退变的新方法是至关重要的。

参考文献

[1] Battie MC, Videman T. Lumbar disc degeneration: epidemiology and genetics. J Bone Joint Surg Am 2006;88(Suppl 2):3–9.
[2] Masuda K, An HS. Growth factors and the intervertebral disc. Spine J 2004;4:330–340.
[3] Roberts S, Menage J, Urban JP. Biochemical and structural properties of the cartilage end-plate and its relation to the intervertebral disc. Spine (Phila Pa 1976) 1989;14(2):166–174.
[4] Roberts S, Urban JP, Evans H, et al. Transport properties of the human cartilage endplate in relation to its composition and calcification. Spine (Phila Pa 1976) 1996;21(4):415–420.

第四十章　支具和矫形器

Michael J. Vives

矫形器被定义为用于限制运动的外部器械。矫形器（来自希腊语"Ortho"，意思是"直的"）在脊柱病理管理方面起着不可或缺的作用，已有上千年历史。考古学证据描述在公元前 2500 年以前古埃及就已开始使用支具。许多早期的文献侧重于治疗脊柱畸形，包括流行于 16 世纪晚期的 Pare 金属夹克和在 18 世纪早期起重要作用的 Andre 铁制"十"字形颈椎支具。如今，脊柱支具仍然是治疗畸形（包含在单独章节中）以及治疗急性和慢性脊柱损伤的中流砥柱。

根据采用矫形器固定的区域可以对矫形器进行大致分类：颈椎支具（CO）、颈胸椎支具（CTO）、胸腰骶椎支具（TLSO）、腰骶椎支具（LSO）和骶髂支具（SIO）。本章节强调市面上常见脊柱矫形器的生物力学性能和临床结果。

生物力学和生物材料

随着我们对脊柱生物力学的了解逐渐深入，不断改进脊柱支具。从概念上讲，脊柱可以被看作是通过黏弹性连杆机构相互连接的一系列半硬质节段。脊柱运动学涉及 6 自由度运动，围绕 3 个轴旋转和沿着 3 个坐标平移。关于临床考虑事项，通常将测试（特别是涉及正常受试者）限制到 3 个运动平面：屈曲 – 伸展、轴向旋转和侧向弯曲。

可以通过各种各样的方法评价矫形器在限制脊柱运动方面的疗效。采用了通常利用屈曲 – 伸展视图的标准放射线摄影术。放射线电影照相术采用荧光透视评价运动（结合影片）。测角术利用与受试者连接的外部器械测量脊柱运动。测角术已显示与放射线摄影技术有较好关联，并避免受试者暴露于辐射。然而，部分降低的精度和缺少任何特定节段运动相关信息抵消了这一优势。

支具的设计理念是试图通过应用外力控制脊柱位置，那么，矫形器的设计必须考虑周围解剖结构的部位差异。具体包括颈前至关重要的软组织结构、硬质胸腔和腰椎底部骨性骨盆。周围软组织包覆已严重影响外部应用力控制脊柱运动的能力。通过测量软组织上的压力，可能是一种评估脊柱矫形器配合程度的客观方法。软组织压力测量作为畸形支具应用矫正力指数的作用尚不明确。干预的软组织包覆也是一个潜在并发症领域，问题范围包括皮肤破裂、局部疼痛、肺活量降低和下肢静脉血压上升。

随着我们对脊柱支具生物力学地进一步了解，不断更新支具制造材料，成功推动支具设计显著进展。成功研发出新型复合材料聚合树脂和热塑性塑料后，市面上涌现出大量轻便舒适的矫形器，这些矫形器的稳定性同样很好，正如重型矫形器（在过去设计更为笨重）提供的那样。在获得计算机工程领域的突破后，衍生出创新方法，能够让人们以一种更具时间效率的方式定制生产矫形器。在作者所在机构，为了尽可能缩短住院时长，需要临床医生与支具技师之间保持密切的工作关系。凭借积累多年的计算机数据库，作为关键测量依据，这使得我们的支具技师能够利用计算机辅助设计 / 计算机辅助制造（CAD/CAM）技术开发出适应不同体格和体形患者的数字化模型。使用这一方法，在胸骨上切迹、剑突和腰部执行简单测量以及线性测量，并结合 CAD/CAM 技术，能够快速设计一个精确匹配的矫形器，对于基于模具的标准矫形器而言只需要很短时间就可以制作完成。

在青少年特发性脊柱侧凸的支具固定中也研究了该方法。与采用传统模具技术制造的支具相比，更注重舒适度和弯曲矫形方面的支具，所需制造时间占之前所需的大约 1/3。随着手持式三维激光成像仪的成功研发，这一领域得到持续发展，其原理是利用患者身上放置的反射镜捕获体型信息。这项技术在肢体应用和脊柱应用中日趋成熟，并且仍在不断改进。

颈椎矫形器

颈椎矫形器（CO）可以分成两大类：软性和硬质矫形器。硬质矫形器进一步分为颈椎和颈胸支具。软围领提供少量固定，但常用于挥鞭样损伤的治疗，它们可以提供舒适度和本体感受反馈，帮助"提醒"患者自愿限制运动。一些外科医生在颈椎病治疗中利用软围领，而另一些则不建议使用。

硬质颈椎矫形器和 CTO 形式各样。所有形式必须能够适应颈部至关重要的软组织结构，同时为活动颈椎提供硬质固定。这通常通过用一个钢柱连接颅底和上胸的底座来实现。大多数情况包括一个前开口以适应气管造口管。CO 的示例包括 Philadelphia 围领（图 40.1）、Miami J 型围领（图 40.2）和 Aspen CO（图 40.3）。

Johnson 及其同事在 1977 年执行传统研究，评价各种矫形器在稳定颈椎方面的有效性。

作者评价软围领、Philadelphia 围领、四柱矫形器、胸骨 - 枕骨下颌固定器（SOMI）和颈胸矫形器。他们利用肢体在屈曲 - 伸展、旋转和侧向弯曲运动时拍摄的 X 线片和头顶照片。

通过量化每个脊柱节段上每个支具的矢状面运动，他们发现，与其他人证实的情况一样，软围领在任何平面均未提供运动限制。他们发现增加矫

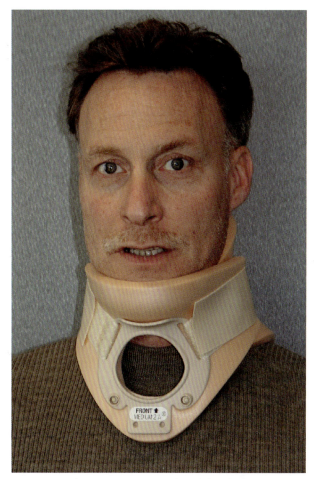

图 40.1 Philadelphia 围领。设计包括前后壳，用 Velcro 带固定。前面的孔用于安置气管造口管

形器长度（延伸到胸部）和增加连接硬质能够改善屈曲控制，但侧向弯曲和总屈曲及伸展控制力度不足。他们还证实，与不使用支具的状态相比，所有支具都使得枕部和 C1 之间运动增加。随后描述该"蛇行"或矛盾运动遍及颈椎和胸腰椎。

Askins 和 Eismont 执行一项广泛引用研究，在其限制颈椎运动的疗效方面对 5 种常用 CO 进行比较。通过放射线摄影和测角器测量发现 NecLoc 矫形器在屈曲 - 伸展、旋转和侧向弯曲方面优于 Miami J、Philadelphia、Aspen 和 Stifneck 矫形器。还发现 Miami J 围领在伸展和组合屈曲 - 伸展方面显著优于 Philadelphia 和 Aspen 矫形器。

CO 的已知并发症包括因骨突出（例如，枕骨、下颌骨和胸骨）导致皮肤破裂。皮肤破裂尤其常见于长期躺卧和感觉中枢改变的患者。一项研究报告 Miami J 和 Aspen 围领的下颌和枕部压力

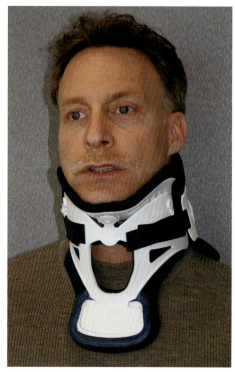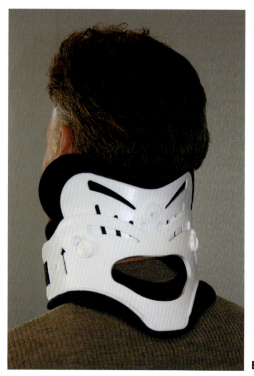

A   B

图 40.2 Miami J 型颈椎矫形器。A. 正视图；B. 后视图。设计包括带有软垫的前后壳，出于卫生目的可以更换软垫

最低。近年来，有人指出由于硬质颈椎矫正固定导致颅内压增加（ICP）。

在实践中，考虑到不同患者的体型范围有时难以获得适当配合。然而，为了使支具有效并减少邻近脊柱损伤部位矛盾增加运动的潜能，获得适当配合是至关重要的。

颈胸矫形器

CTO 通常由与前后胸板连接的枕部和下颌支撑构成，比如 SOMI（图 40.4）、Minerva 支具（图 40.5）和 Yale 支具（图 40.6）。相比于 CO，这些器械在所有运动平面内的控制得到改善。虽然硬度提高，却以牺牲患者舒适度为代价。一些早期研究区别研究两柱／四柱设计与头部和胸部部件之间具有更广泛连接的矫形器。然而，最近的标准化分类系统，将立柱支具连同其他设计一起归类为 CTO。传统四柱支具显示限制 79% 的整体颈椎屈曲–伸展。并将颈椎中段屈曲限制到可接受程度，如同硬度更高的 CTO 一样。由于其重型设计

和对下颌及枕部施加的较高静息压力，已逐渐淘汰该支具。

SOMI（图 40.4）利用金属支柱将枕骨与下颌托连接到胸板上，通过带垫金属"越肩"皮带和在后部交叉的附加外周皮带固定到胸部。由于没有后部胸板，通过胸骨部分的支柱支撑枕骨托。这导致充分控制屈曲，但对于整个颈椎的伸展控制不足。使用这些支具的患者通常出现合理范围的不适，但在下颌和枕部显示出较高的静息压力。

热塑性 Minerva 外穿夹克（TMBJ）具有一个轻质、双壳、Polyform 外壳，能够改善患者舒适度和卫生状况，随访时拍摄 X 线片也不太受影响。这个支具的穿戴过程有些复杂，通常需要支具技师从旁辅助。最近已开发出 Minerva 外穿夹克的预制构件版本，即 Minerva CTO（图 40.5），后者设计具有一个与大枕骨展开连接的前额带。Sharpe 及其同事证实该矫形器将整体矢状面运动限制到 79%，轴向旋转限制到 88%，侧向弯曲限制到 51%。

Yale 支具（图 40.6）最初设计为带有定制模塑前后聚丙烯胸部延伸件的改进 Philadelphia 围

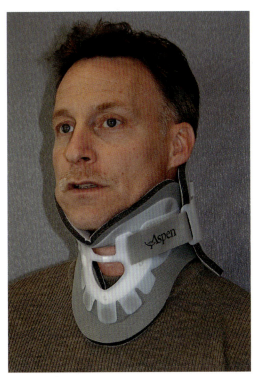

图 40.3 Aspen 围领。设计包括专利翼片，使得围领在固定时患者能够更好地适应

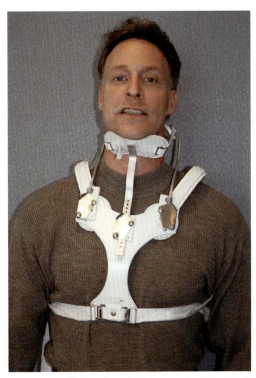

图 40.4 胸骨 – 枕骨下颌固定器（SOMI）。从下颌和枕骨托伸出的 3 根支柱均连接在前面的胸板上

领。现代版本是预制构件的版本。尽管比大多数其他 CTO 更轻也更简洁，但 Yale 支具在控制运动方面具有相似疗效。据报告 Yale 支具能够限制 87% 的整体屈曲 – 伸展，75% 的轴向运动和 61% 的侧向弯曲。尽管 CTO 在限制颈椎运动方面效果显著，但预期不将其用于刚性固定 C7/T1 以下的节段（不考虑胸部部件）。根据作者经验，若卧床患者使用 CTO 会发生严重问题，这是因为半卧位置支具向头侧迁移的趋势会增加下颌或枕部出现褥疮的可能性。

Halo 外固定架

通常认为在目前使用的所有矫形器中，halo 外固定架可为颈椎提供最佳硬质固定。最初的灵感来源于 Frank Bloom 在第二次世界大战期间治疗飞行员面部骨折（覆盖烧伤）使用的器械，之后 Nickel 和 Perry 使用改良版本固定接受后路颈椎融合术的小儿麻痹患者。早期的 Halo 外固定架由 4 根销和 1 个外周不锈钢环构成，用于固定颅

骨。不锈钢环通过立柱连接到石膏夹克上。尽管对 Halo 外固定架支具的不同部件进行了多处改良，但整体设计原则保持不变。用多个销将不锈钢环固定到颅骨上。然后利用 4 根连接杆将环连接到外固定架上（图 40.7）。由复合材料制成的新型环具有轻质、射线可透性以及磁共振成像兼容性的有益性能。新型射线可透石墨环与早期钛环在固定强度方面并无差异。近期已开发出后部开放或冠状型设计的环。由于患者的头部不需要通过环，这些设计更方便放置。此外，由于患者躺下时不会接触环的后半部分，可通过环操作降低颈椎骨折移位风险。

最初的 Halo 外固定架由沉重的熟石膏制成。随着塑料技术的发展，已开发出基于胸围的不同尺寸的新型、轻质、易使用的外固定架。通过可调节带和支撑件有助于实现定制配合。连接杆已经过阳极氧化处理，以防止在紧固期间金属卡塞。大多数支具的连接杆由碳化纤维制成，具有射线可透性以及磁共振成像兼容性。还应使用工具套件中的扭矩扳手，以防止过度拧紧连接杆与外固定架和环的螺栓。发现市面上大多数外固定架都

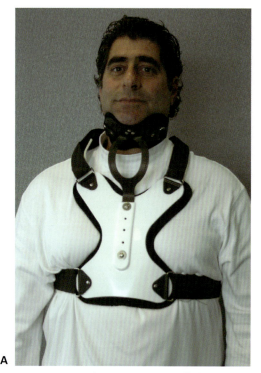
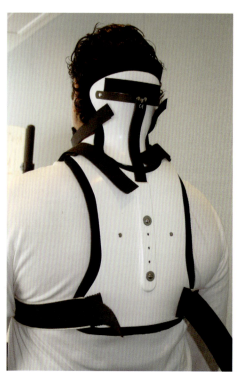

图 40.5 Minerva CTO。A. 正视图；B. 后视图。带垫 "U" 形头带连接大枕骨延长板，与后部胸板之间形成刚性连接

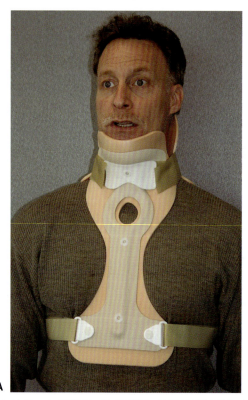
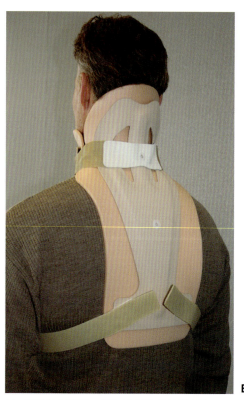

图 40.6 Yale 支具。A. 正视图；B. 后视图。注意头托与 Philadelphia 围领的相似性，最初采用的是早期版本

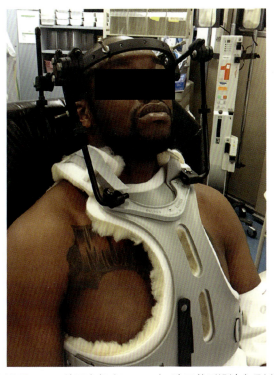

图 40.7　Halo 外固定架（Bremer）。该冠状型设计容易以仰卧位放置

能够提供适当固定。

已知减少运动的因素包括，提高外固定架舒适性、降低外固定架的可变形性，以及适当配合和应用。

在 Halo 销材料以及销设计领域也已取得技术进步。当时普遍的销组合是不锈钢。通过研究不同的销尖端设计，以便确定哪种销尖端可提供最大阻力抵抗销与骨接触面经常遇到的剪切力。有关子弹型尖端可能会承受较高剪切力已引起关注。一些系统带有扭矩扳手，扭矩扳手在设定扭矩时会折断。这些扳手被制成低剖面，有助于其在狭窄区域（例如，颅骨后部）的使用。

Halo 外固定架应用原则

由于 Halo 外固定架的诸多并发症与不当位置选择或技术有关，完全理解销插入原则是至关重要的。为了减少销并发症，除最大限度增加 Halo 外固定架的刚度外，通常还可以放置 2 个前销和 2 个后销。2 个前销的标准位置是眶缘上方 1cm，越

过眼眶外侧 2/3 区域，确保低于颅骨最大周长水平（图 40.8）。这部分区域被视为安全区。在一项尸检研究中发现该区域的颅骨厚度，外板平均厚度约为 2mm，内外板间厚度平均约为 3mm。太靠近内侧放置销可能会损伤眶上神经或滑车上神经。此外，额窦在中线有一个不同的位置。额窦外骨板非常薄，内侧销放置可能会导致穿孔。已提议越过颞窝外侧放置前销，以避免在前额上形成难看的瘢痕。然而，在这个位置可能损伤颧颞神经，颧颞神经为太阳穴上面的区域提供感觉。通过颞肌进入，销在下颌运动期间往往会引起刺激。此外，在尸检研究中，发现颅骨具有较薄的内外骨板，该区域内的松质骨板障最少。

后销的放置不如前销位置关键。没有神经肌肉结构风险而且颅骨具有接近均匀的厚度，最厚部分是正后部。由于患者以仰卧位上躺时靠在销上，应避免直接放置后销。该销通常放置在前销的对角线位置，高于上耳郭 1cm 处。必须注意避免环 / 销与耳朵之间有任何接触，同时保持在颅骨中纬线以下足够低的位置，以防止上销移位。

由于颅骨形状不同，垂直于颅骨切线放置销可能会很困难。由于 Halo 不是静态单向器械，剪切力作用在每个销部位上。与成 60° 角插入相比，

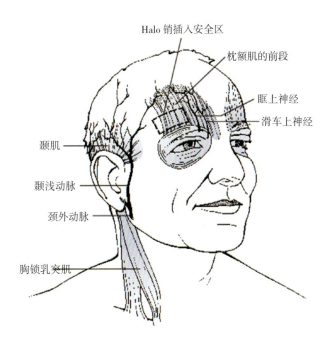

图 40.8　Halo 固定器前销放置安全区图

垂直插入销的负载变形和失效率实质上更高。因此，为了避免销松动并发症，必须垂直于颅骨放置Halo销，以便在销－骨接触面提供更高的剪切阻力。建议选取6in-lb的最初销插入扭矩基于经验观测值。然而尸检研究显示高达10in-lb的压力勉强能穿透外骨板。生物力学测试还显示在成年患者中8in-lb比6in-lb更有利。临床试验证明了这一点，销部位松动以及感染减少。

按照规定步骤继续应用Halo外固定架（表40.1）。通过人工牵引保护颈椎，为了放置外固定架可以将患者的躯干抬高30°。应用外固定架的后部并与Halo连接，然后是前部。替代方法包括木式翻身法，尽管可能难以保持颈椎对线。罕见情况下，在稳定骨折模式或手术内固定后，可以指示患者坐直，并且可以应用外固定架。

然后以2in-lb扭矩为增量拧紧所有锁定螺母，达到螺丝刀上预设的8in-lb最大扭矩。一旦拧紧所有螺母，应通过X线片确认颈椎对准。由于研究记录外固定架放置后销固定抓握力直接下降

表40.1　Halo外固定架应用程序总结

1. 确定环或冠尺寸（将环或冠保持在头上设想尺寸）
2. 确定外固定架尺寸（通过胸围测量值）
3. 确定销部位位置
4. 剃掉后销部位的头发
5. 用聚乙烯吡咯酮碘溶液准备销部位
6. 应用局部麻醉
7. 将无菌销推送到皮肤水平
8. 让患者闭上眼睛
9. 以对角线形式拧紧销，扭矩增量为2in/lb
10. 拧紧销，达到8in/lb扭矩
11. 在销上应用锁紧螺母
12. 保持颈椎牵引并将患者躯干抬高30°
13. 应用外固定架后部
14. 应用外固定架前部
15. 连接外固定架的前后部分
16. 应用立柱并将环连接到外固定架上
17. 核对配件、螺钉和螺母
18. 将外固定架拆下工具用胶带固定到外固定架上
19. 拍摄颈椎X线片

2~4in-lb，在放置后24~48h时应再次拧紧销。常用的销护理方案包括用蘸有稀释过氧化氢（与水的比例为50/50）的棉签进行日常清洁。

生物力学分析

尽管Halo外固定架是用于颈椎固定的硬度最高外部矫形器，但颈椎元素仍会发生一些运动和力传递。在早期研究中，发现Halo外固定架仅允许正常颈椎进行4%的屈曲－伸展、4%的侧向弯曲和1%的旋转运动。然而，随访研究显示此类重要固定不精确。一项研究证实使用Halo外固定架发生高达51°的运动。分阶段来看，在枕骨至C1节段观察到最大运动（11.5°）。最小运动位于C2~C3节段（6.7°）。有趣的是，在一个脊柱节段观察到屈曲时，在另一个节段观察到伸展，这种现象被称为"蛇行"。患者位置从仰卧位变为俯卧位或从仰卧位变为坐姿观察到颈椎运动。然而，在受伤节段运动的活动没有增加。相比之下，一临床研究组报告，77%的患者在骨折部位的测角≥3°且平移1mm。最近一项研究评价周期性、生理负载对人体模型内Halo性能的影响。研究人员发现几个负载周期后，Halo矫形器提供的支撑呈非线性，类似于患者爬楼梯。

研究也检查Halo外固定架产生的定向力。Lind和Sihlbom报告仰卧位和直坐位之间分散力的显著差异可能归因于头部重量增加。分散力大多随着深呼吸、耸肩和抬臂增加。在使用紧密配合外固定架的患者中这些高分散力大多升高。得出结论，胸骨和肩胛骨可能抬高Halo外固定架。因此，建议胸骨与外固定架之间至少应间隔30mm，以防止外固定架随着日常活动明显运动。相反，最近一项研究观察到松动配合外固定架中有明显的"蛇行"运动。同样，似乎有一个超出固定范围的外固定架适当配合窗口受到破坏。关于涉及扭转和弯曲的运动也应提醒患者注意，是由于这些运动倾向于给颈椎传递不良力导致的。

鉴于各种治疗选项的缺陷，齿状突骨折的治疗仍然是一个争议不断的话题。附加研究都专注于Halo外固定架在这种情况下的性能。通过实验

创建齿状突骨折后，由于应用 Halo 外固定架在屈曲 - 伸展和轴向旋转时 C0/C1 和 C1/C2 节段观察到运动显著减少。在 C1/C2 节段，Halo 外固定架与齿状突螺钉结合，使得完整运动的平均百分比最小。另一项研究得出结论，对于可感知到的稳定损伤（例如，非移位性骨折或不完全Ⅲ型齿状突骨折），Philadelphia 围领就已足够。

并发症

尽管临床研究已清楚地表明 Halo 外固定架的疗效，但其使用并发症并不少见。了解最常见并发症可帮助减少其严重程度并避免灾难性后遗症。

已将销松动确定为使用 Halo 外固定架的最常见问题之一。在两项大型研究中，分别观察到有 36% 和 60% 的患者发生销松动。在 3 例患者的生物力学研究中理论上证实这一情况。拆下 Halo 外固定架时测量扭矩压力下降 83%。认为销松动的机制表现为销尖端位置的骨吸收。如果没有感染迹象，只要销的前几圈遇到阻力就可以将销再次拧到 8in/lb 扭矩。如果没有遇到阻力，必须在邻近位置放置一个新销。旧销应保持在原位，直至为了将环保持在颅骨上的正确位置已牢固放置新销。

已记录 Halo 销感染率，大约 20% 的患者发生感染。如果在销部位持续引流和红斑，甚至需要积极的销护理，应获得细菌培养物，并开始使用适当的口服抗生素。如果蜂窝组织炎持续或形成脓肿，应取出销并置于其他位置。患者可能需要切口和引流脓肿，同时给药胃肠外抗生素。

Halo 销造成颅骨和硬脑膜穿孔是罕见并发症，通常与患者跌倒有关。如果患者报告他们自己或他们的 Halo 损伤，必须在颅骨切线拍摄 X 线片，以便确定销是否已穿透内骨板。在临床上，如果已发生有症状销穿透，患者可能出现头痛、不适或视觉障碍。销部位有明显脑脊液漏是发生硬脑膜穿刺的明确迹象。在这种情况下，应将新销置于其他部位，并取出旧销。头部抬高会降低颅内压并促进硬脑膜撕裂闭合。这些撕裂通常会在 4~5 天愈合。如果撕裂没有愈合或者怀疑感染（硬膜下脓肿），可能需要正式的手术干预。不愈合或疑似感染（硬膜下脓肿），可能必须正式实施外科手术。

患者可能报告在 Halo 固定过程中难以吞咽。特别是老年患者，也可能出现吞咽障碍，造成误吸。许多吞咽困难情况均由以伸展体位固定颈椎所引起。尝试进行颈椎屈曲同时保持颈椎复位，可能解决吞咽困难。据报告，4%~11% 患者在 Halo 固定过程中产生褥疮。因骨突出部位产生压力或因填充不充分或外固定器尺寸不当，这些褥疮不断蔓延至外固定器下方。预防褥疮的原理包括频繁转动、充分填充外固定器以及常规皮肤检查。与使用填充的预制塑料外固定器相比，使用定型外固定器的患者人群更容易发生褥疮。对于存在神经功能缺损且整个躯干部分感觉不足的患者，这可能尤为重要。应为患者人群思考针对 Halo 固定的其他策略（如融合内固定）。褥疮治疗可能需要皮肤移植和旋转覆盖用的肌瓣。

一项历时 5 年的前瞻性研究对 239 例患者在 Halo 外固定器固定过程中发生的并发症相关发生率和风险因素进行了评估。据报告，死亡率为 6%，尽管仅 1 例死亡与 Halo 固定直接相关。肺炎发生率高为 5%，插销部位感染发生率为 12%。由于存在具有意义的发病率和死亡率报告，对老年患者使用 Halo 外固定器固定存在争议。对于年龄超过 70 岁的患者，发现 Halo 固定与肺部并发症发生率、吞咽困难发生率以及死亡率升高相关（据记载，占老年患者人数的 26%）。Tashjian 等调查了年龄超过 65 岁且使用 Halo 的患者的发病率和死亡率，并与利用融合 CO 或手术固定的结果进行了比较。尽管 Halo 组患者年龄更小且损伤程度相似，仍有 42% 的患者死亡，相比而言，非 Halo 组中，死亡患者比例占 20%。使用 Halo 外固定架的人群中，主要并发症发生率显著增加。这些作者推测应仅在特定条件下，才考虑使用 Halo 治疗老年患者的颈椎骨折，并且，在治疗时，应极度小心。

儿科患者行 Halo 外固定时的注意事项

已成功利用 Halo 固定来治疗患有不稳定颈椎

损伤和先天性异常的儿科患者和小儿患者。由于儿科患者骨骼更薄且更软，因此，建议用于儿科患者的导销扭力压为 2~5in/lb。对于年龄小于 3 岁的儿科患者，建议采用多发、低扭矩导销系统来实现最大稳定性。在全身麻醉条件下，以 2in/lb 的扭力压最多可插入 12 件导销。应在颅骨的最大直径处放置 Halo 导销，并注意避开额窦和颞区。利用头部的计算机断层影像可能有助于在放置 Halo 外固定架前识别骨缝线和骨碎片（在先天性病例中）。并且，在骨缝线和囟门开放的情况下，必须小心警惕，以保证通过 Halo 导销均匀地向颅骨施加等同压力，以避免颅骨畸形。鉴于不同患者体格差异，通常需要定制环和外固定器。一旦放置 Halo 外固定架，以通用方式使用外固定器并与 Halo 相连。儿科患者的导销护理方式与成年患者相同。近期研究发现，儿科患者的导销松动率更高。因此，建议严密监控使用 Halo 外固定器的儿科患者。

Gardner-Wells 夹具

尽管如今很少作为根治方案使用，患有不稳定颈椎损伤的患者可能要求进行初步稳定或利用骨骼牵引进行复位。Gardner-Wells 夹具由 2 根与弓形支具相连的导销组成，可通过该夹具进行牵引。用于放置夹具的中性位置是在水平方向距离外耳道 1cm（手指宽度）并高出耳翼 1cm。根据损伤类型，可直接将夹具放在略微靠前的位置，以向脊柱施加伸直力矩或放在略微靠后的位置，以向脊柱施加屈曲力矩。当尝试进行较大程度减重时，应使用不锈钢夹具而不是与 MRI 兼容的石墨夹具。最初减掉 10~15lb 体重后，应进行影像学检查，以排除可能容易造成过度牵引的隐性枕颈损伤。在牵引过程中及之后，必须监控神经状态。

胸腰椎和骶骨矫形器

SIO、LSO 和 TLSO 存在软质和硬质版本。如果进行轻度固定，软质版本设计与硬质版本相似。SIO 通常环绕骨盆，向转子方向旋转髂嵴顶部。这可能缓解骶髂关节的创伤性产后分离。LSO 从骨盆向前延伸到剑状软骨并后延伸到肩胛下角。

可使用软质 LSO 和 TLSO 治疗腰痛。可通过系带、拉钩或自粘带来调节这些紧身胸衣样器械。一些作者报告称，一些矫形器降低了椎旁肌的肌电活动并增加了腹内压，因此，可能降低椎间盘载荷。其他作者报告称，当支撑主体执行特定任务时，通过椎旁肌上的表面电极进行测定，发现肌电活动增加。

围绕腹肌展开的争论不多，一些作者报告称，随着支具磨损，测出的肌电活动降低。临床研究就通过腰部支撑来预防和治疗腰痛方面尚未达成一致意见。近期的系统性回顾认为尚无有力证据能够支持使用腰椎支具能够预防或治疗腰痛。

硬质 TLSO 和 LSO

与控制旋转或侧向弯曲相比，大多数传统 TLSO 能够更有效地控制矢状面运动。非定制型模塑 TLSOL 支具的示例包括 Jewett 过度伸展支具，其适用于通过耻骨联合和胸骨上的前垫和位于前垫中间位置的后垫向躯干进行三点固定。这种力的位置使脊椎略微伸展。与颈托相似，可在控制伸展 - 屈曲平面中的运动方面发挥最佳功能，并且，在控制横向弯曲和旋转方面没有多大效果。Knight-Taylor 支具（图 40.9）是另一种通常规定使用的 TLSO，并且，可预先构建或定制成型。其具有用于腹部压迫的紧身胸衣型前部，并且，其外侧和后部支柱与过肩带相连，用于控制胸部。预制 TLSO 通常由目前常用的、可进行测定的蛤壳样支具组成。预制"定制"TLSO 也进行市售，可利用自粘带和可伸缩胸骨垫对围裙样前部进行调节（图 40.10）。这些支具在全部 3 个平面中进行了良好控制，但是，再一次在屈伸平面中受限。为最佳控制 T5~L4 的全部 3 个平面，应使用完全定制的模压 TLSO（图 40.11）。通常由定制的、与适用于患者的塑料壳匹配的高温热塑性塑料构成。

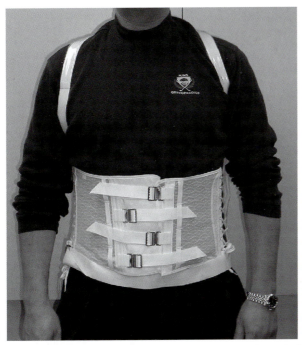
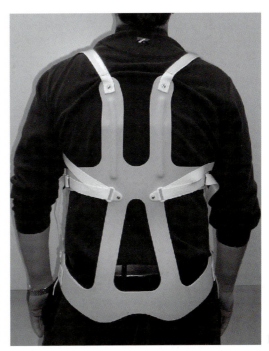

图 40.9 蝶式胸腰椎矫形器。A. 前视图；B. 后视图。通过与后部胸骨支柱相连的腋窝带完成对胸矢状面活动的控制

当要求在接近 T5 的位置进行固定时，应进行颈椎伸展。如果固定位置需要远离 L4 时，应在矫正器上安装静脉加压套带，以控制骨盆旋转。

与 CO 相比，极少有研究对外部矫正器固定胸腰骶椎的能力进行科学评估。在一项研究中，模塑 TLSO 限制了 94% 的横向弯曲，并在胸椎中限制了 69% 的屈伸。由于胸椎在支撑正常条件下的旋转受限，因此，胸椎旋转受限程度不重要。对于腰椎，器械将屈伸程度限制了 49%，将横向弯曲限制了 38%，将整体旋转限制了 60%。其中一项最常引用的研究是由 Norton 和 Brown 进行的、利用外部腰椎支具提供旋转限制的研究。他们对 3 件硬质 LSO、1 件软质 LSO 和 1 件 TLSO 进行了评估。他们报告称，在全部支具中，穿过腰骶接合部的运动增加。在受试者坐下的同时，也观察到 L4~L5 处的运动增加。与无支撑状态相比，在站立时候，全部支具在 L4~L5 和 L5~S1 之间造成了某种程度的屈曲。Lumsden 和 Morris 在对穿着椅背支具或 LSO 紧身衣受试者的腰骶旋转运动进行研究时报告称，发现了相似的结果。Fidler 和 Plasmans 利用影像学检查方法将紧身衣、支具和带有以及不带有静脉加压套带的石膏背夹对腰骶运动的

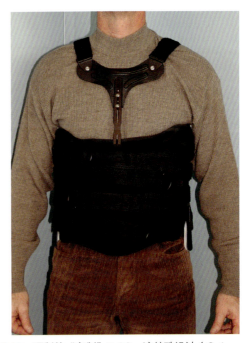

图 40.10 预制的"定制"TLSO。该特殊设计（Orthomerica）具有一个围裙样前部，并带有可调节胸骨垫，能够辅助定制匹配度

影响进行了比较。他们发现定制模塑石膏背夹在 L1~L3 节段提供了最佳固定。在不进行股伸展的腰椎夹具中，在 L4~L5 和 L5~S1 节段的平均活动百分数分别为 32% 和 70%。提高单侧股伸展会将

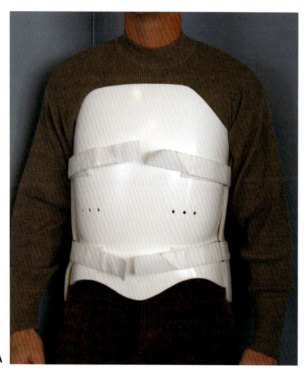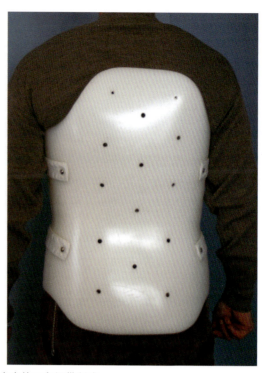

图 40.11　定制模塑 TLSO。A. 前视图；B. 后视图。这种双壳设计由患者的石膏绷带制成

这些节段的允许活动度分别降低 12% 和 18%。为改善 L4~S1 节段的固定情况，他们建议在矫形器中增加静脉加压套带。

为研究矫形器限制损伤脊柱运动的能力，Rubery 和同事利用尸体脊柱创建了试验用爆裂骨折。发现预制和定制模塑 TLSO 减少但是并未完全消除骨折部位的角向运动。

与 CO 相比，对 TLSO 适应证的定义不明确。如前所述，老年患者对胸腰椎压缩性骨折的支撑耐受程度较低。这些患者的治疗通常由早期活动和密切随访组成。软黏合剂或紧身衣可能提供支撑并缓解症状。由 Kim 等近期进行的研究中，通过随机对照试验，将患者的治疗结局与利用硬质支具、软质支具和不使用支具情况下治疗骨质疏松压缩性骨折的结局进行了比较。不使用支具治疗患者的 Oswestry 功能障碍指数评分与使用软质或硬质支具治疗的患者具有可比性。这 3 组患者间的腰痛改善程度和前部身体压缩进展情况一致。

对于更年轻患者，与骨质疏松损伤相比，更高能创伤通常会引起前柱骨折，因此，人们通常赞成使用更谨慎的方法。但是，这些骨折的硬质

支撑需求仍存在争议。近期研究对 129 例患有轻度压缩性骨折且采用或不采用 Jewett 过伸性支具进行治疗的患者结局进行了回顾。他们发现对于胸腰椎骨折伴有高达 30% 压缩的情况，不进行支撑而规定早期下床运动、从事过伸练习和密切随访是安全的。

爆裂性骨折也属于胸腰椎损伤。目前，哪种损伤要求外科稳定治疗以及哪些需要通过支撑和早期活动进行治疗仍存在争议。最终决定仍是具体情况具体分析，通常应由治疗外科医生结合多种因素进行判定。Chow 等对 24 例利用过伸性身体石膏和（或）Jewett 过伸性支具治疗胸腰椎爆裂骨折患者的功能结局进行了回顾性研究。这些患者均未出现后柱骨折、明显脊柱后凸或神经功能缺损。通过卧床和伸臂滚身对患者进行初步治疗。随后，患者利用石膏固定或进行支撑，并逐渐恢复运动。对患者至少进行 1 年随访。作者推测通过过伸性固定或支撑结合早期运动缩短住院时间，降低外科手术成本并成功避免外科手术风险，允许患者相对较早地返回工作岗位。此外，作者提到不进行手术治疗的患者倾向于感到中等程度的

腰痛，腰痛持续时间可达到损伤后 1 年，疼痛会逐渐缓解。其他更早期研究也表明，在不存在神经功能缺损的情况下，手术治疗和保守治疗的结果之间存在可比性。在一项有限人群研究中，Stadhouder 和同事在中期随访中发现，疼痛评分、残疾指数和一般健康结局相似。近期的 Meta 分析合并了 4 项试验中的患者，观察到了类似结果，再次表明利用支具进行保守治疗所获得的结果与手术治疗相似，但是，成本和并发症发生率更低。

LSO（图 40.12）通常适用于针对退行性症状的关节固定术后治疗。如讨论所述，几项研究证明，穿上 LSO 几乎对固定无影响，并且，使用这些矫正器后，可能增加 L4~L5、L5~S1 活动度。一些人认为保留腰椎后融合支撑有助于缓解疼痛并降低假关节和固定失败风险，并且，可能适用于术后 12 周的范围内。其他人相信，LSO 几乎不会起到固定腰椎的作用，并且，通过硬质手术固定足以获得较好的患者结局。Yee 等近期进行了一项随机化对照研究，以评估针对退行性症状进行腰椎融合后，穿戴腰椎紧身衣 8 周的优势。使用支具组和不使用支具组之间的并发症发生率及翻修手术发生率无差异。

结论

仍建议使用脊柱矫正器治疗外伤和退行性疾病。存在多种类型的矫形器，记录矫形器有效性的科学证据也各具特色。全面识别脊柱矫形器的生物力学特征及其潜在并发症，有助于最大限度提高实用性并降低相关发病率。

致谢

由 Precision Orthotics and Prosthetics，Linden，NJ 提供了段落中所述的矫形术。穿戴支具的模特分别是 Paul Goodman，CO 和 David Sussman，CPO，两位均来自 Precision Orthotics 与 Prosthetics。我们由衷感谢他们对本章做出的贡献。

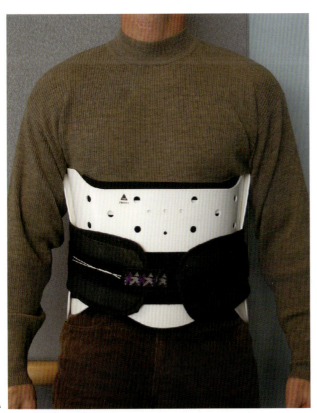
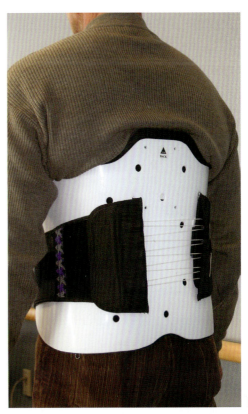

图 40.12　预制 LSO。A. 前视图；B. 后视图。该设计（California Compression Jacket, Orthomerica）获得了"套剥离绳"专利，可辅助调节贴身程度

参考文献

[1] Askins V, Eismont FJ. Efficacy of five cervical orthoses in restricting cervical motion: A comparison study. Spine (Phila Pa 1976) 1997;22(11): 1193–1198.

[2] Bell KM, Frazier EC, Shively CM, et al. Assessing range of motion to evaluate the adverse effects of ill-fitting cervical orthoses. Spine J 2009;9:225–231.

[3] Fidler MW, Plasmans CM. The effect of four types of support on the segmental mobility of the lumbosacral spine. J Bone Joint Surg Am 1983;65(7):943–947.

[4] Fleming BC, Krag MH, Huston DR, et al. Pin loosening in a halo-vest orthosis. Spine (Phila Pa 1976) 2000;25:1325–1331.

[5] Gnanenthiran SR, Adie S, Harris IA. Nonoperative versus operative treatment for thoracolumbar burst fractures without neurologic deficit. A meta-analysis. Clin Orthop Relat Research 2012;470:567–577.

[6] Horn EM, Theodore N, Feiz-Erfan I, et al. Complications of halo fixation in the elderly. J Neurosurg Spine 2006;5:46–49.

[7] Ivancic PC. Do cervical collars and cervicothoracic orthoses effectively stabilize the injured cervical spine. Spine (Phila Pa 1976) 2013;38: E767–E774.

[8] Kim HJ, Cho HG, Chang BS, et al. Comparative study of the treatment outcomes of osteoporotic compression fractures without neurologic injury using a rigid brace, a soft brace, and no brace: A prospective randomized controlled non-inferiority trial. J Bone Joint Surg Am 2014;96:1959–1966.

[9] Koller H, Zenner J, Hitzl W, et al. In vivo analysis of atlantoaxial motion in individuals immobilized with the halo thoracic vest or Philadelphia collar. Spine (Phila Pa 1976) 2009;34(7):670–679.

[10] Rubery PT, Brown R, Prasarn M, et al. Stabilization of 2-column thoracolumbar fractures with orthoses. A cadaver model. Spine (Phila Pa 1976) 2013;38:E270–E275.

[11] Tashjian RZ, Majercik S, Biffl WL, et al. Halo-vest immobilization increases early morbidity and mortality in elderly odontoid fractures. J Trauma 2006;60:199–203.

[12] van Middendorp JJ, Slooff WB, Nellestein WR, et al. Incidence of and risk factors for complications associated with halo-vest immobilization: A prospective, descriptive cohort study of 239 patients. J Bone Joint Surg Am 2009;91(1):71–79.